BERLIOZ

MATIÈRE

THÉRAPEUTIQUE

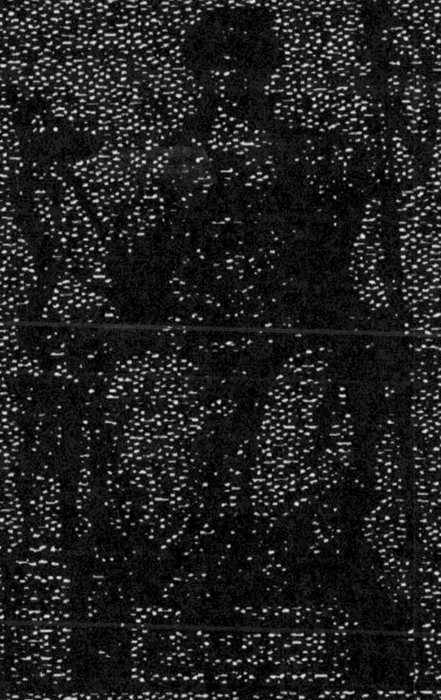

MANUEL

DE

THÉRAPEUTIQUE

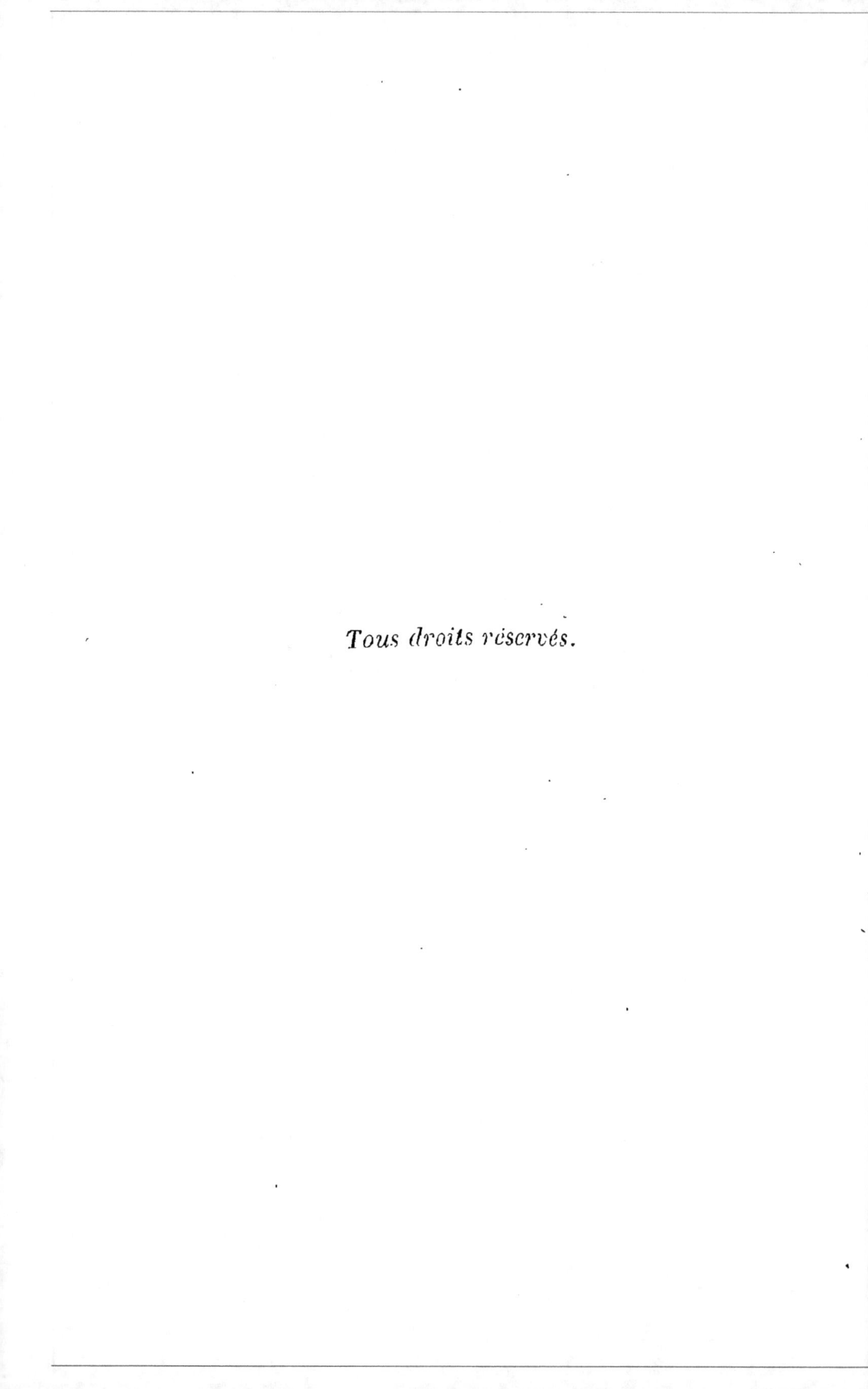

MANUEL

DE

THÉRAPEUTIQUE

PAR

FERNAND BERLIOZ

Professeur à l'École de médecine de Grenoble
Directeur du Bureau d'hygiène et de l'Institut sérothérapique

AVEC UNE INTRODUCTION

PAR

CH. BOUCHARD

Professeur de pathologie et de thérapeutique générales
Médecin des hôpitaux

QUATRIÈME ÉDITION, REVUE ET AUGMENTÉE

PARIS

MASSON ET Cie, ÉDITEURS

LIBRAIRES DE L'ACADÉMIE DE MÉDECINE

120, BOULEVARD SAINT-GERMAIN

—

1901

AVERTISSEMENT DE LA 4ᵉ ÉDITION

Chaque édition est dans la nécessité d'augmenter le nombre de ses pages. C'est que la thérapeutique marche à grands pas et que chaque jour voit éclore un médicament nouveau. Tous ces médicaments n'ont pas la même valeur, et aucun n'en est dépourvu.

Il ne faut pas faire un reproche aux inventeurs de chercher du nouveau, il faut plutôt les en féliciter, mais les études physiologiques sont trop insuffisantes et les cliniciens ne spécialisent pas assez les cas où le médicament est indiqué. J'ai donc le regret de présenter un grand nombre de produits nouveaux insuffisamment étudiés. Je devais le faire cependant sous peine d'être incomplet.

Depuis ma dernière édition toute une nouvelle thérapeutique est née : la sérothérapie. En raison de son importance pratique et de l'intérêt qu'elle présente au point de vue scientifique, je l'ai traitée d'une façon aussi complète que possible, tout en conservant la concision qui m'est imposée.

Je souhaite que dans une édition ultérieure ce chapitre soit démesurément allongé ; car ce serait le témoignage de nouvelles conquêtes scientifiques que les résultats acquis si promptement nous permettent d'entrevoir et d'espérer.

Dr FERNAND BERLIOZ.

Novembre 1900.

INTRODUCTION

PAR

M. LE PROFESSEUR CH. BOUCHARD

Les publications relatives à l'*art de guérir* se succèdent.
Après le traité de matière médicale, le manuel de thérapeutique. Les élèves préfèrent le manuel, que les praticiens ne
dédaignent pas. Si le manuel sait sacrifier résolument les
choses inutiles, si tout en restant concis il donne les développements suffisants aux questions d'intérêt majeur, s'il
consent, chose rare, à s'adresser plutôt à l'intelligence du
lecteur qu'à sa mémoire, je ne prononcerai pas la condam-
nation sommaire que méritent tant d'opuscules inféconds
où l'étudiant cherche à masquer son ignorance et d'où il
ne peut tirer ni une méthode ni une idée. Un tel jugement
ne saurait frapper l'œuvre de M. Berlioz, qui me semble
devoir être accueillie comme un auxiliaire utile.

Cette multiplicité des livres consacrés à la thérapeutique
peut-elle nous faire espérer que les malades seront mieux
traités? Je ne le crois pas, et je n'entends pas faire, par
cette réflexion pessimiste, la critique de ces livres. Grâce à
eux, les jeunes médecins sauront mieux manier les médicaments ; mais ils n'y apprendront pas quand ils doivent en
faire usage. Il y a quelque chose qui domine tout en thérapeutique : c'est la connaissance des indications. Or, cette
connaissance se déduit tout entière de la pathologie et de la
clinique ; elle ressort des notions générales que nous possé-
dons sur la maladie, et de l'intelligence que nous avons des
circonstances spéciales du cas particulier.

Je l'ai déjà dit, mais je m'obstine à le répéter : les sources
des indications sont multiples ; mais elles n'ont pas toutes
la même valeur. Les symptômes guident parfois notre con-

duite : la douleur devient excessive, une hémorragie est trop abondante, il faut parer à ces symptômes, faire de la médecine palliative. La connaissance de la lésion anatomique peut également déterminer notre intervention : une extrémité osseuse a quitté sa cavité articulaire, un épanchement pleurétique comprime le cœur, vous réduisez la luxation, vous évacuez l'épanchement ; c'est mieux qu'une thérapeutique palliative, mais ce n'est pas une thérapeutique curative. Vous ne faites pas que les ligaments articulaires ne soient pas déchirés, que la plèvre ne soit pas enflammée ; mais vous mettez le malade dans la meilleure situation pour qu'il guérisse tout seul. De même la physiologie pathologique impose parfois au médecin sa ligne de conduite : au cours de certaines maladies organiques chroniques l'activité cardiaque s'affaiblit, la sécrétion rénale se suspend ou devient insuffisante, il faut combattre ces troubles fonctionnels qui pourraient à eux seuls provoquer la mort, écarter ces obstacles qui s'opposeraient à la guérison spontanée. Mais, encore une fois, remédier à un accident morbide, ce n'est pas guérir la maladie. Le médecin ne fait pas davantage acte de guérisseur quand, se fiant aux notions qu'il possède sur l'évolution naturelle d'une maladie cyclique qui doit aboutir à jour dit à la guérison, il se contente de faire une thérapeutique expectante. Et cependant là encore son rôle est utile et particulièrement délicat. Il sait, en effet, quelle distance le sépare du terme de la maladie et ménage en conséquence ou soutient les forces du malade pour lui permettre d'arriver jusqu'au jour de la guérison spontanée. Il sait aussi que cette guérison est présagée par des signes réputés critiques, manifestations extérieures d'actes physiologiques qu'il croit être curateurs ; il respecte ces signes et s'efforce de seconder ce travail intime. Au moment de la crise, non seulement il s'abstient de toute intervention perturbatrice, mais il écarte avec sollicitude toute cause de perturbation.

Ce sont là des sources variées d'indications d'où se déduisent des thérapeutiques diverses. Mais que ces thérapeutiques s'inspirent de la connaissance des symptômes, des lésions, des troubles fonctionnels ou de la marche évolutive des maladies, elles ne sauraient revendiquer une part prépondérante dans la guérison. Je n'ai garde de vouloir amoindrir la valeur de ces méthodes thérapeutiques et je n'en fais pas un pis aller. Toutes sont utiles et toutes sont indispensables. Chacune d'elles, pour une circonstance déterminée, est nécessaire et ne saurait être remplacée par aucune autre. Mais elles ne sont pas tout; il importe de maintenir à chacune sa place, en précisant son rôle : or leur rôle n'est pas d'être curatives.

Adoucir les souffrances du malade, le placer en situation telle que le travail curateur naturel produise, quand il surviendra, les meilleurs résultats, respecter, seconder, diriger cet effort curateur, c'est bien. Mais toutes les maladies ne guérissent pas spontanément. Il y a donc place pour une autre méthode thérapeutique, qui chercherait à maîtriser, en certains cas, la maladie, à imposer la guérison. Une telle thérapeutique existe; on la met en œuvre bien souvent, sans s'en douter, et son domaine est plus vaste qu'on ne pense. C'est elle qui guérit la syphilis et la fièvre intermittente : c'est elle qui guérit la lithiase biliaire, l'obésité, parfois le diabète, parfois la phtisie ; c'est elle qui guérit tant d'affections réputées nerveuses, depuis la chorée infantile et le tic des adolescents, jusqu'à l'aliénation mentale. C'est elle qui s'attaque aux conditions de la genèse des maladies et qui montre toute sa valeur dans ces circonstances où la cause est durable et persistante, dans la cure des maladies chroniques. C'est celle que j'ai appelée la *thérapeutique pathogénique.*

C'est donc souvent à la genèse des maladies qu'il faudra remonter pour y puiser des indications en vue d'une action curative. La pathogénie trop longtemps négligée mérite donc de fixer, dans un but pratique, l'attention du médecin.

On m'a objecté que la pathogénie ne saurait être un guide que pour la prophylaxie et non pour la thérapeutique. Cette affirmation suppose une confusion, dans laquelle on tombe trop souvent, entre l'étiologie et la pathogénie. C'est de l'étiologie que se déduit la prophylaxie : mais l'étiologie fait rarement surgir une indication thérapeutique. Extraire un corps étranger, expulser un parasite, c'est faire de la thérapeutique étiologique, et cette thérapeutique sera curative. Mais combien sont rares ces applications déduites de la connaissance des causes! Savoir qu'une pleurésie a été causée par un coup de froid importe peu au traitement. Mais savoir comment la cause produit la maladie est de tout autre importance. Si vous saisissez la série et l'enchaînement des actes et des phénomènes qui relient l'application de la cause à l'apparition des premiers phénomènes pathologiques et à la production des accidents morbides ultérieurs, vous pourrez peut-être rompre l'un des anneaux de cette chaîne et briser l'enchaînement. Quand, chez une veuve, les regrets, la tristesse, les chagrins concentrés préparent longuement l'explosion d'une colique hépatique, l'étiologie vous sera d'un médiocre secours ; vous ne ferez pas que cette femme cesse d'être affligée. Mais la pathogénie vous enseigne que les affections morales, dépressives, que l'ennui, que le chagrin retentissent sur la nutrition générale, que cet état du système nerveux central vicie dans chaque cellule de tout l'organisme l'élaboration de la matière, que les combustions sont entravées, que les acides prédominent, que la chaux est mise en liberté, que dans la bile moins alcaline, la chaux décomposera une partie des savons et des sels biliaires alcalins, que la cholestérine ne se trouvera plus enfin dans ses conditions normales de solubilité. Alors, désarmés contre la cause qui n'est pas accessible à vos moyens d'action, vous chercherez à lutter contre ce ralentissement de la nutrition, résultat de la tristesse. Vous mettrez en œuvre ces agents médicamenteux ou hygiéniques qui accélèrent les métamorphoses de la matière et les poussent à leurs limites extrêmes ; vous prescrirez les boissons chaudes et abondantes, les carbonates, les chlorures, les iodures alcalins ; vous conseillerez les bains chauds, modérément prolongés, alcalins ou salés, l'application brusque et passagère du froid, les frictions cutanées, le séjour dans l'air plus vif des plages maritimes ou des montagnes, l'exercice musculaire modéré, l'activité intellectuelle. Il se trouve que la plupart de ces moyens activent la nutrition des éléments par l'intermédiaire de ce même système nerveux sur lequel la cause morbifique avait porté son action. Vous ne ferez pas disparaître la tristesse, mais vous empêcherez la lithiase biliaire de se compléter ou de se perpétuer. Remarquez que cette thérapeutique pathogénique n'est pas exclusive et qu'elle ne vous empêchera pas d'associer au traitement la thérapeutique physiologique, par le régime alimentaire et le choix des eaux, de manière à n'introduire ni trop de chaux, ni trop de cholestérine, ni trop de matières transformables en cholestérine, tout en livrant en suffisante quantité la soude et la potasse. Dans le même ordre d'idées, vous administrez des médicaments capables d'alcaliniser les humeurs, d'augmenter la sécrétion biliaire et de rendre plus fréquentes et plus complètes les déplétions de la

vésicule. La thérapeutique anatomique ne vous sera même
pas interdite et vous pourrez appeler à votre aide les moyens
capables de dissoudre le calcul ou de provoquer sa migra-
tion. Je n'insiste pas ; car M. Berlioz choisissant le même
exemple a poussé plus loin les développements.

Cet exemple suffit, je pense, pour prouver que la pathogénie peut être une source d'indications thérapeutiques, et
pour montrer que souvent, comme je le disais plus haut, on
fait de la thérapeutique pathogénique sans s'en douter. Il
suffit aussi pour faire comprendre que si le médecin doit
poursuivre la recherche et l'étude des causes, c'est moins pour
savoir quelle est la cause que pour discerner comment cette
cause a pu agir et comment elle maintient son action.

Si les causes sont innombrables et si les maladies sont très
nombreuses, les procédés suivant lesquels les causes engendrent les maladies sont en nombre restreint. Je l'ai dit bien
des fois : il y a mille manières d'être malade, il n'y a que
quatre manières de devenir malade.

Certaines causes peuvent s'attaquer directement aux éléments anatomiques et troubler immédiatement leur nutrition.
La maladie qui en résulte est ce que j'ai appelé une dystrophie autonome. Elle peut être produite par des agents mécaniques, physiques, chimiques, et n'exige pour se développer ni l'altération préalable des sucs nutritifs, ni leur afflux
plus ou moins abondant, ni la mise en jeu du système nerveux. Dans ce groupe rentrent certains traumatismes et un
bon nombre d'intoxications. Quand le plomb se fixe dans les
éléments du rein, du foie, du cerveau, la constitution chimique de ces éléments se trouve modifiée, leur nutrition sera
troublée par ce seul fait et secondairement leur fonctionnement. L'état de souffrance des cellules affectées se manifestera de façons différentes suivant la spécialité fonctionnelle
de chacune d'elles. Quand un traumatisme rompt les relations
normales des cellules d'un tissu, les éléments voisins de la
lésion présentent une activité nutritive anormale qui a pour
conséquence statique ou anatomique leur hypertrophie, leur
segmentation, leur multiplication. Je sais que presque toujours, en pareil cas, d'autres processus pathogéniques interviennent, et que le système nerveux, sollicité par la lésion
de quelques filets périphériques, réagit sur les circulations
locales et, modifiant ainsi le milieu liquide des cellules, con-
court à la production des altérations nutritives qu'elles vont
subir. Mais si, dans l'immense majorité des cas, la com-

plexité de l'organisme entraîne la multiplicité des processus pathogéniques occasionnés par une cause unique, il n'en est pas moins certain que, sous l'influence directe de la cause et au point d'application de la cause, les éléments réagissent, en raison de leur activité propre, sans l'intervention nécessaire d'une stimulation qui, par voie réflexe, leur viendrait du système nerveux. Ce que l'observation permet rarement de découvrir à l'état d'isolement peut être facilement démontré par l'expérimentation. Un fragment de tissu totalement détaché, puis réimplanté par une sorte de greffe, présente vers ses surfaces de section des modifications comparables à celles qui accompagnent la cicatrisation dans toute autre opération de diérèse.

D'autres maladies sont préparées, puis provoquées par un trouble préalable de la nutrition générale qui n'est pas encore la maladie, qui n'est déjà plus la santé, mais qui peut être masqué par les apparences de la santé. Ce trouble nutritif, tantôt héréditaire ou inné, tantôt acquis, est une disposition à la maladie ; et suivant que sa durée est plus ou moins grande, il constitue la diathèse ou l'opportunité morbide. Les maladies qui résulteront de cette influence pourront être produites par l'excès du désordre apporté à la nutrition ou par l'intervention accidentelle de quelque cause accessoire. L'obésité, le diabète, la gravelle, pour me borner à quelques exemples, sont des maladies engendrées par un semblable procédé pathogénique. Elles sont les résultantes variées d'une même diathèse ; elles représentent les termes divers auxquels peut aboutir un même trouble nutritif, caractérisé par l'insuffisante élaboration de la matière. L'une ou l'autre de ces maladies apparaîtra au cours de la diathèse suivant que tel ou tel principe immédiat se soustraira plus particulièrement aux métamorphoses qui le font disparaître normalement par synthèse ou par dédoublement ou par combustion. la graisse pour l'obésité, le sucre pour le diabète, la matière protéique pour la gravelle.

Dans un troisième groupe pathogénique se rangent toutes ces maladies qui sont produites par l'infection. Il a fallu bien des luttes pour introduire cette notion dans la science. Elle s'y est définitivement établie. Par une induction légitime, on admet que ce qui est démontré positivement pour quelques maladies infectieuses est vrai pour les autres maladies infectieuses, qu'elles soient ou non contagieuses. Des organismes étrangers peuvent faire invasion dans l'économie humaine et la maladie peut résulter de la lutte autre les cellules animales et les agents infectieux.

D'autres fois, la cause morbifique extérieure ou interne ne produit la maladie que d'une façon indirecte, par la médiation du système nerveux. C'est ce que j'appelle les maladies par réaction nerveuse. Ce sujet, en raison de son importance, mérite peut-être quelques développements.

Les réactions nerveuses qui engendrent des maladies sont centrales ou périphériques. Beaucoup de modifications psychiques : la tristesse, la frayeur, l'angoisse, l'ambition, les soucis, la contention d'esprit, le travail intellectuel excédant, constituent autant de modalités fonctionnelles du centre nerveux qui peuvent être sans doute occasionnées, incitées, évoquées par des impressions reçues à la périphérie, mais qui sont bien le résultat d'un travail nerveux central autonome et qu'on ne pourrait sans abus de langage nommer périphérique. Toutes ces modifications de l'humeur, toutes ces perversions affectives ou intellectuelles peuvent devenir causes de maladies. Le centre nerveux retentit sur la nutrition des organes. De même que la douleur morale provoque physiologiquement la sécrétion lacrymale, dans l'ordre pathologique, le chagrin engendre la lithiase biliaire ; le souci, les déceptions amènent le diabète.

Le froid appliqué à la périphérie du corps peut causer la fièvre rhumatique, le coryza, la bronchite, la pleurésie. L'intermédiaire entre cette cause et ses effets, c'est le système nerveux. L'impression produite sur les extrémités terminales des nerfs se transmet aux centres, et, par voie réflexe, retentit sur le fonctionnement des appareils ou des organes, ou sur la nutrition des éléments. Ici encore la maladie est le résultat d'une modalité anormale du centre nerveux, mais cette modalité est la conséquence d'une perturbation nerveuse centripète : la maladie s'est produite par action réflexe et cette réaction nerveuse est d'origine périphérique.

Centrale ou périphérique, la réaction nerveuse produit parfois des effets pathologiques identiques ; une émotion violente peut, comme l'irritation causée par un ver intestinal, déterminer la syncope ou l'accès éclamptique.

On ne conçoit pas bien, au premier abord, comment une incitation nerveuse pourrait troubler l'activité normale des éléments au point d'amener la maladie. Il est cependant des éléments anatomiques dont l'activité propre est étroitement subordonnée à l'activité nerveuse, telles sont les fibres mus-

culaires lisses ou striées. Si quelque réaction nerveuse vient
à provoquer leur fonctionnement dans des conditions anormales, le fait n'aura rien qui puisse surprendre. La convulsion ou la paralysie, l'anémié ou la fluxion, peuvent donc
dépendre de réactions nerveuses. Mais les éléments contrac-
tiles ne subissent pas seuls l'influence des perturbations nerveuses; on peut dire que toutes les cellules de l'économie
sont, dans une certaine mesure, dépendantes de l'innervation.
Je me garderai de prétendre que les cellules n'ont qu'une
vie d'emprunt et que leur activité n'est que le résultat d'in-
citations nerveuses incessantes. Chaque cellule a sa vie propre,
autonome, son activité nutritive indépendante, subordonnée
seulement, quant à son intensité, à l'activité vitale des éléments que ont engendré cette cellule. Elle vit et continue à
vivre sans qu'il soit nécessaire pour cela que le système nerveux ou les agents extérieurs stimulent sa prétendue irritabilité, à une condition, — et cette condition a une importance
dominante, — c'est que son milieu reste adapté à ses besoins.
Or le milieu cellulaire, c'est le plasma. Dans l'ensemble social qu'on appelle un organisme, chaque élément individuel
est un être aquatique; il vit de sa vie propre dans son milieu
liquide, à la condition que ce milieu renferme toujours en
proportion déterminée les matières qu'il y doit puiser, pour
en dégager les forces latentes ou pour renouveler sa substance. Il faut qu'il y trouve les principes récrémentitiels qui
sont surtout les matières organiques quaternaires et les matières minérales. Il faut qu'il y trouve aussi les matières dy-
namophores qui sont surtout des matières organiques ternaires. Il faut enfin qu'il y trouve l'oxygène qu'il mettra en
conflit avec les matières ternaires pour en dégager la force.
Dans ce milieu liquide, la cellule rejette constamment les
produits de sa combustion et les produits de sa désassimilation,
matières qui lui sont désormais inutiles et dont l'accumulation
lui deviendrait nuisible. Il faut enfin que, dans ce milieu liquide,
l'eau se trouve en quantité déterminée; parce que l'eau est nécessaire à l'osmose et parce qu'elle est également indispensable pour les oxydations, aucune oxydation organique ne se
faisant par voie sèche. Les milieux cellulaires, les plasmas
représentent donc des liquides aqueux qui sont incessamment
dépouillés de certaines matières, incessamment souillés par
d'autres matières, et qui, cependant, doivent conserver constamment une composition toujours sensiblement la même.
Si les plasmas avaient, par rapport aux éléments anatomiques,

une masse énorme, s'ils étaient comme un océan inépuisable
et incorruptible, ils pourraient suffire aux besoins des organites
pour toute la durée de leur existence. Mais la masse des plasmas est médiocre, comparée au nombre et au volume des
cellules, et ils seraient bien vite épuisés ou contaminés, si
l'économie ne procédait d'une façon constante à leur réparation et à leur dépuration. Le sang leur restitue les matières
quaternaires, ternaires, minérales et l'oxygène. Le sang leur
soustrait également l'acide carbonique et les autres matières
excrémentitielles. Mais, à son tour, le sang n'est ni inépuisable ni incorruptible, et sa masse est encore inférieure à celle
des plasmas. Sa vitesse supplée à sa masse, parce qu'elle lui
permet de s'approvisionner rapidement dans l'appareil digestif et dans l'appareil respiratoire des matériaux destinés
à la réparation des plasmas, de même qu'elle lui permet de se
dépouiller rapidement par le poumon, par la peau, par l'intestin et par les reins, de ces autres matériaux nuisibles
qu'il a soustraits aux plasmas. C'est là qu'apparaît le rôle
prédominant du système nerveux dans la nutrition des éléments. Le système nerveux est le moteur du sang ; il met en
jeu l'organe central d'impulsion et il règle les circulations
locales suivant les besoins des parties. Par la soif et par la
faim, il oblige l'organisme à puiser à l'extérieur l'eau nécessaire à la constitution des plasmas, les matières quaternaires,
ternaires et minérales nécessaires à leur réparation. Il fait
cheminer ces matières à travers tout le tube digestif, provoque la secrétion des ferments qui doivent opérer la digestion, et transporte les matières absorbées jusqu'à leur desti-
nation. Il règle le jeu des poumons où le sang s'approvi-
sionne en oxygène et se débarrasse de l'acide carbonique. Il
modère les sécrétions glandulaires par où doit se compléter
la dépuration. Parmi les grands appareils qui sont les servi-
teurs de la nutrition, il n'en est pas un seul qui ne soit
sous la dépendance absolue du système nerveux. L'une des
fonctions du système nerveux est donc de maintenir aux
milieux liquides cette intégrité de composition qui est la condition de la vie normale des éléments anatomiques. Par conséquent, les réactions nerveuses, en troublant le jeu des
grands appareils, peuvent modifier la composition des plasmas, et exercer indirectement une influence pathogénique sur
la nutrition des cellules.

J'irai plus loin. Je crois que le système nerveux a une action directe sur la nutrition. Les fibres nerveuses se distri-

buent partout dans l'économie, elles se terminent dans l'intérieur de certains éléments ou à proximité des autres éléments. Or chaque fois qu'un nerf entre en activité, il se produit dans toute sa longueur et à son extrémité un courant électrique, qui a pour conséquences nécessaires une modification mécanique, chimique ou physique de la matière. A côté du milieu humoral, il y a donc pour les éléments anatomiques un milieu dynamique qui est sous la dépendance directe du système nerveux et qui, pour une part, peut influencer les mouvements de translation et de transmutation de la matière dans ces éléments, c'est-à-dire la nutrition. Je ne sais pas et je ne cherche pas s'il y a des nerfs trophiques, mais je maintiens que, directement et indirectement, le système nerveux joue un rôle trophique. Les réactions nerveuses sont donc capables de troubler la nutrition et par conséquent de produire la maladie, soit en agissant sur les grands appareils, soit en influençant les circulations locales, soit en excitant directement les cellules.

L'acte trophique le plus simple est incontestablement la métamorphose chimique que la cellule fait subir à la matière organique.

Ce n'est pas le système nerveux qui provoque cette élaboration de la matière ; elle est l'effet et le caractère de la vie propre de l'élément ; mais le système nerveux active, ralentit, pervertit cette élaboration, vicie ces métamorphoses. Les réactions nerveuses peuvent donc produire ces maladies dites humorales où les cellules ne paraissent pas anatomiquement lésées, mais où l'activité avec laquelle elles transforment les principes immédiats se trouve augmentée ou amoindrie. C'est ce qui arrive en réalité pour le diabète, pour l'obésité, pour la lithiase biliaire, pour la gravelle, pour la goutte. Toutes ces maladies que l'on trouve si souvent associées chez l'individu ou dans sa famille, toutes ces maladies qui ont pour caractère commun un même trouble nutritif, qui, en d'autres termes, dérivent d'une même diathèse, toutes reconnaissant pour cause, directement ou indirectement, les réactions nerveuses. Quand la diathèse qui les engendre n'est pas héréditaire, cette diathèse est acquise par des réactions nerveuses extrêmement variées, centrales ou périphériques, par le surmenage intellectuel, par le travail cérébral excessif, par les veilles, par la contention d'esprit, par l'ambition, par les déceptions, par le chagrin, par l'ennui, par les jouissances immodérées, par les excès, par les abus génitaux, par l'inertie corporelle, par tout ce qui peut produire la fatigue, l'épuisement ou l'affaiblissement nerveux. Et quand la diathèse qui engendre chez un individu l'une de ces maladies, ou plusieurs d'entre elles, reconnaît une cause héréditaire, le rôle pathogénique des réactions nerveuses se trouve seulement déplacé. Elles ont engendré chez l'un des ascendants la diathèse acquise, et cette diathèse s'est ensuite transmise héréditairement.

L'homme qui, en imprimant à son système nerveux une activité viciée, ralentit le mouvement de la nutrition dans tous les éléments de son corps, ne produira désormais que des cellules à nutrition ralentie : chaque cellule engendrant une cellule semblable, aussi bien au point de vue dynamique qu'au point de vue statique. Or l'hérédité cellulaire commande l'hérédité familiale ; le ralentissement de la nutrition ne se transmettra pas exclusivement aux éléments de tel ou tel système, il pourra se retrouver dans l'ovule, dans le spermatozoïde, dans toutes les cellules qui dériveront de ces deux éléments générateurs, et par conséquent dans chaque élément de l'organisme engendré.

Si l'on réfléchit que les perturbations nerveuses capables de produire ce ralentissement de la nutrition sont fréquentes et intenses surtout dans les états sociaux où, la population étant plus dense, l'homme, dans sa lutte pour l'existence, est obligé de torturer son cerveau ; si l'on réfléchit que dans ces mêmes conditions sociales les jouissances étant plus faciles à saisir peuvent être plus facilement portées jusqu'à l'abus, on comprendra que ce vice nutritif est comme l'apanage de la civilisation et qu'il frappe de préférence les classes aisées de la société, celles où l'activité nerveuse l'emporte généralement sur l'activité corporelle. On ne s'étonnera plus de voir ces maladies réputées arthritiques s'appesantir sur le bourgeois et épargner l'ouvrier ; on s'étonnera moins encore de leur soudaine irruption dans la descendance des ouvriers devenus bourgeois qui n'ont pas pu s'accommoder par une sorte d'accoutumance héréditaire au mode inusité de leur nutrition. Il faut plusieurs générations aussi bien pour s'acclimater au milieu social que pour s'adapter au milieu climatérique.

Les réactions nerveuses peuvent donc troubler la nutrition générale, engendrer la diathèse ; à ce titre elles peuvent être causes indirectes de toutes les maladies diathésiques. Bien plus, elles peuvent directement, et en dehors de la diathèse,

produire les maladies ou les accidents morbides fonctionnels, la convulsion ou la paralysie, l'anémie ou la fluxion,
l'atrophie ou l'hypertrophie, l'hypercrinie. C'est par le procédé des réactions nerveuses qu'on voit la frayeur provoquer la syncope, la colère déterminer l'épistaxis, l'hémorragie pulmonaire, le flux hémorroïdal, le purpura. De
même l'impression du froid amène l'hypersécrétion nasale
et la diarrhée; l'arthrite du genou détermine l'atrophie du
triceps.

Les réactions nerveuses peuvent-elles, en dehors des modifications nutritives ou fonctionnelles, provoquer les maladies à lésions anatomiques, l'inflammation par exemple? On
l'admet volontiers; car on parle à chaque instant de coryza,
d'amygdalite, de bronchite, de pleurésie, d'arthrite *a frigore*.
On ne l'a pas démontré. Les trophonévroses ne sont qu'un
argument et non une démonstration en faveur de cette
hypothèse. Pour ne prendre que l'exemple classique du zona,
si l'inflammation cutanée est sous la dépendance évidente
d'un état pathologique du nerf, l'influence que le nerf
malade exerce sur la peau qui va s'enflammer est une influence directe et non une action réflexe; il n'y a pas là, à
proprement parler, réaction nerveuse. Cependant il y a des
inflammations qui peuvent naître par réaction nerveuse,
l'ophtalmie sympathique en est un exemple.

L'expérimentation ne démontre pas et la clinique permet
rarement de découvrir l'influence exclusive des réactions
nerveuses sur la production des inflammations, des ulcérations, des gangrènes. Pour que de semblables processus
locaux se produisent par la médiation du système nerveux,
à l'occasion de causes appliquées loin du point qui va devenir malade, il faut le concours d'autres circonstances, antérieures à l'application de la cause. Ces circonstances, par
des procédés divers, peuvent rendre les éléments anatomiques
plus vulnérables ou rendre le système nerveux anormalement
excitable. Cette excitabilité anormale du système nerveux,
qu'elle soit passagère ou durable, acquise ou héréditaire,
intervient bien plus souvent encore dans la production des
maladies fonctionnelles. Elle est l'une des raisons qui peuvent nous faire comprendre pourquoi certaines causes
banales, le refroidissement pour citer la plus vulgaire, peuvent agir au même instant, avec la même intensité, sur dix
individus et ne produire d'accidents morbides que chez un
seul. Les excitations nerveuses violentes peuvent provoquer,

chez tous les hommes des réactions pathologiques. Une excitation modérée ne déterminera, par voie réflexe, des phénomènes morbides que chez les individus à système nerveux anormalement excitable ou chez les sujets dont la nutrition est viciée, dont les cellules sont moins résistantes.

Il est fréquent, en effet, que plusieurs procédés pathogéniques interviennent dans la production d'une seule maladie. J'ai pu citer l'empoisonnement saturnin comme un exemple de dystrophie autonome pure. De même la syphilis est une maladie infectieuse pure. Tout être humain, quels que soient son âge, son sexe, son état de santé antérieur, peut subir les effets qui succèdent à la pénétration du virus. De même aussi une violente secousse morale ou une douleur excessive peuvent produire la syncope sans qu'aucune altération préalable de l'économie s'ajoute nécessairement à la réaction nerveuse. De même enfin la lithiase rénale peut être la conséquence d'une viciation de la nutrition générale sans la coopération des réactions nerveuses. Ce sont là des faits exceptionnels. La gale, qu'on cite si volontiers comme le type des affections locales, n'est pas exclusivement parasitaire. L'acarus peut bien provoquer la réaction directe, autonome, des cellules qui subissent ses atteintes ; mais c'est en excitant les extrémités terminales des nerfs cutanés qu'il détermine, par voie réflexe, les phénomènes congestifs et exsudatifs qui impriment à l'éruption un certain nombre de ses caractères. Le pityriasis versicolor aussi est parasitaire ; mais pour que le microsporon furfur se développe, il faut qu'il se soit implanté sur la peau d'un phtisique ou d'un arthritique. L'érysipèle est assurément une maladie infectieuse ; mais on est obligé de reconnaître qu'une certaine détérioration de la santé facilite son développement et qu'il a une prédilection marquée pour les scrofuleux et pour certaines femmes au cours de la période menstruelle. Si, comme tant de raisons autorisent à le penser, la phtisie est infectieuse, l'agent infectieux s'attaque de préférence aux individus dont la nutrition est viciée par l'hérédité, par la mauvaise hygiène, par la maladie, par la lactation, etc.

Je conclus. Réactions élémentaires autonomes, troubles préalables de la nutrition, infection, réactions nerveuses, ce sont là les quatre grands processus pathogéniques qui, isolés ou combinés, suffisent pour expliquer la genèse de toutes les maladies.

La connaissance de ces quatre processus permet de poser

les grandes indications de la thérapeutique pathogénique.

Quand les cellules sont attaquées directement par la cause morbifique, quand la maladie est ce que je nomme une dystrophie autonome, il n'est pas toujours impossible d'atteindre cette cause ; c'est ce qui a lieu dans bon nombre d'empoisonnements. Si la nutrition et le fonctionnement des éléments se trouvent viciés par l'imprégnation de la substance vivante par le plomb, on peut ramener le protoplasma à sa constitution chimique normale, soit en le faisant traverser par les agents chimiques capables d'entrer en combinaisons solubles avec le métal toxique, tels sont les iodures ou les bromures alcalins ; soit en activant la désassimilation, en rendant plus actives les métamorphoses de la matière, à ce titre on donnera la préférence à l'iode sur le brome. Cela n'empêchera pas, dans la cure de la colique saturnine, de faire une thérapeutique étiologique en rendant insolubles par l'acide sulfurique les composés plombiques qui peuvent se trouver encore dans le tube digestif, ou en les expulsant par un émétocathartique. Cela n'empêchera pas de faire une thérapeutique symptomatique en combattant la douleur abdominale par l'opium ou par la faradisation, en luttant contre la constipation par des purgatifs. Cela n'empêchera pas de faire une thérapeutique physiologique en traitant par la galvanisation les paralysies et les atrophies musculaires. Mais la thérapeutique pathogénique ne saurait être négligée ; et si l'on ajoute à l'administration des iodures la prescription des bains sulfureux, ce n'est pas parce que le soufre rendra le plomb insoluble, c'est parce que le bain sulfureux par son action sur les extrémités terminales des nerfs cutanés produit, par voie de réaction nerveuse, une activité plus grande de la nutrition qui, en détruisant plus vite la matière vivante contaminée, accélère l'élimination du poison. Bien souvent, il est vrai, la cause est insaisissable. Dans l'érythème par insolation, vous ne pouvez plus neutraliser l'action que les rayons chimiques de la lumière solaire ont exercée sur les cellules superficielles du derme ; vous vous bornez, par une thérapeutique symptomatique, à amoindrir la douleur, et vous cherchez, par une thérapeutique physiologique, à modérer les fluxions et à atténuer l'activité nutritive exaltée des éléments de la partie malade. La thérapeutique pathogénique ne trouve donc pas toujours son emploi.

L'exemple de la lithiase biliaire que j'ai cité plus haut montre ce que peut être la thérapeutique pathogénique dans la cure des maladies qui dépendent d'une altération préalable de la nutrition générale. Ramener à leur type normalles métamorphoses accélérées, ralenties ou perverties, c'est l'indication pathogénique dans les maladies de cette classe. Et l'indication reste la même quand le trouble nutritif semble ne porter que sur un système ou sur une portion d'un système.

Les notions acquises touchant la nature des miasmes et des virus ; la démonstration positive donnée dans ces dernières années de cette ancienne hypothèse qui attribuait au *contagium vivum* l'origine des maladies infectieuses et des maladies contagieuses, ont introduit dans la thérapeutique une indication pathogénique nouvelle. Cette indication, on la réalisait, sans s'en douter, quand on prescrivait le mercure contre la syphilis et la quinine contre la fièvre intermittente. Aujourd'hui on se décide à faire passer l'idée des fermentations morbides du domaine de la théorie pure sur le terrain des applications pratiques. Sur ce point, nous nous sommes laissé devancer par les chirurgiens qui ont dû à cette initiative heureuse leurs plus brillants succès. Si le nombre des médecins qui se refusent à accepter les nouvelles doctrines décroît de jour en jour, ceux qui les acceptent ne conforment pas toujours leur conduite à leur croyance ; leur foi n'est pas agissante. Ils sont retenus, je pense, bien moins par la séduction des succès attribuables à la thérapeutique physiologique dans la cure des maladies infectieuses, que par l'inanité des premières entreprises de la thérapeutique pathogénique. Mais ces insuccès ne doivent pas nous décourager. Toute substance antiseptique n'est pas nécessairement l'agent destructeur des microbes de toutes les maladies infectieuses. Le phénol et l'acide salicylique entravent les putréfactions ; il n'en faut pas conclure qu'ils guérissent toute maladie zymotique. Le vibrion septique n'est pas tué par l'acide phénique en solution au dixième. La bactérie de la fermentation intravésicale résiste aux solutions saturées d'acide borique. Or, remarquez que la médecine est obligée de s'attaquer à des organismes analogues répandus dans les profondeurs de l'économie ; que le sang doit être nécessairement le vecteur de l'agent destructeur des germes. La grande difficulté est de découvrir pour un microbe infectieux déterminé une substance qui amoindrisse sa vitalité, et cela à un degré de dilution tel, que cette substance ne puisse pas incommoder les cellules animales vivantes, non pas seulement, comme on l'a dit, les cellules nerveuses, mais une cellule quelconque de l'économie humaine. De telles substances existent ; le hasard a fait découvrir le mercure et la quinine, dont on peut aujourd'hui interpréter l'action curative, dans la syphilis et dans l'infection palustre. Ce n'est pas en restant dans l'inaction que l'on augmentera le nombre de ces agents vraiment spécifiques. En multipliant, au contraire, des tentatives que la connaissance préalable de l'action physiologique du médicament rendra inoffensives, on arrivera peut-être à des conquêtes précieuses. En tout cas, l'indication pathogénique dans le traitement des maladies infectieuses ne se déduit pas exclusivement de la connaissance de la cause efficiente. On doit tenir compte aussi du milieu vivant, de l'organisme qui va devenir l'habitat des agents infectieux. J'ai dit que, dans les conditions d'intégrité absolue de la santé, il est peu de ferments morbides qui puissent prospérer dans l'organisme humain. Pour que les microbes se développent et se multiplient dans les humeurs d'un homme vivant, il faut que celles-ci aient subi une détérioration préalable, qu'elles diffèrent chimiquement de ce que sont ces humeurs à l'état normal. Or, ce changement chimique de la matière vivante ne peut être que le résultat d'un trouble de la nutrition. On peut donc rendre l'organisme humain inhabitable pour les agents infectieux, soit en le viciant chimiquement par l'adjonction d'une substance réputée antiseptique, soit en lui rendant sa composition chimique normale en s'adressant aux agents modificateurs de la nutrition.

Reste à établir que la thérapeutique pathogénique trouve son emploi dans la cure des maladies engendrées par les réactions nerveuses. Je rappellerai d'abord ce que je disais plus haut : qu'il n'est pas toujours possible de faire de la thérapeutique pathogénique. Quand la cause morbifique impressionne le système nerveux avec une intensité excessive, elle peut produire la maladie, même si la durée de son application est minime, même si le centre nerveux a son excitabilité normale, même si les tissus qui vont devenir malades n'ont pas une vulnérabilité anormale. C'est l'histoire d'un homme bien portant qui tombe dans un réservoir d'eau glacée et chez lequel se développe un coryza. La maladie une fois produite est affranchie de sa cause ; vous ne pouvez plus atteindre la réaction nerveuse pathogénique. Mais le plus souvent la maladie par réaction nerveuse est produite par des causes vulgaires, communes, de médiocre intensité, qui, chez la plu part des hommes, ne provoquent pas la maladie, qui l'engendrent seulement quand l'excitabilité du système nerveux est anormale, ou quand, la nutrition étant préalablement viciée, les organes sont particulièrement vulnérables. L'indication pathogénique peut donc être double : on peut se proposer de réduire l'excitabilité anormale du système nerveux ou de relever l'activité vitale de tout l'organisme.

Pour amoindrir l'excitabilité nerveuse excessive, on peut agir sur les surfaces de réception des impressions périphériques, atténuer l'impressionnabilité des extrémités des nerfs cutanés. Les frictions rudes de la peau, le massage, les applications alternantes du chaud et du froid, sont autant de moyens que la thérapeutique utilise aussi bien que la prophylaxie.

On peut dans quelques cas spéciaux diminuer l'excitabilité des conducteurs centripètes.

C'est ainsi qu'on comprime les nerfs pour arrêter l'*aura* de certaines névroses, qu'on pratique la section ou l'élongation des troncs nerveux dans d'autres affections douloureuses ou convulsives.

L'indication dominante est de diminuer l'excitabilité nerveuse dans les centres mêmes où s'opère l'acte réflexe. On obtient ce résultat en modérant ou en épuisant l'activité nerveuse centrale. On la modère en introduisant dans les cellules nerveuses certaines substances telles que l'opium, la belladone, la jusquiame, l'aconit, le bromure de potassium, ou en ayant recours à la saignée, aux bains prolongés, aux sudations. On l'épuise par les stimulations fortes ou répétées, par les vésicatoires, par les moxas, par la faradisation, par le vomissement provoqué.

Malgré l'importance de ces moyens d'action, la lutte contre les réactions nerveuses n'est pas, je le reconnais, le rôle dominant de la thérapeutique pathogénique. C'est que les réactions nerveuses ne sont qu'une part de la pathogénie. Elles manquent ou ne jouent qu'un rôle accessoire dans les traumatismes, dans les intoxications, dans les vices de l'alimentation, dans les maladies qui dérivent de l'infection et dans celles qui relèvent de l'hérédité. Là vous n'aurez ni à combattre, ni à modérer, ni à rectifier des réactions nerveuses qui n'existent pas. Et cependant, même dans ces cas, vous ne pouvez pas vous désintéresser des réactions nerveuses.

Le plus souvent le médecin agit en provoquant des réactions nerveuses thérapeutiques. Sans elles, il n'y aurait pas de médecine. Consciemment ou inconsciemment, tous les médecins sollicitent des réactions nerveuses salutaires. C'est elles que met en jeu le vésicatoire comme la digitale, l'hydrothérapie comme la pilule de mie de pain. Ce n'est pas à dire que tous les agents de la matière médicale agissent par réaction nerveuse. Il est des médicaments qui, à la façon de tant de poisons, agissent directement sur la nutrition des éléments anatomiques, tels sont les alcalis, l'iode, l'arsenic. D'autres modèrent les réactions nerveuses pathogéniques sans provoquer d'autres réactions nerveuses thérapeutiques. D'autres agissent sur les agents infectieux. Tous les autres remèdes engendrent des réactions nerveuses salutaires, les uns agissant directement sur les centres, comme la strychnine, la quinine, l'ergot, l'émétine, la pilocarpine, la digitale ; les autres en agissant sur les extrémités nerveuses périphériques, comme certains purgatifs, comme la fumée nitrée ou la lumière intense qu'on oppose aux attaques d'asthme, comme les amers à l'aide desquels on cherche à combattre l'anorexie. C'est encore en provoquant des réactions nerveuses que l'hydrothérapie et la balnéothérapie rendent de si éminents services dans la cure des maladies chroniques.

Puisque je parle de sollicitations nerveuses utiles, je puis bien dire, en terminant, que le médecin doit être une occasion de réactions nerveuses salutaires. Comme la quiétude, comme le contentement, la confiance est un auxiliaire puissant dans la lutte contre la maladie, la confiance grâce à laquelle une parole d'encouragement fait naître l'espoir, puis donne la certitude de la guerison. Cette confiance, il faut que le médecin sache l'inspirer à son malade. Il n'a besoin pour cela ni de prestance ni de prestige ; il lui suffit d'être instruit, attentif et bienveillant.

Ch. BOUCHARD.

Novembre 1882.

MANUEL

DE

THÉRAPEUTIQUE

PRINCIPES GÉNÉRAUX ET CLASSIFICATION

De la thérapeutique. — La thérapeutique (de θεραπεύω, je soigne) est celle des sciences médicales qui a directement pour but la guérison des maladies. Elle est donc une science, et ce titre, elle doit le garder non seulement dans les livres, mais encore et surtout au lit du malade.

L'empirisme a fait son temps, et le rôle du thérapeute ne consiste pas à administrer de prime abord au patient telle ou telle drogue : il faut avant tout se rendre compte exactement des désordres causés par la maladie, puis chercher à les réparer par des modifications variées apportées dans l'exercice des fonctions physiologiques. Ce n'est qu'après avoir bien établi les bases de son opération qu'on doit s'occuper des moyens propres à l'accomplir, choisir son arme, son outil, son médicament.

De la méthode. — Ces principes supposent la connaissance approfondie des phénomènes produits sur l'économie saine ou malade par les agents thérapeutiques. Malheureusement il n'en est pas toujours ainsi, et bon nombre de médicaments dont les effets curatifs sont indubitables nous cachent encore le mécanisme de leur action, malgré les patientes investigations des chercheurs. D'autre part, la pathologie, que la thérapeutique doit combattre, est encore loin de nous avoir dévoilé tous ses secrets; l'incertitude de nos armes, l'invisibilité de l'ennemi font donc régner une sorte d'obscurité sur l'application de la thérapeutique, et le médecin, suivant son éducation et ses idées médicales, adopte la méthode qui lui paraît la meilleure pour porter ses coups avec la plus grande vigueur et le plus de sûreté possible.

De là sont nées diverses méthodes qui constituent différentes espèces de thérapeutique. La méthode est un guide absolument nécessaire. Voici ce que dit à ce sujet une voix plus autorisée que la mienne (Bouchard, préface des *Nouveaux Éléments de thérapeutique*, par Nothnagel et Rossbach, Paris, 1880) : « Il y a peut-être des médecins, il y a certainement des élèves qui acceptent de confiance un traitement déterminé pour chaque maladie, et qui l'appliquent indifféremment à tous les cas particuliers. Ceux-là n'ont que faire de la méthode : une mémoire bien meublée ou un recueil de recettes disposées en regard du nom de chaque maladie suffit à guider leur conduite. Le médecin qui réfléchit a d'autres exigences, une intervention aveugle lui répugne; il ne lui convient pas d'entreprendre sur la vie de son semblable sans raisons suffisantes. Il a besoin d'une méthode. Or, les méthodes en thérapeutique sont multiples. Elles permettent d'arriver au but tantôt par des voies directes, tantôt par des chemins détournés. Le choix n'est pas indifférent : telle route convient mieux pour telle maladie ou pour tel malade, pour tel médecin ou pour telle époque médicale. Il en est en thérapeutique comme dans toutes les sciences d'obervation : la variété des méthodes n'est ni une richesse ni une indigence, elle est une nécessité ; les procédés varient suivant les moyens d'action et suivant le degré de connaissance qu'on a des maladies auxquelles on veut appliquer ces moyens. Beaucoup de praticiens ne se doutent pas qu'ils suivent une méthode et ne soupçonnent pas qu'il y a des méthodes. Ils suivent leur voie par routine et sans réflexion. Celui qui veut discerner et choisir est obligé de savoir qu'il y a des thérapeutiques. »

DES DIFFÉRENTES ESPÈCES DE THÉRAPEUTIQUE

Il y a donc plusieurs thérapeutiques. Le professeur Bouchard [1] décrit les suivantes : thérapeutiques pathogénique, naturiste, symptomatique, physiologique, statistique, empirique.

Thérapeutique pathogénique. — Connaissant ou croyant connaître la cause des maladies, la thérapeutique pathogénique s'adresse à cette cause ; elle agit en vertu de l'axiome : *Sublatá causá, tollitur effectus.* Ce serait assurément la plus sûre des méthodes si les causes des maladies nous étaient toujours connues, et si nous pouvions avoir dans tous les cas action sur elles; or, le chapitre de l'étiologie est toujours le plus diffus, le plus incertain.

D'autre part, il est une multitude de maladies dont la cause est passagère ; la cause a cessé d'exister, et la maladie est là. Exemples : refroidissements, traumatismes. Dans ces cas la thérapeutique pathogénique ne peut rien. Mais elle est applicable dans un assez grand nombre d'affections où la cause s'attache à l'organisme et poursuit ses effets. Exemples : parasitisme, intoxications lentes, dystrophies acquises.

« L'avenir appartient à la thérapeutique pathogénique, dit Bouchard (*loc. cit.*), dont les indications seront réalisées par la thérapeutique physiologique avec le contrôle de la thérapeutique statistique. Mais combien nous sommes éloignés de cette réalisation idéale ! »

Thérapeutique naturiste. — Elle part de ce principe que ce n'est pas le médecin qui guérit le malade, mais le malade qui se guérit lui-même. Elle sait que la ma-

1. *Loc. cit.*

ladie a une évolution naturelle, une tendance à la guérison, et que la guérison est souvent précédée par des *crises*. Elle considère les phénomènes critiques (diurèse, sudation, hémorragies) comme un moyen employé par la nature pour se débarrasser de la maladie, et elle cherche à les favoriser, à les provoquer. Mais toute maladie n'est pas accompagnée de crises, et toute crise n'est pas susceptible de provocation ; dans ce cas le thérapeute naturiste se contente de soutenir les forces du malade pour la lutte. Il agit, suivant la comparaison de Bouchard, comme une armée de secours, qui, incapable de débloquer une ville assiégée, se contente de lui faire passer des vivres et des munitions.

Cette thérapeutique est par trop insuffisante, et ce n'est pas la peine d'être médecin pour l'appliquer. Nous pouvons et nous devons faire plus.

Thérapeutique symptomatique. — Celle-ci, sans s'inquiéter de la cause et de l'évolution des maladies, considère que les symptômes sont toute la maladie, et elle s'acharne à les combattre, à les amender, à les faire disparaître, sans trop savoir si parmi ces symptômes il n'en est pas qui sont l'expression de la réaction de l'organisme contre le mal.

Cette autre comparaison de Bouchard nous servira à la fois d'exemple et d'appréciation : « En présence d'un édifice branlant et vermoulu, elle se borne à réparer les dégâts apparents, à boucher les fissures, et pense avoir rempli son rôle si la façade garde bonne apparence. »

Malheureusement, chacun sait que cette thérapeutique est la seule applicable dans beaucoup de cas.

Thérapeutique physiologique. — Cette thérapeutique s'attache à reconnaître les perturbations apportées par la maladie aux fonctions des organes et à provoquer des phénomènes inverses, pour rétablir l'état normal. Elle procède directement de la physiologie pathologique. Ainsi elle oppose les vaso-constricteurs aux paralysies vasculaires, les diurétiques aux hydropisies, la digitale à l'asystolie. C'est une thérapeutique symptomatique, mais plus fine, plus pénétrante. Aussi est-elle justiciable des mêmes reproches. Toutefois la médecine lui doit d'immenses services, car c'est elle qui a déterminé l'action physiologique des médicaments et a arraché la thérapeutique des mains de l'empirisme pour l'élever à la hauteur d'une science. « A ce titre, toutes les autres méthodes sont ses tributaires, c'est à sa source qu'elles viennent s'alimenter. » (Bouchard.)

Thérapeutique statistique. — Étant donné un grand nombre de cas d'une même maladie, la pneumonie, par exemple, traités par un même procédé : saignées, digitale, sulfate de quinine, antimoniaux, combien de guérisons, combien de morts? Le chiffre des guérisons est-il très élevé, le procédé est bon; le chiffre des morts l'emporte-il, la médication est mauvaise. Telle est la thérapeutique statistique. Bouchard la juge ainsi : « Elle est vicieuse dans son principe, elle est vicieuse dans ses procédés, elle n'est qu'un empirisme effréné ; et cependant je défie que l'on apprécie sans elle la valeur d'une méthode de traitement, car elle n'est autre chose que l'observation qui gagne en généralité ce qu'elle perd en précision. »

Thérapeutique empirique. — Quant à celle-ci, c'est la première qui ait vu le jour. Elle a été mise en usage avant toute connaissance médicale, et c'est à elle que nous devons ce nombre si grand de médicaments qui depuis ont été passés au crible de la science. Elle a donc rendu des services ; mais aujourd'hui elle a bien perdu du terrain, car les médecins ne donnent plus de médicaments sans l'avoir préalablement expérimentée.

Choix de la méthode. — Parmi les diverses thérapeutiques dont nous venons d'exposer brièvement les avantages et les inconvénients, en est-il une que nous devions adopter de préférence aux autres ? Si le lecteur nous a bien compris, il répondra de suite : Non. Aucune de ces méthodes n'est, en effet, applicable à tous les cas, et elles ne remplissent séparément qu'une partie des devoirs du médecin. Mais si, prises isolément, elles sont insuffisantes, associées et combinées entre elles, elles deviennent une arme puissante entre les mains du médecin qui sait en tirer parti. Il faut donc faire de l'éclectisme et mettre à contribution chacune de ces méthodes pour en tirer tout le bien possible. Cette méthode mixte est la *thérapeutique des indications*. Elle seule peut répondre à la fois aux exigences de la pathologie et de la clinique. Un exemple fera mieux comprendre que tous les discours la valeur de la méthode. Voici un malade atteint de fièvre typhoïde. Le bacille cause de la maladie est dans l'intestin ; vous faites l'antisepsie intestinale : *thérapeutique pathogénique*. Le bacille sécrète un poison que les urines éliminent : en favorisant l'excrétion par les diurétiques, vous faites de la *thérapeutique naturiste*. Le malade a de l'insomnie, de l'ataxie, de la fièvre ; vous lui donnez opium, quinine : *thérapeutique symptomatique*. Une hémorragie intestinale se déclare ; vous faites une injection d'ergotine : *thérapeutique physiologique*. Enfin, la statistique montrant que les bains froids donnent plus de succès que la quinine, vous ordonnez des bains froids : *thérapeutique statistique*.

Ainsi s'associent, se combinent, se corroborent les différentes thérapeutiques, pour remplir les diverses indications fournies par le malade et la maladie.

Objet de la thérapeutique. — La thérapeutique a pour objet tout ce qui peut contribuer à la guérison des malades. Les moyens employés dans ce but s'appellent *remèdes*.

Les remèdes se divisent d'après leur nature en :

1° *Remèdes moraux* : voyages, distractions. Chacun sait l'influence du moral sur le physique, et la connaissance de l'état moral d'un malade permet de remplir de précieuses indications. Nous ne nous étendrons pas davantage sur ce sujet.

2° *Remèdes impondérables* : chaleur, électricité. — Ces agents seront l'objet d'un chapitre spécial.

3° *Remèdes pondérables :* bandages, appareils, médicaments. Nous ne parlerons ni des bandages ni des appareils qui, construits presque toujours pour des cas de chirurgie, sont décrits dans les livres de pathologie externe.

4° *Remèdes biologiques :* transfusion du sang, saignée. Sérothérapie, organothérapie.

DES MÉDICAMENTS

Les médicaments, dans leur acception la plus simple, sont *toutes substances employées dans le but de guérir.*

Je sais fort bien que cette définition est susceptible de nombreuses objections, mais toutes celles qu'on a données sont dans le même cas, et, dans un manuel, ce n'est pas le lieu de se livrer à des discussions sans intérêt pratique.

Plusieurs questions se rattachent à l'étude du médicament en général; telles sont : l'*absorption*, l'*action*, l'*élection*, les *transformations*, etc. Nous nous arrêterons un instant sur chacune d'elles.

Absorption des médicaments. — Les voies d'absorption des médicaments sont assez nombreuses. Nous les étudierons dans l'ordre suivant : *muqueuses*, parmi lesquelles nous rangeons la *peau, plaies* et *fistules, cavités séreuses, appareil respiratoire.*

A. **Muqueuses.** — Les muqueuses digestive, respiratoire, génito-urinaire, oculaire, auditive, cutanée, peuvent servir à l'introduction des médicaments :

1° *Muqueuse digestive.* — La *bouche* est un lieu de passage, et de plus elle est recouverte d'une couche épaisse d'épithélium pavimenteux, toutes conditions défavorables à l'absorption. Cependant, on a quelquefois l'habitude de frotter la face interne des joues des enfants nouveau-nés avec une pommade au protoiodure d'hydrargyre, pour les guérir de la syphilis. Ce moyen peut réussir, mais je ne vois pas pourquoi on ne préférerait pas les frictions faites sur la peau avec la pommade mercurielle.

Le *pharynx* et l'*œsophage* ne sont d'aucune utilité.

Estomac. — Par la richesse de ses réseaux vasculaires sanguins et lymphatiques, par la multitude de ses glandes et le séjour qu'y font les médicaments, l'estomac est une vaste surface d'absorption, non seulement dont on use, mais dont on abuse. Certains médicaments, cependant, ne passent pas par la muqueuse stomacale : tels sont le curare et la strychnine, ainsi que Claude Bernard l'a reconnu.

L'*intestin grêle* ajoute aux conditions favorables que présente l'estomac pour l'absorption la présence de ses innombrables villosités, qui étendent considérablement la surface absorbante ; cette surface a été évaluée à 2 mètres carrés.

Le *gros intestin* absorbe très facilement les substances en dissolution, témoin les effets produits par les lavements de laudanum, de chloral, etc. Avant de confier un médicament à l'absorption de la muqueuse du gros intestin, il faut toujours avoir soin de la débarrasser du mucus et des matières par un lavement simple.

Les lavements médicamenteux sont spécialement indiqués dans les deux cas suivants : 1° lorsque la substance est désagréable par son goût, son odeur ou lorsqu'elle fatigue l'estomac ; 2° quand on veut agir sur le rectum lui-même ou sur les organes contenus dans la cavité pelvienne.

2° *Muqueuse respiratoire.* — Il est inutile de s'étendre sur la faculté absorbante de la muqueuse aérienne : elle se laisse traverser même par des particules solides. Chacun sait que les ganglions bronchiques et les poumons, chez les mineurs ou les charbonniers, sont farcis de débris de charbon.

Cette faculté est mise à profit dans bien des circonstances. C'est ainsi qu'on fait absorber : 1° des gaz : oxygène, air comprimé ; 2° des vapeurs : fumigations aromatiques, inhalations de chloroforme, d'éther, de térébenthine ; 3° des liquides vaporisés, pulvérisés, nébulisés, suivant l'expression de Gubler. Les substances que ces liquides pulvérisés tiennent en dissolution pénètrent-elles jusqu'au fond des voies respiratoires ? Les expériences de Gratiolet, Ossian Henri, Demarquay, semblaient l'avoir prouvé, mais de nouveaux travaux tendent à faire supposer que ces poussières liquides ne dépassent pas la trachée.

3° *Muqueuse génito-urinaire.* — *L'urètre et la vessie* absorbent, mais seulement quand l'épithélium est desquamé ; par conséquent il ne faut pas penser s'en servir pour l'absorption à l'état normal.

Il faut même se méfier de cette faculté d'absorption, car on a cité des cas d'empoisonnement à la suite d'injections urétrales et vésicales.

La muqueuse *vaginale* se trouve dans les mêmes conditions que la muqueuse urinaire.

L'*utérus* absorbe avec une grande rapidité les solutions médicamenteuses. Malgré cette facilité d'absorption, il ne faut pas user de ce moyen, en raison des inconvénients et des accidents graves qui peuvent résulter de la pénétration du liquide dans le péritoine.

4° *Muqueuse oculaire.* — Chacun sait que la conjonctive et la cornée se laissent facilement traverser par les liquides ; cette propriété est mise à profit surtout pour les collyres mydriatiques ou myosiques.

5° *Muqueuse auditive.* — La trompe d'Eustache et la cavité tympanique sont capables d'absorber, les médecins auristes le constatent souvent ; mais ce n'est là une voie ni facile ni commode.

6° *Peau.* — Avant de se servir de la peau comme voie d'introduction, sachons d'abord ce que la physiologie nous enseigne au sujet de la faculté absorbante de cet organe. Il y a à tenir compte de deux circonstances principales : l'*état de la peau*, l'*état de la substance à absorber*.

Nous résumerons brièvement, sous forme de propositions, nos connaissances sur ce sujet.

La peau revêtue de son épiderme n'absorbe pas les liquides. — Un des principaux arguments de ceux qui admettent cette absorption est celui-ci : le corps augmente de poids dans un bain.

Le corps augmente de poids dans un bain, c'est vrai, et cette augmentation peut être de 40 à 50 grammes, mais elle n'est pas due à l'absorption de l'eau. En effet, l'imbibition de l'épiderme des mains et des pieds suffit presque seule à l'expliquer. Pour le prouver, Gubler [1] a fait l'expérience suivante : Après avoir enlevé chez un sujet affecté de scarlatine intense un gantelet constitué par de l'épithélium, il le pesa, le mouilla et pesa de nouveau. En multipliant le résultat par la surface des pieds et des mains, le chiffre obtenu rend compte de l'eau absorbée dans un bain prolongé. Autre argument : Un bain prolongé rend les urines alcalines : donc les sels en dissolution se sont absorbés. Mais il n'y a qu'un malheur : on arrive au même résultat avec un bain chargé d'acide nitrique.

Cependant Lewin, Günther, Juhl sont parvenus à faire absorber, au moyen de pulvérisations, du salicylate de soude, de l'iodure de potassium, que l'on retrouvait dans l'urine ; mais pour que cette absorption réussisse, il faut ou que la peau soit vigoureusement frictionnée avec une brosse, ou que l'expérience dure longtemps (une dizaine de jours). Le courant électrique favorise l'absorption des substances dissoutes (Edison, Morton, Murek, Eulenburg, Aubert, Destot, etc.). Pour les uns, l'absorption se produit par cataphorèse, c'est-à-dire transport du médicament sans décomposition ; mon collègue et ami Labatut soutient que c'est par suite d'une décomposition électrolytique, phénomène qu'il caractérise ainsi : transport des ions dans les tissus organisés.

---

1. GUBLER, *Cours de thérapeutique.* Paris, 1880.

La peau revêtue de son épiderme absorbe les substances volatiles et gazeuses. — Le fait n'est pas douteux, et il a même donné lieu à des interprétations vicieuses sur l'absorption cutanée. Ainsi, à la suite d'applications de la pommade à l'iodure de potassium, on trouve la réaction de l'iode dans les urines, et cependant l'iodure de potassium n'est pas volatil. C'est qu'alors il s'est passé ceci : l'iodure a été décomposé, soit par les acides de la sueur et des glandes sébacées, soit par ceux de la graisse devenue rance, et l'iode, substance volatile, ayant été mis en liberté, s'est absorbé.

La peau dont l'épiderme a été aminci ou enlevé absorbe facilement les liquides et les substances incorporées à des corps gras. — On peut amincir l'épiderme au moyen de frictions énergiques qui font tomber les couches superficielles, de lavages au savon qui enlèvent les matières grasses, de lotions à l'acide acétique qui ramollit l'épiderme et le rend plus perméable.

Les frictions faites dans les régions velues seraient plus efficaces (Aubert, Fournier).

Ces différents procédés, quoique facilitant l'absorption, ne sont pas cependant d'une grande utilité.

Si l'on veut avoir une absorption facile, il faut supprimer la barrière épithéliale et s'adresser à l'une des trois méthodes suivantes :

Méthode endermique ou diadermique. — Elle consiste à enlever la couche cornée de l'épiderme et à déposer les médicaments sur la partie dénudée.

Divers moyens peuvent être employés dans ce but ; le vésicatoire ordinaire, le vésicatoire ammoniacal [1], le collodion cantharidé [2], le marteau de Mayor, les

1. Le vésicatoire ammoniacal se place de la manière suivante : une boulette de coton est trempée préalablement dans de l'eau chaude ou dans de la glycérine, pour permettre son imbibition par l'ammoniaque, puis, imbibée de cette substance, elle est placée dans un dé à coudre et appliquée sur la région. La durée de l'application est de trois à cinq minutes.
2. Le collodion cantharidé est d'une pratique commode. On fait un

pommades irritantes. Une fois la couche cornée enlevée, les médicaments en solution s'absorbent facilement. On peut ainsi faire pénétrer des substances pulvérulentes, les alcaloïdes, pourvu qu'elles soient solubles dans le sérum qui s'exhale de la plaie. Dans ce dernier cas, il faut avoir soin de ne pas laisser écouler tout le sérum.

L'absorption par cette voie est plus rapide et plus complète que par l'estomac. Il faut donc diminuer les doses.

Méthode entodermique. — Elle consiste à faire pénétrer, au moyen de la lancette, des substances médicamenteuses dans l'épaisseur du derme. On peut, le cas échéant, recourir à cette méthode, mais elle n'est pas généralement employée.

Méthode hypodermique. — Cette méthode, dit Gubler, est l'une des plus grandes conquêtes de la thérapeutique moderne. C'est le moyen le plus parfait d'assurer et de mesurer les effets des médicaments. En effet, le tissu cellulaire sous-cutané sillonné de réseaux vasculaires sanguins et de lymphatiques, dont les lacunes sont de véritables bouches absorbantes, est admirablement disposé pour l'absorption.

L'idée première de cette méthode revient au chimiste Fourcroix. Langenbeck, Trousseau l'ont employée, en se servant de la lancette et introduisant sous la peau des médicaments solides. Aujourd'hui on ne se sert plus que de la seringue de Pravaz, que ce médecin inventa pour faire des injections de perchlorure de fer dans les anévrysmes.

Les avantages des injections hypodermiques ne sont plus à démontrer; on peut les résumer dans ces mots : action prompte et certaine. Contentons-nous de donner quelques indications pratiques sur leur emploi.

badigeonnage de collodion de la grandeur voulue. Au bout de quelques heures la vésication est produite ; on soulève un coin de la carapace et on introduit la substance à absorber. La carapace de collodion dispense de pansement.

Tout médicament peut être donné en injection hypodermique, pourvu qu'il soit *liquide* ou *soluble* et *qu'il ne produise pas une inflammation locale trop intense*. A ce dernier point de vue, le meilleur des dissolvants serait l'eau distillée ; mais malheureusement tous les médicaments ne sont pas solubles dans l'eau, et l'on est obligé d'employer d'autres substances. L'alcool, la glycérine, l'éther, les solutions acides, les solutions albumineuses (pour les sels de mercure), sont les diluants les plus employés.

On peut injecter aussi dans le tissu cellulaire des corps à peu près insolubles : calomel, naphtol, thymol. Ces corps s'absorbent cependant.

Arnozan et Montel (XIIIe Congrès de médecine, Paris, 4 août 1900) ont montré que ce sont les leucocytes qui s'incorporent les grains du médicament, et le transportent dans l'économie.

Conservation des solutions. — Au bout d'un certain temps il arrive que les solutions aqueuses pour injections hypodermiques se troublent par la formation de dépôts floconneux. Ces dépôts sont dus au développement d'algues du genre *Leptomitus* et de microbes. Ces algues ont plusieurs inconvénients. D'abord ce sont des corps étrangers qui, introduits sous la peau, y peuvent produire une inflammation ; puis elles sont, par leur présence, un appel de cristallisation ; enfin, comme elles vivent aux dépens de la substance azotée du médicament en solution (quand c'est un alcaloïde), il en résulte qu'au bout d'un certain temps le titre de la solution est abaissé.

Pour empêcher le développement des algues et des microbes, il faut ajouter à l'eau des substances antizymotiques : la glycérine, l'alcool, l'eau de laurier-cerise, l'acide phénique, l'acide salicylique, sont usuellement employés dans ce but.

Il ne suffit pas que les solutions soient pures ; il faut aussi que la seringue et l'aiguille soient aseptiques.

Titre de la solution. — Les seringues de Pravaz ont généralement la capacité d'un centimètre cube, et renferment par conséquent un gramme d'eau distillée.

Pour les médicaments qui, comme le sulfate de quinine, l'ergotine, se donnent à la dose de 0 gr. 50 à 1 gramme, on emploie des solutions à 1 p. 5. La seringue contient donc 0 gr. 20 de substance active[1].

Pour les médicaments qui se donnent à la dose de 0 gr. 01 à 0 gr. 05 (morphine), on se sert de solutions à 1 p. 50. Chaque seringue contient 0 gr. 02 de substance active[2].

Pour les médicaments qui se donnent par *milligrammes* ou fractions de milligramme, la solution est à 1 p. 500. Chaque seringue renferme 2 milligrammes de substance active[3].

Lieu de l'injection. — Le lieu que l'on doit choisir pour faire l'injection est subordonné à deux indications principales. Veut-on n'obtenir que des effets rapidement diffusés, il faut injecter dans les régions où l'absorption est le plus rapide. Or l'expérience a démontré que l'absorption est d'autant plus prompte que l'injection a été faite plus près du centre circulatoire. Le ventre, les parois thoraciques, la région sous-claviculaire, seront donc choisis dans ce cas.

S'agit-il au contraire d'obtenir des effets locaux, et ceci s'applique aux injections antidouloureuses, il faut injecter le plus près possible du siège de la douleur. Il est bien certain qu'une névralgie du sciatique pourra être calmée par une injection de morphine

---

1. Solution de sulfate de quinine :
   Sulfate de quinine.................... 5 grammes.
   Eau de laurier-cerise................. 25   —
2. Solution de morphine :
   Chlorhydrate de morphine............ 0,20 —
   Eau de laurier-cerise................. 10   —
3. Solution d'atropine :
   Sulfate d'atropine.................... 0,02 —
   Eau de laurier-cerise................. 10   —

faite à la tempe ; mais sera-t-elle calmée aussi vite que par une injection faite à la partie postérieure de la cuisse ? Non. La pratique de tous les jours montre que les injections de morphine faites *loco dolenti* apaisent plus rapidement la douleur que lorsqu'elles sont pratiquées dans toute autre région. C'est que, avant de passer dans la circulation, la solution de morphine se répand dans le tissu cellulaire, agit localement sur les extrémités nerveuses, les imbibe et modifie leur sensibilité. Le fait ne surprend pas de la part de la morphine, dont les propriétés antidouloureuses sont connues ; mais il peut sembler singulier qu'une injection d'eau distillée produise le même effet sur la douleur. Pourtant rien n'est plus vrai, on l'a constaté maintes fois. Quel est le médecin qui n'a pas trompé de malade atteint d'affection douloureuse de longue durée, en lui faisant des injections d'eau distillée au lieu d'injections de morphine ? Le malade est soulagé de suite, comme s'il avait reçu sa morphine impatiemment attendue, mais le lendemain il vous dira : « Docteur, j'ai été calmé, mais moins longtemps que d'habitude. » Cela se conçoit, car l'eau distillée ne peut avoir qu'une action locale et passagère sur les nerfs. De quelle nature est cette action ? Gubler [1] pense que le phénomène est dû à la simple hydratation des éléments anatomiques. Il compare ce fait à ce qui se passe dans les œdèmes sous-cutanés : au niveau des parties œdématiées la sensibilité à la douleur est affaiblie ; au-dessus du niveau de l'œdème la sensibilité est intacte.

Inconvénients. — La méthode hypodermique peut avoir quelques inconvénients, que cependant il est facile d'éviter par des précautions. Ces accidents sont locaux et généraux.

Parmi les accidents *locaux*, il faut compter la piqûre d'un nerf, qui est suivie d'une douleur intense,

1. GUBLER, *Cours de thérapeutique*, 1880.

mais de peu de durée ; la piqûre d'un vaisseau, d'où résultent soit une légère hémorragie, soit des accidents généraux dus à l'introduction directe de la substance dans le système veineux. Les connaissances anatomiques permettront d'éviter ces divers accidents.

Il se développe quelquefois autour de la piqûre de l'*emphysème*. Il est dû habituellement à ce que l'on n'a pas fait sortir toute la quantité d'air contenue dans la seringue. L'emphysème qui accompagne les injections de chloroforme est occasionné probablement par volatilisation de la substance (Gubler). Souvent la piqûre devient le siège d'une légère inflammation, qui aboutit à un nodus inflammatoire ou à un petit abcès. Ces accidents sont dus soit à la substance active, qui par elle-même est irritante, soit à la présence dans la solution de corps étrangers : algues, poussières, cristaux, microbes. Il est rare que l'inflammation locale aille jusqu'au phlegmon diffus ; dans ce cas on a presque toujours affaire à des sujets cachectiques.

Les accidents *généraux* se réduisent aux effets trop intenses produits par la pénétration des médicaments. Si l'injection a pénétré dans une veine volumineuse, il en peut résulter, suivant la puissance du médicament, des symptômes graves : coma, perte de connaissance, stertor. Heureusement, il est excessivement rare que ces accidents soient mortels.

Il ne faut pas oublier que toute la substance active des injections est absorbée, et cela sans transformation, à l'encontre de ce qui se passe dans l'estomac pour la plupart des médicaments. La conséquence de ce fait, c'est que les doses égales à celles qui sont portées dans l'estomac pourront avoir une action beaucoup plus intense, et qu'on doit employer des doses moins fortes pour avoir des effets généraux.

B. **Plaies et fistules.** — Les plaies et fistules absorbent, chacun le sait. On peut, le cas échéant, s'en servir pour l'absorption des médicaments.

C. **Cavités séreuses.** — Les séreuses absorbent très rapidement, mais leur susceptibilité inflammatoire ne permet pas d'avoir recours à cette propriété.

D. **Appareil circulatoire.** — Cette méthode d'introduction des remèdes est réservée à certains cas particuliers : transfusion du sang, injections intraveineuses du lait, d'eau salée.

Action des médicaments. — L'étude de l'action des médicaments est fort difficile à faire, car l'analyse physiologique ou clinique ne permet pas de pénétrer toujours les phénomènes intimes qui se passent dans les profondeurs de l'organisme. Malgré les progrès considérables réalisés dans cette voie, il se passera longtemps encore avant que les voiles qui couvrent le mode d'action des agents thérapeutiques soient tombés.

Il est un fait qui se dégage des notions acquises sur la physiologie des médicaments : c'est que les substances thérapeutiques portent directement et primitivement leur action sur les éléments anatomiques, et tous les effets produits sur les organes et les appareils sont la conséquence des modifications apportées aux éléments anatomiques dont ces organes et appareils se composent. Si la digitale ralentit les battements du cœur, c'est qu'elle excite les éléments nerveux du pneumogastrique. Il n'y a pas de médicaments s'adressant au cœur, aux poumons, au foie, aux vaisseaux, mais bien des médicaments qui s'adressent aux éléments nerveux, musculaires, aux globules rouges. Cette vérité, quelque banale qu'elle puisse paraître par sa simplicité, n'est pourtant pas assez connue, car nombreux encore sont les médecins qui ne connaissent que l'action grossière et pour ainsi dire extérieure du médicament, et qui ignorent la physiologie des phénomènes si complexes qui frappent leur vue. Tout médecin qui veut se rendre compte des choses et ne pas agir en écolier doit analyser, savoir ou chercher à savoir le point de départ, la cause de tout acte physiologique.

Qu'est-ce en effet que la thérapeutique, si ce n'est la physiologie mise au service du médecin ?

Malheureusement la science est encore bien en retard sur cette question de l'action des médicaments.

Quoi qu'il en soit, on peut considérer dans les médicaments, d'après Gubler[1], des actions *mécaniques, chimiques, dynamiques.*

Actions mécaniques. — Les médicaments qui agissent mécaniquement ne sont pas en grand nombre.

Nous citerons comme exemple : le mercure coulant versé dans le tube digestif pour dénouer un volvulus, les poudres absorbantes (charbon, magnésie, phosphate de chaux) introduites dans l'estomac pour y absorber les gaz.

Action chimique. — C'est la plus importante et la plus générale. Les exemples sont nombreux et variés.

En administrant des alcalins, vous alcalinisez le suc gastrique, l'urine ; la pepsine favorise la digestion des aliments. Dans d'autres cas, le médicament se combine avec les éléments histologiques eux-mêmes. Ainsi le fer sert à la fabrication d'hématies nouvelles ; le soufre, le phosphore entrent dans l'élément nerveux. Le plus grand nombre des caustiques agissent chimiquement en détruisant les tissus par leurs combinaisons avec un ou plusieurs des principes immédiats de l'élément anatomique. Exemple : l'ammoniaque se combine avec l'eau, le nitrate d'argent avec l'albumine.

En agissant chimiquement sur l'élément anatomique, les médicaments provoquent des modifications nutritives.

Ces modifications peuvent se faire dans deux sens opposés : l'accélération ou le ralentissement de la nutrition cellulaire. Elles peuvent aboutir à la dégénérescence (atrophique, graisseuse, amyloïde) de l'élément anatomique.

---

1. GUBLER, *Cours de thérapeutique.*

Action dynamique. — Elle résulte du simple contact du médicament avec l'élément anatomique qu'il excite ou paralyse. De là l'exaltation ou l'extinction des propriétés physiologiques de cet élément.

C'est ainsi qu'agissent sur le système nerveux les alcaloïdes dont la puissance s'exerce à dose infinitésimale et pendant un temps très court.

Il est possible que cette action dynamique soit mise en jeu par la chaleur, l'électricité que dégagent les médicaments en se transformant au sein des tissus. C'était 'opinion de Gubler.

Il n'est pas prouvé non plus que cette action dynamique ne soit pas le résultat de mutations chimiques peu importantes et peu durables dans l'élément anatomique.

Relations entre la composition chimique des médicaments et leurs effets physiologiques. — Ces relations existent pour un grand nombre de corps, et divers auteurs ont prétendu trouver les lois qui les régissent. C'est ainsi que Blake, Rabuteau ont avancé que le pouvoir toxique est en rapport direct avec le *poids atomique*, avec la *valence* des corps (Blake). Ces assertions ont été reconnues inexactes. Il n'y a pas de loi générale régissant les effets physiologiques des médicaments.

On sait cependant que des corps chimiques de constitution voisine ou homologue ont des effets semblables.

Les alcools monoatomiques de la série grasse provoquent tous l'ivresse, les alcools de la série aromatique sont des antiseptiques, les dérivés chlorés du méthane sont des anesthésiques. Mais il suffit d'un simple changement dans la formule de constitution pour que les effets ne soient plus les mêmes. Ce changement peut se faire soit par addition ou soustraction d'un des éléments constituants, soit simplement par le déplacement d'un radical en position *ortho*, *meta* ou *para*. Ainsi la position *ortho* du radical OH de l'acide oxybenzoïque (salicylique) donne un produit plus énergique que les autres positions (Stokvis).

Il suffit parfois d'un simple changement d'état allotropique pour que les propriétés ne soient plus les mêmes. Le phosphore rouge est très peu toxique.

En résumé, la constitution chimique des corps ne peut que donner des indications incertaines sur les effets physiologiques à obtenir.

Élection des médicaments. — Les médicaments ont, on le sait, des préférences pour certains organes, et c'est là que porte plus spécialement leur action. Le fer se rend aux leucocytes pour aider leur transformation en globules rouges; la strychnine fait élection dans la moelle épinière, le curare aux extrémités nerveuses, etc., etc. Savons-nous la cause de ces phénomènes? Elle nous échappe le plus souvent, mais on peut pour quelques médicaments se rendre compte du fait.

Chaque élément anatomique est, au point de vue de la nutrition, une individualité; il se nourrit à sa manière, et, parmi toutes les substances en dissolution dans le plasma nutritif, il ne prend que celles qui lui sont nécessaires : les hématies en formation ont besoin de fer, elles prennent du fer; les os ont besoin de phosphates, ils prennent des phosphates, etc. Donc, quand, dans un but thérapeutique, vous administrez des ferrugineux ou des phosphates, il n'est pas étonnant de les voir se diriger sur les hématies ou sur les os.

L'élection est facile à comprendre pour les médicaments qui font normalement partie de l'organisme, pour les *médicaments-aliments*. Des considérations du même ordre peuvent expliquer celle des substances étrangères à l'organisme.

Les alcaloïdes s'adressent particulièrement au système nerveux. Or ces alcaloïdes sont voisins des corps gras, et la substance nerveuse est riche en corps gras; acide cérébrique, lécithine, protagon, myéline.

L'arsenic se localise aussi dans le système nerveux parce qu'il appartient à la même famille que le phosphore, qui abonde dans le tissu nerveux.

Il est plus difficile d'expliquer pourquoi, dans un même tissu, le médicament choisit telle ou telle région ; pourquoi, par exemple, la strychnine se rend à la moelle, la morphine au cerveau, le curare sur les nerfs moteurs, la digitale sur le pneumogastrique. La raison de ces faits nous est inconnue.

Les voies d'élimination des médicaments expliquent aussi leur action particulière sur certains organes. Les essences, térébenthines et toutes autres substances volatiles agissent sur les voies respiratoires et la peau parce qu'elles s'éliminent par ces organes ; de même le chlorate de potasse agit sur la bouche parce qu'il s'élimine par les glandes salivaires.

Accumulation des médicaments. — Il arrive quelquefois que, un malade étant soumis à un traitement par une substance active, la digitale par exemple, on n'observe aucun phénomène de l'action du médicament pendant plusieurs jours ; puis tout à coup éclatent des accidents toxiques. Voici ce qui s'est passé : le médicament administré n'a pas trouvé dans le tube digestif des conditions favorables à son absorption, et il y a séjourné jusqu'à ce que l'absorption ait pu se faire ; d'où les accidents toxiques dus à cette dose massive. C'est là l'*accumulation avant l'absorption*. Deux causes principales s'opposent à l'absorption. L'une tient au médicament lui-même : les substances difficilement solubles et qui ont besoin d'être attaquées par les liquides digestifs peuvent séjourner plus ou moins longtemps dans le tube intestinal si ces liquides sont en qualité ou en quantité insuffisantes.

Le même fait peut se présenter pour des substances facilement solubles, mais entourées d'une enveloppe dure et résistante : vieilles pilules, dragées anciennes. Pour éviter cet inconvénient, il suffit d'employer des formes médicamenteuses dissoutes ou facilement solubles.

L'autre dépend de la surface absorbante. En effet, dans certains cas, la muqueuse intestinale est plus ou moins disposée pour l'absorption. S'il y a une forte pression vasculaire, comme dans la fièvre, ou une sécrétion abondante des glandes, comme dans les catarrhes intestinaux, l'absorption se fait difficilement et l'on peut craindre l'accumulation. Le remède consiste dans le choix d'une voie d'introduction autre que le tube digestif.

Dans d'autres circonstances, le médicament est de suite absorbé, on en constate les effets; mais ces effets croissent chaque jour en intensité, bien que la dose quotidienne soit toujours la même. C'est l'*accumulation après l'absorption*. Elle est due à l'élimination plus ou moins lente de la substance. Il est clair que, si un médicament s'élimine dans les vingt-quatre heures, on n'a pas à craindre d'accumulation avec des doses quotidiennes, mais s'il met trois jours, huit jours et plus, comme quelques-uns, avant de s'éliminer, il y aura accumulation. Ne sait-on pas que les effets de la digitaline persistent plusieurs jours après la cessation du médicament ? Pour éviter cette accumulation, il faut connaître le temps que les substances msttent à s'éliminer et s'enquérir de l'état fonctionnel des reins, voie habituelle de l'élimination. On doit donc être prudent chez les albuminuriques. Dix centigrammes de curare sont assurément une dose capable de tuer un chien : eh bien ! si vous entretenez la vie, par la respiration artificielle, jusqu'à ce que le poison soit éliminé par les urines, l'animal revient à la santé.

Transformations des médicaments[1]. — Il est rare qu'un médicament sorte de l'organisme tel qu'il y entre. Les transformations s'opèrent *avant* ou *après* l'absorption.

---

[1] L'importante question des transformations des médicaments sera traitée à propos de chacun d'eux.

Avant l'absorption. — Sur la peau, le plomb, le mercure forment vraisemblablement des combinaisons solubles avec les acides gras.

Dans le tissu cellulaire sous-cutané toutes les poudres insolubles se dissolvent, à la faveur de combinaisons nouvelles : calomel, thymol, naphtol, trioxyméthylène, etc.

Mais c'est dans le *tube digestif* que s'opèrent les transformations les plus variées : neutralisation des bases par le suc gastrique, des acides par le suc pancréatique ; conversion des oxydes métalliques en chlorures, processus de dédoublement : le salol, salicylate de phényle, se dédouble dans l'intestin en acide salicylique et phénol. Ce phénomène est dû à l'action soit du ferment pancréatique, soit des bases du suc intestinal, soit des bactéries de l'intestin ; processus de réduction : les sulfates, les sels d'oxydes métalliques se transforment en sulfures dans le gros intestin riche en hydrogène sulfuré.

Enfin il se produit des phénomènes ayant pour effet de modifier l'action des médicaments, sans que nous sachions comment. C'est ainsi que les toxines, les venins perdent leur activité dans le tube digestif.

Après l'absorption. — Les médicaments se trouvent dans le sang, la lymphe et les éléments anatomiques.

Dans ce milieu de composition aussi complexe et si instable, qui renferme un si grand nombre de substances, et notamment des diastases encore peu connues, les mutations des médicaments, surtout des organiques, sont très variées. Quelques exemples suffiront.

Les citrates, tartrates de soude s'oxydent et se transforment en bicarbonates ; la pyridine se combine avec le méthyle et l'ammoniaque et sort à l'état d'hydrate méthylpyridylammonium (Stokvis) ; les phénols se combinent avec le soufre et sortent à l'état d'acides sulfoconjugués.

Ces processus, encore pleins d'inconnu, se passent

soit dans le sang, soit surtout dans la lymphe et l'élément anatomique.

Parmi les éléments anatomiques les plus importants à ce point de vue, il faut citer la cellule hépatique qui modifie au passage certains corps, tels les alcaloïdes, les ptomaïnes, les toxines.

Mais combien d'obscurité enveloppe encore la question des transformations chimiques dans l'organisme.

Élimination des médicaments. — A part les médicaments-aliments, qui peuvent être retenus par l'organisme, s'il en a besoin, toutes les substances médicamenteuses (sauf de rares exceptions) finissent par sortir du corps après un séjour plus ou moins long. Le *temps* de ce séjour est très variable. L'iodure de potassium apparaît dans la salive et dans l'urine trois minutes après son absorption ; l'élimination de l'arsenic peut durer un mois (Orfila). Le nitrate d'argent ne s'élimine pas du tout, et, se déposant dans les éléments anatomiques de la peau, donne lieu à cette coloration bleuâtre du tégument qu'on observe chez ceux qui en ont pris longtemps [1].

Deux causes principales règlent la lenteur ou la rapidité d'élimination des médicaments.

La première tient à la tolérance que présente l'organisme pour la substance. Les médicaments qui trouvent leurs semblables ou leurs analogues dans l'organisme y séjournent plus longtemps. Ainsi les sels de soude sont mieux supportés que les sels de potasse, parce qu'ils existent dans l'organisme en plus grande abondance. Pour la même raison, les chlorures sont plus facilement tolérés que les bromures et les iodures. Nous pourrions répéter ici ce que nous avons dit relativement à l'élection des médicaments.

La seconde cause qui règle le temps du séjour des médicaments dans l'organisme, c'est la quantité de

---

1. Le nitrate d'argent, les sels d'or, font, dans une certaine mesure, exception à la règle de l'élimination.

médicaments présente à la fois dans le corps. Cela se comprend de reste.

Les *voies d'élimination* sont nombreuses; on en peut juger par l'énumération suivante : peau, poumons, urine, salive, larmes, bile, suc pancréatique, lait, mu- queuses, surtout la muqueuse gastro-intestinale.

Or, parmi toutes ces portes de sortie, les médicaments en ont une ou plusieurs par lesquelles ils passent tou- jours, laissant les autres de côté. Assurément ils doivent avoir des raisons pour agir ainsi. Cette raison est la même que celle que nous avons déjà énoncée pour l'élection et le temps de séjour : les médicaments suivent dans leur élection ou leur élimination la voie de leurs semblables ou de leurs analogues.

Appliquons ce principe formulé par Gubler.

Les alcalis se trouvant dans tous les liquides de sécrétion, les médicaments alcalins s'élimineront par toutes les voies : salive, suc pancréatique, mucus, urine; toutefois, les reins étant la porte la plus large, ils y passeront plus volontiers.

Il n'y a que deux liquides acides dans l'économie : l'urine et la sueur; les médicaments acides passeront par là.

La peau et les poumons servent aux exhalaisons gazeuses; les substances volatiles : éther, chloroforme, térébenthine, alcool, passeront de préférence par la peau et les poumons.

Les métaux et métalloïdes s'éliminent par la bile et l'urine, qui sont les deux liquides qui en renferment le plus.

Les corps gras existent surtout dans la bile, le lait, la matière sébacée : c'est dans ces produits de sécrétion qu'on trouvera les médicaments gras.

Les alcaloïdes s'éliminent par toutes les voies, mais surtout par les urines.

Tolérance. — Intolérance. — Dans certains cas, les médicaments doivent être donnés à dose plus élevée que la moyenne, pour en obtenir des effets; dans d'autres, dès doses faibles produisent des troubles plus ou moins graves, voire même des phénomènes d'intoxication.

Les causes de ces faits sont plus multiples. En première ligne se trouve l'*immunité*. Elle est *naturelle*, *congénitale* (exemple : l'insensibilité du lapin vis-à-vis de la belladone), ou bien *acquise*. Celle-ci n'est autre que l'accoutumance, le mithridatisme, par absorption de doses progressivement croissantes.

Les recherches de Besredka ont démontré que l'immunité acquise est due à l'activité des leucocytes, s'exerçant en phagocytose sur les corps solubles et insolubles.

Le contraire de l'immunité est l'*idiosyncrasie*.

L'*âge*, le *sexe*, le *poids*, jouent également un rôle dans la tolérance des médicaments.

L'*inanition* place les animaux dans des conditions particulières. Jordan a constaté que chez les chiens inanitiés depuis douze jours, la digitaline, en injection sous-cutanée, n'avait presque pas d'action.

L'état de *vacuité* ou de *réplétion* de l'estomac influe sur la tolérance. En effet, quand l'estomac est vide l'absorption est plus rapide, et une plus grande quantité du médicament se trouve dans le sang en un temps donné.

La rapidité de l'*élimination* augmente la tolérance.

La *nature chimique* des médicaments les fait plus ou moins tolérer.

Ceux qui trouvent dans l'organisme des corps semblables sont mieux tolérés. Ainsi les sels de soude sont mieux tolérés que les sels de potasse, le fer que le cuivre, etc.

Enfin, Gubler a formulé les deux lois suivantes :

La tolérance est d'autant plus grande que l'économie est plus déviée dans un sens opposé à celui vers lequel la pousserait la substance médicamenteuse.

L'intolérance est d'autant plus grande que l'économie est déjà déviée dans le sens vers lequel la pousserait la substance médicamenteuse.

Exemple : l'alcool sera mal supporté par un malade en délire; la morphine, mal tolérée par un malade dans le coma, sera au contraire très tolérée par un aliéné en état d'excitation psychique.

Association des médicaments. — L'association des médicaments sert à divers usages.

Un médicament est-il peu soluble, vous lui adjoignez uns substance qui favorisera sa dissolution. Une gorgée d'eau acidulée par l'acide chlorhydrique aidera les transformations et la dissolution des oxydes de fer. Il est nécessaire dans certains cas d'éviter l'irritation locale que produisent sur l'estomac quelques médicaments. Une grande dilution ou l'enrobement de la substance empêcheront qu'elle ne se mette en trop grande quantité à la fois en contact avec la muqueuse stomacale. Si l'estomac ne supporte pas un médicament, vous donnerez du laudanum pour empêcher le vomissement.

D'autres fois, il s'agit de corroborer l'action d'un médicament, de la rendre plus intense. Pour arriver à ce but, vous associez deux médicaments qui produisent les mêmes effets par le même mécanisme ou par un mécanisme différent : c'est la *synergie*. Ainsi, pour faire vomir, on mélange le tartre stibié et l'ipéca, qui agissent tous les deux par irritation de la muqueuse stomacale : ou bien l'ipéca et l'apomorphine, celle-ci agissant sur le bulbe.

Enfin on a souvent besoin de répondre à plusieurs indications à la fois. On mélange alors des médicaments disparates qui, absorbés ensemble, agissent séparément.

Antagonisme. — Il y a deux sortes d'antagonisme : l'antagonisme chimique et l'antagonisme dynamique ou antidotisme.

L'antagonisme *chimique* peut se produire quand on veut, et il faut même avoir bien soin, dans ses préparations pharmaceutiques, de ne pas mélanger des substances qui, en se combinant, deviennent inertes.

Le tanin forme avec la morphine, la strychnine, des composés difficilement solubles. Le phosphore avec le sulfate de cuivre donne naissance à un phosphure de cuivre peu soluble.

L'antagonisme *dynamique* consiste dans l'action contraire des médicaments. L'atropine dilate, l'ésérine resserre la pupille; la digitale ralentit les battements cardiaques, l'atropine les accélère. Voilà deux exemples d'antagonisme dynamique *parfait*; parfait, parce que ces substances produisent des effets contraires sur le *même organe par le même mécanisme*. En effet, l'atropine paralyse l'oculo-moteur, l'ésérine l'excite; la digitale excite le pneumogastrique, l'atropine le paralyse. L'antagonisme parfait est le seul auquel on doive avoir recours pour combattre les symptômes d'une intoxication.

On peut obtenir aussi des actions contraires sur un organe, mais par des mécanismes *différents*; c'est l'antagonisme *imparfait*. Ainsi la nicotine accélère le cœur par l'excitation des ganglions cardiaques, la vératrine le ralentit par paralysie du muscle cardiaque : ce ne sont pas là deux substances en antagonisme parfait. Autre exemple : la strychnine produit des contractions musculaires violentes en excitant la moelle, le curare empêche les contractions musculaires en paralysant les extrémités nerveuses. Il n'y a là qu'un antagonisme apparent, car le curare agit comme le feraient des liens constricteurs qui triompheraient des contractions musculaires. Dira-t-on que ces liens sont antagonistes de la strychnine?

L'antagonisme général n'existe pas, car il n'y a pas deux substances qui agissent d'une manière inverse sur tous les points de l'organisme.

Doses. — Indépendamment des conditions d'âge, de poids, d'intolérance, etc., qui font varier les doses, il est un fait important qu'il ne faut jamais perdre de vue : c'est que, *suivant les doses, un même médicament produit souvent des effets contraires* ; nous aurons occasion de le constater bien des fois. Cinq milligrammes de morphine excitent le cerveau, 2 centigrammes le paralysent; une faible dose d'aconitine accélère le cœur, une forte dose le ralentit. L'âge étant une des conditions les plus importantes qui doivent guider les doses, voici le tableau dressé par Juncker et Gaubius, complété par Stokvis.

AGE EN ANNÉES.	DOSES.	POIDS DU CORPS.	DOSES.
		kilogr.	
0 (nouveau-né).	1/20	3	3/62 = 1/20
1...........	1/15 à 1/12	9	9/62 = 1/7
2...........	1/8	11	11/62 = 1/6
3...........	1/6	12	12/62 = 1/5
4...........	1/4	14	14/62 = 1/4
4-7.........	1/3	20	20/62 = 1/3
7-14........	1/2	31	31/62 = 1/2
14-20.......	2/3	40	40/62 = 2/3
20-60.......	1	62	62/62 = 1

Mode d'administration. — La manière d'administrer les médicaments n'est pas indifférente. On doit toujours esl donner sous la forme la plus facilement absorbable. Les effets peuvent varier selon le mode d'administration. L'émétique en poudre est un vomitif; la même dose très diluée devient un purgatif. Nous aurons soin, à propos de chaque médicament, de faire les remarques relatives à l'administration.

Classification. — Il ne faut pas faire des classifications plus de cas qu'elles n'en méritent et leur attribuer trop d'importance, car on risquerait fort de se fausser les idées, aucune classification thérapeutique ne pouvant être complète aujourd'hui. Nous ne sommes pas encore assez avancés sur la connaissance des médicaments. Une classification scientifique autant que possible, utile à la description et à la mémoire, est tout ce que l'on peut désirer. J'adopte une classification à la fois physiologique et clinique, c'est-à-dire basée tantôt sur l'action physiologique principale, tantôt sur le but thérapeutique atteint :

			TYPES.
Antiparasitaires	ANTHELMINTHIQUES	Tænifuges	Kousso.
		Vermifuges	Santonine.
	ZOÏCIDES		Soufre.
	MYCICIDES		Mercure.
	ANTISEPTIQUES		Naphtol.
	ABSORBANTS		Charbon.
Excito-nervins			Strychnine.
Modérateurs nervins			Opium.
	HYPNOANESTHÉSIQUES		Chloroforme.
	HYPNAGOGUES		Chloral.
	ANESTHÉSIQUES LOCAUX		Cocaïne.
	ANTISPASMODIQUES		Valériane.
Antipyrétiques			Quinine.
Cardio-vasculaires			Digitale.
	VASO-DILATATEURS		Nitrites.
	VASO-CONSTRICTEURS		
Excito-musculaires	FIBRES LISSES		Ergot de seigle.
	FIBRES STRIÉES		Vératrine.
Modificateurs de la nutrition	ACCÉLÉRATEURS		Ferrugineux.
	EUPEPTIQUES		Amers.
	MODÉRATEURS		Mercuriaux.
Modificateurs intestinaux	VOMITIFS		Tartre stibié.
	PURGATIFS		Aloès.
	ANTICATHARTIQUES		Bismuth.
	CHOLAGOGUES		
Modificateurs de la sécrétion urinaire	DIURÉTIQUES		Sels de potasse.
	ANURÉTIQUES		
Modificateurs de la sécrétion sudorale	SUDORIFIQUES		Jaborandi.
	ANTISUDORIFIQUES		Agaricine.
Bronchiques et génito-urinaires			Essences.
Topiques	ÉMOLLIENTS		Eau tiède.
	ASTRINGENTS		Tanin.
	RÉVULSIFS	Rubéfiants	Moutarde.
		Vésicants	Cantharides.
	CAUSTIQUES		Chlorure de zinc.
Remèdes biologiques			Saignée.
Agents impondérables	CALORIQUE		
	ÉLECTRICITÉ		

AGENTS PONDÉRABLES

OU

MÉDICAMENTS PROPREMENT DITS

ANTIPARASITAIRES

Ce sont les remèdes ayant pour but la prophylaxie ou la guérison des maladies parasitaires.

Le tableau suivant divise et ces maladies et ces médicaments :

Maladies parasitaires.	*Antiparasitaires.*
Helminthiase, vers intestinaux...	Anthelminthiques.
Zooses, poux, acare...............	Zoïcides.
Mycoses, tricophytose............	Mycicides.
Microbioses, pyohémie...........	Antiseptiques.

I. — *ANTHELMINTHIQUES.*

Les helminthes n'habitent pas tous le tube digestif. Ainsi, la douve (ordre des trématodes) se loge dans le foie; le strongle, la trichine, le ver de Médine, qui sont de l'ordre des nématodes, se trouvent, le premier, dans les reins; la seconde dans les muscles; le troisième, dans le tissu cellulaire sous-cutané. Les anthelminthiques s'adressent principalement aux vers intestinaux, les autres échappent à l'action antiparasitaire.

Le plus souvent ils ne tuent pas les helminthes; ils se contentent de les endormir, et facilitent ainsi leur expulsion, qui devient définitive par l'emploi d'un purgatif.

TÆNIFUGES

Ils s'adressent aux vers rubanés.

Kousso. — On emploie les sommités fleuries du koussotier, famille des Rosacées.

C'est le médicament le plus en vogue contre les tænias.

On a retiré du kousso une substance amorphe, la koussine, qui ne paraît pas avoir d'avantage sur les fleurs. Les tænias meurent en une demi-heure dans une infusion de kousso.

Doses : 15 à 20 grammes pour 200 grammes d'infusion qu'on prend le matin à jeun. Si dans le courant de la journée le ver n'est pas rendu, on prend de l'huile de ricin. Plusieurs doses sont parfois nécessaires.

Écorce de racine de grenadier. — On peut mettre son efficacité en parallèle du kousso.

Tanret a découvert que le principe actif est un alcaloïde, la *pelletiérine* $C^{16}H^{15}AzO^2$, qui jouit de propriétés toxiques analogues à celles du curare. La dose mortelle pour le lapin est de 0 gr. 15 à 0 gr. 20.

D'après Schrœder, les tænias meurent en dix minutes dans une solution de pelletiérine à 0 gr. 10 p. 1 000.

Doses : Écorce de racine, 30 à 60 grammes en décoction. Pelletiérine, 0 gr. 30 à 0 gr. 50.

Voici la formule qui s'est montrée la plus active :

Sulfate de pelletiérine........	0 gr. 40 à 0 gr. 50
Tanin.....................	1 gr. 20 à 1 gr. 50
Eau	100 grammes.

Un quart d'heure après, on donne une infusion de séné de 10 à 20 grammes pour 100 grammes d'eau. La veille, le malade doit suivre la diète lactée.

Fougère mâle. — On emploie les rhizomes. Cette plante est très active. Elle est spécialement recommandée contre le *bothriocéphale* et l'*ankylostome*.

Doses : L'infusion et la décoction qu'on fait avec 8 à 12 grammes de poudre de rhizomes sont peu efficaces.

Il faut se servir de l'extrait éthéré, à la dose de 1 à 4 grammes. On fait précéder son administration de la diète lactée ; on la fait suivre d'une purgation.

Le **Musenna**, écorce de l'*Albizia anthelminthica*, famille des Légumineuses ; le **Soaria**, drupe du *Mœsa picta*, famille des Myrsinées ; le **Tatze**, fruit du *Myrsine africana*, sont des anthelminthiques employés en Abyssinie. Ils se prennent aux doses de 20 à 40 grammes.

Le **Kamala** est une poudre obtenue des capsules du *Rottlera tinctoria*, famille des Euphorbiacées. Il serait préférable au kousso, comme ayant un goût moins mauvais, agissant à dose moindre et n'obligeant pas à une purgation.

Doses : 10 grammes à prendre en deux fois, à une demi-heure d'intervalle, dans du pain azyme.

Les **graines de courge**, pilées avec du sucre, ont réussi quelquefois ; mais le remède doit être pris au moins huit jours de suite et suivi de l'administration d'un purgatif.

Sur une statistique de 418 cas, Bérenger-Féraud note 90 expulsions sur 100 par la pelletiérine ; 45 sur 100 par le kousso ; 5 sur 100 par la graine de courge.

VERMIFUGES

Ils s'adressent particulièrement aux ascarides.

SEMEN-CONTRA ET SANTONINE

On désigne sous les noms de semen-contra, semencine, les fleurs non épanouies de diverses plantes du genre *Antésimia*, famille des Composées. Il ne s'agit donc pas de graines, comme pourrait le faire croire l'expression de semen-contra. Ces fleurs contiennent deux principes :

1° Une essence, *oleum cinæ æthereum*, dont les propriétés physiologiques sont semblables à celles du camphre, mais qui n'est pas vermifuge.

2º Un alcaloïde, la *santonine*, $C^{15}H^{18}O^3$, insoluble dans l'éther. C'est elle qui est le principe vermifuge.

PHYSIOLOGIE

La santonine exerce des effets remarquables sur le système nerveux et qui se manifestent surtout du côté des organes des sens.

Le sens de la *vue* est le premier affecté. Sous l'influence de doses thérapeutiques il se produit une altération dans la perception des couleurs, de la dyschromatopsie.

Au début, il semble au sujet en expérience que tous les objets sont revêtus d'une couleur bleuâtre. Plus tard la perception du bleu disparaît, et c'est le jaune qui devient la couleur dominante : le sujet voit tout en jaune.

Si les doses ont été élevées, il devient impossible de distinguer aucune couleur. En même temps on observe des hallucinations de la vue. L'accommodation reste intacte.

Ce trouble de la vision (xanthopsie) doit être attribué à l'action de la substance sur les organes chromatiques de la rétine (Nothnagel et Rossbach).

Le sens de l'*odorat* subit aussi l'influence de la santonine. Un grand nombre d'expérimentateurs ont perçu une odeur particulière, rapprochée par quelques-uns de celle du patchouli, par d'autres de celle de la violette.

Des doses toxiques produisent chez les animaux à sang chaud et chez l'homme des convulsions épileptiformes, et la mort arrive par arrêt de la respiration (Binz).

Marie et Dubois ont réussi à produire, chez le chien, l'expulsion d'ascarides par une injection hypodermique de santonate de soude.

THÉRAPEUTIQUE

La santonine n'est employée que comme vermifuge. Elle ne réussit pas également contre tous les nématodes intestinaux. Son efficacité la plus grande se manifeste contre les ascarides lombricoïdes, qu'elle tue en quelques heures. Un purgatif doit suivre de peu de temps son administration.

Doses. — *Semen-contra :* 1 à 10 grammes dans du mie ou de la confiture. Mieux vaut donner la santonine. *Santonine :* 0 gr. 01 à 0 gr. 05 chez les enfants de moins de dix ans ; au-dessus de cet âge, 0 gr. 10 à 0 gr. 30. On la donne dans de l'eau ou en pastilles. Chaque pastille du Codex renferme 0 gr. 01 de santonine.

Mousse de Corse. — C'est un mélange de diverses algues marines, dont la principale est le *Fucus anthelminthicus*. C'est un excellent vermifuge.

Doses : 4 à 15 grammes en infusion.

Le sirop se donne à la dose de 1 à 3 cuillerées à bouche.

Calomel. — Toutes les préparations mercurielles sont anthelminthiques ; mais, comme la plupart sont dangereuses, on ne doit avoir recours qu'au calomel.

Doses : Comme pour une purgation : 0 gr. 10 à 0 gr. 60.

Pour se débarrasser des oxyures vermiculaires qui habitent le rectum, il suffit d'un ou plusieurs lavements d'eau froide, salée ou sucrée, d'huile de ricin.

Tanaisie. — *Pyrethrum tanacetum* (Composées). On emploie la plante fleurie qui renferme l'**essence de tanaisie**. Les fleurs sont vermifuges, à la dose de 5 à 10 grammes en infusion.

Spigelie anthelminthique. — *Spigelia anthelmia* (Loganiacées). On emploie la poudre : 0 gr. 30 à 0 gr. 60 pour les enfants, 1 à 2 grammes pour les adultes, en infusion.

II. — ZOÏCIDES.

Les agents zoïcides sont nombreux ; les uns s'adressent à telle espèce de parasites, les autres à telle autre espèce. Au lieu de placer leurs indications après leur description, il est préférable de mettre en tête l'espèce de parasites et d'indiquer ensuite les médicaments qui servent à s'en débarrasser.

1. **Insectes.** 1° **Poux.** — Les différentes espèces de poux : *pou de tête, pou de corps, pou de pubis,* disparais-

sent rapidement au moyen de frictions d'*onguent mercuriel* ou de *pommade soufrée*; de lotions de *petite centaurée*, de *staphisaigre*, de *bichlorure de mercure*, de *baume du Pérou*, de bains *sulfureux, mercuriels, alcalins.*

2° **Puces.** — Contre la *puce ordinaire*, un *bain sulfureux* et la désinfection du linge et des vêtements par de la vapeur de soufre suffisent.

Contre la *puce-chique*, qui se rencontre dans l'Amérique intertropicale, et qui s'enfonce tout entière dans la peau pour y déposer ses œufs, il faut employer l'extraction au moyen d'aiguilles, puis laver la plaie avec de l'alcool ou de l'eau phéniquée.

II. **Acariens. Sarcopte.** — Le sarcopte, par son introduction sous l'épiderme, produit la *gale.* Aujourd'hui on guérit la gale en deux heures, à l'hôpital Saint-Louis, par le traitement suivant :

1° Friction générale d'une demi-heure avec du savon noir, pour rompre les sillons;

2° Bain simple d'une demi-heure pendant lequel le malade se frictionne énergiquement, pour achever la rupture des sillons;

3° Friction générale d'une demi-heure, avec la pommade *sulfo-alcaline d'Helmerich*, dont la composition est la suivante :

Soufre......................	200 grammes.
Carbonate de potasse..........	100 —
Axonge......................	800 —

4° Bain simple d'une demi-heure.

Le linge et les vêtements doivent être désinfectés par des vapeurs de soufre.

Au lieu de la friction avec la pommade d'Helmerich, on peut employer une solution de *sulfure de calcium*, qu'on laisse sécher sur la peau.

L'*huile de cade*, le *copahu*, le *baume du Pérou*, le *pétrole*, le *naphtol* en pommade de 1 à 10 p. 100 sont également efficaces dans la gale.

III. — MYCICIDES.

Oidium albicans. — C'est le champignon du *muguet*. Il se développe quand les liquides salivaires deviennent acides. Rendre à ces liquides leur alcalinité suffit à faire disparaître le muguet quand il n'est pas entretenu par un état général défectueux, ainsi que cela se voit le plus souvent.

Le *borax* est le plus souvent employé.

Collutoire boraté (Trousseau).

Borax........................... } part. égales.
Miel blanc...................... }

Gargarisme boraté.

Borax........................... 8 grammes.
Miel rosat...................... 32   —
Infusion de feuilles de ronces.. 250   —

Le *bicarbonate de soude*, le *chlorate de potasse* sont aussi efficaces.

Tricophyton tonsurans. — Logé dans le follicule pileux, il produit la *teigne tonsurante*, le *sycosis*; sous l'épiderme, il produit l'*érythème* et l'*herpès circiné*.

On peut tuer le parasite au moyen de la *pommade soufrée* à 4 p. 30, de la pommade au *turbith minéral* à 2 p. 30, de l'*onguent mercuriel*, de lotions avec l'*huile de cade* et la *teinture d'iode*.

Microsporon Audouini. — Le champignon se trouve dans le follicule pileux. Il est la cause de la *teigne-pelade*.

Des lotions avec une solution de *sublimé* à 1 p. 500, des frictions avec la *pommade au turbith minéral* à 2 p. 20, réussissent à tuer le parasite.

Il ne faut pas espérer tuer facilement les parasites de la *trichophytie*, de la *pelade* et du *favus*, car ils sont logés profondément. Aussi Besnier cherche plutôt à les faire sortir de leur repaire en employant des agents irritants qui produisent une abondante exfoliation épidermique (teinture d'iode, acide acétique, etc.).

Microsporon furfur. — Il donne lieu au *pityriasis versicolor*.

On emploie contre lui des *bains sulfureux*, des *lotions* et des *bains de sublimé*, des frictions avec la *pommade soufrée*.

Achorion Schœneleinii. — C'est le parasite de la *teigne faveuse*.

Les lotions *mercurielles*, les frictions à la *pommade soufrée*, réussissent également dans cette affection.

Il n'est pas inutile de rappeler que si les parasiticides ssnt indispensables dans les affections parasitaires, on ne doit pas cependant se borner à cette médication, mais qu'il faut répondre aux indications qui sont fournies par l'état local (inflammation) ou l'état général.

IV. — *ANTISEPTIQUES.*

Les antiseptiques ou désinfectants sont des agents qui s'opposent au développement des microbes ou bactéries.

La médication antiseptique a pris une place considérable dans la thérapeutique : aussi l'étudierons-nous avec le plus grand soin.

Et d'abord, analysons l'action antiseptique. Elle doit être envisagée sous deux aspects différents : l'acte *infertilisant* et l'acte *microbicide*. Un exemple va les définir :

Soit un litre de bouillon dans lequel nous avons ajouté 3 milligrammes de bichlorure de mercure et que nous ensemençons avec de la bactéridie charbonneuse. Ce bouillon restera clair, la bactéridie ne s'y développera pas. Et pourtant elle n'est pas morte, car si on injecte ce bouillon à un cobaye ou un lapin, l'animal mourra du charbon. C'est là l'*infertilisation*, la *dose infertilisante*.

Si dans un litre de bouillon, peuplé de bactéridies,

nous ajoutons 0 gr. 10 de bichlorure de mercure, il arrivera un moment où toutes les bactéridies seront mortes. C'est l'acte, la dose *microbicide*. Cette mort des bacilles, cette stérilisation du liquide n'a pas été immédiate. Il a fallu plusieurs heures pour l'obtenir. Si au lieu de 0 gr. 10 de bichlorure nous en avions mis 0 gr. 50, les bacilles seraient morts en moins d'une minute. On voit donc que la durée du contact du médicament avec le microbe est très importante à connaître; et lorsqu'un auteur annonce que tel antiseptique tue telle bactérie, il faut non seulement dire à quel degré de solution, mais spécifier le temps de contact nécessaire. Sans ces précautions, le praticien peut être induit en erreur et commettre une faute grosse de conséquences pour le malade. Si par exemple le médicament en question ne tue les microbes qu'au bout de plusieurs jours, un pansement de quelques minutes (lavage utérin, pleural) ne peut donner aucune sécurité.

Le traitement antiseptique d'une plaie, d'une muqueuse, d'une cavité, comporte deux opérations. La première consiste à tuer les germes morbides par des doses microbiennes; et, comme cette opération ne dure que quelques instants, l'antiseptique devra être assez puissant pour agir en si peu de temps. J'estime que cette durée ne doit pas excéder cinq minutes. *L'équivalent microbicide est donc le titre de la solution qui tue les bactéries en cinq minutes.* Bien entendu, ce résultat doit être obtenu sans effet *toxique, caustique* ou *douloureux.* Aussi les antiseptiques capables de remplir cette triple indication sont-ils peu nombreux.

On doit donc distinguer dans un antiseptique deux équivalents ou deux doses : *l'équivalent infertilisant,* et *l'équivalent microbicide en un temps donné.* Les termes *dose, équivalent antiseptique,* tout court, n'ont aucune valeur.

Les doses infertilisantes sont bien connues, les doses microbicides en un temps donné le sont beaucoup moins. La longue pratique que j'ai de l'étude des antiseptiques me permet de dire que, d'une façon générale, la dose microbicide en cinq minutes est environ dix fois supérieure à la dose infertilisante.

Quand les germes, ou du moins la plus grande partie d'entre eux, ont été tués, on applique, si c'est possible, le pansement permanent, qui doit rester en place un ou plusieurs jours. Il n'est pas nécessaire que pour cette seconde opération l'antiseptique soit employé à si haute dose : il suffit que la dose se rapproche de la dose infertilisante, sans jamais lui être inférieure.

Indépendamment de son pouvoir infertilisant ou germicide, l'antiseptique doit avoir d'autres qualités que j'énumère ainsi : *toxicité aussi faible que possible, causticité nulle, facilité de manipulation*, en étant facilement soluble dans l'eau (ceci ne concerne pas les antiseptiques que l'on recherche précisément en raison de leur insolubilité) ; *il ne doit pas altérer les instruments de chirurgie ni détériorer la lingerie.*

Au point de vue pratique, je ferai encore une remarque. Les antiseptiques alcalins me paraissent préférables aux acides, parce qu'ils dissolvent les mucosités, les matières grasses, les produits de sécrétion divers, et qu'ainsi ils se mettent en contact plus intime avec les microbes.

Les antiseptiques font merveille dans les maladies microbiennes tant qu'elles sont encore localisées dans un organe qu'ils peuvent atteindre ; mais il n'en est plus de même quand l'infection est généralisée. Dans ce cas, les microbes logés dans les organes fermés, cœur, foie, rate, reins, cerveau, ne peuvent être atteints que par l'intermédiaire de la circulation. L'antiseptique ne peut arriver à leur contact qu'après avoir circulé dans le sang et la lymphe. C'est la recherche de l'antisepsie *interne*, que le professeur Bouchard a bien étudiée et dont il a fixé les règles. Ces règles se résument ainsi : *la dose toxique de l'antiseptique doit être supérieure à la dose infertilisante.*

Soit une substance dont la dose infertilisante pour un microbe déterminé est de 1 gramme pour 1 kilogramme de bouillon, si cette dose de 1 gramme tue, en injection intra-veineuse, un animal pesant 1 kilogramme, il est clair qu'elle ne pourra être employée pour l'antisepsie interne. Si, au contraire, cette substance ne tue 1 kilogramme d'animal qu'à la dose de 1 gr. 10, elle pourra être donnée dans le but d'infertiliser les milieux intérieurs.

Quelques substances, en nombre restreint, possèdent ces deux qualités, par exemple le naphtol et le mélange d'essences de Bouchard, et pourtant je n'ai pas réussi à réaliser l'antisepsie interne avec elles. C'est que ces substances se décomposent dans l'organisme et perdent en grande partie leur pouvoir antiseptique.

Le nombre des antiseptiques est très grand, et beaucoup d'entre eux ont un autre emploi thérapeutique et seront étudiés dans d'autres chapitres. Nous ne décrirons donc en détail que ceux qui sont presque exclusivement employés dans un but antiseptique.

La composition chimique d'un corps fait présumer, dans une certaine mesure, son pouvoir antiseptique. Nous suivrons donc, dans notre description, un ordre basé sur la chimie. — On se sert de deux termes pour déterminer le pouvoir antiseptique des substances. Tantôt on prend comme unité le kilogramme de bouillon, et la dose s'écrit ainsi : 2 p. 1 000 ; tantôt c'est la substance qui est prise pour unité, et on écrit : 1 p. 500, en prenant l'exemple ci-dessus.

Plusieurs conditions peuvent faire varier le pouvoir des antiseptiques. La *chaleur* augmente ce pouvoir. Le *mélange* de plusieurs substances antiseptiques est plus antiseptique que chacune d'elles prise en particulier (Bouchard). Le choix du dissolvant n'est pas indifférent. Koch, Wolffhügel, Lenti, ont montré que le phénol dissous dans l'alcool, la glycérine, l'huile, perdait pour ainsi dire son pouvoir antiseptique. Je crois que la perte de ce pouvoir est due uniquement à ce que l'huile et la glycérine, en raison de leur consistance trop épaisse, ne *mouillent* pas les bactéries et par conséquent ne les touchent pas suffisamment. Quant à l'alcool, il coagule l'enveloppe des bactéries, les substances mucilagineuses dont elles sont fréquemment entourées, et le protoplasma cellulaire se trouve ainsi protégé.

Dans certains cas on utilise des antiseptiques *insolubles*, c'est-à-dire lentement solubles dans les liquides organiques.

Souvent ces antiseptiques se décomposent *in situ* en donnant naissance à d'autres produits. Ainsi l'iodoforme se décompose en dégageant de l'iode, le salol se décompose en phénol et acide salicylique. Cet effet est spécialement cherché dans l'antisepsie intestinale.

Les tableaux que nous donnons seront consultés avec fruit, — non seulement parce qu'ils indiquent les doses antiseptiques, mais encore en ce qu'ils montrent que ces doses varient, pour un même microbe, suivant le liquide de culture, suivant que l'on s'adresse à une bactérie ou à ses spores, et suivant que le médicament est mis dans un bouillon qui renferme très peu ou beaucoup de microbes.

Tableau de Jalan de la Croix

(RÉSUMÉ PAR DUCLAUX).

Le liquide de culture est du jus de viande ; les bactéries sont celles de la putréfaction du bouillon. Les doses se rapportent à 1 litre de bouillon.

ANTISEPTIQUES.	DOSES		DOSES		DOSES	
	qui empêchent.	qui n'empêchent pas.	qui arrêtent.	qui n'arrêtent pas.	qui stérilisent.	qui ne stérilisent pas.
	gr.	gr.	gr.	gr.	gr.	gr.
Sublimé	0,04	0,02	0,517	0,154	0,08	0,066
Chlore	0,033	0,024	0,044	0,033	2,320	2,170
Chlorure de chaux à 90°	0,09	0,076	0,268	0,224	5,88	3,875
Acide sulfureux	0,155	0,117	0,500	0,20	5,265	3,36
Acide sulfurique	0,17	0,120	0,500	0,30	8,62	4,90
Brome	0,155	0,126	0,392	0,25	2,975	1,82
Iode	0,20	0,15	0,646	0,50	2,44	1,916
Acétate d'alumine	0,235	0,184	2,350	1,20	15,62	10,87
Essence de moutarde	0,30	0,175	1,690	1,22	35,70	25,00
Acide benzoïque	0,35	0,250	2,440	1,96	8,265	4,76
Borosalicylate de soude	0,35	0,264	15,89	9,09	33,33	20,00
Acide picrique	0,50	0,330	1,00	0,70	6,66	5,00
Thymol	0,145	0,450	9,175	4,715	50,00	27,78
Acide salicylique	1,00	0,893	18,66	12,82	»	28,57
Hypermanganate de potasse	1,00	0,700	6,66	5,00	6,66	5,00
Acide phénique	1,50	1,000	45,55	23,81	376,00	250,00
Chloroforme	11,11	8,93	8,93	7,46	»	1250,00
Borax	15,14	12,99	20,83	14,50	»	83,35
Alcool	47,62	28,57	227,3	166,60	»	847,00
Ess. d'eucalyptus	71,40	50,00	8,9	4,80	»	171,50

Les doses *qui empêchent* sont celles que l'on ajoute au liquide qui vient d'être ensemencé.

Les doses *qui arrêtent* sont celles que l'on ajoute au liquide déjà peuplé.

Les doses *qui stérilisent* ou *tuent* sont ajoutées au bouillon déjà peuplé.

Tableau de Jalan de la Croix.

INDIQUANT LA RÉSISTANCE DIFFÉRENTE DES BACTÉRIES ET DE LEURS SPORES.

L'expérience a été faite avec les bactéries nées dans une infusion de tabac, puis cultivées dans le liquide de Bucholtz. Ce liquide est ainsi composé pour un litre :

Sucre candi............................... 100 grammes.
Tartrate d'ammoniaque................... 10 —
Phosphate de potasse.................... 5 —

ANTISEPTIQUES.	BACTÉRIES. Doses		GERMES. Doses	
	qui tuent.	qui ne tuent pas.	qui tuent.	qui ne tuent pas.
	gr.	gr.	gr.	gr.
Chlore gazeux.........	»	»	0,036	0,03
Iode métallique......	»	»	0,174	0,171
Brome...............	»	»	0,30	0,20
Acide sulfureux......	»	»	1,50	0,09
Sublimé.	0,05	»	»	»
Benzoate de soude...	0,50	0,47	»	»
Thymol.............	0,50	0,25	5,00	1,00
Acide benzoïque......	1,00	0,80	10,00	5,00
Créosote...........	1,00	0,50	10,00	5,00
Acide salicylique.....	1,07	0,51	2,76	1,48
Eucalyptol..........	1,50	1,00	»	»
Acide phénique	2,00	1,00	40,00	20,00
Salicylate de soude...	5,00	2,30	»	»
Acide sulfurique.....	6,57	5,00	6,21	5,00
Acide borique	7,57	5,00	»	»
Sulfate de cuivre.....	7,57	5,00	»	»
Acide chlorhydrique.	13,33	10,00	»	»
Chlorhydrate de quinine...............	20,00	16,12	»	»
Sulfate de zinc.......	20,00	16,12	»	»
Alcool..............	20,00	33,33(?)	222,2	209,2

Tableau de Marcus et Pinet [1].

ANTISEPTIQUES.	DOSES qui empêchent la putréfaction.	DOSES qui arrêtent la putréfaction commencée.
	grammes.	grammes.
Chlore.....................	0,30	0,40
Sublimé....................	0,40	5,00
Permanganate de potasse.	1,00	15,00
Acide salicylique........	1,30	2,60
Benzoate de soude........	1,80	50,00
Créosote..................	2,50	15,00
Salicylate de soude.......	4,00	20,00
Chlorhydrate de quinine..	4,50	45,00
Acide phénique...........	5,00	42,50
— sulfurique..........	6,00	6,50
— borique............	7,50	35,00
Chloral...................	10,00	50,00
Acide chlorhydrique......	13,50	50,00
Alcool....................	25,00	255,00
Résol....................	50,00	sans action.

1. J'emprunte ce tableau au *Traité d'antisepsie* de LEGENDRE, BARETTE et LEPAGE, mais je me demande s'il n'y a pas des erreurs de chiffres, car je vois l'acide salicylique arrêter la putréfaction à 2 gr. 60, tandis que le sublimé ne l'arrêterait qu'à 5 grammes. C'est inadmissible.

Tableau de Miquel.

Ce tableau donne le pouvoir infertilisant d'un grand nombre de substances. Les doses sont celles qui, ajoutées à un litre de bouillon exposé à l'air libre, l'empêchent de se putréfier.

1° *Substances éminemment antiseptiques.*

	grammes.
Biiodure de mercure................	0,025
Iodure d'argent....................	0,030
Eau oxygénée......................	0,05
Bichlorure de mercure.............	0,07
Nitrate d'argent..................	0,08

2° *Substances très fortement antiseptiques.*

	grammes.
Acide osmique.	0,15
Acide chromique.	0,20
Chlore.	0,25
Iode.	0,25
Chlorure d'or.	0,25
Bichlorure de platine.	0,30
Acide cyanhydrique.	0,40
Iodure de cadmium.	0,50
Brome.	0,60
Iodoforme.	0,70
Chlorure cuprique.	0,70
Chloroforme.	0,80
Sulfate de cuivre.	0,99

3° *Substances fortement antiseptiques.*

Acide salicylique.	1,00
Acide benzoïque.	1,10
Cyanure de potassium.	1,20
Bichromate de potasse.	1,20
Acide picrique.	1,30
Gaz ammoniac.	1,40
Chlorure de zinc.	1,90
Acide thymique.	2,00
Sulfate de nickel.	2,50
Essence de mirbane.	2,60
Acide sulfurique. — azotique. — chlorhydrique. — phosphorique. } 2 à	3,00
Essence d'amandes amères.	3,00
Acide phénique.	3,20
Permanganate de potasse.	3,50
Alun.	4,50
Tanin.	4,80
Acide oxalique. — tartrique. — citrique. } 3 à	5,00
Sulfhydrate alcalin.	5,00

4° *Substances modérément antiseptiques.*

	grammes.
Bromhydrate de quinine	5,50
Acide arsénieux	6,00
Sulfate de strychnine	7,00
Acide borique	7,50
Chloral	9,30
Salicylate de soude	10,00
Sulfate de protoxyde de fer	11,00
Soude caustique	18,00

5° *Substances faiblement antiseptiques.*

Éther sulfurique	22,00
Chlorure de calcium	40,00
Borax	70,00
Chlorhydrate de morphine	75,00
Chlorure de baryum	95,00
Alcool éthylique	95,00

6° *Substances très faiblement antiseptiques.*

Chlorhydrate d'ammoniaque	115,00
Iodure de potassium	140,00
Chlorure de sodium	165,00
Glycérine	225,00
Bromure de potassium	240,00
Sulfate d'ammoniaque	250,00
Hyposulfite de soude	275,00

Le meilleur travail qui ait été fait sur le pouvoir des antiseptiques est sans contredit celui de Tarnier et Vignal (*Archives de méd. expérim.*, 1er juillet 1890). Je ne puis me dispenser de le reproduire en l'abrégeant quelque peu. Tarnier et Vignal ont opéré sur un microbe, le streptocoque pyogène. La dose infertilisante était ajoutée au bouillon en même temps qu'on l'ensemençait. La dose microbicide était ajoutée au bouillon déjà peuplé, et la mort des bactéries était constatée par un ensemencement sur gélose.

ANTISEPTIQUES.	DOSE infertilisante.	DOSE microbicide.
	grammes.	grammes.
Bichlorure de mercure.....	0,015	0,05
Biiodure de mercure.......	0,04	0,15
Violet de méthyle..........	0,35	0,47
Jaune de méthyle (aura-mine)....................	0,35	1,25
Oxycyanure de mercure....	0,05	0,75
Cyanine (bleu de quino-léine)...................	0,57	0,65
Sulfate de cuivre ammonia-cal................	0,74	0,95
Thymol dissous dans l'eau sodique...................	0,165	0,50
Chlorure de cuivre........	0,675	0,830
Naphtol β...................	0,70	1,00
Acide salicylique..........	0,70	0,835
Azotate de cuivre ammo-niacal....................	0,98	1,10
Acide phénique...........	2,00	3,25
Créoline....................	3,00	4,00
Acide phénylsulfurique....	3,00	4,00
Acide borique.............	3,335	7,60
Iode dissous avec iodure de potassium...............	0,90	1,20
Hydrate de chloral........	4,00	10,00

Les doses infertilisantes s'appliquent également au staphylocoque pyogène doré.

ANTISEPTIQUES.	DURÉE du contact.	DOSE microbicide.
	minutes.	grammes p. 1 000.
Bichlorure de mercure.....	2	1
— —	3	0,50
— —	4-5	0,25
— —	5	0,20
— —	8	0,15
— —	14	0,10
Biiodure de mercure.......	9	1,00
— —	22	0,50
— —	26	0,25
— —	25	0,20
Iode.......................	8	3,00
—	15	2,00
—	plus de 60	1,00
Acide phénique............	15-17	30,00
—	18	20,00
Permanganate de potasse..	30	0,50
— — ..	30	0,25
Sulfate de cuivre..........	27	10,00
— —	35	5,00
— —	40	2,00
Acide salicylique...........	35	2,50
Thymol dissous dans l'eau sodique....................	35	1,00
Acide phénylsulfurique.....	18	20,00
— —	34	10,00
Oxycyanure de mercure....	plus de 60	1,00
Bichlorure de cuivre.......	40	5,00
Sulfate de cuivre ammoniacal......................	plus de 60	5,00
Azotate de cuivre ammoniacal......................	—	5,00
Hydrate de chloral.........	—	20,00
Créoline (Pearson).........	40	10,00
Acide borique	plus de 60	30,00
Naphtol β..................	—	0.40
Cyanine, safranine.........	—	1,00
Violet de méthyle, auramine...................	—	1,00

Dans une seconde série d'expériences Tarnier et Vignal étudient le temps de contact nécessaire aux antiseptiques pour tuer le streptocoque pyogène et le staphylocoque doré. Des fils de soie sont imbibés de culture, séchés, et suspendus dans le liquide antiseptique. Ils y restent un temps déterminé, puis sont lavés à grande eau stérilisée de façon à enlever toute trace d'antiseptique, et enfin plongés dans du bouillon nutritif. J'indiquerai seulement les antiseptiques, sans m'arrêter à l'influence du dissolvant. (Voy. Tabl. p. 48.)

Pour se rapprocher davantage des conditions cliniques dans lesquelles les microbes sont placés, non à la surface de corps imperméables, mais dans des anfractuosités, Tarnier et Vignal ont remplacé les fils de soie par des morceaux de flanelle. Les résultats de cette troisième série d'expériences diffèrent excessivement peu de la précédente : c'est pourquoi nous ne reproduirons pas leur tableau.

Voici deux tableaux relatifs à l'action des antiseptiques sur le bacille de la tuberculose. M. Pilatte (thèse Montpellier, 1885) verse sur des cultures de tuberculose en milieu solide la solution antiseptique, et au bout de trois semaines environ inocule cette culture à des cobayes, c'est la dose microbicide.

ANTISEPTIQUES.	DOSE infertilisante.	DOSE [microbicide.
Acide phénique............	1 : 600	1 : 500
Créosote.................	1 : 100	»
Acide borique.............	»	1 : 50
Bichlorure de mercure.....	1 : 8000	1 : 6000
Iodure mercurique........	1 : 41000	1 : 35000
Iode.....................	1 : 17000	1 : 1000
Hélénine...	»	1 : 4000

Il a également déterminé quelques doses infertilisantes.

Yersin a également étudié ce sujet. Il plonge dans le liquide antiseptique une parcelle de culture de tuberculose. Après un temps déterminé on prélève une goutte, que l'on transporte dans de l'eau stérilisée pour se débarrasser de l'antiseptique, puis on ensemence une goutte de cette eau dans du bouillon.

Voici les résultats :

ANTISEPTIQUES.	DOSE microbicide.	DURÉE insuffisante.	DURÉE suffisante.
Acide phénique...	50 : 1000	»	30 secondes.
—	10 : 1000	»	1 minute.
Alcool absolu	Pur.	»	5 minutes.
Ether iodoformé...	10 : 10000	»	5 —
Ether............	Pur.	5 minutes.	10 —
Bichlorure de mercure............	1 : 1000	5 —	10 —
Thymol..........	3 : 1000	2 heures.	2 heures,
Eau saturée de créosote...........	»	1 heure.	»
Eau saturée de naphtol β.......	»	1 —	»
Acide salicylique..	2,50 : 1000	1 —	6 heures.
Acide borique.....	40 : 1000	12 heures.	»

ANTISEPTIQUES ORGANIQUES

La série aromatique fournit les plus nombreux et les plus importants.

Ils dérivent du benzène, du toluène, du naphtalène.

I. — DÉRIVÉS DU BENZÈNE.

BENZINE

La benzine, ou benzol (C^6H^6), est un liquide incolore, inflammable, insoluble dans l'eau, soluble dans l'alcool, l'éther.

Elle est très peu antiseptique.

D'après Chassevant elle serait incapable de détruire les bactéries.

Elle est plus efficace contre les insectes, poux, acares; à haute dose, elle produit des convulsions (Benech); d'autres auteurs, Perrin, Kopp, Hirt prétendent que c'est un anesthésique.

Usage presque nul.

Doses. — 0 gr. 50 à 2 grammes en capsules.

PHÉNOL

Acide phénique, — *acide carbolique*, — C^6H^6O, se présente en aiguilles incolores, solubles dans 16 parties d'eau, très solubles dans l'alcool, la glycérine, les essences, les huiles, rougissant à la lumière, donnant une coloration bleue avec le perchlorure de fer.

Action locale. — Le phénol pur et en solution à 10 p. 100 est caustique; il produit sur les muqueuses une fausse membrane blanche due à la coagulation de l'albumine. Dans les empoisonnements, on observe des escarres de la muqueuse digestive. Sur la peau, il produit de l'érythème, de l'eczéma et même de la gangrène. L'action caustique du phénol peut être très diminuée, suivant l'excipient. L'alcool, mais surtout la glycérine, l'huile, l'acide sulforicinique (Berlioz) enlèvent sa causticité au phénol.

Le phénol est anesthésique localement. La solution à 5 p. 100 produit aux mains des fourmillements.

Il a le désavantage d'altérer les instruments et d'émousser le tranchant des bistouris.

Action antiseptique. — Il est faiblement antiseptique, ainsi qu'on peut s'en convaincre en consultant les tableaux.

D'une façon générale, la dose infertilisante pour de nombreuses bactéries n'est pas inférieure à 2 ou 4 grammes pour 1 000. J'ai établi que pour stériliser en une minute du pus, des lochies de septicémie puerpérale, de la salive, il fallait employer des solutions à 30 ou 40 grammes pour 1 000.

D'après Behring la dose mirobicide, en une minute, pour le bacille de la fièvre typhoïde, de la diphtérie, de la morve, du charbon sans spores, est de 10 à 15 p. 1 000. Quant aux spores, elles ne sont pas détruites, même après plusieurs jours, par une solution à 50 p. 1 000 (Riedel, C. Frankel, Nocht). Pourtant la solution à 50 p. 1 000 chauffée à 37°,5 tue les spores du charbon en trois heures (Behring).

La solution à 20 p. 1 000 empêche le liquide variolique de produire des pustules ; celle à 10 p. 1 000 ne l'empêche pas (Rothe, Michelson).

Action toxique. — La dose toxique en injection intraveineuse est de 0 gr. 07 par kilogramme de lapin (Bouchard) ; chez l'homme, des doses de 1 à 2 grammes par le tube digestif peuvent produire des phénomènes d'intoxication. Ces mêmes phénomènes se produisent à la suite de pansements phéniqués. Les enfants sont très facilement intoxiqués.

On observe des vertiges, des bourdonnements d'oreille, de la stupeur, une grande faiblesse, des sueurs abondantes ; le pouls se ralentit, la température baisse, le coma survient, et la mort arrive sans avoir été précédée de convulsions. Les centres nerveux sont donc immédiatement paralysés. Chez les animaux à sang froid et à sang chaud, la paralysie est précédée de convulsions toniques et cloniques qui témoignent d'une violente excitation de la moelle.

Le phénol altère les globules rouges, produit de la méthémoglobine (G. Pouchet) et de l'hémoglobinurie.

Élimination. — Les urines de l'homme renferment normalement du phénol provenant des fermentations intestinales.

En s'éliminant par les urines, il les colore en noir, et ce signe indique que le médicament doit être suspendu. Le phénol s'élimine partie à l'état libre, partie à l'état d'acide sulfoconjugué (phénylsulfurique). Cette affinité du phénol pour les sulfates est une indication que dans l'empoisonnement il faut administrer du sulfate de soude, les sulfophénates alcalins étant très peu toxiques (Baumann).

Le perchlorure de fer colore en bleu les urines renfermant du phénol.

. Une autre indication est de neutraliser le phénol dans l'estomac en donnant du sucrate de chaux [1] qui se combine avec le phénol en formant un composé peu soluble.

THÉRAPEUTIQUE

Le pansement classique de Lister ne se fait plus, et l'acide phénique est bien moins employé. Il est contre-indiqué dans les lavages et pansements des grandes cavités : plèvre, vessie, péritoine, utérus puerpéral, parce qu'il est dangereux aux doses nécessaires à son emploi. En dehors de ces contre-indications, le phénol peut être avantageusement employé dans de nombreux cas.

Nous rappellerons le traitement de Gaucher dans la *diphtérie*, avec une solution de phénol dans l'alcool, le camphre et l'huile, dans la proportion de 10 p. 100. Ce traitement, très douloureux, ne paraît pas avoir été adopté. J'ai préconisé moi-même, dans le traitement des angines un vernis phéniqué, le *stérésol*, qui, restant adhérent sur les muqueuses, a donné les meilleurs résultats. Sur 22 cas d'angine diphtérique, le regretté Dr Legroux avait obtenu 22 guérisons. Le traitement des anthrax par les pulvérisations phéniquées (Verneuil) est très bon en tant qu'antiseptique et anesthésique.

Dans les *maladies de la peau* le phénol agit également comme antiprurigineux.

---

1. Chaux caustique, 5 ; sucre de canne, 6 ; eau, 40.

Il doit être proscrit de l'*usage interne*.
Doses. — Usage externe.

Solution aqueuse..................... 2 à 5 p. 100
—   huile, glycérine............. 5 à 10   —
—   acide sulforicinique......... 10 à 20   —

Phénate de soude. — Liquide brunâtre, soluble dans l'eau. C'est la base du phénol Bobœuf.

Beaucoup moins antiseptique que le phénol.

Phénate de camphre, ou *phénol camphré* (1 gramme de camphre pour 3 grammes de phénol). — Liquide oléagineux insoluble dans l'eau. On s'en est servi en injections interstitielles et en applications locales dans la diphtérie.

Mentophénol. — On l'obtient en fondant ensemble 1 partie de phénol et 3 de menthol. Liquide insoluble dans l'eau et la glycérine, soluble dans l'alcool.

Il dissout l'iode, l'iodoforme, l'aristol.

Antiseptique et analgésique.

Aseptol ($C^6H^6SO^4$). *Sulfocarbol, acide sozolique, acide orthoxyphénylsulfureux.* — Liquide rougeâtre, cristallisant à 10°, soluble dans l'eau, ni irritant ni caustique. Il est moins antiseptique que le phénol. La solution à 10 p. 100 détruit en trente minutes les spores charbonneuses ; en quinze minutes, le *Staphylococcus aureus* et le bacille pyocyanique (Hueppe).

Sulfophénate de zinc. — Combinaison de l'acide précédent avec le zinc. Il est employé depuis longtemps en Angleterre. On emploie les solutions à 1 p. 100.

Sozoïodol ($C^6H^4I^2SO^4$). — L'*acide sozoïodolique* est l'acide sozolique dans lequel deux atomes d'hydrogène ont été remplacés par deux atomes d'iode. C'est une poudre soluble dans l'eau et pouvant se combiner avec les alcalins et le mercure. Ses vertus antiseptiques sont peu connues. On se sert du sozoïodol et de ses sels alcalins, soit en poudre mélangée à du talc dans la proportion de 10 p. 100 pour le pansement des plaies, soit en solution aqueuse 5-10 p. 100, soit en pommade, mêmes doses.

Parachrophénol. — Dérivé du chlore et du phénol. Cristaux peu solubles dans l'eau, solubles dans l'alcool et l'éther. Il a été étudié par Le Dentu, Spengler, Girard (de Berne), etc.

La solution à 2 p. 100 est microbicide en trente secondes pour le bacille de la tuberculose et le charbon.

La dose mortelle est de 0 gr. 21 à 0 gr. 26 par kilogramme d'animal.

Il rend facilement les urines noires.

Acide phénylborique ($C^6H^5Bo(OH)^2$). — Cristaux solubles dans l'eau, l'alcool, l'éther. D'après Nothnagel et Rossbach, la dose infertilisante pour les bactéries de la putréfaction est de 1 p. 2 000 à 4000 ; à l'intérieur, à la dose de 1 gramme, il produit des bourdonnements, des vertiges, de l'engourdissement, phénomènes qui disparaissent rapidement.

Acide picrique ($C^6H^2(AzO^2)OH$). — Trinitrophénol. Lamelles jaunes solubles dans l'eau, l'alcool, l'éther.

Antiseptique sans grande valeur.

Il n'est pas caustique et a la propriété de coaguler les substances albuminoïdes et de tarir les sécrétions. C'est ce qui l'a fait recommander par Chéron dans le traitement des plaies et notamment des brûlures, où il donne de bons résultats.

On peut observer à la suite d'application d'acide picrique, soit en poudre, soit en solution, une teinte jaune de la peau et de l'érythème (Chéron, Thiery). Cette coloration jaune de la peau, due soit à de l'ictère, soit à une teinture, s'observe après l'administration interne (Calvert et Mossat).

On a signalé des accidents graves chez les enfants à la suite de pansements picriqués (Berger, Brun, Reynier) : coma, diarrhée, urines noires.

On emploie la solution à 1 p. 100.

L'acide picrique tache les mains et le linge.

CRÉOSOTE

On l'obtient par la distillation du goudron de bois de hêtre. C'est un liquide neutre, jaune, caustique, peu soluble dans l'eau, soluble dans l'alcool. Il renferme 90 p. 100 d'un produit récemment découvert, le *gaïacol*.

Action antiseptique. — La créosote est une fois environ plus antiseptique que le phénol (Voyez les tableaux). D'après Guttmann, elle empêche les cultures du *Micrococcus tetragenus*, du *Staphylococcus aureus*, des bacilles de la tuberculose, de la fièvre typhoïde, du choléra, à 0 gr. 25 p. 1 000 ; du *Streptococcus* de l'érysipèle à 0 gr. 25 p. 1 000. M. Bouchard a fixé à 0 gr. 80 la dose infertilisante pour le bacille typhique, le bacille de Koch.

La dose infertilisante paraît être comprise entre 0 gr. 50 et 1 p. 1 000. La dose microbicide n'est pas inférieure à 15 p. 1 000 (Marcus et Pinet).

Action toxique. — D'après M. Bouchard, la dose toxique, en injection intraveineuse, est de 0 gr. 17 par kilogramme. En injection sous-cutanée une dose de 3 centimètres cubes par kilogramme n'est pas mortelle.

Pourtant, d'après Main, la dose mortelle pour le cobaye et le lapin, en injection sous-cutanée, est de 1 gr. 87 à 2 gr. 50 par kilogramme.

Action locale. — Malgré sa causticité, lorsque la créosote est dissoute dans l'huile, elle peut être injectée sous la peau. M. Gimbert injecte 30 centimètres cubes d'une solution à 1 p. 15 ; M. Burlureau emploie même les solutions à 1 p. 10.

Action physiologique. — Aux doses thérapeutiques, la créosote n'a d'effet ni sur la nutrition, ni sur la respiration, la circulation, le système nerveux. De hautes doses, 4 à 9 grammes, produisent des vertiges, de la torpeur, des sueurs profuses, de l'hypothermie, l'embarras de la respiration, les urines noires.

Élimination. — La créosote s'élimine par les urines à l'état de gaïacol-sulfate et de créosol-sulfate de potasse.

L'élimination par les crachats est à peu près nulle (Imbert).

THÉRAPEUTIQUE

Bouchard et Gimbert ont les premiers préconisé la créosote dans le traitement de la tuberculose. Après eux, Fraentzel, Sommerbrode l'ont beaucoup vantée, et, comme d'habitude, la méthode nous est revenue sous le patronage allemand. L'action favorable de la créosote dans la tuberculose pulmonaire est des mieux établies ; c'est aujourd'hui le meilleur médicament que nous ayons contre elle, et je mets en fait que les phtisiques qui n'ont pas de lésions irréparables, qui peuvent absorber de la créosote en quantité suffisante et vivre au grand air, ont de grandes chances de guérison. Les lavements créosotés agissent très bien et rendent de grands services aux phtisiques dont l'estomac est rebelle ou malade. Le gaïacol est considéré comme le principe actif de la créosote.

Doses. — La meilleure préparation est l'huile de foie de morue créosotée à 2,50, ou même 5 p. 100. Il est nécessaire que les malades prennent 2 à 3 grammes de créosote par jour.

Pour lavement, 1,50 de créosote dissoute dans l'huile et additionnée d'un jaune d'œuf. Les pilules à 0 gr. 10 additionnées de même quantité de savon amygdalin sont une bonne préparation.

On emploie aussi le vin créosoté.

Créosotal ou *carbonate de créosote*. — Liquide visqueux insoluble dans l'eau, la glycérine, l'alcool. Il renferme 90 p. 100 de créosote.

Non irritant, non caustique. Il se dédouble dans l'intestin. *Doses* : 2-10 grammes par jour en solution huileuse, alcoolique.

Phosote ou *phosphate de créosote* (Brissonet), est analogue au créosotal. Il renferme 80 p. 100 de créosote.

Phosphotal ou *phosphite de créosote*, semblable aux précédents.

Il renferme 1 p. 100 d'acide phosphoreux qui se dégage dans l'intestin et dont l'utilité dans la tuberculose n'est pas à dédaigner.

Tophosote ou *tannophosphate de créosote*, est une combinaison de tanin et de phosphate de créosote (Brissonet).

Éosote. *Valérianate de créosote*. — Liquide inodore, se donne en capsules de 0 gr. 20, trois à dix par jour (Grawitz).

GAIACOL

Le gaïacol ($C^6H^4.OH.OCH^3$) est le corps le plus important de la créosote, qui en renferme 60 à 90 p. 100. Quand on l'extrait de la créosote, c'est un liquide impur. On doit préférer le gaïacol cristallisé, obtenu par synthèse.

Celui-ci est peu soluble dans l'eau, soluble dans l'alcool, la glycérine, les huiles.

Le *pouvoir antiseptique* du gaïacol n'a pas été déterminé.

Action physiologique. — Le gaïacol s'absorbe très rapidement par les muqueuses et par la *peau*. Un quart d'heure après un badigeonnage sur la peau on le retrouve dans les urines (Linossier et Lannois).

. Le gaïacol impur est irritant. Lépine, Weil, Lannois ont observé de l'érythème, des vésicules et bulles. Le gaïacol synthétique l'est beaucoup moins ; Desplats, Ferrand, Balzer lui ont reconnu une action d'*anesthésie locale* marquée.

Action sur la température. — Le fait le plus saillant de l'action du gaïacol est l'effet des badigeonnages sur la température fébrile. Sciolla a découvert que des badigeonnages de gaïacol sur la peau, à raison de 1 à 2 centimètres cubes, abaissaient considérablement la température fébrile. La chute de la température commence environ quinze minutes après le badigeonnage, et dure plusieurs heures. De nombreux observateurs ont vérifié l'exactitude du fait.

Malheureusement l'action antithermique s'accompagne de malaises, faiblesses, sueurs profuses, et après quelques heures la fièvre reprend avec des frissons intenses. Ces inconvénients ont empêché les badigeonnages au gaïacol de se généraliser.

Ces badigeonnages n'ont pas d'effet sur la température normale (Weil, Desplats, Guinard).

D'après Main, l'*équivalent toxique* est de 1 gr. 87 par kilogramme pour le lapin et le cobaye en injection sous-cutanée.

Élimination. — La majeure partie du gaïacol s'élimine par les urines (Grasset et Imbert), à l'état de combinaison sulfoconjuguée. L'élimination est à peu près complète en vingt-quatre heures. Après les badigeonnages on retrouve dans les urines 55 p. 100 du gaïacol appliqué sur la peau (Linossier et Lannois).

THÉRAPEUTIQUE

Le gaïacol a été substitué à la créosote, par beaucoup de médecins, dans le traitement de la *tuberculose* pulmonaire. Les résultats cliniques ne paraissent pas différer sensiblement. Cependant le gaïacol est mieux supporté que la créosote.

L'action *antithermique* n'est pas à rechercher.

L'action *analgésique locale* peut être utilisée dans les névralgies, les douleurs rhumatismales, les douleurs d'origine inflammatoire, notamment de l'orchite (Balzer).

Doses. — 0 gr. 50 à 2 grammes par jour, en pilules ou en solution dans l'huile de morue, du vin, du sirop.

Picot, Winhsler l'associent à l'iodoforme. Pour injection sous-cutanée, on emploie la solution huileuse à 5 p. 100 dont on injecte 1 à 3 centimètres cubes.

Benzozol ($C^{14}H^5O^3$), ou *benzoïl-gaïacol*, est l'éther benzoïque de gaïacol. Il se présente en cristaux inodores, insipides, insolubles dans l'eau, l'alcool, solubles dans l'éther, le chloroforme. Il se dédouble dans l'organisme en gaïacol et acide benzoïque.

Il est très bien supporté par les voies digestives (Sahli, Bougard).

Mêmes doses que le gaïacol.

Homocréosol. — Il dérive du gaïacol par substitution d'un H par un radical C^2H^5. Liquide incolore, d'une odeur de girofle, soluble dans l'eau, l'huile, la glycérine. Il a été étudié par Pouchet et Richaud. La dose microbicide est de 3 gr. 5 p. 100.

En badigeonnage il produit un effet antithermique.

Thiocol. *Sulfogoïacolate de potasse.* — C'est une poudre inodore, amère, soluble dans l'eau, non irritante.

Employé par Schwartz dans la tuberculose.

Dose : 10 à 15 grammes par jour en cachets.

Gaïacol éthyléné ($C^{16}H^{15}O^4$), ou éther éthylinique du gaïacol. Il se présente en cristaux difficilement solubles dans l'eau et l'alcool.

Employé dans la tuberculose par von Oefele.

Doses : 1 à 2 grammes poudre en pilules ou en cachets.

Carbonate de gaïacol. — Il est formé d'aiguilles soyeuses dans l'eau, peu solubles dans l'alcool. Il n'irrite pas l'estomac et se dédouble dans l'intestin en gaïacol et acide carbonique.

Il est indiqué dans la tuberculose aux doses de 0 gr. 50 à 2 grammes *pro die*.

Phosphite de gaïacol. — Le phosphite de gaïacol se présente en paillettes blanches insolubles dans l'eau, solubles dans l'alcool, la glycérine, l'huile. Il renferme 9 p. 100 de phosphore. Il s'absorbe très facilement par l'estomac et le rectum.

J'ai étudié l'élimination des phosphates et phosphites de créosote et de gaïacol, et voici les résultats que j'ai obtenus.

Phosphate de créosote....................	27 p. 100
— de gaïacol....................	8 —
Phosphite de créosote....................	34 —
— de gaïacol....................	74 —

M. Fonzes-Diacon est arrivé à des résultats semblables.

Il en résulte que le phosphite de gaïacol est celui qui s'assimile et s'élimine le plus facilement.

J'ai constaté également que le phosphite de gaïacol dissous dans le sérum de bœuf et pris en lavement s'éliminait par les urines à raison de 63 p. 100 en vingt-quatre heures.

Thérapeutique. — Le phosphite de gaïacol est un médicament de choix dans la tuberculose. Depuis plus d'un an un nombre très grand de malades en ont fait usage sous forme de *sérum médicamenteux* et dans beaucoup de cas les résultats ont été très bons.

Doses : 0 gr. 50 à 2 grammes par jour en cachets, potion ou lavement.

Phosphate de gaïacol est un corps cristallisé insipide, insoluble dans l'eau, la glycérine, les huiles, soluble dans l'alcool. Il se décompose dans l'intestin en ses composants.

Doses : 0 gr. 50 à 2 grammes en cachets.

Guéthol ($C^8H^{10}O^2$). — Éther monéthylique de la pyrocaté-chine. Dérivé du gaïacol. C'est un liquide huileux préconisé par von Mering comme succédané de gaïacol. On connaît aussi les *benzoate, butyrate, phosphate, salycilate, valéria-nate* de guéthol.

II. — DÉRIVÉS DU TOLUÈNE.

ACIDE BENZOIQUE

Il dérive de la benzine, dans laquelle un H est remplacé par le radical acide COOH. Sa formule est : $C^7H^6O^2$.

Il se présente en aiguilles jaunes, d'odeur agréable, peu solubles dans l'eau, solubles dans l'alcool, l'éther, le benzine.

Action antiseptique. — L'acide benzoïque est plus antieptique que le phénol. La dose infertilisante est de gr. 10 p, 1 000 pour la putréfaction (Miquel), de 0 gr. 35 p. 1 000 d'après Jalan de la Croix. La dose microbicide pour la putréfaction est de 8 p. 1 000 (Jalan de la Croix). Mais il est irritant pour les muqueuses et produit des nausées et vomissements.

Action sur la nutrition. — Il se transforme dans l'organisme en acide hippurique, lequel résulte de la combinaison de l'acide benzoïque avec le glycocolle. Le glycocolle provient de la désassimilation des substances albuminoïdes. On ne sait pas au juste où s'opère cette combinaison. D'après Nothnagel et Rossbach, l'extirpation du rein n'empêche pas l'acide hippurique d'apparaître dans le sang. Par contre Abeissner, Bunge et Smiedberg, Hofman, Stokvis prétendent que, après la ligature des vaisseaux du rein, on ne trouve d'acide hippurique ni dans le sang, ni dans le foie, ni dans les muscles.

Par suite de cette affinité de l'acide benzoïque pour les matières albuminoïdes, l'azote total de l'urine augmente, mais l'azote de l'urée diminue (A. Robin), ce qui indique une diminution des oxydations, l'abaissement du coefficient d'oxydation.

Mais chez les typhiques l'azote total et l'azote de l'urée augmentent parallèlement, et ceci est l'indice d'une utilisation meilleure des produits de la désassimilation (Albert Robin).

Chez les animaux, la dose toxique est voisine de 2 grammes par kilogramme (Schulte). Chez l'homme, une dose de 15 grammes produit de la pesanteur de tête, l'accélération du cœur, une sudation abondante, une grande expectoration du mucus.

Chez l'homme fébricitant, il abaisse la température.

THÉRAPEUTIQUE

Il est recommandé comme expectorant dans les *bronchites chroniques*. Nothnagel et Rossbach lui contestent toute action.

A. Robin le donne dans la *fièvre typhoïde* pour solubiliser et entraîner les déchets insuffisamment oxydés de la nutrition. Cette indication se présente également dans la *goutte* et la *gravelle urique*.

Doses. — 0 gr. 50 à 2 grammes par jour en cachets ou en limonade.

Les *benzoates de soude* (5 à 20 grammes), *d'ammonium* (2 grammes), de *lithine* (2 grammes), de *chaux* (2 grammes), sont principalement utilisés dans la gravelle.

Saccharine. — C'est l'anhydride orthosulfamineméthylbenzoïque ($C^7H^5AzSO^3$). Elle se présente en poudre blanche peu soluble dans l'eau, soluble dans l'alcool, l'éther, de réaction acide. Un gramme équivaut comme pouvoir sucrant à 280 grammes de sucre.

La dose infertilisante est de 3 gr. 33 p. 1 000 pour le *Bacterium termo*, la fermentation ammoniacale de l'urine ; de 2 p. 1 000 pour le *Staphylococcus pyogenes aureus ;* de 4 p. 1 000 pour le streptocoque pyogène. D'après Marfan, la solution à 10 p. 1 000 est sans influence sur le bacille typhique.

Toxité. — Une injection de 8 grammes chez un chien ne produit pas d'accident (Dujardin-Baumetz). Les doses de 3 à

5 grammes par jour, continuées pendant plus d'un mois, ont été parfaitement supportées (Stadelmann).

Stokvis a injecté, dans les veines de lapin, 2 grammes par kilogramme et n'a provoqué que de la somnolence. Il considère la saccharine comme presque dépourvue de toxicité.

Action sur la digestion. — Plugge, Kügler et d'autres auteurs ont prétendu que la saccharine entravait la digestion pepsique et pancréatique. Huijgens, Petschek, Riegler et Zerner, Nencki n'ont rien constaté de semblable.

J'ai fait moi-même des expériences à ce sujet, *in vitro*, d'où il résulte que 0 gr. 20 de saccharine, qui représentent 50 grammes de sucre, n'ont pas d'effet sensible sur la digestion, car l'albumine (blanc d'œuf cuit) s'est dissoute dans la proportion de 98,2 p. 100. Par contre, avec 25 grammes de sucre je n'ai obtenu que 87,2 p. 100 d'albumine dissoute.

Donc, à pouvoir sucrant égal, la saccharine entrave moins la digestion que le sucre.

Le saccharinate de soude a encore moins d'action sur la digestion.

La saccharine s'élimine en nature par les urines et très rapidement (Aducco et Mosso, Salkowski).

Thérapeutique. — Comme antiseptique l'emploi de la saccharine est restreint. On l'a donnée dans la pyélonéphrite, la cystite. Elle est indiquée chez les diabétiques en remplacement du sucre, comme matière sucrante, mais non comme aliment.

Doses : Pour usage externe, en solution à 2 p. 1 000. Pour usage interne, 0 gr. 50 à 1 gramme.

Dulcine ($C^9H^{12}Az^2O^2$), ou *sucrol*, est un dérivé de la paraphénétidine. C'est une poudre cristalline peu soluble dans l'eau, soluble dans l'alcool. Son pouvoir sucrant est 200 fois plus grand que celui du sucre.

Kossel, Ewald ont reconnu son innocuité à la dose de 2 grammes par jour continuée pendant plusieurs mois. Elle s'élimine en nature. N'est employée que comme édulcorant aux mêmes doses que la saccharine.

ACIDE SALICYLIQUE ($C^7H^6O^3$) ou *oxybenzoïque.*

Il est étudié autre part (Voy. p. 238) ; nous n'en parlerons donc qu'au point de vue antiseptique.

C'est une poudre légère, cristalline, peu soluble dans l'eau (1 p. 413), soluble dans l'alcool, la glycérine. Il a une saveur âcre et piquante ; il est irritant pour le derme dénudé.

La dose infertilisante est voisine de 1 p. 1 000 d'après plusieurs auteurs.

La dose microbicide n'est pas inférieure à 20 p. 1 000. D'après Chantemesse et Vidal, la solution alcoolique à 50 p. 1 000 ne tue pas le bacille diphtérique en trois minutes.

Employé en poudre sur les plaies, ulcères, chancres, il est caustique. La solution à 1 p. 1 000 est irritante.

Il est surtout indiqué, en raison de son insolubilité, comme désinfectant des voies digestives.

En somme, l'acide salicylique n'est pas un bon antiseptique.

Le *salicylate de soude* est encore moins antiseptique que l'acide.

Les essences de *reine-des-prés*, de *spirée ulmaire*, ne sont que l'aldéhyde de l'acide salicylique qui renferme un O en moins — $C^7H^6O^3$. Elles sont légèrement antiseptiques.

L'essence de *Wintergreen* ou de *Gaulthérie* est l'éther méthylsalicylique. Autrement dit, c'est l'acide salicylique dont un H est remplacé par le radical méthyle CH^3.

D'après Cadéac et Meunier, cette essence est convulsivante, tétanique. Aux États-Unis on l'emploie surtout comme excitant du système nerveux. Bucholtz lui a trouvé un pouvoir antiseptique égal à celui de l'acide salicylique.

Acide salicyborique. — C'est un mélange à parties égales d'acide borique et d'acide salicylique dans l'eau. Le pouvoir antiseptique ne serait pas diminué (Bosc).

La solution se fait à 3 grammes d'acide salicylique et 3 grammes d'acide borique ou de borax pour 100 d'eau.

Salacétol ou *salicylate d'acétyle*. — Poudre blanche, amère, peu soluble dans l'eau. Il se décompose dans l'intestin et au contact des plaies en acide salicylique et acétyle [(Ottolenghi, Bourget et Barbey). ·

Utile comme topique antiseptique et désinfectant intestinal.

Doses : 1 à 3 grammes en cachets.

Odol. — C'est un mélange d'acide salicylique, de salol, de saccharine, de menthol, de menthol salicylé.

Thioforme. — Dithiosalicylate basique de bismuth. Poudre jaune grisâtre, inodore, insipide, insoluble dans l'eau et l'alcool. Il n'irrite pas les plaies et peut remplacer l'iodoforme (Schmidt)·

A l'intérieur, comme désinfectant intestinal, 0 gr. 30 à 1 gramme par jour en cachets.

SALOL ($C^{13}H^{10}O^3$).

C'est une combinaison du phénol et de l'acide salicylique, un salicylate de phényle, ou un éther phénylsalicylique. Il renferme un tiers de phénol et deux tiers d'acide salicylique.

C'est une poudre blanche, cristalline, d'odeur agréable, insoluble dans l'eau, soluble dans l'alcool, l'éther.

Le point capital de son histoire est son dédoublement dans l'intestin grêle en phénol et acide salicylique. On le retrouve, en effet, dans les urines, avec la réaction de l'acide salicylique. C'est le suc pancréatique qui paraît dédoubler le salol, car le dédoublement ne se produit pas ou mal chez un animal à jeun (Gley) ou bien quand le pancréas est atrophié, dégénéré (Lépine).

On a observé des érythèmes à la suite de son administration (Cartaz, Josias).

D'après Cornet, l'urée et l'acide urique augmentent d'une façon sensible.

La dose toxique chez le chien est supérieure à 0 gr. 40 par kilogramme. Lowenthal en a pris 10 grammes en quatorze heures sans grand inconvénient. Par contre, on a signalé des cas de mort avec des doses beaucoup plus faibles.

Il produit, à haute dose, la dégénérescence graisseuse des reins, chez le lapin (Hesselbach).

Le pouvoir antiseptique du salol est difficile à déterminer, vu son insolubilité. Il est probable que l'action antiseptique résulte de sa transformation lente en acide salicylique et phénol au contact des matières albuminoïdes.

Pepuli a observé que les cultures de *Staphylococcus aureus* décomposent le salol, car le perchlorure de fer donne, dans le bouillon, la réaction des l'acide salicylique.

Le salol peut s'employer en poudre pour saupoudrer les plaies, ulcères. Il tarit bien la suppuration, mais la poudre est hygrométrique et difficile à étaler. C'est un antiseptique intestinal. Mon confrère et ami le Dr Jullien, chirurgien en chef de Saint-Lazare, le prescrit contre les chancres phagédéniques. Lowenthal l'a préconisé contre le choléra.

Comme il rend l'urine aseptique, Dreyfous, Bazy, Guyon et Albarran l'emploient dans les maladies des voies urinaires. Mais il faut que les reins puissent fonctionner; sans cela on craint une intoxication.

Comme il n'est pas irritant, divers auteurs l'ont substitué à l'acide salicylique dans le traitement du rhumatisme. Dans ce cas, je ne le crois indiqué que si l'estomac ne supporte pas l'acide salicylique.

Ewald utilise le salol pour savoir le temps que dure la digestion stomacale chez les dyspeptiques. L'apparition de l'acide salicylique dans l'urine indique combien de temps le salol mélangé aux aliments a mis pour passer de l'estomac dans le duonénum, lieu de sa décomposition. Ce temps ne doit pas excéder cinq quarts d'heure.

Doses. — 2 à 6 grammes en cachets.

Goudron. — Le goudron et les *huiles lourdes de houille* sont peu antiseptiques, mais rendent des services comme désinfectants de locaux, de latrines, fosses d'aisances.

Crésol (C^7H^8O), ou *crésylol, acide crésylique, hydrate de crésyle*, représente le phénol du toluène. Pur, il se présente en cristaux; dans le commerce, c'est un liquide incolore, insoluble dans l'eau, soluble dans l'alcool, la glycérine, l'éther. C'est un bon antiseptique. La dose infertilisante est de 1 gr. 20 p. 1 000 pour le bacille *pyocyanique*, d'*Eberth*, du *choléra* (Delplanque.).

La dose toxique est de 2 grammes par kilogramme de lapin en injection hypodermique. Il est donc supérieur au phénol. On l'emploie aux mêmes doses.

Le *crésylate de soude* est moins antiseptique.

L'acide *crésyl sulfurique* est également antiseptique, mais il est peu connu.

Crésalol. — C'est une combinaison du crésol avec l'acide salicylique (corps analogue au salol). Il se présente en cristaux insipides, insolubles dans l'eau, peu solubles dans l'alcool. Il se dédouble dans l'organisme en crésol et acide salicylique.

On l'emploie en poudre, soit pour l'antisepsie externe, soit pour l'antisepsie du tube intestinal. Sa composition indique qu'il doit être moins toxique que le salol et que par conséquent il peut se donner à dose plus élevée : 5 à 10 grammes.

Créoline ou *crésyl*. — Liquide complexe, renfermant de la naphtaline, de l'aniline, toluidine, phénol, etc. Il est brun foncé, sirupeux, alcalin ; mélangé avec l'eau, il forme une émulsion ; il est soluble dans l'alcool.

La dose bactéricide en dix minutes pour le *Staphylococcus aureus*, les bacilles du choléra et de la fièvre typhoïde est de 10 p. 1 000. Les crachats tuberculeux sont stérilisés après une minute d'immersion dans la solution à 1 p. 10.

La toxicité est moindre que celle du phénol.

La créoline n'est pas caustique et n'irrite pas la peau.

Les solutions s'emploient à 1 à 5 p. 100, les pommades à 0 gr. 50 à 1 p. 10.

A l'intérieur 0 gr. 50 à 1 gramme par jour.

Crésamine. — Mélange de tricrésol et d'éthylènediamine. Liquide alcalin, limpide.

D'après Eckstein, il serait antiseptique à la dose de 0 gr. 25 p. 1 000.

Solutol. — C'est du crésylol dissous dans le crésylate de soude. Il renferme 60 gr. 40 de crésylol p. 100.

Acide paracrésotique. — C'est le crésol combiné à l'acide carbonique. On a surtout employé le *paracrésotate de soude* qui est soluble dans l'eau. C'est un succédané du salicylate de soude.

Doses : 5 à 8 grammes *pro die*.

Solvéol. — Crésol dissous dans le créosotinate de soude. On emploie les solutions de 1 à 5 p. 100.

Lysol. — Produit non défini obtenu en traitant par la potasse les résidus de la distillation du goudron de houille, en présence de corps gras.

C'est une saponification de ces résidus. Il se présente sous forme de liquide brun, épais, soluble dans l'eau, non caustique, non irritant.

Son pouvoir antiseptique est voisin de celui du phénol. Il renferme du reste 47 p. 100 de phénol.

La dose toxique est de 2 gr. 30 par kilogramme d'animal chez le lapin (Remonchamps et Sugg).

On emploie les solutions de 1 à 5 p. 100.

Anytine. Anytols. — L'anytine est l'acide ichtyosulfonique, partie active de l'ichtyol. C'est une poudre brune soluble dans l'eau en toutes proportions et qui a la propriété de solubiliser d'autres substances insolubles : crésol, gaïacol, camphre, iode.

Ces dissolutions s'appellent *anytols* : crésol-anytol, gaïacol-anytol.

Le métacrésol-anytol renferme 40 p. 100 de crésol, le gaïacol-anytol 40 p. 100 de gaïacol, le camphre-anytol 15 p. 100 de camphre, l'iode-anytol 10 p. 100 d'iode et 90 p. 100 d'anytine.

D'après Löffler, le métacrésol-anytol à 1 p. 100 équivaut au phénol à 3 p. 100.

Losophan. Métacrésol triiodé. — Poudre insoluble dans l'eau, soluble dans l'alcool, l'huile.

Il renferme 80 p. 100 d'iode. Saalfeld, Descottes l'ont employé dans les chancres et plaies ulcéreuses en solution à 2 à 10 p. 100.

THYMOL ($C^{10}H^{14}O$) ou *acide thymique.*

Est l'acide non du thymène, mais du cymène. Il se présente en cristaux blancs, d'une odeur de thym, solubles dans l'eau à 1 sur 1 100, dans l'alcool, l'éther, la glycérine.

Les expériences de Tarnier et Vignal, de Jalan de la Croix montrent que la dose infertilisante est de 0 gr. 165 ; la dose microbicide, de 0 gr. 50. La solution à 1 p. 1 000 met trente-cinq minutes pour tuer le streptocoque pyogène et le staphylocoque doré. D'après Frenkel[1], la dose infertilisante est de 0 gr. 16 à 0 gr. 18 p. 1 000 pour le staphylocoque, le charbon, le bacille typhique, et de 0,20 à 0,24 pour le coli-bacille.

La solution à 3 p. 1 000 met deux heures pour tuer le bacille de la tuberculose (Yersin).

Mes expériences confirment ces données. Des crachats bacillaires ayant été vingt-trois heures en contact avec une solution à 1 p. 1 500 de thymol ont été inoculés à des cobayes qui ne sont pas devenus tuberculeux. Appliqué en poudre sur les plaies et les muqueuses, il est caustique ; la solution à 1 p. 1 000, qui paraît nécessaire, est difficilement supportée.

Cependant j'ai fait des injections sous-cutanées avec le mélange suivant :

Thymol..........................	3 grammes.
Éther	1 cent. cube.
Vaseline......................	9 cent. cubes.

que j'injectais en entier dans les muscles fessiers. Il ne se produisait pas de douleur, mais seulement une induration qui se dissipait en deux ou trois jours.

Le thymol est très peu toxique. Fubini et Gilberti avaient indiqué comme dose toxique, pour le cobaye, 1 gr. 10 par kilogramme en injection sous-cutanée. Or j'en ai injecté plusieurs fois à ces animaux 2 grammes par kilogramme sans les tuer.

Pour le lapin, la dose mortelle est de 2 gr. 50 par kilogramme en injection hypodermique[2].

Un tuberculeux, que je traitais, était arrivé à prendre 28 grammes de thymol par jour.

J'ai réussi à empêcher l'évolution de la tuberculose chez un cobaye sur quatre, par des injections de thymol,

1 *Dauphiné Médical*, avril 1900.
2. Berliot, *Études exp. et clinig. de Verneuil*, t. II, fasc. I.

mais chez l'homme, je n'ai obtenu aucun succès.

L'élimination se fait par les urines, partie en nature, partie à l'état d'acide sulfoconjugué. On le décèle dans l'urine par l'eau bromée, qui produit un nuage blanc. Quand les urines renferment beaucoup de thymol, elles prennent une coloration brune.

Les urines sont imputrescibles.

THÉRAPEUTIQUE

Le thymol me paraît indiqué principalement pour l'antisepsie de l'intestin et des voies urinaires (*per os*). Mon confrère et ami, le Dr Gallois, professeur à l'École de médecine de Grenoble, se loue beaucoup de grands lavages renouvelés toutes les heures avec l'acide thymique à 1 p. 1 000 dans le traitement de l'angine diphtérique, mais ces lavages ne peuvent être employés pour les fosses nasales.

Doses. — 3 à 10 grammes en cachets.

Pour usage externe, solution à 1 p. 1 000.

Pommade, 1 à 5 p. 100.

Le *thymate de soude*, qui est soluble dans l'eau, n'empêche pas le développement de la bactéridie charbonneuse à 5 p. 1 000.

Mon confrère Hermite a décrit sous le nom de *thymo-tartrate de soude* un mélange de thymol, d'acide tartrique et de soude aussi antiseptique que le thymol et moins irritant.

Acide thymolique ou *oxythymique*. — Il est au thymol ce que l'acide benzoïque est à la benzine. Je supposais qu'il serait plus antiseptique, par analogie, que le thymol ; mais il est insoluble dans l'eau et peu soluble dans l'alcool et l'éther. Pour l'essayer, j'ai donc dû le transformer en *thymolate de soude*. Or le thymolate de soude est moins antiseptique que le thymol, mais davantage que le thymate. La dose infertilisante pour le charbon est de 1 p. 666.

La dose mortelle pour le cobaye est de 0 gr. 50 par kilogramme en injection hypodermique.

Ces produits ne se trouvent pas dans le commerce.

Aristol, ou *iodthymol* ou *biiodure de dithymol* $(C^{10}H^{13}OI)^2$.
— Poudre rouge-brique, insoluble dans l'eau, peu soluble
dans l'alcool, soluble dans l'éther, l'huile, sans goût, sans
odeur. Il renferme environ 45 p. 100 d'iode. Il n'est pas
toxique pour le lapin à la dose de 2 gr. 40 par kilogramme en
injection hypodermique. On dit qu'il s'élimine à l'état d'iodure, mais Seifert n'a pas retrouvé de l'iode dans les
urines.

Il est employé comme antiseptique insoluble pour le pansement des plaies et notamment des ulcères épithélioma-
teux.

III. — DÉRIVÉS DU NAPHTALÈNE.

NAPHTALINE

On la considère comme formée par deux noyaux de
benzine soudés. Sa formule est $C^{10}H^8$. On la retire du
goudron de houille. Elle se présente en lamelles blanches, d'odeur goudronneuse, de saveur âcre, insoluble
dans l'eau, soluble dans l'alcool, l'éther.

Elle est employée depuis longtemps en poudre comme
insecticide pour conserver les plumes, les peaux, etc.
Elle est peu toxique. La dose toxique pour le lapin est
de 3 gr. 40. Bouchard l'avait d'abord essayée comme
antiseptique intestinal, mais il lui a reconnu des inconvénients : ardeur urétrale, ténesme vésical, éruptions prurigineuses, amaigrissement, et, chez le lapin,
l'opacification du cristallin et des lésions de la rétine.
Aujourd'hui la naphtaline est remplacée par le naphtol.

NAPHTOL

Le naphtol est le phénol de la naphtaline. Sa formule
est $C^{10}H^8O$. On connaît deux isomères : le naphtol α
et le naphtol β, qui diffèrent très peu l'un de l'autre.

Le naphtol α est en aiguilles; le β est en lamelles.
Tous deux sont très solubles dans l'alcool, l'éther; ils
ne sont solubles dans l'eau que dans la proportion de
0 gr. 40 p. 1 000.

Action antiseptique. — Le naphtol a été étudié par Bouchard et Maximovith. La dose infertilisante du naphtol α est de 0 gr. 12 p. 1 000 pour les microbes de la morve, du choléra des poules, du charbon, de la pneumonie, de la fièvre typhoïde et les *Staphylococcus aureus* et *albus*. Pour les mêmes microbes, la dose infertilisante du naphtol β est de 0 gr. 33. Le naphtol α empêche, à 0 gr. 20, les cultures du bacille de la tuberculose. Pour tuer ces microbes en vingt minutes, il faut employer le naphtol α à 2 p. 1 000 et le naphtol β à 5 p. 1 000.

Tarnier et Vignal ont montré qu'il fallait plus d'une heure à la solution de naphtol β à 0 gr. 40 p. 1 000 pour tuer le *Streptococcus pyogenes* et le staphylocoque doré. J'ai établi d'autre part que la solution de naphtol α à 0 gr. 50 p. 1 000 était impuissante à tuer en cinq minutes les microbes du pus, de la septicémie puerpérale et de la salive. La solution à 1 gramme p. 1000 tue ces microbes en *une minute*.

Action toxique. — Elle est très faible.

	Naphtol α.	Naphtol β.
Par injection stomacale.......	9gr,00	3gr,80
— hypodermique..	3 ,50	3 ,00
— intraveineuse...	0 ,13	0 ,08

Si l'injection est faite dans la veine porte la dose mortelle est doublée. Ce qui prouve que le foie diminue la toxité du napthol (Bouchard).

Il faut donc plus de naphtol pour tuer un kilogramme d'animal que pour rendre infertile un kilogramme de bouillon. En d'autres termes, le pouvoir toxique est inférieur au pouvoir antiseptique. On pouvait donc espérer saturer de naphtol l'organisme et le rendre infertile aux microbes, réaliser en un mot l'antisepsie interne ou des milieux. C'est ce que j'ai essayé de faire en traitant, par des injections hypodermiques de naphtol, trois cobayes inoculés de tuberculose. Ces trois cobayes sont morts tuberculeux[1].

J'attribue cet échec à la décomposition du naphtol dans l'organisme (l'urine ne donne pas les réactions du naphtol), de telle sorte que, circulant dans le sang et les tissus, il perd de son pouvoir antiseptique.

Le naphtol s'élimine à l'état d'acide sulfoconjugué. Il colore l'urine en brun. Il est antithermique et antipyrétique.

THÉRAPEUTIQUE

On emploie principalement le naphtol α comme plus antiseptique et moins toxique. C'est un des meilleurs agents de l'antisepsie intestinale. Il est, à cet effet, employé d'une façon courante dans la fièvre typhoïde, la dysenterie, la dyspepsie putride, la diarrhée des enfants.

Pour l'antisepsie externe, nous avons dit que la solution à 1 p. 1 000 était nécessaire, mais cette solution est irritante et difficilement supportée par les plaies et les muqueuses.

Kaposi emploie beaucoup la pommade au naphtol dans le traitement de la gale, du prurigo, du psoriasis.

Doses. — Pour l'usage interne, 1 à 8 grammes en cachets de 0 gr. 50.

Pour l'usage externe, la solution à 1 p. 1 000 doit renfermer au moins 60 grammes d'alcool.

La pommade de Kaposi est de 10 p. 100.

L'*hydronaphtol* est le naphtol β, dans lequel un H est remplacé par le groupe OH — $C^{10}H^8O^2$. Il est soluble dans l'eau à 1 p. 1 000, soluble dans l'alcool, l'éther, la glycérine, non odorant, nullement irritant. Il serait aussi antiseptique que le naphtol et encore moins toxique. C'est un corps à étudier. On pourrait employer la solution à 40 p. 1 000.

Bétol, ou *naphtalol*, ou *salinaphtol*. — C'est une combinaison de l'acide salicylique avec le naphtol β ou salicylate

1. *Annales de l'enseignement supérieur de Grenoble*, t. 1, n° 2, 1889.

de naphtyle. Il se présente en poudre insoluble dans l'eau, sans odeur, sans saveur, nullement irritante. Il se dédoublerait dans l'intestin sous l'influence du suc pancréatique ou ses composants ; il est donc un bon agent de l'antisepsie intestinale. On le prend en cachet à la dose de 2 à 8 grammes.

L'*alphol* est le salinaphtol formé avec le naphtol α.

On fait également un *salinaphtol camphré*.

Le *naphtol camphré*, liquide oléagineux formé d'une partie de naphtol et deux parties de camphre, a été employé en injections interstitielles dans les *tuberculoses locales* (Reboul), en badigeonnages dans la *diphtérie* (Bouchard, Legendre, Chauffard).

Dans le traitement de la péritonite tuberculeuse on injecte 2 à 10 centimètres cubes dans le péritoine (Spillmann, Catrin).

Benzonaphtol ($C^{17}H^{12}O^2$) ou *benzoate de naphtol* β. — Ce corps, découvert par Yvon et Berlioz (de Paris), est analogue au bétol. Il est sans odeur, sans saveur, presque insoluble dans l'eau, peu soluble dans l'alcool, l'éther, soluble dans le chloroforme. Sa toxicité est à peu près nulle. Il se dédouble dans l'intestin en naphtol et acide benzoïque. Il peut donc, au point de vue de l'antisepsie intestinale, remplacer le bétol, qui est d'origine allemande. Gilbert a démontré que l'antisepsie intestinale réalisée par le benzonaphtol diminuait la toxicité de l'urine.

Les doses sont de 2 à 5 grammes en cachets.

Asaprol ou *abrastol*. — Éther sulfurique du naphtol β à l'état de sulfate de calcium ($C^{10}H^7OSO^3)^2CaO + 3H^2O$. Poudre blanche, inodore, amère, très soluble dans l'eau. Étudiée par Bang, Dujardin-Beaumetz, Stackler et Dubief.

La dose infertilisante est de 30 p. 1000 pour les bacilles du choléra typhique, le charbon, le *Staphylococcus aureus*.

C'est donc un antiseptique très faible.

La dose toxique pour le lapin est, en injections sous-cutanées, de 0 gr. 50 par kilogramme.

Par le tube digestif il n'est presque pas toxique.

Il a été employé avec succès dans le rhumatisme articulaire aigu par Dujardin-Beaumetz et Kerne.

Doses : 4 à 6 grammes *pro die* en cachets ou en potion.

Chinaphtol. — Combinaison du naphtol β avec la quinine, à molécules égales. Poudre jaune insoluble dans l'eau, peu soluble dans l'alcool. D'après Riégler, il se dédouble dans l'intestin en acide β-naphtolique et quinine,

Employé comme antiseptique intestinal.
Doses : 2 à 3 grammes *pro die* en cachets.

MICROCIDINE

J'ai indiqué, page 38, les qualités que devait réunir un antiseptique destiné à l'usage externe : *toxicité très faible, antisepticité très forte, causticité nulle sur les instruments et les linges*. A ces qualités, il en fallait une autre qui rendît son emploi facile et permît ainsi sa vulgarisation dans la famille à titre hygiénique et curatif dans les nombreuses petites maladies pour lesquelles le médecin n'est pas consulté ; cette qualité est une grande *solubilité dans l'eau*. Or, aucun des antiseptiques connus ne possédait toutes ces qualités. J'ai donc été amené à en chercher un et je crois que la microcidine répond aux desiderata que j'ai formulés. L'étude que j'en ai faite a été présentée à l'Académie de médecine par M. Polaillon et a été l'objet d'un rapport élogieux de la part de cet éminent chirurgien (*Acad. de méd.*, séance du 28 avril 1891).

La microcidine résulte de la combinaison du naphtol β avec la soude dans des proportions déterminées et différentes du naphtolate de soude. Elle renferme en effet 75 p. 100 du naphtolate de soude et 25 p. 100 de produits à fonctions phénolique et naphtolique, tels que le dinaphtol et l'oxyde de dinaphtyle.

Elle se présente en poudre blanc grisâtre très mobile, sternutatoire, onctueuse au toucher. Un gramme se dissout dans 3 grammes d'eau froide ; elle est également très soluble dans l'alcool, la glycérine, peu soluble dans l'éther.

Il est nécessaire de la tenir dans des flacons bien bouchés, car elle s'altère à l'air et devient rougeâtre, puis noire.

Les solutions fraîches à 5 p. 1 000 sont claires et fluorescentes. A 10 p. 1 000 elles prennent une couleur jaune clair. Au bout de quelques jours, ces solutions foncent et il se forme un dépôt noirâtre. Cette altération n'enlève rien au pouvoir antiseptique de la microcidine, ce dont je me suis assuré plusieurs fois avec des solutions datant de deux mois. La réaction est franchement alcaline. Appliquée en poudre sur la langue, elle produit de la cuisson, mais pas d'escarre. La solution à 3 p. 1 000 n'a presque pas de goût et n'est nullement irritante. L'odeur rappelle celle du naphtol.

Action antiseptique. — Pour l'apprécier plus exactement, j'ai institué des expériences comparatives avec le bichlorure de mercure, le naphtol α, la microcidine et le phénol. Elles ont porté sur quatre microbes : *Staphylococcus albus*, *Bacillus anthracis*, bacille d'Eberth, *Bacillus coli communis*. Les doses infertilisantes sont posées dans le tableau ci-dessous :

DOSE INFERTILISANTE.

SUBSTANCES.	Staphylococcus albus.	Bacillus anthracis.	Bacille d'Eberth.	Bacillus coli communis.
	gr.	gr.	gr.	gr.
Bichlorure de mercure......	0,004	0,004	0,002	0,002
Naphtol α.........	0,10	0,10	0,10	0,10
Microcidine.....	0,20	0,20	0,25	0,25
Phénol	2,00	2,00	2,00	2,00

J'ai déterminé également les doses nécessaires pour tuer en *une minute* les cultures du pus d'ostéomyélite, de septicémie puerpérale, de la salive normale (Voy. p. 78).

Dans ces mêmes expériences, j'ai constaté que l'acide borique en solution saturée, 40 p. 1 000, ne tuait pas les cultures du pus, même au bout de trois jours.

Action toxique. — Chez le cobaye, la dose mortelle en injection hypodermique est de 0 gr. 35 par kilogramme.

Chez le lapin, elle est, en injection intraveineuse, de 0 gr. 164 par kilogramme.

SUBSTANCES.	DOSES NÉCESSAIRES pour tuer en une minute les microbes		
	du pus.	de la septicémie puerpérale.	de la salive.
Bichlorure de mercure....	gr. 0,50	gr. 2,00	gr. 0,33
Naphtol α.................	1,00	1,00	2,00
Microcidine...............	5,00	5,00	5,00
Phénol....................	30,00	40,00	50,00

Si l'on compare les équivalents toxiques du sublimé, du phénol, du naphtol et de la microcidine, on voit que pour amener la mort d'un homme pesant 60 kilogrammes, il faut que les quantités suivantes de médicament soient présentes dans le sang :

Bichlorure de mercure............ 0 gr. 15
Phénol............................ 4 gr. 20
Naphtol α......................... 7 gr. 80
Microcidine .... 9 gr. 84

Il est donc presque impossible de s'empoisonner avec le naphtol et la microcidine.

La microcidine abaisse fortement, chez le cobaye et le lapin, la température normale et la température fébrile.

Elle n'altère pas l'hémoglobine du sang. Elle s'élimine par les urines, où l'on peut déceler sa présence par l'eau bromée, qui donne un précipité grisâtre, insoluble par la chaleur, l'alcool, l'éther, soluble dans l'eau sodique; par l'acide azotique, qui donne un précipité floconneux, insoluble dans l'éther, l'alcool, mais soluble par la chaleur.

Les urines sont non seulement aseptiques, mais encore *antiseptiques*, car, étant recueillies au milieu des crottins, elles ne se putréfient pas.

THÉRAPEUTIQUE

M. le Dr Polaillon a constaté, dans son service, que la solution à 3 p. 1 000 arrêtait la suppuration, favorisait la cicatrisation et n'irritait pas les plaies ; que l'odeur des plaies gangreneuses était rapidement modifiée ; que pour les plaies non infectées elle empêchait la suppuration, les rendait aseptiques. Le Dr Girard, de Grenoble, en a obtenu dans son service de bons résultats, pour les plaies infectées ou pour des opérations. De même, dans une amputation de doigt, le Dr Poncet, de Lyon, a eu une réunion immédiate. Le Dr Pégoud a guéri en quelques jours une pleurésie suppurée qui résistait aux lavages boriqués. Le Dr Marboux, de Contrexéville, s'en félicite dans le traitement des cystites. Il la donne à l'intérieur et en injections vésicales. Le Dr Jullien, chirurgien en chef de Saint-Lazare, l'emploie couramment dans son service et en est fort satisfait. Le Dr Coupard, de Paris, l'apprécie dans le catarrhe nasal purulent. Le Dr Pozzi, chirurgien de Lourcine, la considère comme un excellent antiseptique dépourvu des inconvénients du phénol et du sublimé.

Enfin le Dr Tarnier a, dans le premier semestre de 1891, traité les accouchées d'une salle avec le sulfate de cuivre, et pendant le second semestre, avec la microcidine. Avec le sulfate de cuivre, la morbidité a été de 29 p. 100 ; avec la microcidine, elle est descendue à 16 p. 100. Tarnier considère comme malade toute accouchée dont la température dépasse 38°.

J'ai guéri rapidement plusieurs blennorragies chroniques par des injections urétrales.

Doses. — Pour les plaies infectées, solution à 5 p. 1 000. Pour les plaies non infectées, 3 p. 1 000. Pour les yeux et les fosses nasales, 1 p. 1 000. Pour la gynécologie, 3 à 5 p. 1 000. Pour injection vésicale, 3 à 5 p. 1 000. Pour injection urétrale, 5 à 10 p. 1 000, en ajoutant de la glycérine.

A l'intérieur, 1 à 5 grammes en cachets de 0 gr. 50.

Acide oxynaphtoïque ou *carbonaphtélique* est le naphtol dont un H est remplacé par le radical acide $COOH.C^{11}H^8O^2$. Il est moins antiseptique et plus toxique que le naphtol. Il n'y a donc pas lieu de l'employer.

IV. — *ANTISEPTIQUES DIVERS.*

FORMOL

Le formol (CH^2O) ou *formaldéhyde*, ou *aldéhyde formique*, ou *formaline*, est le premier produit d'oxydation de l'alcool méthylique. C'est un gaz que l'on ne peut conserver qu'en solution aqueuse ou alcoolique.

Le formol du commerce est une solution aqueuse à 40 p. 100. Ce liquide est incolore, d'une odeur très irritante, il coagule les albuminoïdes et tanne les tissus. En s'évaporant, la solution laisse déposer une poudre blanche, insoluble dans l'alcool et l'eau froide, soluble dans l'eau chaude, qui est le formol polymérisé $(CH^2O)^3$, ou *trioxyméthylène*.

Pouvoir antiseptique. — Trillat (1888), puis Trillat et moi (1892), avons attiré les premiers l'attention sur les propriétés antiseptiques du formol. Depuis, un grand nombre d'auteurs ont confirmé nos résultats.

Nos expériences, celles de Aronsohn, Schmit, ont fixé la dose *infertilisante* à 0 gr. 05 p. 1 000 pour la plupart des microbes : staphylocoque, streptocoque, bacille d'Eberth, coli-bacille, bacille pyocyanique.

Le pouvoir *microbicide* du formol en solution n'est pas en rapport avec son pouvoir infertilisant. J'ai constaté, en effet, et Schmit également, que la solution à 1 p. 1 000 n'est microbicide qu'en six heures pour les microbes cités, et que la solution à 1 p. 100 exige un contact d'une dizaine de minutes. Or la solution à 1 p. 100 n'est pas supportable pour les tissus. Je ne puis expliquer cette disproportion entre la dose infertilisante et la dose microbicide, qu'en admettant que le formol en solution aqueuse coagule la couche superficielle des bactéries, la

tanne, et que le protoplasma est ainsi préservé de la
pénétration de l'antiseptique.

Les *vapeurs* de formol sont très bactéricides, ainsi que
cela résulte de mes expériences et d'un grand nombre
d'expérimentateurs. Aussi, la désinfection des appar-
tements par les vapeurs de formol est-elle considérée
comme un des meilleurs systèmes de désinfection.

Toxicité. — D'après Trillat et F. Berlioz, la dose
toxique en injection intraveineuse est de 0 gr. 07 par
kilogramme chez le chien, de 0 gr. 09 pour le lapin.

En injection sous-cutanée, la dose mortelle pour le
cobaye est de 0 gr. 80 par kilogramme.

Les expériences de de Buck et Vanderlinden fixent des
doses sensiblement égales aux nôtres.

Quant aux vapeurs de formol, elles ne sont toxiques
qu'à haute dose. Par contre, elles sont très irritantes
pour les yeux, les fosses nasales.

Le formol est un des rares médicaments organiques
qui s'élimine en nature.

Thérapeutique. — Le formol ne me paraît pas destiné
à l'antisepsie chirurgicale, malgré les recommandations
de Le Dentu, Valude, parce qu'il n'est pas bactéricide
aux doses où l'on peut l'employer sans provoquer de
douleur ou d'irritation.

Les instruments, les linges, ne sont nullement altérés,
mais les mains sont rapidement ridées et desséchées.

J'ai essayé, vainement, de traiter des tuberculeux par
des pilules de trioxyméthylène. Le médicament était
très mal supporté. Les inhalations de vapeurs de formol
ne m'ont pas donné de meilleurs résultats. Tout récemment, Cervello, de Palerme (XIIIe Congrès international
de médecine de Paris, août 1900), a préconisé sous le
nom d'*igazol* un mélange de trioxyméthylène, de chloral,
terpine et d'iodoforme dont les vapeurs seraient efficaces
dans la tuberculose.

Pour l'usage externe on emploie les solutions de
1 à 2 p. 1 000.

Créosoforme. — Combinaison de la créosote et du

formol. Poudre insoluble dans l'eau, qui s'emploie en saupoudrage sur les plaies.

Dextroforme. — Combinaison de dextrine et de formol. Poudre blanche, inodore, insipide, insoluble dans l'alcool, soluble dans l'eau.

On emploie la solution à 5 p. 100.

Glutol. — Poudre insoluble obtenue par l'action du formol sur la gélatine. Au contact des tissus elle dégagerait des vapeurs de formol.

Tannoforme. — Poudre blanc rougeâtre insoluble, obtenue par combinaison du tanin avec le formol.

S'emploie en nature sur les plaies.

Thymoforme. — Obtenu par réaction du thymol sur le formol. Poudre jaunâtre insipide, insoluble dans l'eau, soluble dans l'alcool.

Il s'emploie en poudre sur les plaies.

Urotropine. — Combinaison d'ammoniaque et de formol, hexaméthylènetétramine. Elle est soluble dans l'eau. Elle se dédoublerait dans l'organisme en formol et en composé ammoniacal. D'après Casper, elle serait excellente comme antiseptique des voies urinaires.

Dose : 4 grammes *pro die*.

ESSENCES

Les essences sont des liquides ou solides volatils possédant une odeur forte et particulière à chacune, d'une saveur âcre, caustique, insolubles ou peu solubles dans l'eau, solubles dans l'alcool, l'éther. Elles sont très avides d'oxygène et s'altèrent facilement à l'air.

Au point de vue chimique, on les divise en :

1° Essences	hydrocarbures.	Essence	de térébenthine,
2° —	alcools.	—	de menthe.
3° —	aldéhydes.	—	d'amandes amères.
4° —	éthers.	—	de moutarde.
5° —	phénols,	—	de girofle.

Nous ne décrirons, bien entendu, que les plus connues.

Chamberland a, en 1887, étudié le pouvoir antiseptique d'un grand nombre d'essences sur la bactéridie charbonneuse. Dans une première série, il a déterminé, au moyen d'un dispositif spécial, les essences dont les *vapeurs* peuvent s'opposer au développement du *Bacillus anthracis*. Elles sont au nombre de 102. Les plus antiseptiques sont : *cannelle de Ceylan, de Chine, vespétro, angélique, origan, géranium de France, d'Algérie.*

Les vapeurs de cannelle de Ceylan sont les seules qui tuent la bactéridie après quatre jours de contact.

Dans une seconde série, il ajoute l'essence dans le bouillon de culture, dans la proportion de 0 gr. 0757 p. 1 000 ou 1 p. 13 200.

Les essences suivantes n'ont pas donné de culture : artémisia, cannelle de Chine, de Ceylan, genièvre surfin, origan, santal citrin, surfine de girofles, térébenthine, thym, verveine, vespétro.

A la dose de 0 gr. 0413, soit 14 p. 24 200, les essences de lavande, térébenthine, verveine, ont permis la culture ; les précédentes l'ont empêchée.

Cadéac et Meunier ont étudié la dose *microbicide* des essences pures sur le bacille d'Eberth et celui de la morve. Nous n'indiquerons que celles qui sont microbicides en moins d'une heure.

	Bacille d'Eberth.	Bacille de la morve.
Cannelle de Ceylan.....	12 min.	15 min.
Girofle.................	25 —	35 —
Eugéniol	30 —	
Thym..................	35 —	38 —
Serpolet.	35 —	38 —
Verveine des Indes.....	45 —	38 —
Géranium de France...	50 —	50 —

Le Dr Bouchard a étudié un mélange des essences les plus antiseptiques : cannelle de Chine, de Ceylan, origan, angélique, vespétro, géranium d'Algérie. La dose infertilisante de ce mélange, pour le bacille pyo-

cyanique, est de 0 gr. 114 p. 1 000. L'équivalent toxique
de ce mélange est, en injection intraveineuse, de
0 gr. 15 par kilogramme.

J'ai constaté que, en injection sous-cutanée, il n'est
pas toxique à la dose de 1 gramme par kilogramme.

J'ai traité, par ce mélange, des animaux inoculés de
tuberculose et de charbon : je n'ai pas réussi à empêcher la maladie d'évoluer [1].

Les essences s'absorbent rapidement. Il est probable
qu'une partie s'oxyde dans l'organisme et se transforme
en résine.

Elles s'éliminent par les reins, le poumon et la peau.

Certaines essences excitent les centres nerveux et
sont convulsivantes : absinthe, hysope, fenouil. D'autres sont stupéfiantes et paralysent immédiatement le
système nerveux : anis, badiane, angélique, origan,
mélisse, menthe (Cadéac et Meunier).

Les essences étant surtout employées comme agents
modificateurs des sécrétions bronchiques et génito-
urinaires, leur étude particulière est reportée plus loin.

ALCOOL

Les alcools sont de faibles antiseptiques.

Pour l'alcool éthylique, la dose infertilisante, vis-à-
vis de la putréfaction, est de 20 à 25 p. 1 000. Pour avoir
un effet microbicide, il faut des solutions à 1/4 environ.

Dujardin-Beaumetz et Audigé ont montré que le
pouvoir toxique et antiseptique des alcools est en raison
directe de l'élévation de leur formule atomique :

	Dose toxique par kilog.	Dose infertilisante par litre.
Alcool éthylique C^2H^6O..	8 gr. 00	95 gr.
— propylique C^3H^8O.	3 gr. 90	60 —
— butylique $C^4H^{10}O$.	2 gr. 00	35 —
— amylique $C^5H^{12}O$..	1 gr. 70	14 —

1. Berlioz, *Annales de l'enseignement supérieur de Grenoble*, t. III,
n° 3, 1891.

COULEURS D'ANILINE. — PYOCTANINES

L'action antiseptique des couleurs d'aniline a été reconnue dès les premiers jours de la microbiologie, quand, colorant les bactéries sous le microscope, on vit qu'elles les immobilisaient et finissaient par les tuer.

Récemment Stilling les a préconisées comme antiseptiques sous le nom de pyoctanine.

Violet de méthyle. — La dose infertilisante pour le streptocoque pyogène et le *Staphylococcus aureus* est de 0 gr. 35 (Tarnier et Vignal). La solution à 1 p. 1 000 met plus d'une heure pour tuer ces deux microbes (Tarnier et Vignal).

Son pouvoir toxique est assez faible : 0 gr. 20 par kilogramme en injection sous-cutanée.

En s'éliminant par les reins, il colore les canalicules et non les glomérules (Stilling).

Son emploi dans la thérapeutique oculaire a donné des résultats contradictoires; on l'emploie en solution à 1 p. 1 000 et en crayon.

Bleu de méthyle. — Son pouvoir antiseptique est voisin du violet. La dose toxique est de 0 gr. 30 par kilogramme, en injection hypodermique. Il donne au sang une couleur chocolat par suite de la transformation de l'oxyhémoglobine en méthémoglobine. Il détermine de la diarrhée et colore en bleu les urines et matières fécales (Combemale). Ehrlich et Lippmann l'ont recommandé comme analgésique dans les névralgies, Guttmann, Ehrlich, Moncorvo dans l'impaludisme, Lemaire dans les douleurs de l'ataxie, Netchaiew dans la néphrite, Boinet et Layet dans la blennorragie.

Doses : 0 gr. 10 à 2 grammes *pro die* divisés en pilules.

La *cyanine* (bleu de quinoléine), l'*auramine* (jaune de méthyle), la *safranine*, en solution à 1 p. 1 000, mettent plus d'une heure à tuer le streptocoque pyogène et le staphylocoque doré (Tarnier et Vignal).

Les couleurs d'aniline ne me paraissent pas destinées à un grand avenir, en raison de l'inconvénient qu'elles ont de tacher les linges.

ANTISEPTIQUES INORGANIQUES

La plupart des corps de la chimie inorganique sont plus ou moins antiseptiques : il ne saurait donc être question de les décrire tous.

D'autre part, un grand nombre de ces corps sont utilisés en thérapeutique à d'autres points de vue que l'antisepsie : ils seront étudiés ailleurs plus complètement. Nous ne parlerons que de ceux dont l'antisepticité est la principale action.

MERCURIAUX

Les composés mercuriels sont les corps les plus antiseptiques que nous connaissions.

Mercure. — Il est très employé comme mycicide dans les teignes, comme zoïcide contre les *pediculi pubis et corporis*. On se sert de la pommade mercurielle simple (onguent gris, à 1/8 ou de la pommade double (onguent napolitain) à 1/1.

Bichlorure de mercure, ou *sublimé corrosif*. $HgCl^2$. — C'est une poudre blanche, soluble dans quinze parties d'eau distillée, mais l'eau ordinaire ne le dissout que difficilement, car le carbonate de chaux produit un précipité. Aussi est-on obligé d'ajouter de l'alcool, du chlorure de sodium, du chlorhydrate d'ammoniaque, pour favoriser la dissolution.

La nature du dissolvant n'est point indifférente au point de vue antiseptique.

Les recherches de Tarnier et Vignal démontrent qu'une solution à 0 gr. 10 p. 1 000 de sublimé dissous dans l'alcool met quatorze minutes pour tuer le streptocoque pyogène et le staphylocoque doré, tandis que la même solution dans laquelle le chlorhydrate d'am-

moniaque a servi de dissolvant en met dix-huit. D'après
ces mêmes auteurs l'acide tartrique n'augmente ni ne
diminue le pouvoir antiseptique.

Ce pouvoir se trouve indiqué dans la plupart des
tableaux qui sont au commencement de ce chapitre.
Voici d'autres renseignements :

Dose infertilisante.

Bacille d'Eberth................	0 gr. 002
— du choléra..............	0 gr. 010
— du charbon..............	0 gr. 004
Staphylococcus albus...........	0 gr. 004
Bacillus coli communis.........	0 gr. 002

Dose microbicide.

La solution à 1 p. 1000 tue le bacille d'Eberth en dix minutes, le microbe de la morve en quinze minutes (Cadéac et
Meunier).

Mais si le sublimé est le plus fort des antiseptiques,
il est aussi le plus énergique des toxiques, car la dose
mortelle en injection intraveineuse est de 0 gr. 0025
par kilogramme (Bouchard).

Si le sublimé est un excellent antiseptique externe,
il ne vaut absolument rien pour l'antisepsie interne,
puisque la dose qui tue un kilogramme d'animal est
inférieure à celle qui serait nécessaire pourt l'infertiliser.

Les accidents d'intoxication, mortels ou non, par le
sublimé sont assez fréquents. On les trouvera exposés
dans la thèse d'agrégation de Brun et dans la thèse de
Sébillote (Paris, 1891).

Indépendamment des dangers qu'il fait courir, le
sublimé a d'autres inconvénients. Il irrite les mains
des médecins et infirmiers qui s'en servent *larga manu*
et de plus il altère en un clin d'œil les instruments
métalliques.

Il est excellent pour obtenir l'asepsie opératoire et pour le pansement des petites plaies, mais il ne convient pas pour les larges surfaces et cavités : vessie, plèvre, utérus puerpéral. On emploie les solutions de 0 gr. 50 à 1 p. 1000.

Biiodure de mercure. — Miquel place le biiodure au premier rang des antiseptiques. La dose infertilisante pour empêcher la putréfaction d'un litre de bouillon serait de 0 gr. 025, tandis que celle du bichlorure est de 0 gr. 07.

Partant de ces données, plusieurs auteurs préfèrent le biiodure au bichlorure. Les expériences de Tarnier et Vignal placent le biiodure après le bichlorure. En effet, la solution à 1 p. 1 000 de bichlorure tue en deux minutes le staphylocoque doré et le streptocoque pyogène, tandis que la même solution de biiodure met neuf minutes.

Il est peu soluble dans l'eau (0 gr. 04 par litre), soluble dans l'alcool, l'éther, les huiles et notamment l'huile de ricin.

Il se prête aux mêmes usages que le bichlorure.

Le *cyanure de mercure* a l'avantage d'être beaucoup plus soluble dans l'eau : 1 p. 8, mais il est trois fois moins antiseptique que le sublimé.

L'*oxycyanure* est soluble à 1 p. 200, mais lentement.

Hydrargyrol. — Paraphénylthionate de mercure (Gautrelet). Poudre rouge brun, neutre, soluble dans l'eau et la glycérine, insoluble dans l'alcool. Elle renferme 53 p. 100 de mercure.

D'après Gautrelet, l'hydrargyrol n'est pas caustique, ne coagule pas l'albumine, n'attaque pas les métaux, est beaucoup moins toxique que le sublimé.

Astérol. — Composé analogue à l'hydrargyrol, moins soluble, ne renfermant que 17 p. 100 d'oxyde de mercure.

Égols. — Préparations mercurielles obtenues en nitrosant les dérivés parasulfonés des phénols en général. On a ainsi le *phénégol*, le *thymégol*.

D'après Gautrelet, ces corps sont solubles, non caustiques,

non irritants, ils ne coagulent pas l'albumine, n'altèrent pas les instruments.

Leur toxicité serait à peu près nulle : 2 grammes par kilogramme.

Calomel ou **protochlorure de mercure.** — Poudre insoluble dans l'eau, l'alcool, les acides dilués, nullement irritante. Il y a lieu de se demander si, appliqué en poudre sur une plaie, il est antiseptique.

Dans le tube digestif il réalise l'antisepsie intestinale, probablement parce qu'une partie se décompose en bichlorure et mercure métallique par l'action des chlorures alcalins.

SULFATE DE CUIVRE

Ce sel, très soluble dans l'eau, est assez bon antiseptique.

La dose qui empêche la putréfaction d'un litre de bouillon est de 0 gr. 90 (Miquel).

D'après Tarnier et Vignal, qui ont expérimenté sur le streptocoque pyogène, la dose infertilisante est de 0 gr. 74, et la dose microbicide de 0 gr. 95.

Ces mêmes auteurs ont constaté que la solution à 10 p. 1000 mettait vingt-sept minutes pour tuer le staphylocoque doré et le streptocoque pyogène.

En pratique, on ne peut guère dépasser cette dose, sous peine de produire de l'irritation et des escarres. On voit donc qu'il ne donne pas de sécurité.

Le sulfate de cuivre ammoniacal et l'azotate de cuivre sont moins antiseptiques. Le sulfate de cuivre a, d'autre part, l'inconvénient de tacher le linge.

Il est beaucoup plus utile pour désinfecter les matières fécales, les crachats, etc., parce que, dans ces cas, on peut l'employer à haute dose, et parce qu'il est très bon marché.

ARGENT

Nitrate d'argent. — Presque aussi antiseptique que le sublimé (tableau de Miquel, p. 45), le nitrate d'argent paraît avoir un pouvoir parasiticide particulier sur le gonocoque. En fait, les blennorragies et les conjonctivites purulentes sont plus rapidement amendées par lui que par tous les autres antiseptiques. Il est vrai qu'on l'emploie à des doses très fortes : 1 p. 10 ou 1 p. 25, et je me demande si cette action spécifique ne s'explique pas seulement par ces hautes doses.

Le nitrate d'argent a beaucoup d'inconvénients, il tache les mains et les linges, il est caustique, il coagule énergiquement les albumines, il s'altère facilement ; aussi a-t-on cherché à éviter ces inconvénients dans de nombreuses préparations parues en ces dernières années.

La toxicité s'oppose à un emploi généralisé de cet antiseptique.

Argentamine. — C'est un liquide ayant la composition suivante :

        Phosphate d'argent........   10 grammes.
        Éthylènediamine............   10   —
        Eau........................   100   —

L'éthylènediamine a pour effet de redissoudre instantanément les précipités formés par les sels d'argent.

Elle équivaut comme causticité à une solution de nitrate d'argent à 2 p. 100. Elle n'est ni douloureuse ni irritante.

Darier l'a employée avec succès dans l'ophtalmie blennorragique.

On l'emploie soit pure, soit dédoublée.

Protargol. — Combinaison de l'argent avec une protéine, qui renferme 8 p. 100 d'argent. Poudre jaune, très soluble dans l'eau, non irritante, ne coagulant pas l'albumine, et n'étant pas décomposée par les chlorures.

La dose infertilisante serait de 0 gr. 50 p. 1 000 (Benario).

Le protargol a été employé dans la blennorragie, en injection urétrale, par Neisser, Galdenberg, Balzer ; dans l'ophtalmie purulente par Valude, Dupagnet, et ces auteurs lui ont reconnu de grands avantages.

Les solutions employées sont de 1 à 10 p. 100.

Argonine. — Combinaison de caséine avec l'argent. Ce

composé est soluble dans l'eau, mais tache les mains et le
linge. Il renferme 4 p. 100 d'argent, quinze parties équiva
lent à 1 gramme de nitrate d'argent.

Dose : 1 à 10 p. 100.

Actol. — Lactate d'argent, est soluble dans l'eau à 1 p. 15.
Il ne coagule pas les albuminoïdes.

D'après Boyer, la solution à 1 p. 1000 est microbicide en
cinq minutes pour les staphylocoques, le streptocoque et
le charbon. La dose infertilisante est de 0 gr. 01 p. 1000.

On emploie les solutions de 1 à 5 p. 100.

Itrol. — Citrate d'argent, très peu soluble dans l'eau,
1 p. 3800.

Cette poudre est inodore et peut être appliquée sur les
plaies, les tissus sans provoquer de douleur.

Argentol. — Sulfate double d'oxyquinoline et d'argent.
Poudre insoluble qui se décomposerait au contact des matières septiques en oxyquinoline et argent.

Largine. — Combinaison d'argent et de nucléo-albumine.
Elle renferme 11 p. 100 d'argent.

Poudre soluble dans l'eau, la glycérine, non irritante.

On emploie la solution de 0 gr. 50 à 2 p. 100.

CHLORE ET SES COMPOSÉS

Le chlore gazeux, dissous dans l'eau, est très antiseptique. D'après Jalan de la Croix, il tue les germes de l'infusion de tabac à la dose de 0 gr. 036 p. 1000, et les bactéries de la putréfaction à 2 gr. 32 p. 1000. D'après
Marcus et Pinet, il empêche la putréfaction à 0 gr. 30
p. 1000 ; d'après Miquel, à 0 gr. 25.

A l'état de gaz, il n'est pas utilisable en raison de
son action irritante sur les voies respiratoires. Au point
de vue de la désinfection des locaux, il est inférieur à
l'acide sulfureux.

L'eau chlorée renferme 2 parties de chlore pour 1 d'eau.
On l'emploie pure ou étendue de 1 à 2 parties d'eau.
Elle est donc très antiseptique et peut être employée
pour le pansement des plaies, pour le traitement de
l'ophtalmie purulente (Garecki, de Graefe).

En raison de sa grande affinité pour l'hydrogène, le

chloré est très toxique, car il désorganise les éléments anatomiques. Il n'a pas d'autre emploi rationnel que son action antiseptique pour l'usage externe.

Chlorure d'or. — Sel très soluble dans l'eau.

D'après Miquel, la dose qui s'oppose à la putréfaction d'un litre de bouillon est de 0 gr. 25.

J'ai étudié le chlorure d'or, et voici son pouvoir antiseptique :

Dose infertilisante.

Bacille d'Éberth....................	0 gr. 04
Bacillus coli communis...........	0 gr. 05
Bacillus anthracis...............	0 gr. 02
Staphylococcus albus............	0 gr. 02

Dose microbicide. — La solution à 0 gr. 20 p. 1 000 tue le *Staphylococcus* albus en une minute.

Pouvoir toxique. — Injection intraveineuse : 0 gr. 011 par kilogramme; injection hypodermique : la dose 0 gr. 20 par kilogramme n'est pas toxique.

Tube digestif. — Cinq cobayes ont absorbé presque chaque jour, pendant un mois, une pilule de 2 centigrammes de chlorure d'or et n'ont pas été intoxiqués.

Ce corps se réduit très rapidement au contact des matières organiques, et l'or se dépose en fine poudre dans les tissus; c'est ce qui explique son innocuité, Une partie s'absorbe cependant, car j'en ai trouvé des traces dans l'urine des animaux.

Le chlorure d'or est relativement peu caustique, car j'ai injecté 6 centimètres cubes de la solution à 1 p. 3 000 dans le péritoine d'un cobaye sans produire de péritonite. Ces expériences ont été faites dans le but de traiter des animaux tuberculeux. Sur quinze cobayes inoculés et traités, cinq ont été préservés de la tuberculose.

Je considère le chlorure d'or comme un excellent antiseptique, mais il coûte trop cher pour se vulgariser.

Chlorure de zinc. — Ce sel, très soluble dans l'eau, est employé comme caustique.

Son pouvoir antiseptique est assez faible : 1 gr. 90 p. 1 000 (Miquel).

Les solutions antiseptiques ne doivent pas dépasser 5 p. 100 ; au-dessus, elles sont caustiques.

Tout récemment, Lannelongue l'a employé à 1 p. 10, en injections interstitielles, pour le traitement des arthrites tuberculeuses.

Le *sulfate de zinc* est moins caustique. Il tue les bactéries de l'infusion de tabac à 20 p. 1 000. Il est surtout usité pour la désinfection des vidanges.

Acide chlorhydrique. — Il est peu antiseptique. La dose infertilisante pour la putréfaction est de 14 gr. 50 p. 1 000 (Marcus et Pinet). C'est un excellent agent de l'antisepsie stomacale en solution à 3 p. 1 000.

Chlorure de chaux ou hypochlorite de chaux. — C'est un mélange d'hypochlorite de chaux, de chlorure de calcium et d'hydrate de chaux. Son pouvoir antise ptique est dû au dégagement du chlore provoqué par l'acide carbonique de l'air. D'après Chamberland et Fernbach, la solution à 1 p. 10 est plus active que le sublimé à 1 p. 1000 ; elle est microbicide en cinq minutes pour les bactéries du choléra, de la diphtérie, de la fièvre typhoïde. C'est un corps utilisé pour le lavage des linges et pour la désinfection des vidanges.

Calmette l'a recommandé contre les morsures de serpent en lavages ou en injection sous-cutanée à 1 p. 36.

Chlorure de soude ou hypochlorite de soude. — C'est la base de la liqueur de Labarraque, qui, à la dose de 2 à 10 p. 100, a été utilisée en injections antiblennorragiques, en gargarisme, en lavement (20 à 40 gouttes), en bains (250 à 500 grammes).

Son usage est surtout hygiénique.

Chlorate de potasse. — Peu antiseptique. La dose toxique en injection intraveineuse est de 0 gr. 16 par kilogramme (Bouchard). Il altère l'hémoglobine et la transforme en méthémoglobine (Hayem). Son usage est restreint aux affections de la bouche, et je crois qu'il agit surtout en qualité d'alcalin.

Doses : 5 à 10 p. 100.

Le *chlorate de soude* est moins antiseptique, mais aussi moins toxique.

Chloroforme. — Il empêche la putréfaction à 11 gr. 11 p. 1 000 (Jalan de la Croix). L'eau chloroformée (1 p. 100), mélangée avec parties égales d'eau, est un bon antiseptique de l'estomac.

Chloral. — D'après Tarnier et Vignal, la dose infertilisante pour le streptocoque pyogène est de 4 p. 1 000. La solution à 20 p. 1 000 met plus d'une heure à tuer ce même microbe. Les solutions de 2 à 3 p. 100 n'étant pas irritantes, le chloral peut parfaitement servir comme antiseptique. Comme son goût n'est pas désagréable, on l'emploie principalement en gargarisme.

IODE ET SES COMPOSÉS

L'iode est peu soluble dans l'eau, soluble dans l'alcool, la glycérine, les huiles et l'iodure de potassium.

Les expériences de Miquel, Jalan de la Croix, Tarnier et Vignal montrent qu'il est quatre à cinq fois moins antiseptique que le sublimé. La dose infertilisante est de 0 gr. 20 pour la putréfaction, de 0 gr. 90 pour le streptocoque pyogène.

La solution à 3 p. 1 000 tue le streptocoque pyogène et le staphylocoque doré en huit minutes, la solution à 2 p. 1 000 en quinze minutes, la solution à 1 p. 1 000 en plus d'une heure (Tarnier et Vignal).

Indépendamment de son pouvoir antiseptique, l'iode a la propriété de neutraliser plus ou moins complètement les *toxines*.

La dose toxique, en injection intraveineuse, est de 0 gr. 04 par kilogramme (Böhm).

L'iode est trop irritant et altère trop les instruments et les linges pour être d'un usage courant. On s'en sert en badigeonnages dans les cavités muqueuses : vagin, utérus, à l'état de teinture d'iode (1 p. 12).

Les *iodures* ne comptent pas comme antiseptiques.

Trichlorure d'iode (ICl^3). — Il se présente en cristaux d'un jaune orangé, solubles dans l'eau et l'alcool.

Il se décompose au contact de l'air en protochlorure d'iode, acide chlorhydrique, et acide iodique (Eschirch).

D'après Koch Behring, Riedel, la solution à 0 gr. 50 p. 1 000 tue en une minute le bacille du choléra. Les spores du charbon, le staphylocoque, le streptocoque sont tués rapidement par la solution à 10 p. 1 000.

Comme l'iode, il neutralise les toxines.

Kitatato, Behring ont vacciné des animaux contre le tétanos en leur injectant du trichlorure d'iode. Behring et Zimmer ont opéré de même pour la diphtérie.

La *toxicité* du trichlorure d'iode est assez élevée : 0 gr. 002 par kilogramme d'animal.

Il détériore les instruments et irrite les plaies.

On a employé les solutions de 0 gr. 50 à 0 gr. 20 p. 1 000.

L'*iodure de soufre* (SI) et les soufres iodés (S^nI), préconisés par Prunier ne sont pas encore étudiés.

Iodoforme CHI^3.

Poudre jaune, insoluble dans l'eau, soluble dans l'alcool, l'éther, les huiles, d'une odeur désagréable. En solution, il se décompose rapidement en mettant de l'iode en liberté. Il renferme 96 p. 100 d'iode. Appliqué sur les plaies, il n'est pas irritant.

Le *pouvoir antiseptique* de l'iodoforme a donné lieu à bien des discussions.

Baumgarten et Kunze triturent de l'iodoforme avec des bacilles tuberculeux, des bacilles du charbon, de la septicémie du lapin, du staphylocoque doré, et inoculent le tout à des animaux qui meurent de l'inoculation. Ils en ont conclu que l'iodoforme n'est pas antiseptique. Mais Saenger refait l'expérience avec la bactéridie charbonneuse et montre que les animaux ne meurent pas si le contact de la bactéridie avec l'iodoforme a duré cinq jours. Avant cinq jours, les animaux meurent. Le même auteur dépose sous la peau d'une souris un peu d'iodoforme, puis au même endroit une culture charbonneuse. Si l'intervalle entre ces deux opérations est d'une demi-minute, la souris meurt. Au delà de ce temps, elle ne meurt plus, ce qui montre bien que, pour être actif, l'iodoforme doit se décomposer.

Si l'on mélange ensemble de l'iodoforme et les microbes suivants : *Staphylococcus aureus*, *albus*, streptocoque, bacille de la tuberculose, et qu'on les inocule aux animaux, les résultats sont les mêmes que s'il n'y avait pas d'iodoforme. Il faut, pour tuer le bacille de la tuberculose, un contact de trois semaines.

Le professeur Bouchard a déterminé la dose infertilisante à 20 gr. 50 p. 1 000 pour le bacille d'Eberth; à 3 gr. 50 pour le staphylocoque doré et le pneumocoque de Friedlander; à 4 grammes pour le charbon.

D'après Yersin, l'iodoforme dissous dans l'éther à 10 p. 1 000 tue en cinq minutes le bacille tuberculeux. On admet généralement que, pour être antiseptique, l'iodoforme doit se décomposer et dégager de l'iode. Cette décomposition se fait sous diverses influences peu connues : les corps gras (Binz), la lumière (Stokvis), les alcalins (Zeehnisen), les bactéries, les ptomaïnes (de Ruyter).

Le sang et le sérum sanguin ne le décomposent pas (de Ruyter).

D'après Marcus, la dose *toxique* est de 1 gramme par kilogramme.

Chez les chiens, les chats, les lapins, une dose de 1 gramme par kilogramme n'est pas mortelle.

Les intoxications par l'iodoforme sont assez fréquentes. Les symptômes consistent en anorexie, céphalalgie, insomnie, agitation. Puis, si l'intoxication est grave, surviennent des troubles intellectuels, du délire, du coma, de l'albuminurie. Le pouls est très accéléré et très faible. A l'autopsie, on trouve une dégénérescence graisseuse du cœur, du foie, des reins et une leptoméningite chronique.

La dose toxique pour l'homme est de 10 grammes environ. On connaît le *signe de l'argent* trouvé par Poncet de Lyon et destiné à montrer la présence de l'iodoforme dans la salive. En mettant une pièce d'argent sur la langue, le malade éprouve un goût extrêmement désagréable dû à la formation d'iodure d'argent et d'acétylène.

L'iodoforme s'élimine par les reins, la salive, la sueur, les voies respiratoires, à l'état d'iodure et une partie en nature.

Thérapeutique. — L'iodoforme est très employé en chirurgie pour le pansement des plaies de toute nature. Après un lavage antiseptique, on saupoudre la plaie de poudre d'iodoforme.

Les injections d'éther iodoformé donnent de nombreux succès dans les tuberculoses locales : arthrites, abcès froids, ganglions tuberculeux.

L'éther iodoformé est à 1 p. 20.

La gaze iodoformée qui renferme 10 à 50 p. 100 d'iodoforme est excellente pour bourrer les cavités : utérus, vagin, abcès, etc.

Pour les injections interstitielles, on peut se servir d'une solution huileuse à 1 p. 20.

L'iodoforme peut également être employé comme antiseptique intestinal, mais il a l'inconvénient de diminuer l'appétit.

L'odeur de l'iodoforme peut être masquée en le mélangeant avec du café torréfié (1/2), avec des essences diverses : citron, roses, menthe (1 à 5 p. 100).

Pour l'antisepsie intestinale : 0 gr. 25 en cachets trois à quatre fois par jour.

Iodol. — C'est le pyrrol, dans lequel les quatre H sont remplacés par quatre atomes d'iode. Sa formule est C^4I^4AzH. Poudre cristalline, brun jaunâtre, sans odeur, sans saveur, très peu soluble dans l'eau, soluble dans l'alcool, l'éther. Il renferme 89 p. 100 d'iode. Il n'est pas irritant. La dose infertilisante est de 2 gr. 75 p. 1 000. La dose toxique est de 2 gr. 17 par kilogramme (Bouchard).

Il s'élimine par les urines et les muqueuses (Assaky) à l'état d'iodure alcalin.

Il est antiseptique à la façon de l'iodoforme et a les mêmes indications.

En oculistique, Trousseau l'a employé en solution à 3 p. 100 (alcool 35, glycérine 65). Sur les plaies, il s'emploie en nature.

Europhène. — C'est un dérivé iodé de l'isobutylortho-crésylol. Sa formule est $C^{44}H^{29}IO^4$. Poudre jaune, amorphe, insoluble dans l'eau, soluble dans l'alcool, l'éther, sans saveur. Il se décompose facilement en dégageant de l'iode. Il renferme 28 p. 100 d'iode. Siebel en a fait prendre 3 grammes à des chiens sans inconvénient. Administré à l'homme, on le retrouve dans les urines à l'état d'iodure.

Eichoff l'a employé en poudre et en pommade à 2 p. 100 dans les ulcérations syphilitiques. Il a également traité des syphilitiques par des injections sous-cutanées de la solution suivante :

> Europhène................ 1 gramme.
> Huile d'olive............. 100 grammes.

Diiodoforme (C^2I^4). — Éthylène périodé.

Poudre jaune, inodore, insoluble dans l'eau, soluble dans l'alcool, l'éther. Il renferme 95,49 p. 100 d'iode qu'il ne dégage que difficilement.

Hallopeau et Brodier, Reynauld l'ont employé dans les chancres simples et les plaies.

Iodoformine ($C^3H^6Az^2I^2$). — Dérivé méthylé de la méthylène-diamine-méthane (Trillat). Poudre fine, inodore, insoluble dans l'eau, l'alcool, l'éther, soluble dans l'acétone. Elle renferme 80 p. 100 d'iode.

Bardet et Reynier ont constaté son action très favorable sur les ulcérations et plaies de mauvaise nature, car elle se dédoublerait en iode et en formol.

Iodoformogène. — Combinaison d'albumine et d'iodoforme. Poudre jaune, insoluble, inodore, non irritante. Préconisé par Kromayer.

Iodogallicine. — Iodogallate de bismuth. Poudre grise insoluble dans l'eau, l'alcool, l'éther, mais soluble dans les acides et les alcalis qui la dédoublent en ses composants. Elle renferme 23 p. 100 d'iode et 34,4 p. 100 de bismuth.

Airol. — Oxyiodogallate de bismuth. Poudre vert grisâtre, inodore, insipide, insoluble. Niessen, Merlin l'ont employé en poudre sur les plaies, et en émulsion dans la glycérine pour injection urétrale dans la blennorragie.

Traumatol ou **iodocrésine** est une combinaison de l'acide crésylique avec l'iode. Poudre gris violet, insoluble dans l'eau, très peu soluble dans l'alcool, l'éther, renfermant 54,4 p. 100 d'iode. Elle n'est nullement irritante. D'après

Lion, Petit, Tison, Reynier, il serait préférable à l'iodoforme dans le traitement des plaies.

Antiseptol ou **iodosulfate de cinchonine** est une poudre brune, inodore, insoluble dans l'eau, soluble dans l'alcool, l'éther. Il renferme 50 p. 100 d'iode.

Nosophène ($C^{20}H^8I^4O^4$). — Tétraiodophénol-phtaléine. Poudre jaunâtre, insoluble dans l'eau et les acides, soluble dans l'alcool, l'éther et les alcalis. Il renferme 60 p. 100 d'iode. Il n'est ni irritant, ni toxique.

Seifert le recommande pour ses propriétés bactéricides et dessiccantes.

Antinosine. — C'est le sel sodique du nosophène. Poudre bleue, soluble dans l'eau. Elle n'est ni irritante, ni toxique.

Posner, Frank l'ont employée en lavages vésicaux.

On se sert de la solution de 1 à 2 p. 100.

Sanoforme ($C^8H^6O^3I^2$). — Diodosalicylate de méthyle. Poudre blanche, inodore, insipide, insoluble dans l'eau, soluble dans l'alcool, l'éther, la vaseline, nullement irritante

SULFUREUX

Le **soufre** ne paraît pas antiseptique, il n'acquiert cette propriété qu'en se transformant en acide ou en se combinant avec d'autres corps. Il est par contre mycicide et zoïcide ; son emploi dans les teignes, la gale, est connu.

L'acide sulfurique est peu antiseptique. Les sulfates métalliques doivent leurs propriétés antiseptiques au métal.

L'acide sulfureux a plus de valeur ; à l'état de gaz il est très diffusible. Les expériences de Sternberg, Vallin, Wolffhugel, etc., ont montré que les vapeurs d'acide sulfureux étaient capables de tuer au bout d'un certain nombre d'heures les microbes du vaccin, de la morve, de la tuberculose, du charbon. Aussi, l'acide sulfureux a-t-il été employé sur une vaste échelle pour la désinfection des locaux, des matelas, des linges, etc.; mais les recherches plus précises de Gaillard, Thoinot, ont établi que la moitié environ des germes répandus dans une chambre était seulement détruite. Aussi on tend aujourd'hui à remplacer les fumigations sulfureuses par les pulvérisations au sublimé et au phénol, ou par les vapeurs de formol.

En solution aqueuse (1 litre d'eau dissout 50 litres de gaz), l'acide sulfureux est un bon antiseptique. La dose infertilisante pour la putréfaction est de 0 gr. 155 ; la dose microbicide, de 5 gr. 26 (Jalan de la Croix). Son odeur désagréable et irritante est un obstacle à son emploi.

La vaseline liquide absorbe 2 p. 100 d'acide sulfureux. Villi injecte sous la peau 3 centimètres cubes de cette solution.

Acide sulfhydrique. — *Hydrogène sulfuré.* — Les observations précises manquent au sujet du pouvoir antiseptique de l'hydrogène sulfuré. Pour ma part, je le crois très peu antiseptique, car je vois les microbes pulluler dans les intestins, les fosses d'aisances, qui sont presque saturés de ce gaz. La désinfection des voies pulmonaires soit par inhalation, soit par absorption intestinale du sulfure d'hydrogène, me paraît fort problématique.

Le **persulfure d'hydrogène** (H^2S^2) est un liquide qu'on peut utiliser soit pour l'usage externe (pommade 1 p. 10), soit pour dégager à froid de l'hydrogène sulfuré.

Le **sulfure de carbone** a été préconisé par Dujardin-Beaumetz. C'est un liquide qui, lorsqu'il est pur, a une odeur éthérée assez agréable. Mais le plus souvent il est impur et a l'odeur de l'hydrogène sulfuré. Il est très volatil et détermine sur la peau une sensation de froid. Si on empêche son évaporation, il produit une sensation de brûlure et une rubéfaction intense.

Un litre d'eau en dissout 4 gr. 52 ; il est soluble dans les huiles, la vaseline. Son pouvoir antiseptique n'a pas été déterminé d'une manière précise.

Le sulfure de carbone ne paraît pas très toxique. Dujardin-Beaumetz a fait vivre pendant deux mois des chiens dans une cage de 12 mètres cubes dans laquelle on évaporait chaque jour 75 gr. 87 de sulfate de carbone. Des cobayes mis dans cette cage y sont morts. Chez l'homme une dose de 25 grammes par jour n'est pas toxique.

Le sulfure de carbone est à la fois un poison du sang et du système nerveux. L'intoxication chronique produit des troubles de la sensibilité, de la motilité, de l'intelligence, de la vue. Il serait capable, d'après Pierre-Marie, de provoquer l'hystérie.

L'élimination se fait par les reins, la peau et surtout la surface bronchique.

Il est surtout employé comme antiseptique intestinal. On se sert de l'eau sulfocarbonée (que l'on prépare en agitant de l'eau avec une quantité quelconque de sulfure de carbone *pur*) que l'on donne à la dose de huit à dix cuillerées à bouche dans de l'eau vineuse ou dans du lait; mais pour l'antisepsie intestinale on préfère les poudres insolubles.

Les sulfures alcalins, les sulfites et **hyposulfites** alcalins ne sont actifs que par l'hydrogène sulfuré que dégagent les premiers et l'acide sulfureux engendré par les seconds.

Sulfure d'allyle. $(C^6H^{10}S)$. — *Essence d'ail.* — D'après mes expériences, ce corps empêche le développement du bacille d'Eberth à 0 gr. 20 p. 1 000.

Trisulfure d'allyle. — Je l'ai trouvé plus antiseptique. La dose est de 0 gr. 16 p. 1 000. Il est toxique pour le cobaye, en injection sous-cutanée à la dose de 0 gr. 20 par kilogramme.

Le **thiocamphre** est une solution d'acide sulfureux dans le camphre. Ce liquide, d'odeur agréable, dégage une quantité énorme d'acide sulfureux. Il est soluble dans l'eau.

Le **thiophène** (C^4H^4S) est le dérivé sulfuré du tétrol (C^4H^4).

Le **sulfaminol** ou thioxydiphénylamine est une poudre insipide, inodore, non irritante, soluble dans l'eau et l'alcool. Il se dédouble probablement en soufre et phénol.

D'après Kobert, l'injection hypodermique chez le chien de 0 gr. 90 par kilogramme n'est pas toxique.

ACIDE FLUORHYDRIQUE

Jusqu'en 1886, cet acide n'avait pas été employé en médecine, en raison de son effrayante causticité. Pourtant, dès 1862, M. Didierjean faisait connaître que les graveurs sur verre supportaient très bien les vapeurs d'acide fluorhydrique. Seiler, en 1885, appelle l'attention sur les bons effets de cet acide chez les tuberculeux. Dès lors, les travaux se multiplient.

Hyp. Martin essaye son pouvoir antiseptique sur le bacille tuberculeux, et fixe la dose infertilisante à 0 gr. 10 p. 1 000.

Grancher et Chautard ont étudié la dose microbicide, et constaté que l'air chargé de vapeurs d'acide fluorhydrique pur ne tue pas le bacille de Koch après quatre heures et demie de contact.

Ces mêmes auteurs ont traité des lapins par des inhalations d'acide et n'ont pas réussi à enrayer la tuberculose.

Chez l'homme, du reste, ces inhalations n'ont pas réussi à amener la guérison.

On produit les vapeurs soit en chauffant l'acide du commerce dans une capsule de plomb, soit en versant de l'acide sulfurique sur du fluorure de calcium. On fait arriver dans une cabine en bois de l'air surchargé de vapeurs.

C. Paul fait faire des inhalations avec de l'air ayant passé dans une solution de fluorure d'ammonium.

Fluorure de bore ($BoFl^3$). — Mon confrère et ami le Dr Gallois, de Grenoble, a expérimenté ce composé gazeux. La souris supporte très bien une atmosphère renfermant 6 p. 100 de ce gaz. Le cobaye meurt avec des doses infinitésimales ; le lapin tolère bien 1/2 000. Chez l'homme on peut atteindre des atmosphères à 1/10 000 et y laisser séjourner le malade une heure plusieurs fois par jour. Le fluorure de bore forme avec l'eau une combinaison liquide qui n'attaque pas le verre et qu'il suffit de chauffer pour avoir un dégagement de fluorure de bore.

ACIDE BORIQUE

Il se présente en écailles blanches, onctueuses, sans odeur, presque sans saveur, solubles dans l'eau à 4 p. 100, plus soluble dans la glycérine, insoluble dans l'alcool.

Il est très faiblement antiseptique.

En consultant les tableaux, on voit que la dose infertilisante pour divers microbes est de 5 à 7 grammes p. 1 000.

La dose microbicide est énorme.

Tarnier et Vignal constatent que la solution à 30 p. 1 000 (ce qui est presque la saturation) ne tue pas en une heure le streptocoque pyogène et le staphylocoque doré. J'ai établi moi-même que la solution saturée (40 p. 1 000) ne tue pas le *Staphylococcus albus*, même après trois jours de contact.

Il ne paraît donc pas possible de stériliser, avec l'acide borique en solution saturée, une plaie infectée. Le pansement humide boriqué ne peut convenir qu'aux plaies ou surfaces non infectées ou désinfectées par un autre agent; il est seulement capable d'empêcher une infection nouvelle.

L'acide borique a l'avantage de n'être pas irritant et très peu toxique.

La solution à 30 p. 1 000 peut être injectée dans le péritoine et la plèvre (Neumann).

Relativement au pouvoir toxique, nous dirons que Polli a relaté le cas d'un soldat qui, par erreur, en a avalé 25 grammes sans accident. Des doses de 3 grammes par jour ont été prises par des malades, et cela pendant plusieurs semaines. Cependant la dose de 3 grammes longtemps continuée peut déterminer des symptômes d'intoxication caractérisés d'abord par des troubles digestifs, puis par de la céphalalgie, des vomissements, l'accélération du pouls, de l'angine et de la bronchite, des éruptions érythémateuses (Johnson).

Welch a observé plusieurs cas d'intoxication par l'emploi de l'acide borique en poudre dans le vagin.

L'acide borique s'élimine à l'état de borate alcalin par les reins, la salive, la sueur (Johnson). Il rend acides les urines alcalines.

Thérapeutique. — L'acide borique est utilisé comme antiseptique externe en solution à 30 ou 40 grammes p. 1 000, en pommade 1 p. 10. Il convient surtout à la thérapeutique oculaire.

Il est très employé dans les cystites et pyéloné-phrites, par administration stomacale à la dose de 2 grammes par jour.

En sa qualité d'acide, il rend des services dans les fermentations stomacales, et comme eupeptique.

Le *borax* ou *biborate de soude* est beaucoup moins anti-septique. Il n'est indiqué qu'en tant qu'alcalin.

La *boroglycérine* ou *boroglycéride* est une solution d'acide borique dans la glycérine. Nous avons dit que l'acide borique était beaucoup plus soluble dans la glycérine (15) que dans l'eau. On peut donc obtenir dans cette substance des solutions plus concentrées, partant plus antiseptiques.

CHAUX

L'eau de chaux est antiseptique. D'après Pettenkofer, la solution de chaux à 1 p. 100 détruit les organismes de la putréfaction.

Chantemesse et Richard ont montré que l'eau de chaux à 20 p. 100 tuait le bacille typhique dans les matières fécales après une demi-heure de contact, tandis que le sublimé à 1 p. 100 ne le tuait pas même après deux jours.

D'après Vincent, le bacille cholérique est tué en sept heures dans les selles par un lait de chaux à 15 p. 100 ; pour le bacille typhique il faut porter la dose à 30 p. 100, et pour le coli-bacille à 50 p. 100.

L'eau de chaux du Codex est à parties égales de chaux caustique et d'eau.

Pour avoir un lait de chaux, il suffit de délayer une partie de chaux éteinte dans 2 parties d'eau.

Le lait de chaux doit être préféré pour la désinfection des selles et des linges des typhiques.

OXYGÈNE

On l'emploie sous forme d'*eau oxygénée*, H_2O_2. L'eau oxygénée est un liquide incolore, de consistance sirupeuse, renfermant 10 à 12 volumes d'oxygène. Elle se décompose soit spontanément, soit au contact des tissus en mettant l'oxygène en liberté. Elle coagule les liquides albumineux en formant une mousse épaisse.

Son pouvoir antiseptique est considérable. La dose infertilisante pour la putréfaction est de 0 gr. 05 p. 1 000 (Miquel). Elle tue en une minute le bacille typhique, en quinze minutes les spores charbonneuses. Il faut plusieurs heures pour tuer les spores du *Bacillus subtilis.*

Appliquée localement, elle blanchit les tissus. Dans le tissu cellulaire elle produit de l'emphysème par dégagement d'oxygène.

Thérapeutique. — On arrête facilement les hémorragies avec un tampon de ouate imbibé d'eau oxygénée. En chirurgie l'eau oxygénée est très employée. On se sert de solutions de 2 à 5 et 10 p. 100 en volume.

Sur les ulcères on peut appliquer l'eau oxygénée pure.

PERMANGANATE DE POTASSE (MnO_4K)

Cristaux violets, très solubles dans l'eau. Au contact des matières organiques, il cède son oxygène et les désinfecte, mais son action est de courte durée.

Il ne commence à être caustique qu'en solution à 8 p. 100 (Reveil). La dose infertilisante, pour la putréfaction, est de 3 gr. 50 d'après Miquel, de 1 gramme d'après Jalan de la Croix.

Ce dernier auteur fixe à 6 gr. 66 la dose microbicide, toujours pour la putréfaction.

Tarnier et Vignal indiquent des doses beaucoup plus faibles : la solution à 0 gr. 25 p. 1 000 tuerait en trente minutes le streptocoque pyogène et le staphylocoque doré. Les divergences d'opinion au sujet des doses sont facilement explicables, car le dégagement d'oxygène varie suivant maintes circonstances.

Il a le grave inconvénient de tacher et d'altérer les linges.

Les taches produites par le permanganate peuvent s'enlever soit avec l'acide chlorhydrique à 2 p. 100, soit avec le sel d'oseille 3 p. 100, le bisulfite de soude 10 p. 100, l'acide tartrique.

La dose toxique est pour les chiens, en injection intraveineuse, de 0 gr. 50 à 1 gramme, suivant la taille du chien.

Le permanganate est un poison des hématies : il dissout l'hémoglobine et la transforme en méthémoglobine. Il n'y a pas lieu de supposer qu'en circulation il puisse être antiseptique.

Thérapeutique. — Pour l'usage externe, on emploie la solution de 1 à 5 p. 1 000. Celle à 1 p. 100 est légèrement caustique. De Lacerda a vanté le permanganate comme antidote du venin des serpents, il fait autour de la morsure des injections interstitielles à 1 p. 100.

Le permanganate est employé avec succès dans la blennorragie, en injection et en grands lavages urétraux, en solution de 0,25 à 1 p. 1 000.

Les solutions de permanganate doivent toujours être faites avec de l'eau distillée, car l'*aqua fontis* renferme toujours des matières organiques qui le décomposent.

Permanganate de chaux ou **monol**, est analogue au permanganate de potasse. D'après Girardet, Bordas, il serait plus antiseptique que le sublimé.

Il agit en dégageant facilement son oxygène.

On emploie les solutions de 0 gr. 50 à 5 p. 1 000.

Le *sulfate de fer* et aussi le *sulfate de cuivre*, qui sont souvent employés comme désinfectants hygiéniques, agissent également en dégageant de l'oxygène. Le sulfate se réduit, se transforme en sulfure, lequel se convertit en sulfate, et ainsi de suite.

ANTISEPTIQUES DIVERS

Hélénine. — Substance aromatique extraite de l'Aunée, famille des Composées. Elle est en cristaux blancs, de saveur amère, insoluble dans l'eau, soluble dans l'alcool et l'éther

Divers auteurs la considèrent comme très antiseptique.

Pilatte dit qu'elle tue le bacille de Koch à 0 gr. 25 p. 1 000. Mais Vaccari observe qu'elle n'empêche pas la putréfaction de l'urine à 3 p. 1 000, du sang à 10 p. 1 000, du lait à 4 p. 1 000.

Listérine. — Produit complexe qui vient des États-Unis, et dont voici la formule :

Acide benzoïque..........	8 grammes.
Thymol...................	2 —
Eucalyptol...............	10 gouttes.
Essence de gaultheria.....	6 —
— de menthe........	2 —
— de thym..........	180 grammes.

On fait dissoudre d'autre part :

Borax....................	8 grammes.
Acide borique............	16 —
Eau.....................	200 —

et l'on mélange les deux solutions.

V. — ABSORBANTS DÉSODORANTS

Ils sont destinés à masquer ou à détruire les mauvaises odeurs, principalement celles qui proviennent de la putréfaction.

Charbon. — La puissance absorbante du charbon pour les gaz est considérable.

Un vol. de charbon peut absorber	90 vol.	de gaz ammoniac.
—	—	65	— d'acide sulfureux.
—	—	55	— d'ac. sulfhydrique.
—	—	35	— d'ac. carbonique.
—	—	9,42	d'oxyde de carbone.
—	—	9,25	d'oxygène.

Les gaz sont seulement emprisonnés dans les pores, car le charbon les restitue dans le vide.

Le charbon s'oppose à la putréfaction et facilite la combustion des corps morts. Un cadavre plongé dans du charbon se détruit en quelques mois et l'analyse des gaz retenus dans les pores a montré qu'il n'existait point d'acide sulfhydrique (Stenhouse).

Le charbon absorbe également les liquides, et Bouchard a montré qu'il retenait les ptomaïnes et leucomaïnes de l'urine et des matières fécales.

On emploie la poudre de charbon de bois léger. Pour l'usage intestinal on peut aller jusqu'à 100 grammes par jour dans du pain azyme. Il facilite les évacuations alvines.

La plupart des *sels métalliques*, ou du moins ceux qui sont capables de former avec l'hydrogène sulfuré un sulfure insoluble, sont désodorants, puisqu'ils décomposent l'acide sulfhydrique.

Tels sont les sels solubles, de fer, de zinc, de cuivre, de manganèse, de plomb.

Leur usage est purement hygiénique.

EXCITO-NERVINS

Ce sont des médicaments qui sont employés dans le but de stimuler les centres nerveux, cerveau, moelle. Cette action stimulante est l'effet des doses thérapeutiques, mais les doses toxiques aboutissent à la paralysie.

STRYCHNIQUES

Ils comprennent plusieurs végétaux du genre *Strychnos*, famille des Loganiacées. Ce sont : le *Strychnos nux vomica*, le *Strychnos colubrina*, le *Strychnos Ignatii*, dont les fruits s'appellent *fèves de Saint-Ignace*.

Ces diverses strychnées renferment toutes plusieurs alcaloïdes : la *strychnine*, la *brucine*, l'*igasurine*, dont les effets sont semblables.

Le plus important de ces alcaloïdes étant la strychnine, c'est elle qui doit attirer le plus notre attention.

STRYCHNINE $(C^{21}H^{22}Az^2O^4)$

Elle est peu soluble dans l'eau et l'alcool, mais ses sels, sulfate et chlorhydrate, sont solubles.

PHYSIOLOGIE

Effets généraux. — A la dose de 0 gr. 005 à 0 gr. 01, on observe d'abord une exaltation de la sensibilité générale et spéciale : hyperesthésie de la peau, de la rétine, de l'ouïe, de l'odorat, des tressaillements dans les muscles extenseurs, les muscles du thorax, de la phonation et de la déglutition ; puis ces tressaillements deviennent de véritables contractures tétaniques produisant le trismus, l'opistothonos, l'arrêt de la respiration, le rire sardonique, etc. L'intelligence reste intacte. Ces accidents durent quelques heures ou plusieurs jours, et disparaissent.

A dose mortelle (0 gr. 03 à 0 gr. 05), de violentes convulsions tétaniques se produisent, et la mort arrive en peu de temps par arrêt de la respiration.

La dose mortelle minima est, pour 1 kilogramme de substance vivante (Falck) :

	grammes.
Grenouille	0,002
Chien	0,0007
Lapin	0,0006
Homme	0,0004

Action sur le système nerveux. — Le *cerveau* ne subit aucune influence de la part de la strychnine, comme le prouve la conservation de l'intelligence et de la connaissance. Les lapins empoisonnés, auxquels on a sectionné le bulbe, et que l'on maintient en vie par la respiration artificielle, rongent paisiblement leur nourriture, tandis que leur tronc est agité de spasmes tétaniques violents (Rossbach).

Tous les auteurs admettent que c'est sur la *moelle* que la strychnine porte son action, et que les convulsions résultent de l'excitation de cet organe.

En effet, la section des nerfs d'un membre empêche les convulsions dans ce membre ; d'autre part, ces convulsions ne sont nullement empêchées par la ligature de l'artère principale.

Ces convulsions sont toniques, semblables à celles du tétanos, avec cette différence que chez l'individu strychnisé elles alternent avec des périodes de repos.

Il y a encore une différence entre les secousses du tétanos et celles de la strychnine.

Celles du tétanos éclatent spontanément par une excitation partant directement de la moelle épinière, tandis que les secousses convulsives de la strychnine ont besoin, pour se produire, d'une excitation partant de la périphérie. En effet, si, à l'exemple de H. Meyer, on sectionne les racines postérieures (sensibles) des nerfs rachidiens, la strychnine ne provoque point de tétanos.

Les convulsions ne sont pas produites par l'excitation des *nerfs moteurs*, car, s'il en était ainsi, la section des racines antérieures (motrices) des nerfs rachidiens n'empêcherait pas les convulsions d'éclater. Or cette section les empêche.

Les nerfs moteurs ne subissent pas d'action de la strychnine, sauf à la fin de l'empoisonnement par les hautes doses. Dans ce cas les nerfs moteurs sont paralysés (Vulpian).

Le *grand sympathique* est excité et cette excitation produit la contraction des fibres lisses de l'intestin, de la vessie.

Les *nerfs sensitifs* éprouvent de la part de la strychnine une exaltation de leur impressionnabilité, et cette exaltation doit certainement entrer pour une large part dans la pathogénie des convulsions. Il est bien évident que la moelle réagira d'autant plus énergiquement qu'elle aura été plus vivement excitée, et si les nerfs sensitifs multiplient l'intensité de l'irritation périphérique, la réaction de la moelle sera aussi multipliée.

Les nerfs de la sensibilité spéciale sont également influencés; on a noté en effet de l'hyperesthésie de la *vision*, de l'*ouïe* et de l'*odorat*.

Action sur les muscles. — Les fibres striées conservent toujours leur contractilité.

Les muscles offrent une réaction acide même avant la mort. La rigidité cadavérique se manifeste très rapidement chez les animaux empoisonnés par la strychnine.

Action sur la circulation. — Pendant les convulsions, les *battements cardiaques* s'accélèrent, comme dans tout exercice violent, par exemple après une course prolongée. Mais dans l'intervalle des accès, ou bien si on empêche les convulsions par le curare, les battements se ralentissent, par excitation du centre pneumogastrique (S. Mayer).

La *pression artérielle* s'élève d'une façon énorme par deux mécanismes :

1º Par rétrécissement des artérioles. Ce rétrécissement n'est pas dû à l'action de la strychnine sur les fibres lisses, mais à l'excitation du centre vaso-moteur. En effet, la pression s'élève peu si l'on sectionne la moelle au-dessous du centre vaso-moteur (Nothnagel et Rossbach) ;

2º La contraction énergique et persistante des muscles striés comprime les capillaires et rétrécit par conséquent le champ circulatoire.

Action sur la respiration. — La respiration est accélérée au début par excitation du centre, mais quand les doses sont fortes, les muscles respirateurs éprouvent eux aussi des spasmes tétaniques, la respiration se suspend en inspiration, et la mort arrive par asphyxie.

Action sur la nutrition. — La température s'élève pendant les convulsions, et l'élévation atteint parfois 2 degrés.

Action sur le tube digestif. — La strychnine est amère : elle peut donc à ce titre favoriser la digestion. Gamper, Hayem et Wagner ont observé que la strychnine augmente l'acidité du suc gastrique. Elle produit l'anémie de l'estomac et de l'intestin par resserrement des artérioles, et cette anémie provoque des contractions dans ces organes.

Action sur les sécrétions et élimination. — La strychnine s'élimine en nature par les *urines*. Elle est diurétique par suite de l'élévation de la pression vasculaire. L'élimination est complète au bout de trois jours.

BRUCINE ($C^{23}H^{26}Az^2O^4$). — Elle est plus soluble que la strychnine dans l'eau et l'alcool.

Son action est semblable à celle de la strychnine, mais elle est dix fois moins intense et moins généralisée. C'est ainsi que la brucine ne détermine pas de spasme dans les muscles de la mastication, du pharynx, du larynx ; ses effets portent principalement sur les muscles du pénis.

IGASURINE ($C^{22}H^{26}Az^2O^4$). — Elle est soluble dans l'eau et dans l'alcool. Même action que la strychnine. Elle est moins active que cette dernière, mais plus active que la brucine.

Hoang-nan. — *Strychnos gautheriana.* Liane qui croît au Tonkin, et qui renferme surtout de la brucine, de la strychnine et de l'igasurine. Les effets du Hoang-nan sont ceux de la brucine. A la dose de 5 à 10 centigrammes il augmente l'activité physique et intellectuelle ; à la dose de 40 à 60 centigrammes il produit des vertiges, des contractures.

Les doses d'extrait hydro-alcoolique sont de 0 gr. 05 à 0 gr. 30 *pro die*.

M'Boundou. — Arbuste du Gabon, qui renferme de la strychnine.

Il n'est guère employé.

THÉRAPEUTIQUE DES STRYCHNIQUES

Paralysies. — L'excitation que la strychnine produit sur le système nerveux l'a fait employer dans les *paralysies*. La strychnine n'est pas applicable à toutes les paralysies. Celles qui sont d'origine *cérébrale* ne retirent aucun bénéfice de ce médicament. Les paralysies *médullaires* sont quelquefois amendées. Mais il est une règle admise par tous les cliniciens : c'est que le médicament ne doit être donné que lorsque tous les symptômes inflammatoires ont disparu. On reconnaît que le médicament agit quand les membres paralysés deviennent le siège de secousses, car il est remarquable que c'est dans ces membres qu'apparaissent les premiers mouvements.

La strychnine est mieux indiquée dans les *paralysies périphériques a frigore*, saturnines, diphtéritiques, dans la *paralysie essentielle* de l'enfance.

Chorée. — On sait que Trousseau traitait la chorée par la strychnine, et il la donnait jusqu'à production des premiers phénomènes convulsifs.

Cette médication est abandonnée.

Impuissance. — L'excitation du centre génital et l'érection par contraction des muscles du pénis sont des effets de la strychnine : elle est donc indiquée dans l'impuissance, et, en fait, elle y rend de grands services.

Spermatorrhée et incontinence d'urine. — La spermatorrhée et l'incontinence d'urine dépendent soit de l'hyperesthésie des organes génito-urinaires, soit de leur paralysie. Il faut donc bien établir son diagnostic pathogénique avant d'entreprendre le traitement de ces affections.

Troubles gastro-intestinaux. — La noix vomique est souvent employée comme amer dans l'*inappétence*.

Les strychniques sont clairement indiqués dans la *dyspepsie atonique* et *flatulente* due à la paralysie de l'estomac.

On les a administrés aussi dans l'*étranglement interne*, dans le but de provoquer des contractions intestinales. L'étranglement peut cesser, mais il se peut aussi qu'on le rende plus serré par ces contractions. La strychnine est quelquefois utile dans la constipation par paralysie de la tunique musculeuse.

Asthme. — Homolle a retiré de bons effets de la strychnine dans l'asthme avec ou sans emphysème pulmonaire.

Adynamie. — La strychnine me paraît tout indiquée dans le syndrome adynamie avec collapsus nerveux et vasculaire. Cet effet se rencontre dans beaucoup de maladies infectieuses, fièvre typhoïde, variole, pneumonies, et le relèvement du système nerveux et de la circulation sont une indication majeure.

Alcoolisme. — Dujardin-Beaumetz, Luton, Magnus-Huss, Amagat, préconisent la strychnine contre l'alcoolisme aigu ou chronique. Ces auteurs s'appuient sur la clinique d'abord, ensuite sur l'expérimentation, qui montre qu'un animal gravement intoxiqué par l'alcool revient à la vie par la strychnine, et réciproquement. Il y a donc antagonisme entre ces deux substances.

En cas de delirium tremens, débuter par 5 milligrammes en injection sous-cutanée (Dujardin-Beaumetz).

PRÉPARATIONS. — DOSES.

On n'emploie que la noix vomique et les alcaloïdes.

Noix vomique. — En poudre. 0 gr. 10 à 0 gr. 20

    — Extrait.... 0 gr. 05 à 0 gr. 10 en pilules ou solution.

    — Teinture.. 0 gr. 50 à 2 grammes.

Strychnine. — On emploie le *sulfate de strychnine*. Dose : 0 gr. 002 à 0 gr. 01.

Le sirop est à 0 gr. 05 p. 100. Dose : 10 grammes à 20 grammes.

Brucine. — 0 gr. 01 à 0 gr. 10.

L'igasurine n'est pas employée.

Traitement de l'empoisonnement par la strychnine. —
Évacuer le poison. Administrer du tanin, qui forme
avec la strychnine un composé insoluble dans l'eau,
il est vrai, mais soluble dans les liquides digestifs. Pour
diminuer l'excitabilité de la moelle, les meilleurs
moyens sont l'électrisation de la moelle, les inhalations de chloroforme, le chloral, l'alcool, la paraldéhyde, l'antipyrine, qui, chez les animaux, empêchent
les convulsions strychniques. Pratiquer la respiration
artificielle.

Picrotoxine. — Substance retirée de la *coque du Levant*,
fruit du *Menispermum cocculus* (Ménispermées). La picrotoxine n'est pas un alcaloïde défini, mais un mélange de
picrotoxine, picrotinine, anarmitine.

Comme la strychnine, elle produit des convulsions. D'après
Vulpian, son action porterait principalement sur le bulbe
rachidien.

Doses : Picrotoxine, 1 à 3 milligrammes *pro die* ; coque du
Levant (teinture), 5 à 20 gouttes.

AMMONIACAUX

Les ammoniacaux : *ammoniaque* (alcali volatil), *carbonate, phosphate,* etc., *d'ammoniaque, ammoniaques
composées (méthylamine, éthylamine, propylamine, amylamine),* agissent tous en excitant le système nerveux,
ainsi que le montrent les expériences sur les animaux.

AMMONIAQUE

PHYSIOLOGIE

L'ammoniaque existe dans l'organisme à l'état de
carbonate d'ammoniaque. On la trouve dans l'urine, la
sueur. Elle provient des substances albuminoïdes dont
elle représente une étape de la désassimilation.

Action locale. — L'ammoniaque est très irritante ;

elle produit sur la peau une inflammation vésiculeuse, sur les muqueuses une violente cautérisation et une inflammation consécutive. Les vapeurs d'ammoniaque produisent aussi l'irritation des voies respiratoires, et par phénomène réflexe la toux et l'éternûment.

Action sur le système nerveux. — Les expériences sur les animaux montrent que l'ammoniaque injectée dans le sang produit des convulsions tétaniques comme la strychnine, puis le coma et la mort (Nothnagel et Rossbach). Si, sur un animal empoisonné, on coupe le sciatique, les convulsions ne se produisent pas dans le membre innervé par le sciatique sectionné. Ce fait démontre que l'action ne porte pas sur les *nerfs moteurs*.

Le *cerveau* ne paraît pas le moins du monde excité.

La *sensibilité* ne présente rien de particulier.

Action sur les muscles. — L'ammoniaque appliquée localement sur les muscles striés y produit une secousse convulsive et un état de rigidité. Pour que ce phénomène ait lieu, il faut que l'ammoniaque soit très concentrée.

Action sur la circulation. — Chez les animaux, l'ammoniaque ralentit le *cœur* par excitation des pneumogastriques; le cœur s'arrête en diastole.

La *pression artérielle* s'élève par rétrécissement des artères périphériques dû à l'excitation du centre vasomoteur; et il faut que ce rétrécissement soit considérable, puisque la pression s'élève malgré le ralentissement du cœur.

Des doses mortelles abaissent rapidement la pression sanguine.

Action sur la respiration. — On observe une accélération rapide. Cette accélération n'est pas due à l'excitation du pneumogastrique, car elle se montre même après la section de ces nerfs (Lange). Elle est due plutôt à l'excitation du centre respiratoire. Pendant les convulsions tétaniques, la respiration se suspend en inspiration par contracture des muscles inspirateurs.

Action sur le sang. — L'ammoniaque réduit l'hémoglobine et dissout les globules rouges, mais il en faut de grandes quantités.

Action sur la nutrition. — Elle n'a pas été étudiée d'une façon précise.

Action sur les sécrétions. — L'ammoniaque et ses sels augmentent les sécrétions muqueuses et fluidifient le mucus (muqueuse bronchique, intestinale).

L'excrétion urinaire est également augmentée (Nothnagel et Rossbach), mais il est à remarquer que les urines acides des carnivores ne peuvent être rendues alcalines par les ammoniacaux. La raison de ce fait est dans les transformations de ces substances.

Élimination. — L'ammoniaque et ses composés ne peuvent être retrouvés dans les divers produits de sécrétion et d'excrétion. En effet, ils se transforment dans l'organisme en urée (Schiffer, Salkowski, Knieriem).

THÉRAPEUTIQUE

L'ammoniaque liquide est un révulsif, un caustique; on l'emploie comme excitant dans le collapsus, le coma, l'ivresse, la syncope, soit en potion, soit en inhalation (sels anglais). Le chlorhydrate, l'acétate, le carbonate, le sesquicarbonate, le valérianate d'ammoniaque sont utiles principalement dans les bronchites, en facilitant l'expectoration.

Les ammoniaques composées (méthyl, éthyl, propyl, amylamine) ont été employées dans le rhumatisme articulaire aigu. Elles sont abandonnées depuis que l'on connaît l'action si remarquable du salicylate de soude.

Préparations. — Doses.

Ammoniaque. — 10 à 40 gouttes dans 100 grammes de potion mucilagineuse.

Acétate d'ammoniaque.........	5 à 30 grammes.	
Chlorhydrate —	1 à 5	—
Carbonate —	2 à 4	—
Triméthylamine...............	0,50 à 2	—

Usage externe. — L'ammoniaque est une des parties les plus actives de *l'eau sédative* (6 p. 100), du *liniment ammoniacal* (10 p. 100), du *baume opodeldoch*.

Contrepoison. — Eau acidulée, vinaigre, eau albumineuse, lait, purgatifs huileux.

ALCOOLIQUES

Les alcools, au point de vue chimique, sont très nombreux. On distingue les alcools mono-atomiques, bi-atomiques, tri-atomiques. En thérapeutique on n'emploie que les alcools mono-atomiques : éthylique (esprit-de-vin), méthylique (esprit de bois), amylique (esprit de pommes de terre).

PHYSIOLOGIE

L'alcool existe normalement dans l'organisme. Sa présence a été constatée dans le sang (Béchamp), dans l'urine (Ford, Blondeau), dans le foie et le cerveau des herbivores (Béchamp). Cet alcool normal provient de la fermentation de la glycose.

Action locale. — En vertu de sa volatilité, l'alcool produit, en s'évaporant, une sensation de froid, avec resserrement des vaisseaux et pâleur de la peau. Bientôt survient la réaction accompagnée de cuisson.

L'alcool absolu produit sur les muqueuses, en solution à 25 p. 100, un sentiment de chaleur et de brûlure ; à 50 p. 100, il provoque l'inflammation ; à 80 p. 100, il cautérise et ratatine les tissus, en coagulant l'albumine et absorbant l'eau (Nothnagel et Rossbach).

Le pouvoir antiseptique de l'alcool est étudié page 72.

Absorption. — L'alcool s'absorbe facilement par la muqueuse intestinale, et sa volatilité permet son absorption par la peau.

Toxicité. — Le pouvoir toxique des alcools est

variable suivant leur formule et suivant leur pureté
plus ou moins grande. Dujardin-Beaumetz et Audigé
avaient déjà reconnu que la toxicité croissait avec le
nombre d'atomes de carbone compris dans la molécule. Joffroy et Serveaux, qui ont repris cette étude, sont
arrivés aux mêmes conclusions. Voici leurs résultats,
par injection intraveineuse :

Alcool	Formule	Équivalent toxique en centimètres cubes par kilogr.
Méthylique	CH^4O	25,25
Éthylique...............	C^2H^6O	11,70
Propylique	C^3H^8O	3,40
Isobutylique.............	$C^4H^{12}O$	1,45
Amylique	$C^5H^{12}O$	0,63

Chez l'homme, on a observé la mort après absorption
par le tube digestif, de 90 à 125 grammes (enfant de
sept ans), de 1 litre de rhum pour un adulte.

Action sur le tube digestif et la digestion. — L'action
irritante de l'alcool sur la bouche et l'estomac a pour
effet de produire une hypersécrétion réflexe de la salive
et du suc gastrique.

D'autre part, l'alcool dissout les graisses. Nothnagel
et Rossbach ont constaté de plus le renforcement des
mouvements péristaltiques de l'estomac et des intestins. Toutes ces conditions sont éminemment favorables à la digestion. Mais si des doses modérées d'alcool
sont utiles à la digestion, des doses trop fortes lui
sont nuisibles, car, ainsi que l'a dit Claude Bernard,
l'alcool en trop grande quantité coagule les substances
albuminoïdes, les peptones, puis en resserrant les
vaisseaux, anémie la muqueuse et tarit les sécrétions.

D'après Gluzinski, 60 grammes de cognac pris après
le repas entravent la digestion.

D'après Jaillet, une partie de l'alcool ingéré se transforme, dans l'estomac en aldéhyde et acide acétique

L'acidité du suc gastrique est augmentée (Dujardin-Beaumetz).

L'abus de l'alcool amène bientôt une gastrite chronique, accompagnée de cirrhose du foie et de tous les désordres de l'alcoolisme chronique.

Action sur le sang. — Le sang ne présente pas de changement de coloration dans l'intoxication alcoolique, à moins que l'asphyxie n'ait commencé. Dans ce cas c'est la surcharge d'acide carbonique qui produit la coloration noirâtre du sang (Nothnagel et Rossbach). L'alcool ni ne coagule ni ne rend plus soluble la fibrine en circulation.

Jaillet a constaté que de fortes doses d'alcool précipitent l'*hémoglobine* des hématies.

Toutefois l'hémoglobine n'est pas altérée dans sa composition, et, loin d'être réduite, elle conserve au spectroscope ses bandes d'absorption plus longtemps que d'ordinaire (Schmiedeberg et Bouwetsch).

Quant aux *hématies*, elles deviennent mûriformes, crénelées, et vont former dans le foie, le poumon, le rein, le cerveau, des infarctus et des hémorragies.

Action sur la circulation. — Des doses thérapeutiques d'alcool ne produisent rien de particulier sur la circulation. Dans la période d'excitation de l'ivresse, on observe l'accélération du cœur et l'élévation de la pression vasculaire, qui se manifestent par la coloration du visage, l'injection des yeux, la chaleur de la peau.

Des doses plus élevées produisent le ralentissement du cœur, par excitation des pneumogastriques ; car si, chez un animal alcoolisé, on coupe les pneumogastriques, les mouvements cardiaques reprennent leur accélération. En même temps la pression artérielle baisse (Nothnagel et Rossbach).

Action sur la respiration. — Au début de l'ivresse, la respiration est quelque peu accélérée ; plus tard elle se ralentit, et souvent même elle devient deux fois plus lente qu'à l'état normal. Ce ralentissement est dû à une action paralytique sur le centre respiratoire dans la moelle allongée (Nothnagel et Rossbach).

Action sur le système nerveux. — Tout le monde connaît les effets de l'alcool sur les *centres nerveux*. A dose modérée, il produit une excitation du cerveau, la parole devient plus facile, les idées plus nettes et plus nombreuses, il y a de l'agitation, etc. Cette excitation est due vraisemblablement à l'action directe de l'alcool sur la cellule nerveuse. Schulinus aurait même trouvé une altération chimique de la cellule; mais la nature de cette altération est indéterminée. A dose élevée, il produit la prostration, la résolution générale et l'anesthésie. A ce moment, des troubles circulatoires viennent ajouter leur effet à celui que l'alcool exerce directement sur la cellule nerveuse; chez les sujets morts en état d'ivresse, on trouve le cerveau tantôt gorgé de sang, tantôt exsangue. Les troubles psychiques de l'alcoolisme chronique sont dus à une action de contact. On ignore les modifications subies par les *nerfs sensitifs et moteurs.*

Action sur la nutrition. — Rabuteau, Fokker, Obernier, etc., ont observé la diminution de *l'urée* sous l'influence de doses thérapeutiques d'alcool. Bocker a trouvé une diminution de l'élimination de l'acide *carbonique.*

Demarquay, Nasse, Binz Rabuteau, ont vu baisser la *température.*

Cet abaissement de la température est la conséquence de la vaso-dilatation périphérique qui augmente la perte de chaleur, et probablement aussi de la paralysie des centres thermogènes.

L'alcool est donc bien un modérateur de la nutrition, et non un excitateur, comme on l'a dit quelquefois.

Comment agit-il ? Le ralentissement de la circulation et de la respiration se produit trop tard ou n'est pas assez marqué, aux doses thérapeutiques, pour expliquer cet effet modérateur. Il ne reste plus que l'action de l'alcool sur les hématies qui en rendrait compte, car si l'oxygène est fixé plus intimement sur les globules, les oxydations se feront plus difficilement. Malheureusement, ainsi que nous l'avons dit, si le fait se passe *in vitro*, il n'est pas démontré qu'il ait lieu dans l'organisme.

Action sur les sécrétions et élimination. — L'alcool s'élimine par les voies *respiratoires*, la *peau* et surtout les *reins*. Mais on ne trouve pas dans les sécrétions la plus grande partie de l'alcool ingéré. En passant par les reins, l'alcool les irrite et augmente la sécrétion urinaire. C'est donc un diurétique.

Ce que devient l'alcool dans l'organisme. — Question agitée depuis longtemps et non encore résolue. D'après les uns, l'alcool s'oxyde dans l'organisme, puisqu'une faible partie seulement s'élimine. Malheureusement pour cette opinion, on n'a pas encore décelé dans l'organisme la présence des produits d'oxydation de l'alcool : aldéhyde, acide acétique, acide oxalique. On répond à cette objection en disant que ces produits d'oxydation acides, rencontrant dans le sang ou les tissus des bases (sels de soude), se combinent avec elles et forment alors des sels (acétates, oxalates), qui, s'oxydant à leur tour, se transforment en bicarbonates.

Pour d'autres, l'alcool ne se brûle pas, car alors il élèverait la température au lieu de l'abaisser, et si on ne le retrouve pas entier dans les sécrétions, c'est qu'il s'*emmagasine* dans certains organes. En effet, l'alcool se fixe dans les tissus. Le cerveau est celui qui en est le plus avide et dont on en retire le plus par la distillation ; puis viennent le foie, les poumons, les reins, les muscles. Si l'alcool reste dans l'organisme, il n'est pas étonnant qu'il ne s'élimine pas en entier.

Jaillet (Thèse, Paris, 1884) nous paraît avoir résolu la question. Il conclut de ses nombreuses expériences :

1º Qu'une partie de l'alcool ingéré s'oxyde dans l'organisme, car il a trouvé de l'acide acétique dans le sang ;

2º Que l'autre partie s'élimine en nature.

Le rapport qui existe entre ces deux parties est celui-ci : plus la quantité d'alcool ingéré est forte, moins il s'en brûle et plus il s'en élimine en nature.

THÉRAPEUTIQUE

L'alcool est indiqué comme stimulant du système nerveux, comme antithermique, et comme modérateur de la nutrition.

Ces trois indications se rencontrent souvent dans les *fièvres infectieuses* : *dothiénentérie, pneumonie, fièvres éruptives*, etc.

Dans les *dyspepsies* par défaut d'acidité du suc gastrique, il peut être un adjuvant utile.

On sait que la suppression brusque de l'alcool produit chez les buveurs du délire ; il faut rendre provisoirement son alcool au malade.

Usage externe. — L'alcool est faiblement antiseptique.

Cependant, en l'employant pur ou en solution forte, on peut désinfecter une plaie. Mais il ne faut pas oublier qu'il est irritant.

On l'injecte dans les *cavités séreuses kystiques* pour obtenir l'accolement des parois, à la faveur d'une inflammation adhésive.

PRÉPARATIONS. — DOSES.

Pour obtenir des effets généraux, les doses varient, suivant la susceptibilité individuelle, de 20 à 150 grammes.

Pour agir sur l'estomac, doses faibles : 2 à 10 grammes.

Potion de Tood.

Eau-de-vie de France	80	grammes.
Sirop de fleur d'oranger	20	—
Eau	20	—

CAFÉIQUES

On désigne sous ce nom un certain nombre de végétaux renfermant un même alcaloïde, la *caféine*. Ces
végétaux sont le *café*, le *thé*, le *guarana paullinia*. Les
alcaloïdes de ces deux derniers végétaux étaient autrefois appelés : *théine*, *guaranine*, mais on a reconnu
depuis qu'ils sont identiques à la caféine.

Nous étudierons d'abord l'action de l'alcaloïde, puis
celle des végétaux qui le renferment.

CAFÉINE $(C^8H^{10}Hz^4O^2)$

Substance faiblement basique, amère, peu soluble
dans l'eau et l'alcool froids, soluble dans l'eau et l'alcool bouillants. Elle forme des sels avec les acides
minéraux.

PHYSIOLOGIE

Absorption et élimination. — La caféine s'absorbe
rapidement et s'élimine de même par l'*urine* et la *bile*.
Elle ne paraît pas se décomposer dans l'organisme.
En raison de la rapidité de son élimination ses effets
sont fugaces.

Effets généraux. — Les animaux à sang chaud, lapins,
chats et chiens, chez lesquels on injecte dans le système
veineux 0 gr. 12 à 0 gr. 20 de caféine, présentent des
spasmes et des convulsions tétaniques, comme dans
l'empoisonnement par la strychnine. A cette période
d'excitation succède la paralysie générale, dans laquelle
les animaux succombent. Chez l'homme, des doses de
0 gr. 30 à 0 gr. 60 produisent les phénomènes suivants :
pesanteur de tête, céphalalgie, excitation cérébrale,
accélération puis ralentissement du pouls, oppression
thoracique. Ces phénomènes disparaissent (Nothnagel
et Rossbach).

L'*équivalent toxique* est, pour les chiens, de 0 gr. 05 ; pour les lapins et les chats, de 0 gr. 08 à 0 gr. 10 par kilogramme.

Action sur le système nerveux. — Le *cerveau* est l'organe le plus excité, chez l'homme, par la caféine, tandis que chez les animaux c'est la *moelle épinière* qui en reçoit le plus vivement les effets.

La caféine en circulation ne produit aucune altération des *nerfs moteurs et sensitifs* ; mais appliquée localement sur ces conducteurs nerveux, elle les paralyse (Eulenburg).

Trousseau considère le café comme le meilleur des antiaphrodisiaques.

Action sur les muscles. — Les *fibres striées* de la grenouille, en contact avec la caféine, se contractent sous le microscope. Cette contraction devient bientôt une véritable contracture. Elle est bien due à l'action directe de la caféine sur la fibre musculaire, car elle se produit même sur un muscle isolé des centres nerveux, soit par la section de ses nerfs, soit par le curare (Nothnagel et Rossbach).

Le même phénomène a été observé chez les animaux à sang chaud. Il explique ce fait, constaté chez l'homme, de la facilité plus grande du travail musculaire.

On ne connaît pas l'action sur les *fibres lisses*.

Action sur la circulation. — Les doses thérapeutiques ralentissent le cœur, augmentent la force des contractions, et élèvent la pression artérielle. A dose toxique le cœur s'accélère, les contractions fléchissent et la pression artérielle baisse considérablement. C'est à ce moment que l'on observe la dilatation des veines mésentériques et hémorroïdaires.

Parisot a constaté chez un coureur que la caféine diminuait l'accélération du cœur, de la respiration, provoquée par la course.

L'action de la caféine sur le cœur est due en majeure partie à l'excitation d'abord, puis à la paralysie du muscle cardiaque. Dans les empoisonnements mortels le cœur s'arrête en systole.

Action sur la respiration. — La respiration est accélérée au début, puis elle se ralentit.

Action sur le tube digestif. — D'après Hannon et Peretti, la caféine excite les sécrétions salivaires et intestinales. Des doses élevées provoquent des vomissements. Leven a observé l'accélération des mouvements de l'intestin; mais Nasse n'a rien vu de semblable.

Action sur la nutrition. — Les seules expériences qu'on ait faites à ce sujet sont celles de Hoppe et d'Eustradiadès, élève de Rabuteau. Il en résulte que la caféine diminue le chiffre de l'urée. Rabuteau ne parle pas de la température. Si l'on en croit Binz et Peretti, la température s'élève au début de l'*empoisonnement* et baisse à la fin.

Pour Germain Sée, la caféine est un excitant de la nutrition et augmente les pertes en carbone.

Les expériences de Hoppe-Seyler, Schmith, Roux, Guimaraès et Raposo, Parisot confirment cette opinion.

Reichert pense également qu'elle accélère la métamorphose des tissus.

Il résulte de ces opinions contradictoires que l'influence de la caféine sur la nutrition est à négliger.

Action sur les sécrétions. — La caféine n'est pas diurétique. Seulement les expérimentateurs ont noté une fréquence plus grande des envies d'uriner. D'après Rabuteau, ce fait serait dû à la contraction des fibres lisses de la vessie.

Si chez l'homme sain la caféine n'est pas diurétique, il n'en est pas de même dans l'asystolie, et l'on peut à ce propos faire la même remarque pour la digitale.

THÉRAPEUTIQUE

La caféine est indiquée d'abord comme tonique du cœur, dans l'*asystolie*, l'*arythmie*. Elle agit plus rapidement que la digitale et ne s'accumule pas. Aussi en présence d'une asystolie grave est-il opportun de donner de suite la caféine, quitte à recourir en même temps à la digitale, dont l'action se fera sentir le lendemain.

Elle est contre-indiquée lorsqu'il y a hypertension artérielle (Huchard).

Elle est indiquée ensuite comme stimulant du système nerveux dans les états adynamiques (*fièvre typhoïde, fièvres infectieuses*) et dans l'empoisonnement par l'opium.

Elle est utile dans la *constipation*.

PRÉPARATIONS. — DOSES.

Elle se prescrit en poudre ou en pilules. Les sels de caféine, lactate, citrate, peuvent se donner en solution.

Dose : 0 gr. 20 à 2 grammes.

Dans les cas pressants, les injections hypodermiques sont préférables.

Caféine....................	2 à 4 grammes.
Benzoate ou salicylate de soude....................	3 grammes.
Eau distillée.............	q. s. pour 10 cent. cubes.

Faire la solution à chaud.

CAFÉ

On appelle ainsi la graine de deux arbrisseaux du genre *Cafier*, famille des Rubiacées, le *Coffea arabica* et le *Coffea mauritania*. Ce dernier n'est pas employé, vu son amertume et son action vomitive.

Le café renferme environ 1 p. 100 de caféine. Les autres substances constituantes sont : légumine, sucre, gomme, huile grasse, huile volatile, tanin, acide caféique, sels divers.

Le café peut s'employer *vert* ou *torréfié*.

Café vert. — Tout ce que l'on sait sur cette substance est dû à Rabuteau, qui, sous l'influence d'infusion de café vert, a vu s'abaisser la quantité d'urée. L'infusion de café vert est désagréable.

Café torréfié. — La torréfaction du café lui fait perdre un peu de caféine, qui se volatilise et fait développer une essence aromatique à laquelle le café torréfié doit son arome : la *caféone*. Elle résulte de la décomposition du caféate de potasse et de caféine. L'ébullition prolongée débarrasse de sa caféine l'infusion de café torréfié (Rabuteau).

Aubert et Hasse ont reconnu qu'une infusion de café torréfié, contenant une quantité de caféine déterminée, était plus toxique chez l'homme que la même quantité de caféine prise seule.

Chez les animaux, l'infusion de café torréfié produit des convulsions, mais qui ne ressemblent en rien aux convulsions tétaniques de la caféine. Cette différence d'action est due très vraisemblablement à la caféine (Aubert et Hasse).

L'infusion ordinaire de 15 grammes de café produit de l'excitation cérébrale, rend plus faciles les opérations de l'intelligence, combat le sommeil, accélère la circulation, favorise la digestion.

Les expériences de Bocker, Voit, Eustratiadès, montrent que la quantité d'urée diminue.

Pour Rabuteau l'action antisoporifique du café est due à la caféone et non à la caféine.

THÉRAPEUTIQUE

Les effets les plus sérieux du café sont dus à l'excitation cérébrale qu'il provoque ; on l'utilise dans les maladies **adynamiques**, **comateuses** et notamment dans l'empoisonnement par l'*opium*, par l'*alcool*, etc.

Il est utile dans les **diarrhées**, probablement par son tanin ; dans les **céphalalgies**. Dans la **phtisie** il relève les forces, favorise la digestion, modère la nutrition. On lui doit la réduction de quelques **hernies étranglées**.

L'usage habituel du café est contre-indiqué chez les *enfants*, chez les personnes excitables ou chez qui il existe une prédisposition aux *névroses*, hystérie, épilepsie.

PRÉPARATIONS. — DOSES.

On devra donner d'assez fortes doses aux malades habitués à l'usage du café.

L'infusion ordinaire est de 15 grammes.

On en donnera plusieurs dans la journée, jusqu'à effet obtenu.

THÉ.

D'après leur provenance, il y a deux sortes de thé : le *thé de Chine*, *Thea sinensis*, famille des Ternstrœmiées, et le *thé du Paraguay*, *Ilex paraguayensis*, famille des Aquifoliacées.

Thé de Chine. — Il renferme environ 2 p. 100 de caféine (*théine*), une essence, du tanin, et diverses autres substances.

Suivant la température à laquelle les feuilles ont été desséchées, on a le *thé vert* ou le *thé noir*. Ce dernier, séché à une plus haute température, a moins d'essence.

Les effets du thé de Chine sont semblables à ceux du café. Il est employé dans les mêmes circonstances.

Thé du Paraguay ou Maté. — Il renferme moins de caféine que le thé de Chine. — Même usage.

Préparations. — Doses.

Infusions de 5 à 10 grammes pour un demi-litre d'eau.

Symphorol ou acide cafein-sulfonique. — D'après Heinz, l'acide cafein-sulfonique ne serait pas excitant comme la caféine, tout en conservant l'action diurétique et cardiaque.

Le cafein-sulfonate de soude est soluble dans l'eau, peu toxique.

Dose : 0 gr. 50 à 1 gramme *pro die*.

Paullinia. — On emploie les graines du *Paullinia sorbilis*, famille des Sapindacées. Les graines sont pétries, on en forme des pains que l'on pulvérise ensuite pour l'usage médical. Cette poudre renferme 5 p. 100 de caféine, et de l'acide tannique.

On s'en sert surtout comme astringent et dans les céphalalgies.

Doses : Poudre en nature : 1 gramme.

Ethoxycaféine. — C'est la caféine dans laquelle un H est remplacé par le radical oxyéthyle C^2H^5O. Elle cristallise en aiguilles insolubles dans l'eau, solubles dans l'alcool, l'éther.

Elle n'a pas du tout les mêmes propriétés que la caféine, car elle est sédative du système nerveux et antinévralgique,

Elle produit une sensation de brûlure et souvent des vomissements.

Doses : 0 gr. 25 à 0 gr. 50 en cachets, pilules, ou en solution aqueuse additionnée de poids égal de salicylate de soude.

Kola. — Graines ou *noix* du *Kola acuminata* (Sterculiacées). Elle renferme plus de caféine que le café (5 p. 100) et une substance dénommée par Heckel (de Marseille) *rouge* de Kola. Germain Sée ne veut voir dans la kola que la caféine ; Heckel tient pour le rouge. Quoi qu'il en soit, il est certain que la kola donne des forces et facilite le travail musculaire. A Grenoble, on fait beaucoup de courses de montagne et les excursionnistes se munissent presque toujours de kola. Moi-même j'en ai fait usage et en ai retiré de bons effets.

La kola comme la caféine augmente la désassimilation des hydrates de carbone (Vietcherkevitch).

Doses :			
Poudre........	4 à 8 grammes	par jour.
Teinture à 1/5.	2 à 10	—	—
Extrait.........	0 gr. 20 à 0 gr. 80	—

On trouve dans le commerce les biscuits de kola.

NICOTINE

Quoique faisant partie de la même famille botanique que la belladone, le datura et la jusquiame, le tabac a une action différente de ces derniers ; loin de dilater la pupille, il la rétrécit ; au lieu d'arrêter la sécrétion salivaire, il l'excite, etc.

Nous étudierons d'abord la *nicotine*, puis le *tabac*.

La nicotine ($C^{10}H^{14}Az^2$) est le principe le plus important du tabac. Elle est liquide, incolore, alcaline, volatile, soluble dans l'eau et fortement irritante. Elle forme des sels cristallisables : oxalates, tartrates.

PHYSIOLOGIE

Toxicité. — La nicotine est un violent poison ; 0 gr. 05 suffisent pour tuer un chien, 8 gouttes tuent en quatre minutes un cheval, et, chez l'homme, 0 gr. 003 produisent des accidents toxiques graves (Nothnagel et Rossbach).

Absorption et élimination. — Étant volatile, la nicotine s'absorbe rapidement par la peau intacte (Roehrig) et par les muqueuses. Elle s'élimine en nature par l'urine et la salive (Dragendorff), et on l'a retrouvée, en nature aussi, dans presque tous les organes.

Effets généraux. — Sous l'influence de 0 gr. 001 à 0 gr. 003 de nicotine, Dworzak et Heinrich ont éprouvé une sensation de brûlure dans la bouche, de la salivation, de la somnolence, des vertiges, des troubles des sens, une grande faiblesse, de l'oppression, un refroidissement glacial des extrémités, des vomissements, du tremblement et des convulsions cloniques. Ces accidents persistèrent trois jours entiers, après lesquels les expérimentateurs revinrent à la santé.

Chez les animaux à sang chaud on observe une perte rapide de connaissance, des convulsions cloniques d'abord, tétaniques ensuite, pendant lesquelles la mort arrive par arrêt de la respiration.

Action sur le système nerveux. — Des doses de nicotine très faibles paraissent exciter les facultés intellectuelles et s'opposer au sommeil (Nothnagel et Rossbach) ; mais dès que les doses sont élevées, l'animal tombe sans connaissance.

C'est la *moelle épinière* qui ressent le plus vivement les effets de la nicotine.

Les expériences de Freusberg sur des grenouilles décapitées sont particulièrement démonstratives à cet égard. Vingt-quatre heures après la décapitation, au moment où les réflexes avaient presque complètement disparu, une injection de nicotine rendait à la moelle ses propriétés réflexes, si bien que ces animaux répondaient par des mouvements aux excitations périphériques qu'on leur faisait subir. La moelle conservait pendant un ou trois jours son pouvoir réflexe ainsi réveillé, et il se produisait spontanément des spasmes toniques et cloniques. A cette excitation de la moelle succède a paralysie de cet organe.

Les extrémités périphériques des *nerfs moteurs* sont d'abord excitées, excitation qui se traduit par des spasmes fibrillaires ; plus tard ces extrémités se paralysent, les troncs nerveux conservant leur conductibilité (Rosenthal).

L'action de la nicotine sur les *nerfs sensitifs* n'est pas connue.

Les **muscles striés** conservent longtemps leur excitabilité.

Action sur la circulation. — Chez les animaux à sang froid et chez les animaux à sang chaud, la nicotine *ralentit* d'abord les battements du cœur, par excitation des pneumogastriques ; puis les battements s'accélèrent par paralysie de ces mêmes nerfs ; ils s'arrêtent enfin quand la paralysie atteint les ganglions moteurs (Nothnagel et Rossbach).

La *pression artérielle* s'élève au début et baisse ensuite, par rétrécissement et dilatation des vaisseaux. Cette action est due, d'après Upensky, à l'intervention du centre vaso-moteur, et, d'après Basch et Oser, à l'influence de la nicotine sur les terminaisons des nerfs vaso-moteurs.

Les effets de la nicotine et du tabac sur le cœur et les vaisseaux donnent souvent lieu à des pseudo-angines de poitrine (Huchard).

Action sur la respiration. — La respiration est d'abord accélérée, haletante, et cela quand même les pneumogastriques ont été coupés. Plus tard elle se paralyse (Nothnagel et Rossbach).

Action sur le tube digestif. — L'âcreté de la nicotine augmente, par acte réflexe, la sécrétion salivaire ; le sentiment de la faim diminue généralement.

Sur l'intestin, une quantité minime de nicotine produit une constriction tétanique des tuniques musculeuses telle que la lumière du canal s'efface presque complètement de l'estomac au rectum, et que les gaz et matières fécales se précipitent vers l'anus. Ce tétanos n'est dû ni à la paralysie des nerfs modérateurs, les splanchniques, car l'électrisation de ces nerfs ne le fait pas cesser ; ni à l'excitation des pneumogastriques, puisque leur section ne le fait pas disparaître : on doit l'attribuer à une excitation violente des ganglions intestinaux (Nasse). A ce tétanos succèdent des mouvements tumultueux de l'intestin que von Basch attribue à l'excitation d'un centre moteur intestinal situé dans la moelle épinière, car ils se produisent même après la ligature de l'aorte.

D'après Nasse, la *vessie* et l'*utérus* sont aussi le siège de contractions.

Action sur la nutrition. — La température à la surface du corps baisse ; elle n'éprouve une élévation légère et passagère que pendant les convulsions (Nothnagel et Rossbach).

THÉRAPEUTIQUE

La nicotine n'est pas usitée en médecine. Il nous semble cependant qu'on pourrait tirer parti de ses propriétés excitantes de la moelle dans les paralysies médullaires, et du tétanos intestinal qu'il produit dans les étranglements intestinaux, à la place du tabac.

Dans les cas où l'on voudrait l'employer, il ne faudrait pas dépasser 0 gr. 0001.

Traitement de l'empoisonnement. — Évacuer l'estomac, administrer du tanin, traitement des symptômes.

TABAC

Les feuilles du tabac (*Nicotiania tabacum*) renferment des quantités variables de nicotine suivant leur provenance : le *Lot* en renferme 8 p. 100, le *Nord*, le *Virginie*, le *Kentucky*, 6 à 7 p. 100 ; le *Maryland*, l'*Alsace*, 2 à 3 p. 100. La fermentation que subit le tabac dans les manufactures lui fait perdre les deux tiers ou la moitié de son alcaloïde ; la combustion diminue encore cette proportion, car la nicotine se décompose à des températures peu élevées.

Le tabac renferme en outre une substance solide, volatile, la *nicotianine*, qui produit de la céphalalgie, des nausées et des vomissements.

La **fumée de tabac** contient de la nicotine (Heubel, Malsens, Rabuteau). Mais cette substance n'y existe pas seule ; en effet, la combution du tabac donne naissance à la formation de divers principes volatils qui, d'après Vohl et Eulenberg, ont à peu près la même action que la nicotine, mais moins intense. Ce sont la *pyridine* (C^5H^5Az), la *picoline* (C^6H^7Az), la *lutidine* (C^7H^9Az), la *collidine* ($C^8H^{11}Az$) (Nothnagel et Rossbach). On trouve aussi dans la fumée de l'acide cyanhydrique, sulfhydrique, de l'oxyde de carbone, de l'azote, de l'oxygène.

Plus la combustion du tabac est complète, moins la fumée est toxique : aussi un tabac est-il plus facilement supporté fumé en *cigare* qu'en *pipe*.

On sait les effets que produit le premier cigare ou la première pipe : vertiges, maux de cœur, nausées, vomissements ; l'habitude fait disparaître tout cela. On reconnaît généralement que l'action de fumer rend l'esprit plus vif, le travail plus facile, le besoin de manger moins impérieux. Ces effets expliquent l'usage si répandu du tabac.

Le **tabac à priser** renferme peu de nicotine. Il ne produit que des effets locaux dus à l'irritation de la muqueuse pituitaire.

Son contact presque inévitable avec le pharynx détermine une pharyngite catarrhale chronique.

S'il tombe dans l'estomac en trop grande quantité, il peut en résulter des accidents toxiques. On a vu 2 à 3 grammes de tabac à priser ingérés dans l'estomac produire la mort (Nothnagel et Rossbach).

Le **tabac chiqué** est naturellement plus dangereux que fumé. Le *tabac à chiquer* est une préparation où il entre peu de tabac.

THÉRAPEUTIQUE

Les lavements de tabac étaient fréquemment employés dans les *étranglements intestinaux* ; il sont aujourd'hui presque abandonnés.

Il vaudrait mieux avoir recours à la nicotine qu'au tabac, en raison de la difficulté de savoir la teneur du tabac en nicotine.

Dans la *constipation*, la fumée de tabac est très souvent utile. D'après Trousseau, beaucoup de personnes ne vont à la selle qu'après avoir fumé. Nous avons fait la même remarque.

L'usage du tabac doit être proscrit aux personnes atteintes de stomatites, angines, laryngites, et surtout à celles qui ont des cardiopathies aortiques et de l'artériosclérose.

Doses : Feuilles de tabac : 0 gr. 10 à 1 gramme pour infusion ou lavement.

CAMPHRE $(C^{10}H^{16}O)$

Le camphre est un produit que l'on obtient par la distillation de diverses plantes. Il y en a plusieurs espèces :

1° Le *camphre ordinaire* ou du Japon, extrait du *Laurus camphora*, famille des Laurinées ;

2° Le *camphre de Bornéo* ou *bornéol*, extrait du *Dryobalanops camphora*, famille des Guttifères : celui-ci n'arrive pas en Europe ;

3° Le *camphre de menthe* ou *menthol*, essence de menthe, extrait de la *menthe poivrée*, famille des Labiées.

CAMPHRE ORDINAIRE

Il se présente en masses cristallines, très peu solubles dans l'eau, solubles dans l'alcool, le lait et les matières grasses. Il est volatil.

PHYSIOLOGIE

Action sur le système nerveux. — Le camphre, chez les grenouilles, paralyse d'emblée les centres nerveux. Chez l'homme, il produit au contraire une excitation intense des centres nerveux, analogue à celle de l'ivresse : incohérence dans les idées, désir de parler, de se mouvoir ; mais, si la dose est élevée (4 à 5 grammes), on observe alors de la lassitude, de la prostration, la perte de la connaissance, le coma.

Chez les animaux à sang chaud on observe une vive agitation, des spasmes épileptiformes au milieu desquels la mort arrive sans paralysie (Nothnagel et Rossbach).

Les effets du camphre sont donc très comparables à ceux de l'alcool.

Action sur la circulation. — Presque tous les expérimentateurs sont d'accord pour reconnaître au camphre la propriété de ralentir les contractions cardiaques, cela à doses faibles. Mais à haute dose le pouls est accéléré.

Le ralentissement du cœur est dû à une action directe sur cet organe, et non à l'excitation des pneumogastriques (Pellacani).

En effet, ce ralentissement se produit malgré la section des pneumogastriques.

La *pression artérielle* s'élève par excitation des vaso-constricteurs.

Action sur la respiration. — La respiration suit les oscillations de la circulation, se ralentit et s'accélère avec elle.

Action sur la nutrition. — Le camphre produit l'abaissement de la *température* chez les animaux rendus fébricitants par l'injection d'un liquide septique. Cet abaissement est de 2 à 3 degrés (W. Hoffmann).

D'après Binz, l'injection d'un liquide sanieux ne produit pas de fièvre sur un animal auquel on a administré du camphre.

Chez l'homme fébricitant, Pirogoff a noté également l'abaissement de la température.

Action sur les fonctions génitales. — Le camphre passe pour antiaphrosidiaque.

Action sur les sécrétions. — On a noté quelquefois une hypersécrétion *urinaire* et *sudorale*. Le camphre empêche, dit-on, l'action irritante que la cantharide produit sur les reins et la vessie en s'éliminant par les voies urinaires. Gubler explique cette action en disant que le camphre se combine avec l'élément irritant de la cantharide et l'entraîne vers une autre voie d'élimination.

Élimination. — Le camphre s'élimine en nature par les *poumons* et la *peau*, comme les substances volatiles. On ne sait si une partie se transforme dans l'organisme.

Action locale. — Le camphre, étant volatil, détermine sur le point d'application une sensation de rafraîchissement, de froid, et par suite un certain degré d'anesthésie.

Cet effet se perçoit sur la peau et sur la muqueuse digestive. Mais le camphre est en même temps irritant, et à la sensation de froid succèdent de l'ardeur, de la douleur, et même de l'inflammation.

Le camphre est un bon *parasiticide*. C'est cette propriété qui l'a fait tant vanter et vulgariser par Raspail.

THÉRAPEUTIQUE

Les indications du camphre se résument dans son action excitante des centres nerveux. Cette action est de courte durée. Il peut donc, à ce titre, être employé dans les états *adynamiques* et *typhoïdes*. Son action dans l'*hystérie* et l'*épilepsie* est nulle.

A l'*extérieur*, le camphre peut être utilisé comme astringent et antiseptique faible.

PRÉPARATIONS. — DOSES.

Le camphre s'administre en pilules ou en solution alcoolique.

Dose: 0 gr. 50 à 2 grammes *pro die.*

Pour l'usage *externe*, l'*alcool* et l'*huile camphrée* s'emploient en nature.

L'huile camphrée à 1 p. 10 ou 1 p. 4 s'emploie en injection hypodermique.

Le camphre entre dans l'*eau sédative.*

> *Pommade camphrée:* Camphre....... 5 grammes.
> Axonge........ 10 —

Oxycamphre. — C'est du camphre dans lequel un atome d'hydrogène a été remplacé par le groupe OH.

Substance blanche, amorphe, soluble dans l'eau à 2 p. 100.

Il n'a pas les effets stimulants du camphre. Heinz et Manasse disent qu'il ralentit et régularise la respiration. Ils l'ont utilisé dans la dyspnée d'origine circulatoire.

Dose: 2 à 3 grammes *pro die* en plusieurs cachets.

ESSENCE DE MENTHE

C'est un liquide incolore, très volatil, soluble dans l'eau et l'alcool. Après évaporation, il laisse déposer un corps cristallisable, le *menthol* ($C^{10}H^{10}O$). Par sa grande volatilité, l'essence de menthe est réfrigérante et anesthésique. C'est un sédatif général peu énergique.

Elle est très utile dans la *gastralgie*, les *coliques* intestinales, hépatiques ou néphrétiques.

Dans la *migraine* et les névralgies, les pommades ou crayons au menthol rendent des services.

Doses: L'essence n'est pas employée pure, à cause de sa causticité, mais en solution aqueuse, *hydrolat* (20 à 100 gr.), alcoolique, *alcoolat* (2 à 10 gr.), éthérée, *éthérolat* (2 à 10 gr.).

MODÉRATEURS NERVINS

Ils diminuent l'excitabilité du système nerveux, diminuent la sensibilité, provoquent le sommeil. Quelques-uns réunissent toutes ces actions ; d'autres provoquent le sommeil et abolissent la sensibilité (*hypnoanesthésiques*) ; d'autres sont simplement *hypnagogues*. Pour me conformer à l'usage, je parlerai aussi des *antispasmodiques*.

OPIACÉS

L'opium est une substance complexe renfermant un grand nombre d'alcaloïdes dont quelques-uns possèdent des propriétés contraires. Trois de ces alcaloïdes, doivent se trouver à côté de la strychnine : on aura donc soin de les considérer comme des excito-nervins.

Nous parlerons d'abord de l'origine, des variétés, de la composition de l'opium ; puis nous passerons à la physiologie des principaux alcaloïdes et de l'opium en nature, et nous terminerons, suivant l'ordre que nous avons adopté, par la thérapeutique et les préparations.

Origine. — L'opium est le latex du *Papaver somniferum*. On le recueille en faisant des incisions sur les capsules avant leur maturité.

Variétés. — On distingue dans le commerce plusieurs espèces d'opium. Leur valeur est en raison directe de leur teneur en morphine.

L'*opium de Smyrne* est le plus estimé ; il renferme 10 à 12 p. 100 de morphine.

L'*opium de l'Hindoustan* en renferme 9 p. 100.

L'*opium de Constantinople*, 8 p. 100.

L'*opium de Perse*, 5 p. 100.

L'*opium d'Égypte*, 3 p. 100.

L'*opium indigène de France et d'Algérie* en renferme

plus de 10 p. 100, mais la difficulté de la culture rend son prix trop élevé.

Le Codex français exige 10 p. 100 de morphine dans l'opium.

Composition. — On peut diviser les principes constituants de l'opium en : *alcaloïdes, principes acides, principes neutres.*

Les *alcaloïdes* sont très nombreux. Nous ne donnerons la quantité pour cent que des six principaux :

Morphine..........................	10 p. 100
Narcotine..........................	6 p. 100
Papavérine	1 p. 100
Codéine...	0,3 p. 100
Thébaïne	0,15 p 100
Narcéine..........................	0,05 p. 100

Les autres alcaloïdes, qui n'existent qu'en quantité très faible et dont l'action n'a pas été étudiée, sont : la *porphyroxine,* la *pseudomorphine,* l'*opianine,* la *rhéadine,* la *laudanine,* la *laudanosine,* la *codamine,* la *cryptopine,* la *protopine,* la *lauthopine,* l'*hydrocotarnine,* la *méconidine.*

Les *acides* sont les acides *lactique* et *méconique.*

Les *principes neutres* sont : la méconine, la bassorine, le caoutchouc, la gomme, l'albumine, et un principe volatil auquel l'opium doit son odeur. On trouve en plus des *sels* de potasse et de chaux.

Alcaloïdes excito-nervins. — Ce sont la *thébaïne,* la *papavérine* et la *narcotine.*

THÉBAINE ($C^{16}H^{21}AzO^3$).

Elle cristallise en paillettes insolubles dans l'eau, solubles dans l'alcool et l'éther ; le chlorhydrate de thébaïne est soluble dans l'eau.

Elle produit des convulsions tétaniques comme la strychnine, mais il en faut des doses assez fortes : 0 gr. 14 à 0 gr. 20 sont nécessaires chez le chien pour les obtenir.

Rabuteau, ayant pris 0 gr. 10 de thébaïne, n'a observé chez lui que de la céphalalgie et un peu d'ébriété.

Rabuteau a également établi que la thébaïne en circulation n'empêche pas l'action purgative du sulfate de soude, et que, à la dose de 0 gr. 01, elle est aussi *analgésique* que la morphine.

Elle stimule les mouvements péristaltiques de l'intestin (Vamossy).

Cl. Bernard a montré que la thébaïne favorise et accroît l'action anesthésique du chloroforme ; mais elle n'est pas par elle-même soporifique.

Ses *usages* sont réduits à ses propriétés antinévralgiques.
Doses : 0 gr. 01 à 0 gr. 05.

PAPAVÉRINE ($C^{20}H^{21}AzO^4$)

Elle cristallise en prismes insolubles dans le chloroforme, le chlorhydrate est soluble dans l'eau.

25 centigrammes de cet alcaloïde ne produisent aucun effet chez le chien.

Hoffman, en ayant pris 0 gr. 42 en trois jours, ne constata rien de particulier sur lui.

De hautes doses produisent, chez les animaux, des convulsions tétaniques.

La papavérine n'est ni *anexosmotique*, ni *analgésique*, ni *soporifique*, mais elle accroît l'action du chloroforme.]
Usages. — Nuls.

NARCOTINE ($C^{22}H^{23}AzO^7$)

Elle est peu soluble dans l'eau, soluble dans l'alcool et l'éther ; ses sels sont solubles.

Rabuteau en a pris 0 gr. 40, Bailly 3 grammes, et ces expérimentateurs n'ont rien observé de particulier.

Chez les animaux, de fortes doses produisent des convulsions tétaniques.

Elle n'est ni *anexosmotique*, ni *analgésique*, ni *soporifique*, et n'accroît pas l'action du chloroforme.
Usages. — Nuls.

On voit que, de ces trois alcaloïdes, la thébaïne peut seule être utilisée comme *analgésique*.

Alcaloïdes modérateurs nervins. — Ce sont la *morphine*, la *codéine* et la *narcéine*.

MORPHINE ($C^{17}H^{19}AzO^3$)

Elle est peu soluble dans l'eau, soluble dans l'alcool et le chloroforme. Ses sels sont solubles.

Les animaux sont peu sensibles à la morphine ; on peut en injecter 1 gramme chez un chien sans l'empoisonner. Mais la morphine est très active chez l'homme, surtout chez l'enfant.

La dose mortelle *minimum* pour un adulte est de 0 gr. 06.

PHYSIOLOGIE

Effets généraux. — Sous l'influence de petites doses, 0 gr. 01, on observe d'abord de l'excitation cérébrale, de l'agitation, de l'insomnie, de l'accélération du pouls. Les choses peuvent en rester là, ou bien il survient ensuite un peu d'engourdissement et de la somnolence.

A la dose moyenne de 0 gr. 02, la période d'excitation est très courte, peu marquée, ou même fait complètement défaut ; l'individu tombe rapidement dans un sommeil profond, dont il est difficile de le faire sortir ; au réveil, il se produit des nausées, des vomissements, si l'estomac était plein, et une céphalalgie assez forte.

Quand les doses sont élevées, 0 gr. 05 à 0 gr. 06, un sommeil profond se manifeste rapidement, avec insensibilité et résolution complètes, puis le coma arrive, en même temps, la pupille se rétrécit fortement, la respiration et le cœur se ralentissent, les contractions cardiaques sont très faibles, et la mort peut arriver dans cet état. Si la guérison peut se faire, la respiration se rétablit, le cœur se relève, le coma se dissipe peu à peu, la connaissance et la sensibilité reviennent ; mais le sujet conserve pendant quelque temps de la céphalalgie, de la faiblesse et des troubles nerveux.

L'*équivalent toxique* est de 0 gr. 22 chez le chien ; de 0 gr. 32 chez le lapin (Joffroy et Servaux).

Action sur le système nerveux. — De faibles doses de morphine *excitent le cerveau*, ainsi que le démontre l'agitation intellectuelle et musculaire constatée aux effets généraux ; mais des doses moyennes et fortes le dépriment, en produisant le sommeil et le coma. Les réflexes persistent pendant le sommeil de la morphine.

Plusieurs opinions sont en présence pour expliquer le sommeil morphinique.

D'après certains auteurs, le sommeil normal étant dû à la congestion cérébrale, la morphine endort en congestionnant le cerveau. Cette action congestive de la morphine est généralement admise.

Pour d'autres, le sommeil est dû à l'anémie cérébrale : alors la morphine doit anémier le cerveau.

En fait, pendant le sommeil par la morphine, tantôt le cerveau contient beaucoup de sang, en est même gorgé ; tantôt au contraire, il n'en contient que très peu (Nothnagel et Rossbach).

Les partisans de l'une et de l'autre théorie peuvent donc croire fondée leur opinion.

Pour nous, la conclusion que nous tirerons de ce fait, c'est que les troubles circulatoires ne jouent aucun rôle dans le sommeil morphinique, et qu'il faut l'attribuer à une action spéciale de la morphine sur les cellules cérébrales. Cette opinion, du reste, n'est pas une simple hypothèse, elle s'appuie sur des expériences.

Binz, examinant au microscope trois morceaux de substance grise cérébrale, dont l'un avait été placé dans une solution de chlorure de sodium, le second dans une solution d'atropine et le troisième dans une solution de sulfate de morphine, a trouvé, dans les deux premières préparations, les cellules nerveuses claires à contours vagues, la substance intercellulaire transparente, tandis que dans la troisième, qui avait trempé dans la solution de morphine, le protoplasma était trouble, les contours très marqués, la substance intercellulaire obscurcie. Binz a remarqué que, seules, les substances qui procurent le sommeil, telles que le chloral, le chloroforme, l'éther, sont capables de produire cet aspect trouble des cellules.

La *moelle* est moins sensible que le cerveau à l'action de la morphine. Son pouvoir réflexe est d'abord excité, et cette excitation se manifeste alors même que le cerveau est déjà paralysé. Il faut, pour paralyser la moelle, des doses beaucoup plus fortes que pour paralyser le cerveau : c'est ce que démontre la persistance des réflexes pendant le sommeil (Nothnagel et Rossbach).

Les *nerfs sensitifs* conservent leur pouvoir conducteur, même après la paralysie du cerveau, quand la morphine a été administrée par l'estomac; mais quand le médicament est appliqué localement, en injection souscutanée par exemple, la conductibilité de ces nerfs diminue considérablement (Lichtenfels, Eulenburg).

Comme il est indubitable que la morphine paralyse la sensibilité de la peau, de l'appareil respiratoire, du tube digestif, etc., il est à présumer que cette paralysie est d'origine centrale.

Les *nerfs moteurs* se paralysent, mais pas complètement, même avec des doses énormes.

Les **muscles** striés conservent leur contractilité.

Action sur la pupille. — Le plus généralement, la pupille est rétrécie pendant tout le temps qu'agit la morphine; on ne sait pas à quoi attribuer ce rétrécissement.

La morphine appliquée sur la conjonctive ne produit pas de myosis.

Action sur la circulation. — De faibles doses accélèrent le *cœur*, par excitation des ganglions cardiaques (Gscheidlen). De fortes doses le ralentissent par excitation des pneumogastriques; en même temps, les contractions sont plus faibles, parce que la paralysie envahit alors les ganglions cardiaques (Nothnagel et Rossbach).

La *pression artérielle* s'élève d'abord par excitation du centre vaso-moteur, puis s'abaisse par paralysie de ce même centre et par la faiblesse des contractions du cœur.

Action sur la respiration. — La respiration est toujours ralentie par suite de la diminution d'excitabilité du centre respiratoire (Gscheidlen).

Action sur la nutrition. — La *température* suit les oscillations de la circulation ; elle s'élève avec l'accélération du cœur et l'augmentation de pression vasculaire.

Mais ces variations sont de peu d'importance.

Chez les chiens et les chats, l'élimination de l'*urée* augmente pendant la période d'excitation, diminue pendant la période de dépression (Von Bœck et Bauer).

Chez l'homme, la morphine paraît ralentir les échanges organiques.

Action sur le tube digestif. — L'usage de la morphine est ordinairement accompagné de nausées et de vomissements. Ces vomissements se produisent même quand la morphine a été absorbée par le tissu cellulaire sous-cutané, ce qui indique qu'ils sont dus à une excitation du centre vomitif ; à moins pourtant que la morphine ne s'élimine par le tube digestif, ainsi que le soutient Alt, auquel cas le vomissement serait dû à l'irritation des terminaisons du pneumogastrique dans la muqueuse stomacale. A cette excitation des nerfs sensibles succèdent leur paralysie et l'anesthésie de la muqueuse ; le sentiment de la faim disparaît, la quantité de suc gastrique diminue, les mouvements stomacaux sont arrêtés et la digestion devient alors très laborieuse. Cette influence fâcheuse de la morphine sur la digestion est un de ses grands inconvénients. Les *mouvements de l'intestin*, chez les animaux, sont d'abord excités (Gsheidlen), mais ils ne tardent pas à paralyser. Chez l'homme, la morphine, même à petite dose, anesthésie l'intestin et paralyse ses mouvements. La morphine est celui des alcaloïdes de l'opium qui empêche le plus l'action purgative du sulfate de soude ; elle est par conséquent le plus *anexosmotique* de ces alcaloïdes.

D'après Moreau, une anse d'intestin dans laquelle on a introduit quelques centimètres cubes d'une solution de sulfate de magnésie contient, après dix-huit heures, 500 centimètres cubes de liquide exsudé. Si l'animal a été morphinisé, l'anse ne renferme que 10 centimètres cubes de liquide.

Action sur les sécrétions et élimination. — La morphine, d'après Landsberg et Eliassow, se décompose dans l'organisme et ne se retrouve en nature ni dans l'urine, ni dans les tissus. Mais à l'état d'oxydémorphine, elle diminue les sécrétions *urinaire* et *intestinale*, et notamment les sécrétions *bronchiques* (Nothnagel et Rossbach).

Par contre, elle paraît augmenter les *sueurs*. Cet effet diaphorétique est vraisemblablement la conséquence de l'hyperémie cutanée accompagnée souvent d'éruptions érythémateuses qui s'observent fréquemment.

CODÉINE ($C^{18}H^{21}AzO^3$)

Elle est soluble dans l'eau et l'alcool. Rabuteau, ayant pris 0 gr. 15 de codéine, n'a observé sur lui que des démangeaisons, de la fatigue musculaire et la contraction de la pupille. Bardet a observé les mêmes effets avec 0 gr. 40 et même 0 gr. 80 en une seule dose. Claude Bernard a constaté que la codéine endormait les chiens, mais que le sommeil de ces animaux était peu profond. D'après Fronmüller, la codéine produit un léger sommeil suivi de tremblements intenses, et, chez les animaux, de convulsions toniques et cloniques.

La codéine n'est pas *anexosmotique* et ne paraît pas non plus *analgésique*.

Usages. — Le sirop de codéine, dont chaque cuillerée à bouche renferme 0 gr. 05 de codéine, est d'un usage courant dans les maladies des voies respiratoires, pour calmer la toux. Cet emploi n'est nullement justifié.

Elle est sans action sur les mouvements de l'intestin (Vamossy).

NARCÉINE ($C^{23}H^{29}AzO^9$

Elle est peu soluble dans l'eau et l'alcool, soluble dans le chloroforme.

La narcéine est *hypnotique*, mais seulement à la dose de 0 gr. 20 ou 0 gr. 25. Le sommeil procuré par elle est calme, et le réveil est semblable au réveil normal. Elle devrait donc, à ce point de vue, être préférée à la morphine. Cette substance est également *analgésique* et *anexosmotique*.

Doses : 0 gr. 20 à 0 gr. 25. — Sirop de narcéine : chaque cuillerée à bouche renferme 0 gr. 10 de narcéine.

M. Laborde conseille l'emploi de la *méconarcéine*, qui n'est qu'une narcéine très pure. — Dose : 0 gr. 02 à 0 gr. 03 chez l'adulte ; ne pas dépasser 0 gr. 005 chez l'enfant.

D'après Vamossy, elle exagère les mouvements intestinaux.

Classement des alcaloïdes de l'opium. — Les principales propriétés des alcaloïdes de l'opium sur l'organisme de l'homme et des animaux se rapportant à leur action soporifique, analgésique, anexosmotique, convulsivante et toxique, on peut les classer ainsi par ordre de puissance décroissante :

Puissance soporifique chez l'homme.	Puissance analgésique chez l'homme.	Puiss. anexosmotique chez l'homme.
Morphine.	Morphine.	Morphine.
Narcéine.	Thébaïne.	Narcéine.
Codéine.	Narcéine.	(Rabuteau).
(Rabuteau).		

Puissance convulsivante chez l'homme.	Puissance toxique chez l'homme.
Thébaïne.	Morphine.
Papavérine.	Codéine.
Narcotine.	Thébaïne.
Codéine.	Papavérine.
Morphine.	Narcéine.
(Cl. Bernard).	(Rabuteau).

Les autres principes de l'opium, *acide méconique, méconine,* etc., n'ont pas d'action particulière.

OPIUM

Les effets de l'opium ne peuvent être que la *résultante des effets de ses principes actifs*. Or, comme la morphine est le plus actif de ses principes et celui qui y existe en plus grande quantité, c'est elle qui fera le plus sentir son action. Ce résultat, auquel on arrive par le raisonnement, est confirmé par l'expérimentation et la clinique.

Le calcul suivant montrera nettement qu'il ne peut guère en être autrement :

L'opium, avons-nous dit, doit renfermer 10 p. 100 de morphine : 0 gr. 50 d'opium renfermeront donc 0 gr. 05 de morphine, dose très forte. Si maintenant nous cherchons la quantité des autres alcaloïdes contenus dans 0 gr. 50 d'opium, en nous reportant au tableau de la composition de l'opium, nous voyons que cette dose d'opium (0 gr. 50) ne renferme que :

0 gr. 03	de narcotine, laquelle n'est active qu'à	0 gr. 50
0 005	de papavérine, — —	0 50
0 001	de codéine, — —	0 15
0 0007	de thébaïne — —	0 10
0 0001	de narcéine, — —	0 20

La seule différence que la clinique ait nettement établie, c'est que l'opium réussit mieux dans la diarrhée que la dose équivalente de morphine qu'il pourrait contenir. On ne sait à quoi attribuer cette différence.

Tolérance. — La tolérance pour l'opium et la morphine varie beaucoup suivant les individus; aussi est-il utile de tâter la susceptibilité du sujet à leur endroit.

L'âge exerce une grande influence sur cette tolérance; on sait que les jeunes enfants sont très sensibles à l'opium, et que des doses minimes peuvent déterminer chez eux des accidents mortels.

D'autre part, l'organisme supporte d'autant mieux la morphine qu'il est plus dévié dans un sens contraire à celui de l'action de cette substance. Ainsi, dans les douleurs très violentes, dans un délire intense, on peut donner de prime abord de fortes doses sans avoir rien à redouter. (Voy. *Tolérance des médicaments*, p. 27.) On s'habitue à l'opium, c'est un fait connu : aussi, pour obtenir le même effet il faut, chez un malade habitué, des doses croissantes de morphine.

On cite des exemples remarquables de tolérance. Un pharmacien militaire avalait 4 grammes d'extrait gommeux d'opium à la fois (Gubler). Trousseau rapporte qu'un soldat prenait chaque jour 750 grammes de laudanum. Hérard injectait à un malade 3 grammes de *morphine* sans amener d'intoxication.

Quand l'organisme s'est ainsi habitué à l'opium, il est dans un état d'empoisonnement chronique qu'on appelle le *morphinisme chronique*.

Le morphinisme chronique ressemble beaucoup à l'alcoolisme ; il se caractérise en effet par l'amaigrissement, la perte des forces, de l'appétit, la constipation et la torpeur intellectuelle. Il ne faut pas supprimer brusquement l'opium aux morphiniques, sous peine de voir apparaître des phénomènes d'intoxication aiguë. Il se produit ici le même fait que pour l'alcoolisme ou l'arsenicisme.

THÉRAPEUTIQUE

De la Morphine et de l'Opium.

Les usages de la morphine et de l'opium sont fondés sur leurs propriétés excitante (faible dose) et calmante (haute dose) des centres nerveux, soporifique, antinévralgique, anexosmotique : aussi les affections dans lesquelles on les emploie sont-elles très nombreuses.

Maladies du système nerveux. — Dans les *affections mentales*, la morphine ne peut être utile que dans les états d'*excitation*; elle est contre-indiquée dans les cas de folie *dépressive*, à moins que l'on n'emploie de faibles doses (excitantes).

Dans les *affections convulsives* : *épilepsie, chorée, téta-*

nos, *rage*, la morphine s'est montrée de peu d'utilité ; il nous semble cependant qu'elle serait avantageuse dans l'épilepsie et le tétanos *réflexes* dus à une irritation des nerfs périphériques.

Les *affections spasmodiques : asthme, coqueluche, tic douloureux de la face*, sont efficacement combattues par la morphine.

La morphine n'est pas utile dans tous les *délires*. C'est ainsi qu'il ne faudrait pas perdre son temps à administrer de l'opium dans un délire dû à l'hyperthermie. C'est à la méthode réfrigérante, et non aux opiacés, qu'on doit avoir recours dans ce cas.

Le délire alcoolique est celui dans lequel l'opium réussit le mieux.

L'*insomnie* se rencontre dans beaucoup de maladies et est due à bien des causes ; l'opium est surtout indiqué dans celle qui est la conséquence de la douleur. Le chloral est préférable pour l'insomnie qui résulte de la simple agitation.

Dans les *névralgies* et *douleurs* de toutes sortes, la morphine n'a pas de médicament qui puisse lui être comparé. Mais il faut bien remarquer que si la morphine fait disparaître la douleur, elle ne s'adresse pas à la cause de celle-ci.

Affections du tube digestif. — Quoique produisant elle-même des vomissements, la morphine calme et arrête les *vomissements* en anesthésiant la muqueuse ; de même elle est très utile, sinon indispensable, dans la *gastralgie*, les *coliques*, l'*hépatalgie*, les *coliques hépatiques*, la *perforation intestinale*.

Dans les *diarrhées*, l'opium est un de nos meilleurs remèdes. Nous avons signalé déjà que, dans ce cas, l'opium valait mieux que la morphine.

Affections des voies urinaires. — La morphine n'est utile que pour combattre les douleurs qui se manifestent dans la *colique néphrétique*, la *cystite*, la *blennorragie*. Quand il existe une néphrite albumineuse, il faut être sobre d'opium, car on risquerait de produire une accumulation du médicament dans l'organisme.

Affections des voies respiratoires. — Dans ces affections les opiacés remplissent deux indications majeures, en diminuant les sécrétions, en calmant la toux. Les *hémoptysies* entretenues par la toux cessent par le fait même qu'on supprime leur cause (occasionnelle).

Affections du cœur. — L'opium est spécialement indiqué dans les affections de l'orifice aortique, qui s'accompagnent si souvent d'anémie cérébrale. De plus, il combat efficacement la dyspnée, l'angor pectoris de ces maladies. On doit être prudent dans l'administration des opiacés aux cardiaques, car on a vu sous leur influence survenir des accidents graves. Ils sont contre-indiqués dans les lésions mitrales (Dujardin-Beaumetz).

Dans les **fièvres inflammatoires** : *pneumonie, péricardite, pleurésie*, etc.; dans les **pyrexies** : *fièvres éruptives, rhumatisme articulaire aigu, fièvre typhoïde*, etc., on peut répondre, par l'opium, à diverses indications fournies par le malade.

PRÉPARATIONS. — DOSES.

Morphine. — C'est le chlorhydrate qu'on emploie le plus généralement.

Dose excitante................	0 gr. 005 à 0 gr. 01
— déprimante..........	0 02 à 0 05

Solution pour injection hypodermique.

Chlorhydrate de morphine.............	0 gr. 20
Eau de laurier-cerise..................	10 grammes.

Chaque seringue contient 0 gr. 02 de morphine.

Sirop de morphine. — Chaque cuillerée à bouche renferme 0 gr. 01 de morphine.

Préparations d'opium. — L'opium en nature est peu employé. Nous donnerons les préparations les plus usuelles :

Extrait gommeux ou *aqueux*, ou *extrait thébaïque*,

0 gr. 05 renferment 0 gr. 01 de morphine. *Dose :* 0 gr. 05 à 0 gr. 25.

Sirop diacode. Une cuillerée à bouche renferme 0 gr. 01 de morphine. *Dose :* 1 à 5 cuillerées, soit 20 à 100 grammes.

Laudanum de Sydenham. 20 gouttes, soit 1 gramme, renferment 0 gr. 01 de morphine.

Laudanum de Rousseau. 12 gouttes renferment 0 gr. 001 de morphine.

Pilules de cynoglosse. Chaque pilule renferme 0 gr. 004 de morphine.

Teinture d'opium. 15 gouttes renferment 0 gr. 01 de morphine.

Traitement de l'empoisonnement par l'opium. — *Empoisonnement aigu.* — Évacuants, vomitifs, purgatifs, pompe stomacale. Neutraliser le poison par le tanin. Lutter contre le coma par les excitants : alcool, café, injection sous-cutanée d'éther, de camphre ; respiration artificielle. Favoriser l'élimination du poison par les diurétiques et les sudorifiques. On a beaucoup vanté l'atropine comme antidote physiologique de la morphine. On peut l'employer, mais il ne faut pas avoir une foi aveugle dans ce moyen, qui est loin d'être toujours sûr. (Voy. *Atropine.*)

Contre l'*empoisonnement chronique*, la diminution progressive et la suppression du poison sont ce qu'il y a à faire tout d'abord, puis on tâchera de relever l'organisme par les toniques et l'hygiène.

Héroïne ($C^{17}H^{19}AzO^3$.) — Dérivé de la morphine par substitution d'un radical acétyle à chacun des groupes hydroxyles de celle-ci. C'est un diacétate de morphine.

Son action principale est de diminuer le nombre des respirations et d'augmenter leur amplitude.

La consommation d'oxygène est notablement diminuée (Dreser).

L'équivalent toxique est de 0 gr. 10 par kilogramme de lapin (Dreser).

L'héroïne est surtout antidyspnéique.

Les doses sont de 0 gr. 005 à 0 gr. 02 *pro die* en plusieurs doses.

Hopéine. — Alcaloïde retiré du houblon. D'après Smith, l'hopéine à la dose de 2 centigrammes produit des effets hypnotiques et calmants comme la morphine.

L'*hopéine brune* ou *hopein* est une poudre résineuse retirée du lupulin et de composition inconstante.

Huchard en a obtenu de bons effets sédatifs, à la dose de 0 gr. 02.

Dionine. — Dérivé éthylé de la morphine (Hesse, Bloch). Poudre blanche, soluble dans l'eau. Elle est moins toxique, moins hypnotique que la morphine, mais aussi analgésique qu'elle, et ne constipe pas.

Dose : 0 gr. 02 à 0 gr. 05 par dose renouvelée une à deux fois par jour, en pilules, potion, injection hypodermique.

Péronine ($C^{24}H^{26}ClAzO^3$) ou chlorhydrate de benzoilmorphine. — Poudre soluble dans l'eau, l'alcool.

D'après Schröder, elle serait hypnotique et analgésique à peu près comme la morphine, sans en avoir les inconvénients. Elle est moins toxique.

Doses : 0 gr. 02 *pro dosi* ; 0 gr. 20 *pro die* en pilules ou en potion.

Supplément aux opiacés. — Nous ne parlerons pas autrement que pour les citer, du *Coquelicot* (*Papaver rheas*) et du *Suc de laitue* (*Lactucarum, Thridace*), dont l'efficacité est à peu près nulle.

SOLANÉES VIREUSES

Les solanées vireuses renferment diverses plantes qui ont une grande importance thérapeutique, la *belladone*, la *jusquiame*, la *stramoine*, le *tabac*. Ces quatre plantes ont un principe duquel dépendent tous leurs effets. Les trois premières ont une action physiologique à peu près semblable, et la plus importante d'entre elles est la belladone ; le tabac a une action différente.

ATROPINE ($C^{17}H^{23}AzO^3$).

L'atropine est l'alcaloïde de l'*Atropa belladona*; elle existe dans toutes les parties de la plante, mais surtout dans les racines.

L'atropine cristallise en prismes; elle est peu soluble dans l'eau, soluble dans l'alcool; elle se décompose facilement; elle forme des sels solubles dont le sulfate est le plus usité. La quantité d'atropine que renferme la belladone varie de 0,06 à 0,30 p. 100.

PHYSIOLOGIE

Toxicité. — L'atropine n'est pas également toxique pour tous les animaux. Les herbivores (lapins, cobayes) supportent des doses élevées de ce poison; il faut en général 1 gramme d'atropine pour tuer un lapin (Nothnagel et Rossbach). Le cobaye, l'âne, le pigeon, les ruminants, le singe, supportent des doses considérables. L'homme est au contraire très sensible à cette substance : 0 gr. 005 peuvent provoquer des accidents graves; 0 gr. 10 doivent être considérés comme une dose mortelle.

Les enfants supportent mieux l'atropine que la morphine. Il en est de même pour les animaux jeunes. (Voy. *Tolérance des médicaments*, p. 25.)

Absorption et élimination. — L'atropine ne s'absorbe pas par la peau, mais elle s'absorbe rapidement par les muqueuses; les effets se montrent peu de temps après son injection.

L'élimination par les urines est rapide, car l'atropine a abandonné l'organisme au bout de dix à vingt heures (Dragendorff, Schmidt).

Effets généraux. — D'après les expériences faites sur eux-mêmes avec la belladone par seize médecins de Vienne et dont les résultats ont été publiés par Schneller et Flechner; d'après les expériences faites avec l'atropine par Luzanna, Schiff, Lichtenfels et Frölich, voici les effets généraux que produit l'atropine :

Sous l'influence de 0 gr. 003 à 0 gr. 02 d'atropine on observe : de la sécheresse de la bouche et du pharynx, de la difficulté de la déglutition, de l'enrouement, des nausées, le ralentissement puis l'accélération du pouls, des troubles de la vision, la dilatation de la pupille, du délire, des mouvements choréiques, de la rougeur de la peau.

Si la dose est très élevée (0 gr. 05 à 0 gr. 1), la sécrétion salivaire disparaît, la déglutition est impossible, et un effort pour l'exécuter provoque des convulsions générales, l'aphonie est complète, la respiration accélérée, difficile ; du délire, des tremblements et des convulsions cloniques se produisent ; la peau est chaude, couverte d'une rougeur scarlatiniforme ; puis la connaissance se perd, la sensibilité s'éteint, la paralysie envahit le cœur et la respiration, et la mort arrive.

Action sur le système nerveux. — Le *cerveau* est manifestement influencé par l'atropine, et l'on peut distinguer deux périodes dans cette influence : une première période d'*excitation*, caractérisée par l'agitation, le délire, les hallucinations ; une seconde période de *dépression*, dans laquelle on observe la perte de connaissance, le coma. L'atropine ne produit le sommeil qu'avec le coma : elle n'est donc pas une substance hypnotique comme on l'entend en thérapeutique. Ces divers phénomènes ne peuvent être mis sur le compte de troubles circulatoires, car, ainsi que nous allons le voir, les troubles circulatoires produits par l'atropine sont semblables à ceux que provoque la section des pneumogastriques : or la section des pneumogastriques n'est pas suivie des phénomènes cérébraux ci-dessus décrits.

D'après Nothnagel et Rossbach, l'excitabilité réflexe de la *moelle* est d'abord accrue, puis diminuée par l'atropine chez les animaux à sang chaud. Chez les animaux à sang froid la paralysie ne serait pas précédée d'une période d'excitation.

Les *nerfs sensitifs* paraissent être rapidement paralysés chez l'homme, car les douleurs disparaissent sous l'influence d'injections sous-cutanées ou de l'absorption par le tube digestif de doses thérapeutiques d'atropine.

Les *nerfs moteurs* se paralysent chez les grenouilles intoxiquées (Rabuteau, Nothnagel et Rossbach); mais chez les mammifères cette paralysie ne se produirait jamais (von Bezold). Cette dernière proposition est trop absolue, car certains nerfs, l'oculo-moteur par exemple, se paralysent certainement.

Nerfs sécréteurs (Voy. *Actions sur les sécrétions*).

Les **muscles striés** restent excitables pendant tout le temps de l'empoisonnement; mais si on les met directement en contact avec le poison, ils perdent leur contractibilité (Rabuteau, Rossbach).

Action sur la pupille. — La dilatation de la pupille se produit quand l'atropine a été absorbée par le tube digestif, mais elle a lieu beaucoup plus rapidement quand on l'a instillée dans l'œil. Dans ce dernier cas, il suffit de doses très petites, 0 gr. 0001 d'après de Graefe, 0 gr. 0000005 d'après Ruiter.

Le mécanisme de cette mydriase n'est pas encore bien élucidé ; d'après certains auteurs, elle est due à l'excitation du sympathique (fibres radiées); d'autres l'attribuent à la paralysie de l'oculo-moteur (fibres circulaires). Essayons de résoudre la question par les données expérimentales.

Les mouvements de l'iris dépendent de l'action de deux nerfs : l'oculo-moteur et le sympathique. La section de l'oculo-moteur produit la dilatation de la pupille, son excitation en produit le resserrement. La section du sympathique (ganglion cervical supérieur) produit le rétrécissement de la pupille, son excitation en produit la dilatation. Quelques auteurs ont attribué l'influence qu'exerce la sympathique sur les mouvements de l'iris à l'action vaso-motrice de ce nerf; sa section rétrécirait la pupille par suite de la congestion des vaisseaux de l'iris paralysés : son excitation dilaterait la pupille par la contraction des artérioles de l'ischémie de l'iris. Les expériences récentes de Frank réfutent cette opinion; il nous suffira de citer la suivante : la dilatation de la pupille par excitation du sympathique se produit chez un animal tué par hémorragie, tout comme avant la mort.

Ainsi nous n'avons pas à nous occuper de l'influence de la circulation sur les mouvements de l'iris. Si chez un animal on enlève le ganglion cervical supérieur d'un seul côté, et qu'on lui fasse une injection sous-cutanée d'atropine, la pupille ne se dilate que du côté opposé à celui de l'ablation (Ch. Laurent).

Lorsqu'un animal a les pupilles dilatées par l'atropine, la section du sympathique cervical d'un côté est suivie du rétrécissement de la pupille du même côté (Schur).

Dans les mêmes conditions, l'irritation du sympathique cervical n'augmente pas la dilatation de la pupille.

Ces expériences prouvent manifestement que l'atropine excite le sympathique et que l'on est en droit de faire intervenir cette excitation dans la mydriase atropinique. Mais l'excitation du sympathique n'agit pas seule. En effet, lorsque la pupille est dilatée au *maximum*, l'irritation de l'oculo-moteur mis à nu ne peut plus faire rétrécir la pupille (Nothnagel et Rossbach). Donc ce nerf est paralysé.

Ainsi la pupille se dilate et par irritation du sympathique et par paralysie de l'oculo-moteur. Ces deux actions ne se manifestent probablement pas en même temps : l'irritation du sympathique s'exerce la première, et la paralysie de l'oculo-moteur ne survient qu'ultérieurement; elle produit alors l'effacement à peu près complet de la pupille (Rabuteau).

L'action de l'atropine porte sur les extrémités périphériques des nerfs et non sur les centres, car, quand on instille de l'atropine dans un œil, la dilatation de la pupille ne se produit que dans cet œil. En même temps que la mydriase, il se produit une *paralysie de l'accommodation* dont la conséquence est la difficulté de la vision de près, ou, si l'on veut, l'éloignement du *punctum proximum*. Cette paralysie est surtout sensible sur les yeux hypermétropes. Elle est due à la paralysie des rameaux de l'oculo-moteur qui se rendent au muscle ciliaire (Nothnagel et Rossbach).

Les effets de l'atropine sur la pupille et l'accommodation durent, suivant la dose employée, de un à plusieurs jours.

Action sur la circulation. — Le premier effet de l'atropine sur le cœur est d'en *ralentir les battements*, mais ce ralentissement n'est pas constant; dans tous les cas, il n'est que passager et dure d'autant moins longtemps que la dose d'atropine est plus forte. Nothnagel et Rossbach l'attribuent à l'excitation des pneumogastriques.

L'action importante de l'atropine sur la circulation est l'*accélération* considérable des battements du cœur, dont le nombre peut être double ou triple du chiffre normal. Elle est due à la paralysie des terminaisons du pneumogastrique dans le cœur, car les irritations les plus vives de ces nerfs ne peuvent plus ralentir les battements de cet organe (Nothnagel et Rossbach).

La *pression vasculaire* s'élève fortement par suite du resserrement des artérioles par excitation du centre vaso-moteur, et comme conséquence de l'accélération du cœur, qui n'a rien perdu de sa force d'impulsion.

Tels sont les effets des doses thérapeutiques. Si la dose est plus élevée, les ganglions accélérateurs du cœur se paralysent, et le cœur se *ralentit* de plus en plus, en perdant de son énergie de contraction; le centre vaso-moseur et les muscles lisses se paralysent à leur tour, les artères se dilatent et la pression artérielle baisse. C'est à ce moment que se produisent les rougeurs scarlatiniformes de la peau. Le muscle cardiaque lui-même perd son excitabilité, ce qui accentue les phénomènes de dépression circulatoire. Enfin le cœur s'arrête en diastole (Bezold et Blöbaum).

On peut donc considérer trois périodes dans l'action de l'atropine sur le cœur : dans la première le cœur se ralentit, dans la seconde il s'accélère, dans la troisième il se ralentit de nouveau et s'arrête.

Action sur la respiration. — D'après Nothnagel et Rossbach, la respiration se *ralentit* au début par paralysie des terminaisons du pneumogastrique dans le poumon. Plus tard elle s'*accélère* rapidement, probablement par excitation du centre respiratoire, et elle devient superficielle. Si la dose est toxique, l'accélération fait place au ralentissement et à l'arrêt.

L'*aphonie* est due à la sécheresse de la muqueuse et à la faiblesse de la respiration.

Action sur la nutrition. — La nutrition subit sous l'influence de l'atropine des oscillations en rapport avec les oscillations de la circulation et de la respiration. Ainsi Schroff, Fröhlich et Lichtenfels ont noté l'abaissement de la température au début; Duméril, Meuriot, Demarquay et Leconte ont constaté une élévation marquée de la température chez les chiens, au moment de l'accélération du cœur et de la respiration. Enfin, quand le coma arrive, la température baisse sensiblement. Harley a constaté dans les urines une augmentation de l'élimination de l'azote, de l'acide sulfurique et de l'acide phosphorique, et une diminution des chlorures.

Action sur le tube digestif. — Nous avons noté la sécheresse de la bouche et du pharynx, sur laquelle nous reviendrons bientôt.

L'atropine et la belladone déterminent fréquemment des nausées et des vomissements.

Les expériences de Keuchel et de Rossbach permettent de se rendre compte de l'action qu'exerce l'atropine sur les mouvements intestinaux. De faibles doses excitent et accélèrent les contractions de l'intestin par la paralysie des nerfs modérateurs de l'intestin, les splanchniques.

Ce qu'il y a de remarquable dans cette action, c'est que la paralysie respecte les fibres sensitives et vaso-motrices de ces nerfs et ne s'attaque qu'aux fibres motrices. En effet, la section de ces nerfs reste douloureuse chez l'animal atropinisé, et fait baisser la pression artérielle ; si d'autre part on irrite le bout périphérique de ces nerfs, la pression vasculaire remonte immédiatement. Nous verrons ce même fait se produire pour la corde du tympan.

Il est intéressant de rapprocher l'action paralysante de l'atropine sur les splanchniques et sur les pneumogastriques, qui sont tous deux des nerfs modérateurs.

Des doses élevées paralysent les ganglions moteurs de l'intestin (Bezold) et les fibres lisses (Luchsinger).

Action sur les sécrétions. — L'action qu'exerce l'atropine sur les glandes est remarquable en ce sens qu'elle est venue confirmer l'existence des nerfs sécréteurs dont la découverte a été faite par Ludwig sur les nerfs de la glande sous-maxillaire.

Sécrétion salivaire. — Examinons donc tout d'abord l'action de l'atropine sur la *glande sous-maxillaire*, action qui consiste dans la suppression de l'écoulement de la salive par le canal de Warton.

La sécrétion de cette glande est soumise à trois influences nerveuses : l'une, *excito-sécrétoire*, s'exerce par les fibres sécrétoires de la corde du tympan (Ludwig) ; l'autre, *vaso-constrictive*, passe par le sympathique cervical (Czermak, Langley) : elle a pour effet l'ischémie de la glande et la diminution de sa sécrétion ; la dernière, *vaso-dilatatrice*, s'exerce encore par la corde du tympan, dont l'excitation fait congestionner la glande (Schiff, Cl. Bernard) et peut par conséquent en déterminer l'hypersécrétion.

L'atropine pourrait donc tarir la sécrétion sous-maxillaire par trois mécanismes différents : 1° en excitant les fibres vaso-constrictives du sympathique ; 2° en paralysant les fibres vaso-dilatatrices de la corde du tympan ;

3° en paralysant les fibres sécrétoires de ce même nerf. Lequel de ces mécanismes est le vrai ? Les expériences vont nous le dire.

1° Quand chez un animal on a excité la sécrétion sous-maxillaire par le jaborandi, la faradisation du sympathique diminue la sécrétion, mais elle est *impuissante à l'arrêter* (Langley, Vulpian). Si au lieu d'électriser le sympathique de cet animal on lui fait une injection d'atropine, la *sécrétion s'arrête* (Vulpian). Je conclus, du rapprochement de ces deux expériences, que *l'atropine n'excite pas les fibres vaso-constrictives du sympathique.*

2° *L'atropine ne paralyse pas les fibres vaso-dilatatrices de la corde du tympan,* car la faradisation de ce nerf exerce sur les vaisseaux la même action qu'à l'état normal (Heidenhain).

3° *L'atropine paralyse les fibres sécrétoires de la corde du tympan,* puisque l'électrisation de ce nerf, qui normalement produit l'hypersécrétion de la glande, ne provoque pas la moindre sialorrhée (Heidenhain).

Ainsi l'atropine paralyse les fibres sécrétoires de la corde du tympan en respectant les fibres vaso-dilatatrices. Elle a sur ce point, comme substances antagonistes, le jaborandi, l'ésérine et la muscarine.

La glande *sublinguale* ayant la même innervation que la glande sous-maxillaire, il est rationnel de penser que l'atropine a sur elle la même action.

La glande *parotide* a aussi son nerf sécréteur, le rameau de Jacobson (Voy. *Jaborandi*) : on est donc en droit de supposer sur elle une action semblable à celle que l'atropine exerce sur la glande sous-maxillaire, mais on n'a pas fait d'expériences à cet égard.

Sécrétion sudorale. — Les expériences de Luchsinger et Nawrocki ont montré que l'électrisation du nerf sciatique produit l'apparition de la sueur sur la pulpe digitale des chats, alors même qu'on a préalablement lié l'aorte abdominale (Voy. *Jaborandi*). Les glandes sudoripares ont donc aussi des nerfs sécréteurs.

L'atropine supprime la sécrétion sudorale. Le mécanisme de cette suppression est vraisemblablement le même que celui qui arrête la sécrétion salivaire. Bien que nous ne puissions en fournir des preuves péremptoires, on peut par analogie approcher de la vérité. Le jaborandi détermine une hypersécrétion sudorale par excitation des fibres sécrétoires ; or l'atropine empêche l'action sudorifique du jaborandi ; elle agit donc probablement sur les mêmes fibres.

Sécrétions diverses. — L'atropine diminue la *sécrétion lactée* (Sydney-Ringer et Gould). Mais d'après Hammerbacher, cette diminution tient uniquement à la concentration du lait.

Vulpian a reconnu que l'atropine arrête la *sécrétion pancréatique* provoquée par le jaborandi et diminue l'abondance de la *sécrétion biliaire*, dans les mêmes conditions. La *sécrétion urinaire* n'est pas influencée par ce médicament.

Antagonisme entre l'atropine et la morphine. — Pour que deux substances soient antagonistes il ne suffit pas qu'elles produisent des effets contraires, mais il faut que ces effets contraires résultent d'une action opposée sur le même élément anatomique.

L'atropine et la morphine ont certainement quelques effets antagonistes : ainsi l'atropine paralyse les pneumogastriques, la morphine les excite ; l'atropine excite le centre respiratoire, la morphine le paralyse ; mais ces deux substances produisent aussi des effets semblables : elles excitent et paralysent toutes deux les centres nerveux, toutes deux elles paralysent les nerfs sensitifs, excitent et paralysent les centres vaso-moteurs. Peut-on dire après cela que l'atropine et la morphine soient antagonistes ?

En admettant un certain antagonisme entre quelques-uns de leurs effets physiologiques, cet antagonisme disparaît à coup sûr dans les empoisonnements, car la mort arrive dans les deux cas par la paralysie des centres nerveux, du cœur et de la respiration. Est-il donc possible de fonder un espoir sur l'antagonisme de l'atropine et de la belladone dans l'empoisonnement par l'une de ces substances ? Plusieurs auteurs l'ont pensé, mais les faits n'ont pas répondu à leur attente. Camus et Denis ont constaté expérimentalement, le premier, que la belladone n'empêche pas la mort par l'opium, le second, que la morphine, la codéine et la narcéine ne modifient en rien les effets de l'atropine. On a publié cependant un certain nombre d'observations où la morphine s'est montrée efficace dans l'empoisonnement par l'atropine. Gubler pense que la guérison se serait faite tout aussi bien sans l'intervention de la morphine, et il rapporte lui-même un cas d'empoisonnement par 0gr.05 d'atropine qui guérit parfaitement sans morphine. En résumé nous croyons qu'on ne doit pas avoir une grande confiance dans l'antagonisme de la belladone et de la morphine.

Antagonisme de l'atropine et de l'ésérine. — L'atropine et l'ésérine ne sont antagonistes que dans leur action sur la pupille : la première dilate la pupille par paralysie de l'oculo-moteur, la seconde la rétrécit par excitation de ce même nerf. Les expériences de Fraser démontrent que les autres effets de ces deux substances ne se neutralisent nullement.

Antagonisme de l'atropine et de la pilocarpine. — C'est certainement entre ces deux substances qu'il y a le plus d'antagonisme : l'une paralyse les nerfs sécréteurs, l'autre les excite ; l'une paralyse le moteur oculaire commun, l'autre l'excite ; l'une paralyse le pneumogastrique, l'autre l'excite. (Voy., pour plus de détails : *Jaborandi.*)

THÉRAPEUTIQUE

Les usages de l'atropine sont basés sur les propriétés de *dilater la pupille*, de *diminuer la sensibilité et l'excitabilité nerveuse*, de *tarir certaines sécrétions*, de *faire contracter les tuniques musculeuses de l'intestin.*

1° L'emploi de l'atropine comme **mydriatique** est, on le sait, très répandu. On s'en sert pour le simple examen ophtalmoscopique ; dans ce cas, il suffit d'instillations avec des solutions étendues. Les collyres à l'atropine sont employés dans les *kératites*, les *iritis*, pour prévenir ou rompre les adhérences de l'iris ; dans le *glaucome*, pour diminuer la tension intra-oculaire, résultat qui est la conséquence de la paralysie du muscle accommodateur ; dans toutes les affections oculaires enfin l'atropine peut rendre des services en diminuant la sensibilité et les douleurs.

2° La propriété d'abolir la **sensibilité** que possède l'atropine la rend utile dans un grand nombre d'affections, dans les *douleurs et névralgies diverses*, dans la *gastralgie*, l'*hépatalgie*, les *coliques hépatiques*, *néphrétiques*, etc. Les affections spasmodiques réflexes sont également justiciables de l'atropine : telles sont la *coqueluche*, l'*épilepsie*, l'*asthme*, la *chorée*, la *toux* ; les contractures réflexes de l'*anus*, de la *vulve*, du *col de l'utérus*, de l'*urètre* pourront être vaincues par ce moyen.

3° L'atropine est le plus puissant des **antisécréteurs** ; elle n'a pas d'égale pour la suppression des *sueurs*, et son usage est aujourd'hui journalier depuis que le professeur Vulpian a fait connaître les résultats merveilleux qu'il en a obtenus pour arrêter les sueurs des phtisiques.

L'indication de supprimer la *sécrétion salivaire* s'offre rarement ; mais si le cas se présentait, il faudrait avoir recours à l'atropine. De même cet agent est utile dans a *galactorrhée*, ou pour tarir la sécrétion lactée des femmes qui ne veulent pas allaiter.

4° L'excitation des **mouvements intestinaux** qu'on obtient par l'atropine est mise à profit dans la *constipation*, l'*obstruction intestinale*, l'*étranglement herniaire*, mais nous ne pensons pas que dans ces derniers cas on doive beaucoup compter sur ce moyen.

Le resserrement des **vaisseaux** produit par l'atropine teut être utilisé dans les *hémorragies*, mais il est inférieur sous ce rapport à l'ergot de seigle.

Appliquées localement sur les organes pourvus de fibres lisses, les préparations belladonées font cesser les *spasmes et contractures*; aussi les emploie-t-on avec succès dans les contractures de l'urètre, de l'anus, du vagin, du col de l'utérus.

Traitement de l'empoisonnement par l'atropine. — Après les évacuants on a recommandé d'administrer le tanin, le charbon et l'iode. Le reste du traitement ne peut être que symptomatique. Nous avons vu ce qu'il fallait penser de l'antagonisme de l'atropine, entre l'ésérine et la morphine; pour nous, si nous voulions avoir recours à une substance antagoniste, c'est au jaborandi que nous nous adresserions.

PRÉPARATIONS. — DOSES.

Belladone.	*Poudre de racine...*	0 gr. 02 à	0 gr. 10
	Poudre de feuilles..	0 gr. 03 à	0 gr. 30
	Extrait aqueux....	0 gr. 01 à	0 gr. 10
	Teinture...........	0 gr. 10 à	0 gr. 20
	Sirop..............	10 grammes à	20 grammes.
	Pommade belladonée.		1 p. 8

Atropine et sulfate d'atropine : 0 gr. 0005 à 0 gr. 002.

Sirop.. 10 à 30 gr.
Injection sous-cutanée : Sulfate d'atropine...   0 gr. 01
                         Eau de laurier-cerise. 10 grammes.

Chaque seringue renferme 1 milligramme d'atropine.
Il est utile d'associer la morphine à l'atropine.

Collyre faible....... 0 gr. 001 p. 10
Collyre fort........ 0 gr. 005 p. 10 (Desmarres).

Jusquiame. — On en distingue deux sortes : la noire (*Hyosciamus niger*), et la blanche (*H. albus*). On emploie les feuilles et les semences. On en extrait l'*hyoscyamine* et l'*hyoscine*, qui ont la formule $C^{17}H^{23}AzO^3$ et qui sont isomères de l'atropine. Elles ont une action semblable à celle-ci, mais elles calment mieux le système nerveux central, et ce calme n'est pas précédé d'excitation. Aussi sont-elles beaucoup employées dans la thérapeutique mentale.

Extrait aqueux......... 0 gr. 05 à 0 gr. 20
Teinture............... 0 gr. 10 à 0 gr. 20
Sirop.................. 20 gr. 00 à 40 gr. 00
Hyoscyamine amorphe... 0 gr. 001 à 0 gr. 003
    — *cristallisée*. 1/2 mill. à 1 milligramme.
Hyoscine cristallisée..... 1/4 mill. à 1 —

Datura stramonium. — La *daturine* n'est qu'un mélange d'atropine et d'hyoscyamine. Les préparations de datura sont les mêmes que celles de la belladone et s'administrent aux mêmes doses.

Duboisine. — Alcaloïde de la *Duboisia myoporoides*. C'est un isomère de l'hyoscyamine et de l'atropine. Elle dilate la pupille plus rapidement que l'atropine et pour un temps plus court. Elle est moins irritante.

Elle ne s'emploie guère qu'en oculistique.

Collyre : Sulfate de duboisine......... 0 gr. 05
     Eau distillée............... 10 grammes.

Homatropine. — C'est une atropine artificielle obtenue par combinaison de l'atropine avec l'acide chlorhydrique (Ladenburg). Elle est plus mydriatique que l'atropine, et son action dure moins longtemps.

Solanine. — Alcaloïde glucoside du *Solanum nigrum*, du *Solanum dulcamara*. Substance gélatineuse soluble dans l'eau, très irritante. On observe, après son administration, la sécheresse de la gorge, de la pesanteur épigastrique, des nausées, vomissements. Elle paralyse la sensibilité, d'où son emploi comme antinévralgique.

Doses : 0 gr. 20 à 0 gr. 40 en pilules.

Quebracho. — On emploie l'écorce du *Quebracho blanco* (Apocynées), arbre originaire de la République argentine. Indépendamment de l'*aspidospermine* qui en est le principe actif, le quebracho renferme la *quebrachine*, l'*aspidosamine* l'*aspidospermatine*.

L'aspidospermine ($C^{22}H^{30}A^{2}O^{2}$), est un alcaloïde peu soluble dans l'eau, soluble dans l'alcool. Elle forme des sels solubles.

D'après Huchard et Eloy, l'aspidospermine accroît l'ampli-

tude des mouvements respiratoires et en augmente la fréquence.

Les battements du cœur augmentent, la température s'a-
baisse.

L'aspidospermine est indiquée dans la dyspnée de l'asthme
et de l'emphysème.

Doses : Teinture de quebracho à 1 p. 5, 1 à 3 grammes
par jour. Poudre d'écorce, 0 gr. 30 à 0 gr. 50 *pro die. Aspidospermine*, 0 gr. 05 à 0 gr. 16, à l'état de chlorhydrate.

Piscidia erythricina. — Arbre de la Jamaïque, de la
famille des Légumineuses. L'écorce renferme la *piscidine*
$(C^{29}H^{24}O^8)$.

La piscidine, d'après Hart, est un narcotique, un modérateur réflexe, dilate la pupille, ralentit le cœur, et abaisse la
pression sanguine.

On l'emploie dans l'insomnie, la toux, les névralgies.

Doses : Extrait fluide, 3 à 6 grammes. Teinture alcoolique
au cinquième, 40 à 50 gouttes.

ACONIT

L'*Aconitum napellus* (Renonculacées) renferme l'*aconitine cristallisée* $(C^{20}H^{17}AzO^7)$ insoluble dans l'eau,
soluble dans l'alcool, l'éther ; l'*aconitine amorphe*,
substance peu définie ; la *napelline*, base soluble dans
l'eau.

L'aconitine cristallisée (aconitine Duquesnel) est le
principe le plus actif. La napelline a des propriétés
semblables, mais moins accentuées.

PHYSIOLOGIE

Action locale. — L'aconitine est très irritante. Appliquée sur la peau et les muqueuses, elle cause une sensation de brûlure qui dure plusieurs heures. On ne
peut, pour cette raison, l'employer en injection sous-
cutanée.

Effets généraux. — Sous l'influence de doses assez
fortes d'aconitine, on observe d'abord de l'agitation,
de l'insomnie, puis de la faiblesse générale, des four-

millements, de l'anesthésie, le ralentissement du cœur et de la respiration, la dilatation de la pupille, et enfin la mort par arrêt de la respiration.

Action sur le système nerveux. — Les *centres nerveux* sont d'abord excités par l'aconitine : cette excitation se traduit par l'incoordination et l'ataxie des mouvements. Les centres se paralysent plus tard par les progrès de l'asphyxie.

Les *nerfs moteurs* perdent leur conductibilité, car, si sur un animal empoisonné on excite les nerfs sciatiques, il ne se produit pas de contractions musculaires (Duquesnel et Gréhant).

Ce qui prouve encore que la paralysie n'est pas due à une altération des centres, c'est que la ligature des vaisseaux d'un membre préserve ce membre de la paralysie.

Nerfs sensitifs. — La sensibilité est d'abord excitée, ainsi qu'en témoignent les fourmillements, le prurit, les picotements que l'on observe à dose thérapeutique. A cette période succède la paralysie de la sensibilité. — On ne sait au juste à quoi attribuer cette anesthésie : Laborde estime qu'elle est d'origine centrale.

Action sur les muscles. — Les muscles striés conservent leur contractilité.

Action sur la pupille. — La pupille se dilate, on ne sait par quel mécanisme.

Action sur la circulation. — On constate, au début, de l'accélération et de l'irrégularité du cœur. Puis les contractions prennent une amplitude double de la normale (Laborde), et enfin le cœur se tétanise. Cette action s'exerce par l'intermédiaire du pneumogastrique, puisque l'atropine (qui paralyse ce nerf) l'empêche de se produire.

L'effet sur la *pression artérielle* n'est pas bien connue.

Action sur la respiration. — La respiration est ralentie dès le début : ce ralentissement va toujours s'accentuant jusqu'à l'arrêt ; il est expliqué par la paralysie des nerfs moteurs des muscles respiratoires.

Action sur la nutrition. — On constate un abaisse-ment de la température par ralentissement du cœur et de la respiration.

Action sur les sécrétions. — L'aconitine produit une hypersécrétion de la *salive*, des *urines*, de la *sueur* et de la *bile*, on ignore comment.

THÉRAPEUTIQUE

L'aconit a été beaucoup employé dans le *rhumatisme* et la *goutte*. Il ne peut être utile dans ces affections que par son action diurétique, sudorifique et pour calmer les douleurs. Il peut être avantageusement remplacé par d'autres médicaments.

En Angleterre, on emploie beaucoup l'aconit dans les phlegmasies comme antipyrétique.

L'aconitine cristallisée réussit admirablement dans les *névralgies* du *trijumeau*, alors même qu'elles sont produites par une affection dentaire. C'est là sa seule action vraiment efficace.

On peut utiliser son action antipyrétique dans les fièvres et phlegmasies.

PRÉPARATIONS. — DOSES.

Aconit. — Les préparations d'aconit doivent autant que possible être évitées, en raison de la grande variabilité de leur teneur en aconitine. On ne doit employer que l'alcoola-ture de racines (Dujardin-Beaumetz), 0 gr. 50 à 2 grammes.

Aconitine amorphe. — 0 gr. 01 à 0 gr. 03.

Aconitine cristallisée. — 1/4 de milligramme à 2 milli-grammes.

Les granules d'aconitine Duquesnel sont dosées à 1/4 de milligramme.

Nitrate d'aconitine. — Soluble dans l'eau, se donne aux mêmes doses que l'aconitine cristallisée.

DELPHINE

La *delphine* ($C^{22}H^{35}AzO^6$) est un alcaloïde qu'on retire des graines de la *staphysaigre*, famille des Renonculacées. Elle est un peu soluble dans l'eau, soluble dans l'alcool.

Elle agit comme l'aconit sur les *nerfs moteurs* et la *sensibilité*; elle ralentit également la circulation et la respiration, mais l'analyse de ces phénomènes n'a pas été faite.

On ne l'emploie que dans les *névralgies* et le *tic douloureux de la face*.

PRÉPARATIONS. — DOSES.

Poudre de graines de staphysaigre. — 0 gr. 10 à 0 gr. 20 en pilules ou dans une potion.

Delphine. — 0 gr. 005 à 0 gr. 02 en pilules ou en solution.

CIGUË

Le genre *Ciguë*, des Ombellifères, renferme plusieurs plantes employées en thérapeutique et possédant un principe actif qui leur est commun : ce sont la *grande ciguë*, la *ciguë vireuse*, la *petite ciguë*, la *ciguë aquatique*.

Le principe actif est la *cicutine* ($C^{15}H^{15}Az$), encore appelée *coniinine* ou *conicine*. C'est un liquide incolore, plus léger que l'eau, peu soluble dans l'eau, mais soluble dans l'alcool et l'éther.

PHYSIOLOGIE

Effets généraux. — Des expérimentateurs observant sur eux-mêmes les effets de la cicutine ont constaté des vertiges, de l'obscurcissement de la vue, une grande faiblesse, de l'anesthésie, le ralentissement du cœur et de la respiration, la dilatation de la pupille, des vomissements.

Action sur le système nerveux. — Des doses toxiques produisent d'abord, chez les animaux, de l'excitation et des convulsions qui paraissent dépendre d'une action irritante du poison sur les *centres nerveux*.

Puis survient la paralysie générale. Des expériences analogues à celles faites par l'étude du curare montrent que la paralysie est due à l'action du poison sur les *nerfs moteurs*.

La *sensibilité* est notablement diminuée ou disparaît même. On peut croire que cette anesthésie provient de la paralysie des *nerfs sensitifs*, car la cicutine appliquée localement sur les nerfs sensitifs abolit leur pouvoir conducteur.

Action sur les muscles. — Les muscles striés conservent leur contractilité.

Action sur le circulation. — D'après Bohm, la cicutine accélère le cœur par paralysie du pneumogastrique ; plus tard le cœur se ralentit et s'arrête par paralysie des ganglions automoteurs.

Action sur la respiration. — La respiration se ralentit et s'arrête par suite de la paralysie des muscles. La mort arrive par asphyxie.

L'action sur la *nutrition* et les *sécrétions* est peu importante.

THÉRAPEUTIQUE

La ciguë était beaucoup vantée autrefois dans les tumeurs *cancéreuses*, les *ulcères*, la *phtisie*. Son seul emploi rationnel découle de ses propriétés anesthésiques et analgésiques.

PRÉPARATIONS. — DOSES.

Ciguë. — *Poudre de feuilles.* — 0 gr. 10 à 1 gramme en pilules ou infusion.

L'extrait alcoolique est une mauvaise préparation, car la cicutine s'est volatilisée.

Teinture et alcoolature...	0 gr. 50 à 1 gramme.
Cicutine................	0 gr. 0005 à 0 gr. 003.

Pour usage externe :

Cataplasme de ciguë. — Ciguë.......	50 grammes.
Eau..........	1 000 —
Farine de lin.	q. s.
Pommade. — Extrait de ciguë......	1 gramme.
Cérat.............	9 grammes.

On fait aussi des emplâtres de ciguë.

GELSEMIUM SEMPERVIRENS

Plante grimpante de la Virginie, famille des Loganiacées, dont le principe actif est la *gelsémine* ($C^{24}H^{28}Az^2O^4$).

Le gelsemium produit chez l'homme de la céphalalgie, des vertiges, des éblouissements, de la mydriase, des nausées, vomissements, une grande fatigue et une oppression intense.

Chez les animaux, on observe une paralysie générale coupée par des mouvements tétaniques. La dose mortelle pour le lapin est de 0 gr. 50 à 1 gramme d'extrait, et de 0 gr. 10 de gelsémine (Rouch).

La constatation de la paralysie et des convulsions fait supposer que le gelsemium renferme deux principes actifs, l'un paralysant, l'autre convulsivant (Ringer, Murrel, Gerrard).

Le gelsemium accélère le cœur et abaisse rapidement la pression vasculaire. Le cœur s'arrête en diastole, après la cessation de la respiration.

La température s'abaisse de 1° à 2° (Noritz).

Thérapeutique. — Le gelsemium est surtout employé dans les névralgies. Comme mydriatique, il a sur l'atropine l'avantage d'avoir une action moins prolongée et de moins paralyser l'accommodation.

Doses : Extrait fluide, 1 à 5 gouttes renouvelées plusieurs fois par jour.

  Teinture alcoolique : 10 à 20 gouttes *pro die*.
  Gelsémine pour collyre :
  Chlorhydrate de gelsémine : 0 gr. 10
  Eau..................... 10 grammes.

Traitement de l'empoisonnement par les solanées vireuses. — Il n'existe de contre-poison ni chimique ni physiologique. On devra d'abord s'opposer à l'absorption du poison par les vomitifs et les purgatifs; puis, comme ces poisons amènent la mort par asphyxie, pratiquer la respiration artificielle jusqu'à ce que la substance soit éliminée et favoriser son élimination par les diurétiques, sudorifiques et sialagogues.

BROMURES

Les bromures *alcalins* (de potassium, de sodium, d'ammonium) agissent par le brome qu'ils renferment : il est donc intéressant de connaître avant tout l'action du *brome*.

Brome. — Le brome, en vertu de son affinité pour l'hydrogène, détruit les éléments anatomiques; il est caustique.

Absorbé en solution suffisante, il produit chez l'homme une diminution de l'activité intellectuelle, une diminution de l'excitabilité réflexe et de la sensibilité, une propension au sommeil. Injecté à faible dose dans le sang d'animaux, il détermine, par son élimination, une forte irritation des muqueuses, notamment de la muqueuse nasale, une accélération, puis un ralentissement de la circulation et de la respiration (Nothnagel et Rossbach).

Il n'y a pas lieu de l'employer en thérapeutique en raison de sa causticité et puisqu'il peut être remplacé par ses sels.

BROMURE DE POTASSIUM

Il est soluble dans l'eau et l'alcool. Il s'absorbe en nature dans l'estomac.

Action locale. — Sur la *peau*, le bromure de potassium n'a aucune action irritante. Sur les *muqueuses* et les plaies, il détermine de la douleur et de l'inflammation, si la solution est concentrée. Aussi produit-il quelquefois des nausées, des vomissements, de la diarrhée, par son contact avec la muqueuse gastro-intestinale. On évite ces inconvénients en diluant suffisamment le médicament.

Effets généraux. — Sous l'influence de 3 à 5 grammes de bromure de potassium, on observe de la céphalalgie, e l'obtusion de l'intelligence, de la somnolence; les réflexes sont diminués, la circulation et la respiration se ralentissent. Des doses toxiques amènent la mort par arrêt du cœur.

La toxicité est faible, car un homme peut ingérer 25 à 30 grammes de bromure.

Action sur le système nerveux. — L'obtusion de l'intelligence, la diminution de la mémoire, la somnolence, témoignent de l'action dépressive que le bromure de potassium exerce sur le *cerveau*.

Les expériences d'Albertoni, faites sur des chiens, montrent que le bromure de potassium diminue considérablement l'excitabilité réflexe du cerveau, et cela à tel point que, chez un animal bromuré, on ne peut provoquer des accès épileptiques par l'irritation électrique de l'écorce cérébrale.

L'usage prolongé de ce sel rend le caractère triste, mélancolique ; les facultés intellectuelles sont notablement diminuées. On donne à cet ensemble de symptômes le nom d'*ivresse bromique*, qui diffère de l'ivresse alcoolique par l'absence de période d'excitation. D'après Debout, Vigouroux, Brown-Séquard, le bromure est hypnotique comme la morphine, mais par un mécanisme inverse : la morphine congestionne le cerveau, le bromure l'anémie ; cette anémie a été constatée par Sokolowski sur des animaux trépanés. Nous ne pouvons admettre que le sommeil soit produit indifféremment, soit par la congestion, soit par l'anémie cérébrale ; nous croyons même que les modifications circulatoires sont de peu d'importance et que le sommeil est bien plutôt le résultat de l'action directe du médicament sur la substance nerveuse. L'effet du bromure de potassium sur l'*excitabilité réflexe* de la moelle et la *sensibilité* est assez marqué. A la dose de 4 à 5 grammes on supprime les mouvements réflexes provoqués par le chatouillement de la luette, de la base de la langue, du pharynx, de l'épiglotte ; à dose plus forte, toutes les autres muqueuses, celles de l'urètre, du vagin, la conjonctive, sont anasthésiées ;

la peau elle-même devient insensible au chatouillement et à la douleur par des doses très élevées (20 grammes) (Nothnagel et Rossbach).

Cette anesthésie des muqueuses est attribuée par Prunier à la paralysie des nerfs sensitifs produite *localement* par le contact direct du bromure avec les nerfs au moment où il s'élimine par les muqueuses. Cette opinion n'est pas exacte, et voici pourquoi : les muqueuses n'ont perdu que la sensibilité tactile, et non la sensibilité à la température et à la douleur; si les nerfs étaient paralysés, toutes les sensibilités seraient abolies, car c'est dans les centres nerveux que s'opère la distinction des diverses sortes de sensibilité. Autre raison. Les réflexes et la sensibilité disparaissent chez la grenouille dans un membre isolé de la circulation par la ligature des vaisseaux (Nothnagel et Rossbach). Enfin le bromure de potassium empêche les convulsions de la strychnine (Schroff jeune).

L'influence dépressive que ce sel exerce sur les sens génitaux prouve encore son action sur la moelle.

Les *nerfs sensitifs* et *moteurs* ne perdent leur conductibilité que faiblement et bien après la paralysie des centres (Nothnagel et Rossbach).

Les muscles striés se paralysent dans une solution de bromure de potassium et dans l'intoxication, mais les doses médicamenteuses sont impuissantes à produire ce résultat.

Action sur la circulation. — Les battements du *cœur* se ralentissent et deviennent en même temps plus faibles. Les expériences montrent que ces effets sont dus à la paralysie des nerfs accélérateurs du cœur et du muscle cardiaque. Quand le cœur est arrêté, les excitations les plus fortes ne peuvent le ranimer (Nothnagel et Rossbach).

La *pression artérielle* s'abaisse, d'après Nothnagel et Rossbach par suite de la faiblesse du cœur et peut-être aussi par paralysie du centre vaso-moteur. Martin-Damourette et Pelvet soutiennent au contraire que le bromure de potassium élève la pression vasculaire en resserrant les artérioles. L'anémie cérébrale constatée par Sokolowski vient encore à l'appui de l'opinion des auteurs français, laquelle est généralement adoptée en France.

Cette contradiction des auteurs au sujet de l'influence du bromure sur la pression artérielle me paraît tenir à la différence des doses. Les doses thérapeutiques de 2 à 4 grammes produisent bien le resserrement des artérioles.

Action sur la respiration. — La respiration est ralentie, tous les auteurs sont d'accord à ce sujet, mais on n'indique pas le mécanisme de ce ralentissement.

Action sur la nutrition. — Rabuteau, Chéron et Fauquez ont expérimenté le bromure de potassium au point de vue de son action sur la nutrition, et reconnu que ce médicament abaissait le chiffre de l'*urée*. Schulze a constaté la diminution du phosphore éliminé par les urines. La *température* s'abaisse également. Le ralentissement de la circulation et de la respiration expliquent l'influence modératrice du bromure de potassium sur la nutrition.

Élimination et action sur les sécrétions. — Le bromure de patassium s'élimine en nature par la peau, les muqueuses, les glandes lacrymales, mammaires, les voies urinaires, et produit des modifications sur ces organes.

La *peau* devient le siège d'une éruption de nature acnéique; les *muqueuses* du larynx, du pharynx, subissent une légère inflammation catarrhale. Ces accidents sont attribués par Rabuteau à l'iodure de potassium, qui, dans le commerce, est toujours mélangé au bromure : le bromure de potassium, plus fixe que l'iodure, ne se décompose pas par les acides et ne peut, par conséquent, dégager du brome comme l'iodure dégage de l'iode. L'*excrétion urinaire* n'est pas sensiblement modifiée par le bromure de potassium. Gubler et G. Sée considèrent ce médicament comme un diurétique par action vaso-motrice ; d'autres auteurs lui refusent cette propriété. Un fait certain est celui-ci : le besoin d'uriner est moins fréquent par suite de l'anesthésie de la vessie.

Le bromure de potassium s'emmagasine dans le cerveau et le foie (Cazeneuve et Doyon).

THÉRAPEUTIQUE

L'action sédative que le bromure de potassium exerce sur le système nerveux le rend précieux dans un grand nombre d'affections.

Épilepsie. — C'est dans l'épilepsie qu'il a montré toute sa valeur, si bien qu'on l'a reconnu supérieur à tous les autres médicaments. Assurément, il ne guérit pas toujours, mais il améliore, éloigne les accès et atténue leur intensité. Son action est surtout efficace dans l'épilepsie essentielle ; l'épilepsie symptomatique peut être amendée, non guérie, par le bromure de potassium.

Il est une règle dont il ne faut jamais se départir : c'est que, dans l'épilepsie, le bromure de potassium doit être donné à *haute dose* (4 à 10 grammes) et d'une manière *continue*.

L'*éclampsie* puerpérale, dont les accès sont semblables à ceux de l'épilepsie, peut être avantageusement traitée par le bromure. Nous ferons remarquer toutefois que dans cette affection il y a lieu d'agir rapidement et que le chloral ou le chloroforme rempliront mieux les indications.

Même remarque pour le *tétanos* et l'*empoisonnement par la strychnine*.

Dans l'*hystérie*, la *chorée*, le bromure s'est montré efficace, mais son action est incertaine.

Gubler, de Beaufort, Fonssagrives ont obtenu des succès dans la *coqueluche* ; G. Sée dans l'*asthme*.

Dans l'*ataxie locomotrice*, Siredey a constaté la diminution de l'incoordination musculaire et l'apaisement des douleurs fulgurantes. Il débute par 2 grammes, et augmente progressivement la dose jusqu'à 10 à 12 grammes.

Les *névralgies diverses*, les *spasmes*, les *hyperesthésies* de la peau, des muqueuses, ont été traités avec succès par le bromure de potassium.

L'*insomnie* des maladies aiguës due à l'agitation fébrile est justiciable du bromure, d'autant plus que dans ce cas on obtient un autre résultat favorable : l'abaissement de la température que produit le médicament.

Les *palpitations*, l'arythmie purement nerveuse, sont modifiées avantageusement et rapidement par le bromure. L'effet est moins certain s'il existe une maladie organique du cœur. S'il est vrai que le bromure anémie le cerveau, il est indiqué dans les congestions cérébrales liées aux lésions mitrales : par contre, il est contre-indiqué dans les lésions de l'orifice aortique.

L'*hypertrophie de la rate* d'origine paludéenne a été efficacement combattue par le bromure. Ce remède est très usité en Angleterre à ce point de vue ; en Algérie Ch. Bernard, en France Barailler, qui l'ont employé souvent dans cette maladie, lui décernent des éloges chaleureux. Il agirait dans ce cas en faisant contracter les vaisseaux de la rate.

Le bromure de potassium est nettement indiqué dans l'*incontinence d'urine* due à l'hyperesthésie de la vessie ; dans la *spermatorrhée* par irritation des organes génito-urinaires ; dans les *érections* de la blennorragie, et chaque jour il rend de grands services dans ces affections.

Les chirurgiens mettent souvent à profit l'anesthésie que le bromure détermine sur la muqueuse bucco-pharyngienne lorsqu'ils ont un examen ou une opération à pratiquer dans cette région.

Usage externe. — Le bromure de potassium a été employé comme caustique sur les ulcères de toute nature.

Hielen a obtenu de bons résultats dans la *diphtérie* en badigeonnant la gorge avec une solution de brome et de bromure de potassium. 1 gramme de chaque pour 200 grammes d'eau distillée. Cette solution dissout les fausses membranes.

Préparations. — Doses.

En France le bromure de potassium se donne à la dose de 2 à 12 grammes. En Allemagne on arrive facilement à 15 ou 20 grammes par jour.

Pour éviter l'action caustique du médicament quand on le donne en solution, il faut que chaque gramme de sel soit dissous dans 15 ou 20 grammes d'eau.

BROMURE DE SODIUM

Le bromure de sodium a été expérimenté en France, par Rabuteau, sur les animaux et sur l'homme, et il lui a reconnu des propriétés semblables à celles du bromure de potassium. Comme lui, il diminue le pouvoir réflexe de la moelle et invite au sommeil.

A poids égal il renferme une plus grande quantité de brome.

Il a été donné à des *épileptiques*, et ces malades ont été améliorés. Rossbach se sert également de ce sel pour anesthésier les muqueuses du pharynx et du larynx dans un but chirurgical.

Il y a donc lieu d'user de ce médicament dans le cas où le bromure de potassium aurait échoué. Il serait même avantageux de donner alternativement le bromure de potassium et le bromure de sodium aux épileptiques et autres malades qui doivent prendre le premier de ces sels d'une manière continue, car on évite ainsi l'influence dépressive exercée par lui sur le cœur, le bromure de sodium n'ayant pas une action si marquée sur cet organe.

Mêmes *doses* que le bromure de potassium.

Bromure d'ammonium. — Il n'a pas été l'objet de recherches nombreuses et approfondies. Brown-Séquard a reconnu qu'il avait des propriétés semblables à celles du bromure de potassium. Il agit plus vite et à doses *moitié moindres*. Les *bromures de calcium* et *de lithium* ont été recommandés comme succédanés du bromure de potassium, mais ils sont beaucoup moins sûrs.

Bromure de camphre ($C^{10}H^{15}BrO$), ou CAMPHRE MONOBROME. Ce bromure est un bon modérateur nervin. Il a été étudié et préconisé par Bourneville. On observe le ralentissement du cœur et de la respiration, l'abaissement de la température, la somnolence et quelquefois le sommeil. Il se décompose dans l'organisme en bromure alcalin et en camphre, lequel se métamorphose à son tour.

Ses indications sont les mêmes que celles du bromure de potassium.

Doses : 0 gr. 10 à 1 gramme en pilules ou dragées.

Bromure de zinc. — Expérimenté par Charcot, Bourneville, Magnan, Legrand du Saulle, il s'est montré inférieur au bromure de potassium dans le traitement de l'épilepsie.

Doses : 0 gr. 20 à 3 grammes.

Acide bromhydrique. — Il est peu employé. Cependant il détermine de la somnolence à haute dose.

En Angleterre, il est très employé pour combattre l'ivresse quinique et salicylique, et notamment les bourdonnements d'oreilles.

Doses : On se sert de la solution officinale, qui est à 1 p. 10 ; on en donne 5 à 10 grammes en potion.

Brométhylformine. — Combinaison obtenue par Trillat en faisant réagir le bromure d'éthyle et la formine. Cristaux incolores, presque insipides, solubles dans l'eau. Au contact des alcalis le corps se décompose en formol, alcool et bromure alcalin.

D'après Bardet et Féré, la brométhylformine a les effets du bromure de potassium, quoiqu'un peu atténués, mais il est mieux supporté et n'en a pas les inconvénients.

Doses : 4 à 8 grammes par jour en potion.

Gallobromol. — Acide dibromogallique ($C^6Bz^2(OH)^3CO.OH$). — Cristaux peu solubles dans l'eau, solubles dans l'alcool et l'éther. Il se transformerait dans l'organisme en bromure alcalin.

Il colore les urines en noir.

D'après Lépine, il est bien toléré aux doses de 8-10-15 grammes.

Doses : 5 à 10 grammes *pro die* en potion ou cachets.

Bromamide ($C^6H^4AzBr^4$). — Combinaison d'ammoniaque et de bromure d'éthylène bromé. Cristaux insipides, insolubles dans l'eau, solubles dans l'alcool bouillant, renfermant 75 p. 100 de brome.

Il n'est pas toxique chez le lapin à la dose de 2 grammes.

Il a été conseillé par Fischedike et Kœchling comme antinévralgique et antithermique.

Doses : 0 gr. 50 à 1 gramme *pro die.*

Bromipine. — Combinaison de brome et d'huile de sésame. C'est un liquide employé surtout en Allemagne comme succédané de bromure.

Doses : 1 à 5 grammes soit pur, soit en potion.

ACIDE CYANHYDRIQUE (HCn)

C'est un liquide incolore, très volatil, soluble dans l'eau.

PHYSIOLOGIE

Action locale. — L'acide cyanhydrique pur appliqué sur la *peau* et les *muqueuses* y produit des escarres ; il détermine aussi de l'engourdissement et de l'anesthésie locale.

Effets généraux. — A la dose de 0 gr. 003 à 0 gr. 006, on observe chez l'homme des nausées, des vomissements, de la céphalalgie, de la dyspnée, le ralentissement du cœur.

Si la dose est plus élevée, 0 gr. 01, la dyspnée devient intense, il y a menace d'asphyxie, les pupilles se dilatent, un grand affaiblissement musculaire se produit, la connaissance se perd, et des spasmes toniques et cloniques se manifestent.

A dose toxique, les convulsions sont violentes, le coma arrive, puis la mort par asphyxie.

L'acide cyanhydrique est un des plus violents poisons. Une goutte portée sur la conjonctive d'un chien le tue en quelques secondes. Un goutte suffit également pour tuer un homme.

Action sur le système nerveux. — Les *centres* nerveux ne sont pas excités par l'acide cyanhydrique, comme pourraient le faire croire les spasmes et les convulsions. Ces convulsions, en effet, ne sont pas dues au poison, mais à l'acide carbonique en excès dans le sang par suite des troubles respiratoires ; les animaux à sang froid, notamment les grenouilles, qui n'éprouvent jamais de convulsions par l'asphyxie, n'en présentent pas dans l'intoxication par l'acide cyanhydrique (Hermann). Les centres nerveux sont donc déprimés par l'acide cyanhydrique, comme le montrent l'abattement, la perte de connaissance.

Les *nerfs sensitifs* et *moteurs* ne se paralysent que consécutivement à la paralysie des centres, dans l'intoxication (Kolliker). Mais les applications locales abolissent rapidement la conductibilité des nerfs.

Action sur la circulation. — Le *cœur* se ralentit dès le début ; il bat encore après que l'animal est mort par asphyxie. Ce ralentissement paraît dû à l'excitation des pneumogastriques, car une injection d'atropine (qui paralyse les pneumogastriques) rend comme une vie nouvelle au cœur très affaibli par de fortes doses d'acide cyanhydrique (Preyer, Rossbach). La *pression artérielle* monte rapidement, mais elle redescend bientôt à la normale et même au-dessous.

Action sur la respiration. — C'est le centre respiratoire qui ressent le plus vivement et le plus rapidement les effets de l'acide cyanhydrique. D'abord excité, il détermine des mouvements respiratoires accélérés dans lesquels l'expiration est spasmodique comme dans l'asthme ; lorsqu'il est paralysé, la respiration devient superficielle, et des pauses prolongées séparent les mouvements inspiratoires ; enfin la respiration s'arrête.

Action sur le sang. — En dehors des vaisseaux, l'acide cyanhydrique se combine avec l'hémoglobine, et le spectre solaire donne les raies d'absorption de l'oxyhémoglobine.

Chez les animaux empoisonnés, le sang veineux devient rutilant, absolument semblable au sang artériel. On est donc fondé à croire que l'acide cyanhydrique se fixe, dans l'organisme, sur les hématies et les empêche d'absorber de l'oxygène. Il agit comme l'oxyde de carbone et le bioxyde d'azote.

Est-ce à dire qu'il faille mettre sur le compte de cette altération globulaire tous les phénomènes de l'empoisonnement? Non, car les grenouilles, chez lesquelles les poisons hématiques sont sans effet, meurent par l'acide cyanhydrique. Lewisson empoisonne par l'acide cyanhydrique des grenouilles exsangues chez lesquelles il a remplacé le sang par une solution de chlorure de sodium.

Action sur la nutrition. — L'acide cyanhydrique ne modifie la nutrition, en diminuant les oxydations, que lorsqu'il est donné à dose suffisante pour produire le ralentissement de la respiration et l'intoxication hématique. Les doses thérapeutiques sont insuffisantes à produire ce résultat.

Duméril, Demarquay et Leconte ont observé un abaissement de la température avec le cyanure de potassium. Dans ce cas, l'élément potassium ajoute son effet à l'élément cyanhydrique.

Élimination. — L'acide cyanhydrique s'élimine en nature par les poumons (Preyer). On l'a également retrouvé en nature dans divers organes plusieurs jours après l'empoisonnement.

THÉRAPEUTIQUE

L'acide cyanhydrique ne me paraît indiqué que comme anesthésique local.

Préparations. — Doses.

L'acide cyanhydrique n'est pas employé pur, mais en solution aqueuse à 1 p. 10 ; cette solution s'appelle l'*acide cyanhydrique médicinal* ; elle se donne à la *dose* de 5 à 16 gouttes (0 gr. 25 à 0 gr. 50), *pro die*.

Le *sirop d'acide cyanhydrique* à 1 p. 200 renferme 0 gr. 10 d'acide médicinal par cuillerée à bouche.

Divers *composés cyaniques*, les *amandes amères*, le *laurier-cerise*, ne doivent leur action qu'à l'acide cyanhydrique. Passons-les rapidement en revue.

Cyanures. — Les cyanures de *sodium*, de *potassium*, d'*ammonium*, de *magnésium*, de *calcium*, de *mercure*, de *zinc*, se décomposent dans l'estomac au contact de l'acide du suc gastrique et laissent dégager l'acide cyanhydrique, qui s'absorbe et produit ses effets.

Doses : 0 gr. 05 à 0 gr. 10.

Amandes amères. — Elles sont fournies par l'*Amygdalus amara*, famille des Amygdalées. Ces fruits renferment deux principes, l'*amygdaline* et l'*émulsine* ou *synaptase*.

L'amygdaline, au contact de l'eau et de l'émulsine jouant le rôle de ferment, se décompose et donne naissance à de la glycose, de l'essence d'amandes amères et de l'acide cyanhydrique. L'ingestion d'une forte quantité d'amandes amères produit un empoisonnement, et cette intoxication est due à l'acide cyanhydrique ; car ni la glycose, ni l'essence d'amandes amères, ni l'amygdaline, ni l'émulsine ne sont toxiques. La décomposition de l'amygdaline se produit dans le tube intestinal.

Doses : Pour *émulsion*, 4 à 6 grammes d'amandes amères. *Eau distillée d'amandes amères :* 10 à 30 grammes.

Laurier-cerise. — Les mêmes considérations s'appliquent au laurier-cerise, *Prunus lauro-cerisus*, famille des Amygdalées.

Doses : *Eau distillée de laurier-cerise*, 10 à 30 grammes.

Traitement de l'empoisonnement par l'acide cyanhydrique. — L'acide cyanhydrique n'a pas d'antidote réel ; on pourra cependant donner de l'hydrate de peroxyde de fer et de la magnésie.

Il faut réveiller le système nerveux par des affusions froides, des injections sous-cutanées d'éther, de l'alcool, etc. Si la respiration se suspend et s'arrête, pratiquer la respiration artificielle. Des inhalations d'oxygène sont indiquées.

ACIDE CARBONIQUE

PHYSIOLOGIE

L'acide carbonique existe dans tous les liquides et tissus de l'organisme ; il provient de l'oxydation des principes immédiats des éléments anatomiques. Formé dans l'élément anatomique avec une tension donnée, il rentre dans le sang, où la [pression est moins forte, et de là il s'exhale par les poumons et la peau dans l'atmosphère, où la tension est encore plus faible.

Le cadre de cet ouvrage ne nous permet pas d'examiner la question de savoir si l'acide carbonique est simplement un corps destiné à être éliminé, ou s'il joue un rôle plus important dans les phénomènes de la vie, celui, par exemple, que Brown-Séquard lui attribue dans la stimulation des centres nerveux. Mais nous devons examiner si l'acide carbonique est un gaz purement irrespirable ou s'il est doué de propriétés toxiques.

Divers auteurs, Beddoës, Guyton de Morveau, Nysten, Demarquay, pensent que la mort qui résulte de l'inspiration d'une atmosphère chargée d'acide carbonique est simplement le fait de l'insuffisance d'oxygène. Pour d'autres, tels que Fourcroy, Collard de Martigny, Brown-Séquard, Paul Bert, la mort, dans ce cas, ne résulte pas seulement de l'insuffisance de l'oxygène, mais aussi de l'action toxique de ce gaz.

Voici des expériences qui tendent à démontrer la toxicité de l'acide carbonique :

Les animaux placés dans une atmosphère d'acide carbonique meurent plus rapidement que dans une atmosphère d'oxyde de carbone ou de gaz inerte : hydrogène, azote (Paul Bert).

Si l'on fait respirer à un animal un mélange d'oxygène en quantité suffisante pour entretenir la vie et d'acide carbonique, la mort n'en arrive pas moins rapidement.

Une poule placée dans l'acide carbonique, mais pouvant respirer de l'air pur au moyen d'un appareil spécial, est frappée d'insensibilité et de paralysie générale (Landriani). Relativement à cette dernière expérience, Coulier (cité par Dechambre, in *Dict. encyclopédique*) dit que la mort doit être, dans ce cas, attribuée à la suppression des fonctions de la peau. La suppression des fonctions de la peau par un vernis imperméable produit, il est vrai, des accidents, mais ces accidents ne sont pas immédiats, et ils consistent plutôt dans des troubles de nutrition que dans des phénomènes graves du côté du système nerveux.

Une atmosphère contenant un dixième d'acide carbonique est suffisante à produire l'asphyxie. Il nous paraît donc exact d'admettre que l'acide carbonique est toxique. Ce fait n'a rien d'extraordinaire si l'on songe que l'oxygène lui-même est toxique à haute dose, ainsi que l'a démontré Paul Bert.

Effets locaux. — En contact avec la *peau*, l'acide carbonique produit d'abord une sensation de froid, puis des picotements, sentiment de la chaleur et rougeur de la peau. Si le contact est prolongé, on arrive à un léger degré d'anesthésie.

L'action est la même, mais plus intense, sur le derme dénudé et les muqueuses.

Effets généraux. — Les phénomènes qui se produisent à la suite d'inspirations d'acide carbonique ou de la diminution de l'expiration de ce gaz sont identiques.

On observe de la céphalalgie, des vertiges, une sorte d'ivresse, de la dyspnée, le ralentissement du pouls, l'élévation de la pression sanguine, des convulsions générales, enfin le coma, la cyanose et la paralysie de la respiration.

Les convulsions qui se manifestent sous l'influence de l'acide carbonique ont une importance dans l'étude physiologique des médicaments, car dans un grand nombre de cas les médicaments, à dose toxique, amènent la mort par paralysie de la respiration : il se produit alors des convulsions qu'il faut rattacher à l'acide carbonique et non au poison.

Action sur le système nerveux. — Les *centres* nerveux sont primitivement excités par l'acide carbonique, mais cette excitation fait bientôt place à la paralysie générale.

Les *nerfs sensitifs* se paralysent, ainsi que le montre l'anesthésie locale obtenue sur des parties du corps en contact avec ce gaz.

Les muscles *striés* ne se contractent pas sous l'influence des excitants directs (Rabuteau).

D'après Nothnagel et Rossbach, les muscles mis en contact avec l'acide carbonique deviennent rapidement le siège de la rigidité cadavérique; mais ce phénomène n'a pas le temps de se produire dans les empoisonnements.

Action sur la circulation. — Le ralentissement des battements du cœur doit être attribué à l'excitation des pneumogastriques, car il ne se produit pas si ces nerfs ont été coupés (Nothnagel et Rossbach).

La *pression* artérielle s'élève fortement par excitation du centre vaso-moteur; à la période ultime, ce centre se paralyse et la pression baisse (Nothnagel et Rossbach).

Le *sang* devient noir par suite de sa surcharge en acide carbonique.

Action sur la respiration. — Les mouvements respiratoires sont d'abord accélérés par excitation du centre, puis ils se ralentissent et s'arrêtent quand la paralysie a envahi le bulbe (Nothnagel et Rossbach).

Bernsteim a fait de nombreuses expériences pour étudier l'action de la privation d'oxygène ou de la surcharge d'acide carbonique sur la respiration. Il en conclut : 1º que le sang simplement pauvre en oxygène agit en excitant le centre *inspiratoire*, d'où le renforcement de l'inspiration ; 2º que le sang surchargé d'acide carbonique excite le centre *expiratoire*, d'où le renforcement de l'expiration et, par suite, l'élimination plus facile de ce gaz.

Action sur le tube digestif. — L'acide carbonique produit dans la bouche une saveur piquante, une sensation de chaleur dans l'estomac. On ne sait si les sécrétions gastriques et intestinales sont activées. L'efficacité de l'acide carbonique contre les vomissements indique de sa part une action anesthésique sur la muqueuse.

Si la quantité de gaz ingérée est un peu forte, il se produit du météorisme.

Les mouvements péristaltiques de l'intestin sont accélérés dans les empoisonnements (Nasse).

Les accidents d'intoxication ne sont pas à craindre par l'absorption gastro-intestinale, car le gaz s'élimine rapidement par les poumons.

THÉRAPEUTIQUE

L'emploi de l'acide carbonique est fort restreint : on a pu se servir de cet agent, mais nous ne croyons pas qu'aujourd'hui on l'utilise beaucoup.

Dupont et Parkin ont essayé chez les *phtisiques* les inhalations d'acide carbonique ; ils ont observé l'augmentation des forces, de l'appétit et du poids des malades.

Dans les *catarrhes chroniques* des voies respiratoires, bronchites, laryngites, ces inhalations sont utiles quand il n'y a pas d'exacerbation aiguë, car il ne faut pas oublier l'action irritante de l'acide carbonique.

Dans l'*asthme*, les inhalations auraient prévenu le retour des accès (Durand-Fardel).

Dans les *affections fébriles*, l'acide carbonique sous forme d'eau de Seltz est très utile pour calmer la soif des malades.

Les boissons gazeuses sont souvent efficaces dans les *vomissements* dus à une irritation de l'estomac, par suite de la diminution de la sensibilité.

On s'est servi quelquefois d'injections d'eau de Seltz dans le rectum pour lever une *obstruction intestinale*, et on a rapporté des succès.

Usage externe. — Les expériences de Demarquay ont démontré que l'acide carbonique hâtait la *cicatrisation des plaies*. La difficulté du pansement a empêché cette pratique de se généraliser.

L'acide carbonique est employé comme anesthésique dans diverses affections *douloureuses* externes : cancer du sein, de l'utérus, névralgies, aménorrhée; mais c'est un moyen fort infidèle.

Les *cystites* avec ténesme ont été traitées par des injections de liquide chargé d'eau de Seltz.

MODES D'ADMINISTRATION

Pour les affections du *tube digestif*, on se sert de l eau de Seltz artificielle ou des eaux minérales.

La *potion anti-émétique* de *Rivière* n'agit que par l'acide carbonique qui se dégage dans l'estomac. Voici sa formule :

Potion alcaline.		*Potion acide.*	
Bicarbonate de soude.	2 gr.	Acide tartrique......	2 gr.
Sirop................	15 —	Sirop..............	15 —
Eau.................	50 —	Eau.................	50 —

Une cuillerée de chaque jusqu'à effet.

Pour les affections respiratoires, on peut aussi prendre des eaux gazeuses en boissons, mais il vaut mieux pratiquer des inhalations avec des appareils spéciaux.

Pour les injections rectales, vaginales, vésicales, on se sert du siphon ordinaire d'eau de Seltz ou de l'appareil de Fordos.

Pour le pansement des plaies, Demarquay a fait construire diverses formes de manchon s'adaptant aux membres et recevant le gaz acide carbonique.

EAUX MINÉRALES ACIDULÉES

La plupart des eaux bicarbonatées sodiques renferment de l'acide carbonique libre, mais il en est qui en contiennent une assez forte proportion pour que l'action de ce gaz puisse être dégagée de celle des matériaux solides. Les principales de ces eaux gazeuses sont : *Seltz, Pougues, Condillac, Chateldon, Saint-Galmier, Vals, Bussang*.

HYPNOANESTHÉSIQUES

Ce sont des agents qui produisent l'insensibilité, le sommeil et la résolution musculaire.

Leur découverte est de date récente, car c'est en 1842 que Long, d'Athènes, se servit le premier de l'éther pour anesthésier ses malades avant de les opérer.

Ces agents appartiennent tous, sauf le protoxyde d'azote, à la classe des substances hydrocarbonées, dans lesquelles un ou plusieurs atomes d'hydrogène sont remplacés par du brome, du chlore, de l'iode ou de l'oxygène.

Nous aurons à étudier le *chloroforme*, l'*éther*, le *chloral*, et divers autres anesthésiques.

CHLOROFORME ($CHCl^3$)

Il bout à 61°. Ses vapeurs ne brûlent pas. Il ne se mêle pas à l'eau et est plus dense qu'elle. Sous l'influence de la lumière, il se décompose et donne naissance à du chlore et à de l'acide chlorhydrique. Il faut donc le conserver à l'abri de la lumière (Regnauld). D'après Regnauld, il suffit, pour empêcher cette décomposition, d'additionner le chloroforme d'alcool éthylique ou méthylique dans la proportion de 1 p. 1 000.

Dans le commerce il est souvent rendu impur par la présence d'alcool et de matières organiques. Un chloroforme décomposé ou impur peut être la cause d'accidents mortels; il est donc indispensable de se rendre compte de son état de pureté avant de s'en servir.

On décèle la présence du chlore et de l'acide chlorhydrique en versant le chloroforme dans une solution de nitrate d'argent : il se fait un précipité blanc de chlorure d'argent.

Pour reconnaître l'alcool, on agite le chloroforme avec de l'eau distillée, puis on laisse reposer ; le chloroforme va au fond. S'il est laiteux au lieu d'être limpide, c'est qu'il renferme de l'alcool.

L'alcool ne paraît pas avoir grand inconvénient. En Angleterre on se sert couramment d'un anesthésique appelé chlorure de méthylène, et qui n'est qu'un mélange de chloroforme 8 p. 100 et d'alcool méthylique 20 p. 100.

On reconnaît la présence des matières organiques en versant dans le chloroforme quelques gouttes d'acide sulfurique; le liquide se colore en noir si ces matières y existent.

Le chloroforme peut aussi contenir de l'acide chloroxycarbonique. On le décèle à l'aide de la bilirubine qui, dans le chloroforme pur, donne une coloration jaune brunâtre, et une coloration verte s'il y a de l'acide chloroxycarbonique.

Langenbeck a signalé les dangers de la chloroformisation pratiquée à la lumière du gaz. Kunkel a démontré que ces accidents étaient dus à la décomposition du chloroforme en acide chlorhydrique.

PHYSIOLOGIE

Effets locaux. — Le chloroforme appliqué sur la peau s'évapore rapidement et donne lieu à une sensation de froid. Si l'on empêche l'évaporation, il se produit une cuisson vive, de la douleur et une inflammation vésiculeuse. A la douleur succède bientôt une insensibilité locale produite par la paralysie des nerfs sensitifs.

Sur les *muqueuses*, le chloroforme détermine de l'irritation et une phlegmasie catarrhale. Ingéré dans l'estomac à haute dose, il produit une gastro-entérite avec vomissements et diarrhée.

Absorption. — Le chloroforme, étant volatil, peut s'absorber par la *peau*. Rœhrig, prenant toutes les précautions pour éviter que le chloroforme ne pénétrât dans l'organisme par d'autres voies d'absorption que par la peau, a pu provoquer une anesthésie générale au bout d'une heure et demie.

Par la *muqueuse intestinale* le chloroforme s'absorbe; mais on ne peut arriver par ce moyen à la narcose générale, parce qu'alors le chloroforme s'élimine par le poumon avant de passer par les centres nerveux.

Par la voie sous-cutanée, l'absorption du chloroforme est très douloureuse, et Bouchard et Tœth ont montré que ces injections pouvaient amener la mort.

La meilleure voie d'absorption est la muqueuse respiratoire.

Effets généraux. Anesthésie. —L'inhalation de vapeurs de chloroforme produit les phénomènes suivants : le sujet éprouve d'abord une sensation de chaleur générale, des fourmillements, des picotements ; il s'agite avec violence, il est pris de délire et d'hallucinations, il chante, ses paroles sont incohérentes; pendant ce temps, la respiration et la circulation s'accélèrent, la pupille se dilate.

C'est la *période d'excitation*. Elle est plus ou moins

intense et dure plus ou moins longtemps, suivant les sujets. Elle est longue chez les alcooliques.

Puis petit à petit ou très rapidement la période de *dépression*, d'*anesthésie*, apparaît ; le sujet est tranquille, immobile, muet, insensible, les muscles sont dans le relâchement complet, la connaissance est éteinte, la respiration et la circulation se ralentissent, la pupille se rétrécit.

C'est dans cette période qu'il faut opérer. On peut la prolonger longtemps, plusieurs heures, en ayant soin d'enlever le chloroforme et de ne le donner que lorsque le malade redevient sensible à la douleur.

Le réveil est tranquille et gradué, il se produit parfois des vomissements ; le malade reste pendant quelques heures sous l'influence dépressive du chloroforme, puis tout se dissipe.

Le chloroforme produit donc une ivresse semblable à celle de l'alcool, dans laquelle on trouve aussi une période d'excitation et une période de dépression.

Action sur le système nerveux. — Le *cerveau* est excité à la première période, comme le prouvent le délire, les hallucinations, l'agitation. La *moelle* ne paraît pas excitée, car les réflexes ne sont pas exagérés.

A la deuxième période, le *cerveau* et la *moelle* sont paralysés. Les centres respiratoire et cardiaque sont ceux qui se prennent les derniers.

Binz a trouvé que le chloroforme produisait sur les cellules de la substance grise du cerveau la même altération que la morphine (Voy. *Morphine*, Action sur le système nerveux).

Les *nerfs sensitifs* et *moteurs* ne perdent pas leur excitabilité électrique pendant l'anesthésie chloroformique, mais le chloroforme appliqué localement leur enlève leur conductibilité, et, si le contact est prolongé trop longtemps, le nerf meurt (Bernstein, H. Ranke). L'anesthésie est donc due à la paralysie des centres.

Action sur la pupille. — La pupille se dilate pendant la période d'excitation et se rétrécit pendant celle d'anesthésie. Si la chloroformisation est poussée trop loin, elle se dilate de nouveau. Cette dilatation est, comme le dit M. Soulier, un signal d'alarme. On n'est pas exactement fixé sur le mécanisme de ces modifications ; on admet généralement que la dilatation du début est due à l'excitation du sympathique, le rétrécissement à l'excitation de l'oculo-moteur, et la dilatation finale à la paralysie de ce même nerf.

Action sur les muscles. — Les muscles conservent leur excitabilité dans l'anesthésie ordinaire ; mais si on pousse l'anesthésie jusqu'à l'intoxication, la rigidité musculaire se produit. Cette rigidité provient de la coagulation de la myosine par le chloroforme, coagulation constatée *in vitro* par H. Ranke.

Le cœur, bien entendu, n'échappe pas à cette action.

Strassmann et Ostertag ont constaté que des inhalations prolongées et fréquemment répétées de chloroforme produisent chez le chien la dégénérescence graisseuse du cœur, du foie et des reins.

Les muscles *lisses* ne sont pas atteints par le chloroforme, car ils se contractent physiologiquement pendant l'anesthésie. — Exemple : accouchement pendant l'anesthésie.

Action sur la circulation. — Dans la première période le *cœur* s'accélère, et la *pression artérielle* s'élève par excitation des nerfs musculo-moteurs du cœur et des vaisseaux (Nothnagel et Rossbach). Dans la période du sommeil le cœur se ralentit et la pression baisse par paralysie de ces mêmes nerfs.

Le cœur s'arrête après la respiration.

Action sur la respiration. — Dès le début il y a une sorte d'hésitation de la respiration, due à l'impression désagréable du chloroforme sur les nerfs sensitifs des voies respiratoires ; puis la respiration se ralentit par paralysie du centre.

Action sur le sang. — On n'a pas trouvé de modification du sang par le chloroforme dans l'intérieur des vaisseaux (Schenk). Mais le sang, hors des vaisseaux, subit des altérations. Les hématies se gonflent, s'arrondissent et se dissolvent (Hermann); tandis que l'alcool coagule toutes les albumines du sang, sauf la globuline (substance fibrino-plastique), le chloroforme, lui, ne coagule que cette dernière. Si le chloroforme dissolvait les hématies en circulation, on trouverait dans l'urine du pigment sanguin, ce qui n'est pas.

Action sur la nutrition. — La *température* s'élève pendant la période d'excitation (Simonin), par suite de l'agitation musculaire et de l'accélération du cœur; elle baisse pendant l'anesthésie, par ralentissement du cœur et de la respiration.

D'après Vidal, l'anesthésie chloroformique augmente l'azote total de l'urine. Cette augmentation porte sur l'azote de l'acide urique et de la créatinine. Quant à celui de l'urée, il est diminué.

Eulenburg, Strübing et Zülzer ont noté une augmentation de l'excrétion de l'acide phosphorique par rapport à celle de l'azote.

Les recherches de Lépine montrent également que dans les maladies du cerveau à forme dépressive il y a augmentation relative de l'excrétion de l'acide phosphorique.

Élimination. — Le chloroforme a été retrouvé en nature dans l'*urine*, il s'élimine de même par la *peau* et le *poumon*. D'après Zeller, Mylius, Kast, les chlorures de l'urine sont augmentés, par suite du dédoublement du chloroforme en formiate de sodium et chlorure de sodium.

Mode d'action. — L'action du chloroforme ne peut être due aux troubles circulatoires qu'il provoque, car ces troubles n'ont rien de particulier; ils sont produits par bien d'autres substances qui ne sont pas hypnotiques.

Les altérations du sang n'étant pas prouvées, on ne peut leur attribuer l'action du médicament. Au surplus, l'expérience de Bernstein et Lewisson, qui anesthésient des grenouilles chez lesquelles le sang est remplacé par une solution de chlorure de sodium à

7 p. 1 000, prouve péremptoirement que l'anesthésie est indépendante de ces altérations ; il en est de même des transformations problématiques du chloroforme.

Le chloroforme agit directement sur les cellules cérébrales, ainsi que le démontrent les observations de Binz.

THÉRAPEUTIQUE

Emploi chirurgical. — On connaît les services que rend le chloroforme dans la pratique des opérations chirurgicales. Nous n'insisterons pas.

Emploi obstétrical. — Nous ne parlons pas, bien entendu, des *opérations* obstétricales qui, comme les autres, réclament l'emploi du chloroforme, mais seulement de son usage dans l'accouchement naturel. Il est reconnu que l'enfant ne subit aucune atteinte nuisible de la part du chloroforme dans l'anesthésie complète ; on sait aussi que l'accouchement peut se faire, mais on a constaté que l'expulsion du placenta est plus difficile et s'accompagne de fortes hémorragies, par suite de la lenteur des contractions utérines. Il ne faut donc pas, dans un accouchement normal, pousser l'anesthésie jusqu'au sommeil. On doit se contenter de faire respirer de temps en temps du chloroforme à la parturiente, sans l'endormir, uniquement pour diminuer ses *souffrances* et son impressionnabilité. Si la parturiente était en proie à des crises d'*éclampsie*, l'anesthésie complète serait indiquée.

Affections convulsives. — Nous croyons fermement que dans les affections convulsives graves, où le péril est éminent, telles que le *tétanos*, l'*empoisonnement* par la *strychnine*, l'*état de mal épileptique* et *hystérique*, la *rage*, il n'y a pas de meilleur moyen que le chloroforme (ou ses congénères) pour abattre l'excitation du système nerveux. Nous ne craindrions pas de prolonger l'anesthésie et de la répéter plusieurs fois par jour, en surveillant attentivement l'action du médicament.

Affections spasmodiques. — Dans l'*asthme*, la *coqueluche*, la *chorée*, le *spasme de la glotte*, le chloroforme en inhalations ou par absorption gastro-intestinale rend d'utiles services.

Névralgies. — En applications locales, en injections sous-cutanées (Besnier), le chloroforme calme rapidement les douleurs.

Vulpian a recommandé le moyen suivant : on trempe une compresse pliée en plusieurs doubles dans l'eau, on l'exprime, puis on verse dessus une cuillerée à café de chloroforme.

Accidents de l'anesthésie chloroformique. — La mort arrive quelquefois dans l'anesthésie chloroformique, par paralysie de la respiration, par syncope.

D'une façon générale, le centre respiratoire est plus sensible au chloroforme que le centre cardiaque. J'ai vu maintes et maintes fois la respiration s'arrêter pendant la chloroformisation. Mais il n'est pas moins vrai que la mort peut survenir, même dès le début de l'anesthésie, par arrêt du cœur. Cet arrêt serait dû à une action réflexe partant des rameaux sensitifs de la pituitaire et des premières voies respiratoires.

C'est dans le but d'éviter ces réflexes que Laborde préconise les injections sous-cutanées de morphine ou de narcéine pour modérer le réflexe, et d'atropine pour éviter l'excitation du pneumogastrique.

Cette pratique des injections atropo-morphinées est en usage à Lyon.

Les accidents chloroformiques peuvent être provoqués par plusieurs causes :

1° *Les impuretés du chloroforme.* — Nous avons donné les moyens de vérifier la pureté du médicament.

2° *La surcharge de l'air par les vapeurs de chloroforme.* — Il est démontré que les animaux meurent dans une atmosphère renfermant plus de 5 p. 100 de vapeurs chloroformiques. Il ne faut jamais faire respirer du chloroforme pur, et par conséquent n'employer que des appareils inhalateurs où l'air puisse librement se mélanger aux vapeurs. Un mouchoir plié en plusieurs doubles est ce qu'il y a de mieux.

M. Dubois a fait construire un appareil pour un mélange titré d'air et de vapeur de chloroforme dont on se sert à la clinique de M. Tripier, à Lyon.

L'appareil de Junker est bon au point de vue du méange de l'air et des vapeurs chloroformiques, mais il rend l'anesthésie très longue à s'établir.

3° Les *affections pulmonaires* et *cardiaques* sont souvent une cause de danger par les troubles qu'elles apportent à la circulation et à la respiration.

Elles ne sont pas une contre-indication formelle à l'emploi du chloroforme, mais on doit surveiller attentivement l'action de cet agent.

4° La *dépression nerveuse* qui survient à la suite des hémorragies, des traumatismes, celle qui résulte de l'alcoolisme aigu ou chronique sont *presque* une contre-indication de l'anesthésie. En tout cas, il faut être sur ses gardes.

Une opération commencée avant la période de résolution peut provoquer un réflexe cardiaque mortel.

De même aussi, il est très essentiel de ne pas impressionner le patient par la vue des instruments, de ne pas lui faire peur (Le Fort).

5° La *paralysie de la langue* et la chute de cet organe sur l'isthme du gosier peut être cause d'asphyxie : il suffit, pour parer à cet inconvénient, de maintenir la langue au dehors avec les doigts ou des pinces.

Dans le but de prévenir les accidents de l'anesthésie chloroformique, le professeur Gosselin recommande de faire inspirer au malade de l'air pur au moins une fois après deux inspirations de chloroforme.

D'après M. Berger, le réflexe palpébral par attouchement de la cornée est celui qui disparaît le dernier. Quand sur un malade endormi on constate sa disparition il ne faut plus donner de chloroforme.

Nous avons signalé également la dilatation pupillaire comme un symptôme de danger.

Enfin, si malgré les précautions prises une syncope se déclare, si la respiration s'arrête, il faut agir au plus vite, enlever le chloroforme, ouvrir les fenêtres pour donner de l'air frais, réveiller les réflexes respiratoires et circulatoires par une flagellation vigoureuse, par l'électricité, dont un pôle (positif) sera appliqué sur la nuque et l'autre (négatif) sur la région précordiale ; pratiquer au besoin la respiration artificielle. Des inhalations de nitrite d'amyle, les injections sous-cutanées d'éther, d'ammoniaque, sont nettement indiquées dans ce cas.

Préparations. — Doses.

Pour les inhalations il n'y a pas de dose : on fait respirer les vapeurs jusqu'à l'obtention de l'effet voulu.

A l'intérieur : 1 à 5 grammes en solution alcoolique.

La meilleure préparation est l'*eau chloroformée* (eau saturée de chloroforme par agitation), qui doit être étendue de son poids d'eau ou de sirop quelconque. Elle est très utile comme excipient dans les potions calmantes.

Dose : 20 à 100 grammes.

Usage externe : Liniment, pommade à 1 p. 10.

ÉTHER ($C^4H^{10}O$).

(*Éther sulfurique.*)

L'éther bout à 39°, il s'évapore plus rapidement que le chloroforme. Ses vapeurs prennent feu très facilement.

Action locale. — L'éther est irritant si son évaporation est empêchée. En s'évaporant sur la peau ou les muqueuses, il produit un refroidissement local, l'anémie et l'anesthésie des tissus.

On peut congeler la peau par des pulvérisations d'éther.

Introduit dans l'estomac et l'intestin, il produit une hypersécrétion de ces muqueuses et du pancréas (Cl. Bernard).

Action générale. — L'éther absorbé en petite quantité, soit par la respiration, le tube digestif, ou le tissu cellulaire, est un excitant général du système nerveux. Cette excitation est semblable à celle que produit l'alcool et le chloroforme.

L'anesthésie éthérée comporte une période d'excitation qui est généralement plus accentuée et dure plus longtemps que celle de la chloroformisation.

La période de sommeil et d'anesthésie est moins longue que celle du chloroforme. D'après Arloing, l'éther abaisserait la pression vasculaire de la périphérie.

Il fait baisser la température.

Il a, sur la pupille, la même action que le chloroforme.

Les dangers de l'éthérisation, au point de vue de l'arrêt du cœur, sont moins grands qu'avec le chloroforme, mais ils sont plus grands pour le centre respiratoire.

Soulier reconnaît que l'action toxique de l'éther s'exerce surtout sur le centre respiratoire.

L'éthérisation par le rectum, qui est assez employée en Russie et qui a été employée par Mollière, Post, Bull, Bœckel, Delore, Poncet, ne présente pas d'avantages.

Poncet y a renoncé.

THÉRAPEUTIQUE

L'éther est préféré par quelques chirurgiens (notamment ceux de Lyon) pour *l'anesthésie chirurgicale*. Ils appuient leur pratique sur cette considération que les cas de mort sont moins nombreux par l'éther que par le chloroforme. Ce calcul est bien difficile à établir, car la méthode employée pour l'anesthésie (mélange d'air et de vapeurs, quantité de vapeurs absorbées) joue un grand rôle dans les accidents mortels.

L'éther a les inconvénients signalés à la physiologie,

et de plus la facile combustion de ses vapeurs expose à des dangers dont l'opéré, le chirurgien et ses assistants peuvent être victimes, ainsi que cela s'est présenté à Lyon.

L'éther ne nous paraît donc pas préférable au chloroforme pour l'anesthésie.

L'excitation que produisent de faibles doses d'éther est souvent mise à profit, dans le *collapsus*, le *coma*, la *perte de connaissance*. Les injections sous-cutanées d'éther rendent de grands services dans ces cas.

Les autres indications de l'éther sont les mêmes que celles du chloroforme.

Du Castel a préconisé les injections d'éther, concurremment avec l'extrait thébaïque, dans le traitement de la variole. Une injection matin et soir.

Il est préférable au chloroforme comme *anesthésique local*, en raison du froid plus intense qu'il produit, et dont l'effet vient s'ajouter à l'action propre de l'éther sur les nerfs sensitifs. De plus, il est moins irritant.

PRÉPARATIONS. — DOSES.

Pour l'anesthésie, inhalations jusqu'à effet obtenu.
Pour l'absorption intestinale : 1 à 5 grammes.
Liqueur d'Hoffmann (excitante) : éther, alcool, parties égales. Dose : 2 à 10 grammes en potion.
Sirop d'éther. — 0 gr. 50 à 0 gr. 250.
Les injections sous-cutanées d'éther peuvent être renouvelées plusieurs fois dans la journée.

CHLORURE D'ÉTHYLE

Le chlorure d'éthyle (C^2H^5Cl) ou kélène est un liquide très volatil, d'odeur agréable, bouillant à 10°.

Son emploi comme anesthésique général est récent. Thiesing le fit connaître en 1896, puis il fut employé dans le service de Von Hacker. Wiesner a rendu compte des résultats de 400 anesthésies pratiquées par le chlorure d'éthyle. A. Pollosson de Lyon et Nove-Josserand ont fait connaître les résultats de leur pratique (*Province médicale*, 9 juin 1900).

J'ai assisté à plusieurs anesthésies faites à l'hôpital de Grenoble, et j'emploie couramment le kélène pour anesthésier les animaux de mon laboratoire. Je puis donc donner mon opinion en connaissance de cause.

L'anesthésie par le chlorure d'éthyle est remarquable par la rapidité de l'anesthésie et par la rapidité du réveil. Il suffit d'une minute pour que le malade dorme, quelquefois il faut trois minutes. On n'observe aucune agitation, sauf chez les alcooliques ; la face est un peu congestionnée, le cœur, la respiration ne sont pas modifiés, la pupille se dilate.

Les réflexes sont conservés, les malades, quoique endormis, répondent aux questions qu'on leur pose, mais ne s'en souviennent pas au réveil.

D'après Wiesner, on n'obtient pas le relâchement complet des muscles.

On n'a observé ni syncope, ni accident d'aucune sorte.

Dès qu'on enlève le masque le malade se réveille naturellement, sans torpeur, sans obnubilation. Il peut descendre du lit et se promener ; j'en ai vu un qui s'est empressé de fumer une cigarette.

Le kélène a l'avantage de ne pas produire de suffocation au moment où l'on applique le masque, aussi est-il très facilement accepté par les enfants (Nove-Josserand).

Le réveil étant pour ainsi dire instantané, on doit, pour prolonger l'anesthésie, verser fréquemment du kélène sur le masque, et on peut obtenir ainsi une narcose de cinquante minutes.

On peut aussi, à l'exemple de A. Pollosson, commencer l'anesthésie par le kélène et la continuer par l'éther ou le chloroforme.

Le chlorure d'éthyle paraît donc avoir de grands avantages sur le chloroforme et l'éther.

Anesthésie locale. — Grâce à sa volatilité, le kélène se prête admirablement à l'anesthésie locale, par le froid. On trouve dans le commerce des tubes de kélène tenant en dissolution de la cocaïne, de l'iodoforme, du collodion, du sublimé, du phénol. Bardet, qui a essayé les tubes à cocaïne les trouve supérieurs au kélène pur.

Doses : Le chlorure d'éthyle est renfermé dans des tubes en verre ou en métal.

Pour l'anesthésie on verse sur le masque 5 à 10 grammes de liquide que l'on renouvelle quand besoin est.

L'emploi d'un masque est nécessaire, en raison de la grande volatilité du chlorure.

ANESTHÉSIQUES DIVERS

Bromoformo ($CHBr^3$). — Liquide incolore, d'odeur agréable, de saveur sucrée ; insoluble dans l'eau, moins volatil que le chloroforme. Il est plus irritant que celui-ci.

Il est employé principalement pour calmer la toux de la coqueluche, mais on a observé de nombreux empoisonnements.

On le prescrit en solution huileuse aromatisée à la dose de 5 à 20 gouttes *pro die*; par doses de 3 à 5 gouttes.

Chlorure de méthyle (CH^3Cl). — D'après Richardson, il produit une anesthésie profonde. On s'en sert surtout pour l'anesthésie locale.

Dichlorure d'éthylène ($C^2H^4Cl^2$). — Assez bon anesthésique, mais qui produit l'opacité des cornées. (Dubois et Roux).

Méthylchloroforme ($C^2H^3Cl^3$). — D'après Dubois et Roux, serait un bon anesthésique, d'action rapide et produisant un réveil normal.

Éther acétique (acétate d'éthyle). ($C^2H^5)C^2H^3O^2$). — Expérimenté par Rabuteau sur des animaux, a donné de bons résultats. Peut s'employer de la même façon que l'éther.

Éther méthylique (C^2H^5O). — Serait, d'après Richardson, le meilleur des anesthésiques, mais très difficile à employer.

Bromure d'éthyle (C^2H^5Br), ou ÉTHER BROMHYDRIQUE. — Non irritant. Se décompose facilement en donnant naissance à de l'acide bromacétique, du brome. Employé comme hypnoanesthésique, il a causé plusieurs décès. Il est préférable au chloroforme comme anesthésique local, mais lui est inférieur comme anesthésique général. L'anesthésie se produit beaucoup plus rapidement qu'avec le chloroforme, et le réveil est également plus rapide. Il ne produit ni nausées, ni vertiges, ni stupeur. Il est indiqué pour les opérations de courte durée. Il a été employé avec succès comme antispasmodique, dans l'épilepsie, l'hystérie, le délire maniaque (Bourneville, Ollier, Roux, Berger). Il peut s'employer à l'intérieur comme le chloroforme.

Éther amylvalérianique. — Il est susceptible de produire l'anesthésie. Comme il a la propriété de dissoudre la cholestérine, on l'a employé intus, dans les calculs hépatiques.

Amylène (C^5H^{10}). Il produit une anesthésie rapide et fugace.

Il est plus dangereux que le chloroforme.

PROTOXYDE D'AZOTE

Le protoxyde d'azote (AzO) est un gaz d'odeur agréable. Il se liquéfie à 30 atmosphères. On le trouve dans le commerce liquéfié et renfermé dans des vases en fer forgé.

Il n'est pas irritant et ne jouit d'aucune propriété comme anesthésique local.

Par les voies respiratoires, son absorption est si rapide que l'hypnoanesthésie s'établit en moins d'une minute.

Respiré mélangé à l'air, il produit de l'excitation cérébrale, de l'ivresse. Respiré pur, il produit presque immédiatement la narcose. La respiration se ralentit, et le patient cyanosé asphyxie. Si la dose est trop forte, des convulsions asphyxiques se produisent et la respiration s'arrête. Le réveil est très rapide et assez normal. Lorsque le protoxyde d'azote est inhalé sous pression et mélangé d'air, selon la méthode P. Bert, l'asphyxie est moins à craindre, car on emploie beaucoup moins de gaz anesthésique. Mais cette méthode a l'inconvénient de placer l'opéré et les opérateurs sous une cloche où l'on établit une pression de 0,20 à 0,44 atmosphère.

Le *sang* n'éprouve pas de modification spéciale au contact du protoxyde d'azote. L'anesthésie est donc indépendante de l'asphyxie. Ce qui le prouve encore, c'est que les animaux plongés dans ce gaz s'endorment en quelques minutes, tandis que, placés dans un gaz inerte, tel que l'hydrogène, ils ne sont anesthésiés qu'au bout de plusieurs heures.

THÉRAPEUTIQUE

En raison de la courte durée de la période d'anesthésie, le protoxyde ne peut être employé que pour les
petites opérations : avulsion des dents, etc.; aussi est-il
presque exclusivement employé par les dentistes. Kli-
howitsch l'a préconisé dans l'accouchement.

Avec l'appareil de P. Bert on peut faire des opérations
de longue haleine.

HYPNAGOGUES

Les hypnagogues facilitent ou procurent le sommeil.
Ils diminuent les réflexes, mais non toujours la sensibilité : aussi échouent-ils habituellement dans l'insomnie causée par la douleur.

CHLORAL ($C^2HCl^{13}O$).

Le chloral *anhydre* est un liquide incolore, volatil,
très irritant. Le choral *hydraté* est cristallisable, soluble dans l'eau, moins volatil et moins irritant ; c'est
celui qui est employé en thérapeutique. En présence
des alcalins, le chloral se dédouble en chloroforme et
en formiate alcalin.

Le chloral est un très bon antiputride : aussi peut-il
être employé avec avantage pour le pansement des plaies.

PHYSIOLOGIE

Effets locaux. — Le chloral est irritant, voire même
caustique : il faut donc diluer les doses pour éviter
les vomissements et la diarrhée, par l'absorption intestinale. Cette causticité et les doses relativement
fortes qui sont nécessaires pour obtenir une action générale empêchent de l'employer en injection sous-
cutanée.

Toxicité. — D'après Nothnagel et Rossbach, la dose mortelle est de 2 à 3 grammes pour les enfants, 5 à 10 grammes pour les adultes.

Mais en fractionnant les doses on peut faire supporter même aux enfants des doses plus élevées.

Effets généraux. — Sous l'influence de 2 à 3 grammes de chloral, on voit survenir, au bout de cinq à quinze minutes, une lassitude générale et un assoupissement irrésistible. *Il est rare qu'il y ait une période d'excitation.* Puis le sommeil arrive, calme, tranquille. Pendant le sommeil, la respiration et la circulation se ralentissent, la pupille se rétrécit ; les réflexes ni la sensibilité ne sont supprimés, et il est facile de réveiller le sujet. Au réveil il n'y a ni malaises, ni nausées, ni céphalalgie, phénomènes habituels du sommeil morphinique et chloroformique.

A dose élevée, 5 à 8 grammes, le sommeil est plus profond, dure plus longtemps, la sensibilité disparaît, les réflexes se suppriment. Des doses toxiques finissent par paralyser la circulation et la respiration.

Action sur le système nerveux. — La substance grise des *hémisphères cérébraux* est la première atteinte, et cela d'une manière dépressive, car l'excitation est exceptionnelle.

Binz a trouvé dans les cellules cérébrales les mêmes modifications que celles produites par le chloroforme et la morphine.

La *moelle* ne se paralyse que tardivement et sous l'influence de fortes doses. Nous avons vu en effet les réflexes persister pendant le sommeil provoqué par les faibles doses. La paralysie des réflexes peut être amenée à un tel point que la strychnine ne peut plus produire de convulsions tétaniques (Liebreich, Rajewski).

Eckard a constaté que la piqûre du plancher du quatrième ventricule ne produit pas la glycosurie chez un animal soumis à l'influence du chloral.

On peut obtenir par le chloral une anesthésie et

une insensibilité complètes, pouvant être utilisées et l'ayant été pour les opérations chirurgicales.

Les *nerfs sensitifs et moteurs* n'éprouvent aucune modification, non plus que les *muscles* (Rajewski).

Action sur la circulation. — Les contractions cardiaques sont ralenties et faibles. Ce ralentissement n'est pas dû à l'excitation des pneumogastriques, car il se produit même après la section de ces nerfs. Il est donc naturel de l'attribuer à la paralysie des ganglions (Nothnagel et Rossbach).

La *pression artérielle* baisse considérablement par paralysie du centre vaso-moteur et la dilatation consécutive des artérioles.

Le chloral détermine souvent des éruptions érythémateuses, de l'urticaire, quelquefois du purpura.

Action sur la respiration. — La respiration est ralentie par paralysie du centre (Rajewski).

Action sur le sang. — Si le chloral a été absorbé par le tube digestif, le sang n'éprouve aucune modification; mais s'il a été injecté dans les veines, les *hématies* se gonflent et l'*hémoglobine* se dissout, on retrouve cette dernière dans l'urine (Ritter et Feltz).

Action sur la nutrition. — La *température* s'abaisse sensiblement par ralentissement du cœur et de la respiration (Hammarsten).

Élimination. — Une faible quantité de chloral s'élimine en nature par l'urine. D'après Mehring et Musculus, ce liquide renferme une quantité notable d'un acide appelé l'acide *uro-chloralique*.

Mode d'action. — Pour bon nombre d'auteurs, le chloral ayant des effets semblables à ceux du chloroforme, et le chloral au contact du sang se dédoublant, *in vitro*, en chloroforme et en formiate de soude, il est tout simple d'admettre que le chloral agit en donnant naissance à du chloroforme dans l'organisme.

Nous n'admettons pas cette manière de voir, et voici pourquoi :

Et d'abord, si les effets du chloral sont semblables à

ceux du chloroforme, ils ne sont pas identiques, ce qu'ils devraient être si cette théorie est vraie.

Le chloroforme, en effet, produit une première période d'excitation, le chloral n'en produit pas ; dès que le sommeil chloroformique arrive, la sensibilité et les réflexes ont disparu : le chloral procure d'abord un sommeil sans anesthésie, cette dernière ne se montre que par de fortes doses.

D'autre part, s'il est vrai qu'en dehors de l'organisme le chloral mélangé au sang donne naissance à du chloroforme, cette transformation n'a jamais été trouvée dans l'organisme vivant.

Si ce dédoublement a lieu, il lui faut un certain temps, plusieurs heures (comme dans l'expérience *in vitro*) pour se produire : comment alors expliquer l'effet foudroyant des injections intraveineuses de chloral ?

Du reste 1 gramme de chloral, dose suffisante pour procurer le sommeil, ne peut donner naissance qu'à 0 gr. 72 de chloroforme, quantité incapable de produire un tel résultat.

Autre argument. Gubler a prouvé que, pour la grenouille, le chloral anhydre est dix fois plus toxique que le chloroforme.

Enfin, le chloral s'élimine presque tout entier à l'état d'acide urochloralique, tandis que le chloroforme s'élimine en nature.

Pourtant, les partisans du dédoublement ayant trouvé dans l'urine des personnes anesthésiées par le chloroforme une susbstance donnant les réactions de l'acide urochloralique, cet argument devenait nul. Mais Kulz a montré que cette substance n'était autre que l'acide phénylglykuronique qui provenait du pansement phéniqué.

L'acide urochloralique pouvant se transformer en alcool éthylique trichloré, Kulz a étudié cet alcool et lui a reconnu des propriétés hypnagogues, ainsi qu'à l'acide urochloralique lui-même et à son sel sodique.

THÉRAPEUTIQUE

Le chloral peut être à la rigueur employé comme anesthésique pour les opérations chirurgicales. Oré a préconisé dans ce but les injections intraveineuses de chloral à 5 p. 100.

Mais c'est surtout comme hypnotique que le chloral est employé dans l'*insomnie*, le *délire*, l'*excitation alcoolique*, l'*éclampsie puerpérale*. Bouchut traite la *chorée* en faisant prendre 6 grammes par jour de chloral en deux doses.

Le chloral est presque l'antidote de l'empoisonnement par la strychnine. Il ne réussit guère dans l'insomnie due à la douleur. Ses propriétés *antiseptiques* et caustiques sont utilisées pour le pansement des plaies.

PRÉPARATIONS. — DOSES.

Dose soporifique simple : 2 à 3 grammes [1].
Dose anesthésique : 4 à 15 grammes.
Sirop de chloral. — Chaque cuillerée à bouche renferme 1 gramme de chloral.

L'association de la morphine et du chloral augmente l'intensité des effets.

Pour l'usage externe, solution 1 p. 10.

Bromal ($CHBr^2$). — Le bromal anhydre est un liquide sirupeux, irritant. Le bromal hydraté cristallise comme le chloral ; il est soluble dans l'eau. Les Anglais le préfèrent au chloral comme hypnotique. Pourtant, d'après Rabuteau, il ne serait pas hypnotique, et, de plus, en s'éliminant par les poumons, il produirait une vive irritation de ces organes et des bronches, à tel point que l'asphyxie peut en être la conséquence.

Doses : 0 gr. 10 à 1 gramme plusieurs fois par jour.

1. Pour que l'administration du chloral soit efficace, il faut donner des doses massives, de façon qu'une grande quantité du médicament se trouve à la fois dans l'économie.

Butylchloral ou Aldéhyde trichlorée de l'alcool butylique ($C^4H^7Cl^3O^2$). — On l'a appelé également, par erreur, Croton chloral. Il se transforme dans l'organisme en acide urobutylchloralique. Il est inférieur au chloral.

Doses : 4 à 6 grammes.

Chloralamide. — Elle résulte de la combinaison du chloral anhydre avec la formamide. Ce sont des cristaux incolores, amers, solubles dans l'eau, l'alcool. D'après Mairet et Bosc, elle accélère le cœur et abaisse la pression vasculaire. Elle serait moins irritante que le chloral. Kny suppose qu'elle agit en se dédoublant en chloral et formamide.

Doses : 2 à 6 grammes.

Hypnal. — C'est le nom donné au produit qui résulte du mélange ou de la combinaison du chloral avec l'antipyrine. On connaît : le monochloral-antipyrine, formé par 1 partie de chloral et 1 partie d'antipyrine ; le bichloral-antipyrine, formé par 2 parties de chloral et 1 partie d'antipyrine. Le monochloral-antipyrine est seul employé. Il est constitué par des cristaux blancs, sans odeur, de saveur légèrement salée, non irritants, solubles dans l'eau. Il n'est pas toxique pour le lapin à la dose de 2 grammes.

L'hypnal abaisse la température, la pression vasculaire, et ralentit les battements cardiaques. Il se dédouble probablement dans le sang en chloral et en antipyrine. En fait, il agit, comme le chloral, pour procurer le sommeil, et comme l'antipyrine, pour supprimer la douleur.

Doses : 0 gr. 50 à 2 grammes.

Hypnone ou Acéto-Phénone (C^8H^8O). — Liquide incolore, cristallisant à 14°, d'odeur d'amandes amères, très irritant, insoluble dans l'eau, soluble dans l'alcool, l'éther, la glycérine.

D'après Popof et Nencki, il se transforme dans l'organisme en acide carbonique et acide benzoïque. Dujardin-Beaumetz le considère comme un bon hypnotique dans l'insomnie due à la douleur.

La dose toxique est pour le chien de 1 centimètre cube, en injection intraveineuse. Arloing et Magnien, Laborde disent que chez le chien il ne produit pas le sommeil, mais le coma et l'asphyxie.

Il est peu employé.

Doses : 0 gr. 20 à 0 gr. 40.

Hydrate d'amylène ($C^5H^{12}O$), ou Alcool amylique tertiaire. — Liquide incolore, d'odeur camphrée, de saveur fraîche, soluble dans l'eau et l'alcool.

Mering, Eskoff, Jolly, etc., le considèrent comme un excellent hypnotique, produisant un sommeil et un réveil normaux. Il accélère le cœur et la respiration, abaisse la pression vasculaire et la température.

Il s'élimine à l'état d'acide carbonique et d'eau. Il échoue dans l'insomnie liée à la douleur.

Doses : 2 à 5 grammes.

Sulfonal ($C^7H^{16}S^2O^4$). — Produit d'oxydation de la combinaison de l'éthylmercaptan avec l'acétone. Il se présente sous forme de paillettes cristallines dépourvues d'odeur et de saveur, peu solubles dans l'eau, l'alcool, l'éther. Il aurait l'avantage de n'avoir pas d'action sur la circulation. Le sommeil qu'il provoque est long à s'établir et dure cinq à huit heures. Il réussit dans l'insomnie nerveuse et fébrile, mais non dans l'insomnie de la douleur.

Doses : 2 à 5 grammes en cachets.

Uréthane ($C^3Az^7O^2$). — Éther de l'acide carbonique, ou éthyluréthane. Cristaux incolores, solubles dans l'eau, l'alcool, de saveur agréable, piquante. Il ralentit le cœur et la respiration, n'a pas d'effet sensible sur la pression vasculaire, et, d'après Coze, augmente l'oxygène et l'hémoglobine.

A haute dose, il empêche les convulsions de la strychnine. Il est employé surtout dans l'insomnie de l'aliénation mentale.

Doses : 2 à 5 grammes.

Ural, ou CHLORAL URÉTHANE. — Produit d'addition du chloral et de l'uréthane. Cristaux incolores, très amers, peu solubles dans l'eau. Il a été encore peu expérimenté.

Doses : 1 à 4 grammes.

Somnal, ou ÉTHYLCHLORAL URÉTHANE. — Cristaux incolores, inodores, déliquescents, très solubles dans l'eau.

Il est encore moins connu que l'ural.

Doses : 2 à 4 grammes.

Acétal ($C^4H^{10}O^2$), ou ACÉTAL DE L'ALDÉHYDE ÉTHYLIQUE. — Liquide incolore, d'odeur éthérée, soluble dans l'eau et l'alcool. Il produit un sommeil profond et même l'anesthésie générale. Le cœur, dans l'intoxication, n'est influencé qu'après la respiration.

Doses : 5 à 10 grammes.

Méthylal ($C^3H^8O^2$). — C'est l'acétal de l'aldéhyde formique ou méthylique. C'est un liquide d'apparence huileuse, volatil, d'odeur de chloroforme, de saveur brûlante, soluble dans l'eau et l'alcool. Il bout à 42°. On peut obtenir l'hypnose et l'hypnoanesthésie avec des inhalations de méthylal, comme avec le chloroforme et l'éther. L'effet hypnotique seul est obtenu par ingestion stomacale et par injection sous-cutanée.

Son élimination est rapide, et partant son action est courte.

Il accélère le cœur, ralentit la respiration, et n'a pas d'influence sur la pression vasculaire. A fortes doses, il empêche les convulsions strychniques.

Doses : 1 à 5 grammes.

Pour injections hypodermiques, solution aqueuse à 1 sur 4.

Pental (C^5H^{10}), ou TRIMÉTHYLÉTHYLÈNE. — C'est un liquide analogue à l'éther que Méring a expérimenté. Le sommeil se produit rapidement, mais ne dure pas très longtemps. Il ne serait bon que pour les petites opérations. La période d'excitation est presque nulle.

Chloralose ($C^8H^{11}Cl^3O^6$). — Combinaison de chloral et de glucose. Ce corps a été surtout étudié par Richet et Hanriot.

L'équivalent toxique est, pour le chien, de 0 gr. 60 pour 1 kilogramme par ingestion et de 0 gr. 12 par injection intraveineuse.

Le chloralose est hypnotique, il agit plus rapidement que le chloral.

Pendant le sommeil la douleur est supprimée, mais non la sensibilité. Le chloralose intoxique le cerveau en respectant la moelle épinière, aussi les réflexes sont-ils exagérés.

Des accidents ont été signalés à la suite de l'administration de doses minimes de chloralose : tremblements, cyanose, sueurs froides, petitesse du pouls ; aussi doit-on être très prudent.

Le chloralose se donne en cachets de 0 gr. 20, que l'on peut renouveler, sans dépasser la dose totale de 0 gr. 60.

Chloralamide ($C^3H^4Cl^3AzO^2$). — Ce corps se décompose probablement dans l'organisme en chloral et formiamide. Il produit le sommeil avec diminution des réflexes. Il paraît inférieur au chloral.

Doses : 1 à 3 grammes en potion ou cachets.

Cardol ou **tribromosalol**. — C'est une combinaison de brome et de salol.

D'après Rosenberg et Dassonville, le cardol produirait le sommeil, même en cas de douleur.

Doses : 8 gr. 50 à 2 grammes par jour en potion ou cachets.

Trional ($C^8H^{18}S^2O^4$). — C'est un dérivé du sulfonal.

L'équivalent toxique est, pour le lapin, de 0 gr. 7 à 1 gramme par kilogramme ; pour le chien, de 0 gr. 9 (Raimondi et Mariottini). Chez l'homme, une dose de 16 grammes a produit un empoisonnement, mais non la mort (Kramer).

Le sommeil arrive assez rapidement et dure cinq à dix heures. Les réflexes ni la douleur ne sont supprimés.

Doses : 1 gramme *pro dosi* ; 8 grammes *pro die* en solution ou en cachets.

Tétronal. — Il dérive du trional par substitution de deux groupes éthyles aux deux groupes méthyles. Il serait plus actif que le trional. Mêmes doses.

Benzacétine. — Acide acétomido-méthyl-salicylique. Cristaux peu solubles dans l'eau, solubles dans l'alcool, formant des sels avec les bases.

Il a été employé par Schneider, Hempsel, Schultze, Godesberg comme antinévralgique.

Doses : 0 gr. 50 à 1 gramme *pro die*.

Dormiol ou amylène chloral. — Liquide huileux insoluble dans l'eau, soluble dans l'alcool.

Expérimenté par Fuchs, de Koch, Meltzer, comme hypnotique chez les aliénés.

Doses : 0 gr. 50 à 3 grammes *pro die* en potion ou en capsules.

PARALDÉHYDE

C'est l'aldéhyde éthylique polymérisée, condensée. Sa formule est $(C^2H^4O)^3$.

Médicament introduit dans la thérapeutique depuis 1882 et étudié par un grand nombre d'auteurs (Cervello, Albertoni, Morselli, Peretti, Dujardin, Beaumetz, Coudray, etc.). Liquide cristallisant à 10°, soluble dans l'eau. Comme elle est peu irritante, on peut la donner en injection sous-cutanée dans une solution tiède.

PHYSIOLOGIE

A la dose de 2 à 3 grammes, elle procure un sommeil calme, non précédé d'agitation, durant plusieurs heures et suivi d'un réveil normal. L'anesthésie ne se produit que par de fortes doses.

La paraldéhyde n'a pas d'effet marqué sur le *tube digestif*. On a noté une sensation de brûlure à l'épigastre ; les nausées et les vomissements sont rares. Le *cerveau* est le premier pris, car le sommeil arrive avant la disparition des réflexes, laquelle ne survient que beaucoup plus tard et par de hautes doses.

D'après Froehner, l'usage prolongé de la paraldéhyde provoquerait l'alcoolisme chronique.

La *pupille* se contracte, probablement par paralysie du sympathique.

Le nombre des battements du *cœur* est diminué, la pression *artérielle* baisse par paralysie des centres vaso-constricteurs.

L'*hémoglobine* n'est nullement altérée (Hayem). Pourtant, chez le cheval, Froehner a observé de la méthémoglobinurie à la dose de 1 gramme par kilogramme d'animal. Quinquaud et Hénocque admettent cette action nocive de la paraldéhyde sur le sang.

La *respiration* n'est influencée que par de fortes doses ; on constate alors la diminution du nombre et l'amplitude des mouvements respiratoires.

La *température* s'abaisse légèrement par suite du ralentissement du cœur et de la respiration.

L'action sur les *sécrétions* est insignifiante. *Élimination* par le poumon.

THÉRAPEUTIQUE

Employée dans la *manie aiguë*, l'*épilepsie convulsive*, l'*hystérie*, le *delirium tremens*, la *chorée*, le *tétanos*, la paraldéhyde s'est affirmée comme un hypnotique fidèle et sûr.

Ses effets sont surtout remarquables dans l'*empoisonnement par la strychnine*; avec elle, il est impossible ds strychniser un animal, à moins que l'on n'emploie des doses énormes de poison.

PRÉPARATIONS. — DOSES.

Dose hypnotique : Débuter par 2 grammes, puis 1 gramme chaque jour, jusqu'à effet voulu.
Dose anesthésique : 6 à 10 grammes.

L'accoutumance s'établit assez rapidement, d'où la nécessité d'élever les doses.

ANESTHÉSIQUES LOCAUX

COCAINE

On emploie des feuilles de l'*Erythroxylon coca*, famille des Érythroxylées. Cet arbrisseau est cultivé dans la Bolivie, le Pérou, le Brésil.

Le coca renferme un alcaloïde, la *cocaïne* ($C^{16}H^{23}AzO^5$), qui cristallise en prismes incolores, peu solubles dans l'eau, solubles dans l'alcool, très solubles dans l'éther. La quantité de cocaïne contenue dans les feuilles est d'environ 0,2 p. 100.

PHYSIOLOGIE

Le coca a été introduit dans la thérapeutique à la suite des récits merveilleux des voyageurs dans l'Amérique du Sud. Ils rapportent que, grâce au coca, les Indiens supportent sans nourriture les plus grandes fatigues et exécutent les travaux les plus pénibles. Ces assertions avaient besoin d'être contrôlées par la méthode expérimentale. C'est ce qu'ont fait plusieurs auteurs.

Action générale. — A la suite de l'absorption de doses élevées de cocaïne on observe des vertiges, lipothymies, pâleur de la face, sueurs froides, convulsions épileptiformes, affaiblissement de la respiration et de la circulation, cyanose, mort.

Les doses ayant occasionné la mort sont très variables, car avec la cocaïne il faut tenir un grand compte de l'idiosyncrasie individuelle. L'examen des faits conduit à cette règle qu'il ne faut pas dépasser 5 à 10 centigrammes en injection sous-cutanée.

Chez les animaux l'*équivalent toxique* est de 0 gr. 80 à 0 gr. 20 par kilogramme de lapin et de 0 gr. 07 à 0 gr. 08 par kilogramme de cobaye (Pouchet).

Action locale. — La cocaïne, appliquée sur les muqueuses ou injectée sous la peau, produit une anesthésie locale, remarquable par sa rapidité et son intensité. La zone anesthésiée n'est pas très étendue, quelques centimètres seulement; mais on peut circonscrire une région par des injections et faire ainsi des opérations chirúrgicales (Reclus). La durée de l'anesthésie varie de dix à vingt minutes.

L'anesthésie est due à une véritable intoxication du protoplasma nerveux. Cette intoxication n'est nullement spécifique au tissu nerveux, elle s'exerce sur toutes les cellules touchées par la cocaïne.

L'anesthésie de la cornée s'accompagne de la dilatation de la pupille et de constriction vasculaire.

Dans la *bouche*, on perçoit une sensation d'astringence, accompagnée d'abord d'hypersécrétion salivaire, puis de sécheresse de la muqueuse. Survient enfin l'anesthésie de la langue et des parois buccales.

L'action sur l'*estomac* n'est connue que par le fait suivant. Gazeau s'étant soumis à la diète ressentit les effets habituels de l'alimentation insuffisante : douleur épigastrique, malaise général; mais pendant la diète avec coca ces phénomènes ne se produisirent pas.

On en conclut que le coca produit sur l'estomac le même effet anesthésique que sur la bouche.

Action sur la nutrition. — Gazeau, Montegazza, Rabuteau ont constaté l'augmentation de l'urée et la diminution du poids du corps. Dans l'intoxication, la température rectale s'élève.

Action sur la circulation. — Les petites doses n'ont pas d'effet sensible sur la circulation. Les doses moyennes accélèrent et affaiblissent les contractions du cœur, par paralysie des pneumogastriques (Nothnagel et Rossbach).

En même temps, les artérioles se resserrent et la *pression artérielle* s'élève. Laffont prétend que cette constriction est due à l'excitation des terminaisons nerveuses dans les parois vasculaires.

A dose toxique, le cœur se ralentit et la pression baisse.

La *respiration* est considérablement accélérée.

Action sur le système nerveux. — Gazeau et Montegazza ont noté tous les deux l'excitation du cerveau, semblable à celle produite par les alcooliques.

Chez les animaux, la cocaïne produit une première période d'excitation ; puis des convulsions éclatent, et le collapsus arrive en dernier lieu (Beugnier, Corbeau).

L'anesthésie générale du tégument a été obtenue par Laborde et Grasset chez le cobaye, le chien, le singe. Arloing ne l'a vue survenir que dans l'intoxication chronique.

La pupille se dilate par l'administration interne.

De faibles doses produisent des contractions énergiques de l'estomac et de l'intestin ; en même temps les vaisseaux intestinaux sont anémiés. Puis la réaction survient, les vaisseaux se dilatent, et les mouvements de l'instestin se ralentissent (Nothnagel et Rossbach).

Action sur les sécrétions. — La cocaïne diminue la sécrétion urinaire et produit même de l'anurie. Ces phénomènes ne durent que quelques heures, puis il survient une vraie débâcle urinaire (Bignon).

Il est probable qu'il se passe dans le rein ce que nous avons observé dans l'intestin : anémie intense suivie de congestion.

Par son action sur les nerfs sensitifs, les centres nerveux, le cœur, les fibres lisses, la pupille, la cocaïne se rapproche beaucoup de l'atropine.

THÉRAPEUTIQUE

Affections et chirurgie oculaires. — La cocaïne anesthésie la *conjonctive*, la *cornée* et l'*iris*. (Pour anesthésier l'iris, il faut des instillations toutes les cinq minutes.) Les douleurs de la conjonctivite, de la kératite et de l'iritis seront donc efficacement combattues. Avec la cocaïne, on fait sans douleur les *extractions de corps étrangers*, l'*incision des conduits lacrymaux*, l'*iridectomie*, l'*opération de la cataracte*.

Névralgies. — Hall a constaté que l'injection hypodermique de cocaïne, faite au voisinage d'un tronc nerveux, anesthésie toute la zone innervée par ce nerf.

Affections diverses. — *Fissure à l'anus.* Dilatation après injection de cocaïne (Obissier). *Amygdalotomie* après badigeonnage (Lermoyez).

Vaginisme, gerçures du mamelon, badigeonnages du vagin dans l'*accouchement* (Doléris), *ablation de balle de revolver* (Burk), *épilation* (Jackson), *examen laryngoscopique,* injections *urétrales.*

Une injection de cocaïne permet de faire sans douleur le traitement abortif de la *blennorragie* par le nitrate d'argent.

Reclus enlève des doigts, des tumeurs, en circonscrivant la région par des injections intradermiques d'une solution à 2 p. 100, et ne dépasse pas 0 gr. 10 à 0 gr. 20 de cocaïne.

Pour éviter l'intoxication et rendre l'anesthésie plus complète, il place une ligature au-dessus de la région opérée.

Il est très utile d'adjoindre la cocaïne aux médicaments irritants que l'on injecte sous la peau.

Enfin il n'est pas jusqu'au *coryza aigu* qui, d'après Creswell Baber, serait guéri rapidement par des badigeonnages de cocaïne. Cette substance a, en effet, la propriété de resserrer fortement les vaisseaux.

Les *stomatites*, la *gastralgie*, les *vomissements*, sont traités avec succès par la cocaïne.

Par son action sur la nutrition, le coca est nettement indiqué dans la diathèse *arthritique*.

A titre d'excitant du système nerveux, la cocaïne est indiquée dans l'*adynamie*, la *neurasthenie*, le *morphinisme*.

Son action sur les vaisseaux peut être utilisée pour relever la pression artérielle.

Préparations. — Doses.

Dans les stomatites et gingivites, on chique des feuilles de coca.

Pour l'usage interne : 10 à 20 grammes de poudre de feuilles.

La macération et l'infusion ne sont pas des préparations avantageuses. Il vaut mieux employer la teinture ou l'élixir à 1 p. 10.

La cocaïne étant insoluble dans l'eau, on fait usage du chlorhydrate.

Solution anesthésique : 2 à 5 p. 100 pour badigeonnages.

Pour injection sous-cutanée, solution à 2 p. 100 dont on injectera une à dix seringues.

Il est recommandé de placer le malade en position horizontale.

La méthode de Schleich consiste à employer une solution faible de 1 p. 1000 dont on injecte jusqu'à 50 centimètres cubes.

Usage interne. — *Dose :* 0 gr. 05 à 0 gr. 10.

Pour combattre l'empoisonnement : diurétiques, sudorifiques, injections d'éther, de morphine.

EUCAINES

L'eucaïne ($C^{19}H^{27}O^4Az$) est de la cocaïne dans laquelle un atome d'hydrogène a été remplacé par un groupe méthyle.

L'eucaïne A et l'eucaïne B sont des isomères de position.

Ce sont des bases peu solubles dans l'eau, mais formant des sels solubles.

Action locale. — Les eucaïnes en instillation, badigeonnage, injection sous-cutanée, paralysent la sensibilité comme la cocaïne, mais d'après Pouchet, Reclus, Schmitt, l'anesthésie serait moins profonde et moins longue.

Contrairement à la cocaïne qui dilate la pupille et anémie les tissus, les eucaïnes n'ont pas d'action sur la pupille et dilatent les vaisseaux.

Toxicité. — Les effets toxiques sont assez semblables à ceux de la cocaïne : excitation, convulsions cloniques, le cœur est ralenti au lieu d'être accéléré, la pression vasculaire ne varie pas.

L'équivalent toxique pour l'eucaïne A est, chez le cobaye, de 0 gr. 09 à 0 gr. 11 (Schmitt).

L'équivalent de l'eucaïne B est, chez le cobaye, supérieur à 0 gr. 25 (Schmitt), et chez le lapin, de 0 gr. 10 à 0 gr. 15 (Pouchet).

L'eucaïne B est donc la moins toxique.

Thérapeutique. — Les usages sont les mêmes que ceux de la cocaïne, et on les emploie de la même façon.

On doit préférer l'eucaïne B que l'on peut employer en solution à 5 p. 100 pour badigeonnages, et à 2 p. 100 pour injection sous-cutanée à la dose de 2 à 5 grammes.

Holocaïne ou para-diétoxy-éthylényldiphényl-amidine (Tauber). — C'est une base insoluble, mais formant des sels solubles. Elle est anesthésique comme la cocaïne, mais d'après Heinz elle est, chez les grenouilles, les souris et les lapins, cinq fois plus toxique que la cocaïne et sept fois plus que l'eucaïne.

Formanilide (C^7H^7AzO). — C'est une combinaison du formol avec l'aniline.

Poudre blanche, insoluble dans l'eau froide, soluble dans l'alcool, l'éther. Neumann, Preisach, Meisels, ont reconnu son pouvoir anesthésique. L'anesthésie est plus longue à s'établir, mais dure beaucoup plus longtemps, dix à douze heures.

Comme la cocaïne, le formanilide anémie les tissus.

Doses : Pour badigeonnages, solution hydro-alcoolique de 10 à 20 p. 100.

Pour injection sous-cutanée, solution à 3 p. 100, dont on injecte 1 à 2 centimètres cubes.

Acoïne ou dipara-anysylmonoparaphénétylganidine. —

D'après Trolldenier et Hesse, l'acoïne serait plus anesthésique que la cocaïne et beaucoup moins toxique.

L'anesthésie durerait, avec la solution à 1 p. 1 000, quinzé minutes ; avec la solution à 1 p. 100, plusieurs heures ; avec la solution à 2,50 p. 100 plus d'un jour. Mais cette dernière solution est irritante.

On emploie les solutions de 1 à 2 p. 1 000.

On dissout l'acoïne dans l'eau chaude avec un peu de chlorure do sodium (0,8 p. 100).

Orthoforme. — Éther méthylique de l'acide amidoxybenzoïque. Poudre blanche, sans odeur ni saveur, soluble dans l'alcool, l'éther, l'eau chaude (1 p. 200), les liquides organiques : sérosité, sérum, salive.

L'absorption par l'estomac se fait rapidement, car une demi-heure après on le retrouve dans l'urine à l'état de combinaison diamido-phénolique (Mosse).

Action locale. — L'orthoforme n'agit que sur les muqueuses dont l'épithélium est entamé, car, vu son peu de solubilité, il doit se mettre en contact avec les extrémités nerveuses.

Il n'est pas anesthésique, mais analgésique, aussi ne doit-on l'employer que dans les plaies douloureuses. L'analgésie s'établit lentement, mais dure plusieurs heures : douze à vingt-quatre heures.

L'orthoforme n'est pas irritant. Cependant on a signalé des éruptions érythémateuses (Maillaud, Wunderlid, Vogt).

Toxicité. — Elle est très faible.

Par le tube digestif, chez le chien, l'équivalent toxique est de 1 gramme par kilogramme.

Par injection péritonéale, l'équivalent est de 0 gr. 40 à 0 gr. 50 pour le chien et le lapin.

Par injection intraveineuse il est de 1 gramme.

Les phénomènes de l'intoxication consistent en perte d'équilibre, spasme, contracture, puis coma avec insensibilisation.

Thérapeutique. — L'orthoforme est indiqué dans les plaies douloureuses : chancres, ulcérations cancéreuses, brûlures au troisième degré, gerçures, fissures à l'anus.

Danlos l'associe au calomel pour les injections sous-cutanées de préparations mercurielles.

On l'emploie en poudre dont on saupoudre les plaies ; en pommade ou émulsion dans l'huile de 5 à 10 p. 100.

Anétine ou anéton. — Alcool de l'acéton chloroforme.

Vermossy en prépare une solution aqueuse à 0 gr. 50 p. 100, qui, comme pouvoir anesthésique, correspondrait à une solution de cocaïne à 2 p. 100.

Elle serait très peu toxique et anesthésierait même les tissus enflammés.

Nirvanine. — Éther méthylique de l'acide diéthylglyco-colle-amido-oxybenzoïque. Cristaux solubles dans l'eau. Non toxique à la dose de 10 grammes. D'après Lemanski, Pousson, Reynier, l'anesthésie survient en dix minutes et dure quinze à vingt minutes.

Pour badigeonnage on emploie les solutions à 5 p. 100.

Pour injection sous-cutanée, solution à 1 p. 100, dont on injecte plusieurs seringues.

Erytrophléine. — Alcaloïde de l'*Erytrophleum judiciale*. Elle a été présentée comme succédané de la cocaïne, mais elle est plus irritante, plus toxique et moins anesthésique.

ANTISPASMODIQUES

Ces médicaments, d'action nulle ou incertaine, me paraissent superflus. Leur appellation même n'a rien de précis. Aussi me contenterai-je de les énumérer, pour sastisfaire à l'usage.

VALÉRIANE

On emploie la racine du *Valeriana officinalis*. Elle renferme une *huile essentielle* et de l'*acide valérianique*.

D'après Rabuteau, l'acide valérianique et ses sels sont dépourvus de toute propriété antispasmodique. La valériane agit probablement par son huile, si tant est qu'elle agisse sérieusement. Elle est usitée dans les phénomènes divers de l'*hystéricisme* et du *nervosisme*.

On l'a reconnue utile dans la *polydipsie* et le *diabète azoturique*. Bouchard a constaté dans ce cas une diminution de l'urée.

Doses.

Poudre......................	1 à 10 grammes
Extrait......................	1 à 10 —
Teinture......................	2 à 30 —
Sirop......................	20 à 40 —
Essence......................	0 gr.29 à 0 gr. 50

ORANGER — TILLEUL

On emploie les fleurs et les feuilles : 10 grammes pour un litre d'eau, en *infusion*. — *Eau distillée*. — *Sirop*.

OMBELLIFÈRES AROMATIQUES

Les essences que renferment certaines plantes de la famille des Ombellifères sont, paraît-il, antispasmodiques et digestives. Nous citerons :

L'anis. — 10 grammes, *en infusion;* la *teinture* à 1 p. 4 se prescrit à la dose de 10 à 20 grammes.

Par l'oxydation de l'essence d'anis on obtient l'acide *anisique*, qui, d'après Curci, doit être considéré comme un succédané efficace de l'acide salicylique. Il se donne aux mêmes doses que celui-ci.

La coriandre et l'**angélique** se donnent aux mêmes doses que l'anis.

OMBELLIFÈRES RÉSINEUSES

Ces Ombellifères renferment une résine unie à de la gomme et à une huile essentielle. C'est la résine qui est la partie active.

Asa fœtida. — Résine du *Ferula asa fœtida*. Elle a une odeur repoussante qu'elle communique aux différents produits de sécrétion et à l'air expiré.

Elle stimule l'appétit, produit des coliques, de la diarrhée. Elle est anthelminthique.

Doses : Poudre, 1 à 8 grammes, en pilules. — *Teinture* à 1 p. 4, 5 à 10 grammes.

Sagapenum (*gomme séraphique*). — Fourni probablement par le *Ferula persica*. Mêmes doses que l'asa fœtida.

Opopanax. — Provient du *Ferula opoponax*. Mêmes doses.

Galbanum. — *Galbanum officinale*. Mêmes doses.

PRODUITS MUSQUÉS

Musc. — Le musc est une substance brune, noirâtre, produit de sécrétion fourni par des glandes situées dans une poche qui se trouve dans la peau de l'abdomen du *chevrotain porte-musc*, et qui se déverse sur le prépuce de cet animal. Les muscs du Tonkin et du Thibet sont les plus estimés.

Nous pouvons répéter à propos du musc ce que nous avons dit du camphre : Est-il excitant ou sédatif? Nous le voyons en effet prescrit comme antispasmodique dans l'hystérie et comme excitant dans les fièvres ou phlegmasies à forme typhoïde. Là encore il y a une question de doses qu'il faut juger.

Trousseau et Pidoux, ayant pris du musc, éprouvèrent des vertiges et une excitation assez forte des organes génitaux. Joerg observa de l'abattement, de l'envie de dormir et un sommeil profond.

D'après Nothnagel et Rossbach, le musc excite d'abord l'activité intellectuelle ; puis surviennent rapidement de la céphalalgie et de la somnolence.

Ces derniers auteurs, qui ne considèrent le musc que comme pouvant rendre des services par l'excitation générale qu'il produit, le prescrivent aux doses de 0 gr. 30 à 0 gr. 60. Trousseau et Pidoux, qui l'emploient comme sédatif, donnent des doses de 0 gr. 80 à 1 gr. 25.

On peut donc concilier ces opinions contraires en disant que le musc est excitant à faible dose et sédatif à haute dose.

Le musc augmente l'appétit, produit quelquefois des nausées.

Doses : Excitante, 0 gr. 50 à 0 gr. 60. — Sédative, 0 gr. 80 à 2 grammes. On le prescrit en pilules. La *teinture* se donne aux mêmes doses.

Castoréum. — C'est la sécrétion préputiale du *castor*. On l'emploie comme succédané du musc. Mêmes doses.

Civette. — Sécrétion anale fournie par le *Viverra civeta*.

Ambre gris. — Ce sont les excrétions du *cachalot*. Passons.

ANTIPYRÉTIQUES

Les antipyrétiques sont des agents destinés à combattre la fièvre. La pathogénie de la fièvre est loin d'être élucidée. Nous pouvons admettre cependant que dans la fièvre on constate une exagération des mutations organiques et une augmentation de déperdition de calorique par le rayonnement; que les centres nerveux règlent la température et que chez le fébricitant cette régulation est troublée; que ce trouble est produit par des substances *pyrétogènes* (diastases, toxines, ptomaïnes, leucomaïnes, alcaloïdes) fabriquées en dehors de l'organisme, ou dans l'organisme (infection) ou par l'organisme lui-même (auto-intoxication aseptique).

Le mode d'action des antipyrétiques n'est pas non plus bien élucidé, mais il est à remarquer (Lépine, Laborde) que ces médicaments ont tous une action prédominante sur le système nerveux. Il est à présumer que cette action n'est pas la seule et que les antipyrétiques combattent la fièvre, soit en solubilisant les substances pyrétogènes (A. Robin), soit en les neutralisant, soit en stimulant la phagocytose, soit en exerçant sur les bactéries un pouvoir plus ou moins bactéricide ou atténuant.

On peut se demander encore si les antipyrétiques sont utiles et dans quelle mesure, mais c'est là une question trop vaste pour être traitée ici.

QUINQUINA ET QUININE

Le quinquina renferme plusieurs alcaloïdes, dont le plus important, la quinine, doit attirer le plus notre attention.

QUININE $(C^{40}H^{24}Az^2O^{63})$

La quinine se présente sous la forme d'une poudre blanche, cristalline, amère, très peu soluble dans l'eau, soluble dans l'alcool. Elle forme avec les acides chlorhydrique et sulfurique des sels solubles dans l'eau. Le sulfate de quinine est le plus généralement employé ; mais, d'après Binz, le chlorhydrate mériterait la préférence, car il renferme 8 à 9 p. 100 de quinine de plus que le sulfate.

PHYSIOLOGIE

Action antiseptique. — Le bromhydrate de quinine empêche la putréfaction du bouillon à la dose 5 gr. 50 p. 100 (Miquel, C. Paul). Le sulfate de quinine empêche le développement du bacille d'Eberth à 1 gr. 25 p. 1 000, du bacille du choléra à 0 gr. 20 p. 1 000.

D'après Bochefontaine, le chlorhydrate de quinine tue rapidement, à 1 gr. 25 p. 1 000, les infusoires :. paramécies, kolpodes ; les hématozoaires du paludisme seraient détruits par une solution faible (?) de quinine (Laveran).

Binz a observé que la quinine supprime le mouve ment brownien de certains organismes. Nous aurons à tenir compte de cette action antiseptique de la quinine dans l'explication de ses effets physiologiques et thérapeutiques.

Absorption et élimination. — La quinine ne s'absorbe pas par la peau, mais son absorption par les muqueuses, les plaies, le tissu cellulaire, est facile.

Dans l'estomac, la quinine se dissout dans l'acide chlorhydrique et s'absorbe en nature ou à l'état de chlorhydrate. Les sels de quinine, sulfate et chlorhydrate, s'absorbent après leur dissolution; la dissolution du chlorhydrate est plus facile que celle du sulfate, autre avantage de ce sel.

L'élimination de la quinine se fait par toutes les sécrétions, mais surtout par l'urine, où on la retrouve en nature ou à l'état de quinidine. La quinine peut apparaître dans l'urine cinq minutes après son ingestion (Rabuteau), et son élimination dure de deux à cinq jours.

Toxicité. — L'équivalent toxique du sulfate de quinine est de 0 gr. 08 par kilogramme (Bouchard).

Des doses de 8 gr. 12 ont été absorbées par l'homme sans que mort s'ensuive.

Effets généraux. — Des doses modérées (1 à 2 grammes) produisent chez l'homme des nausées, des vertiges, de l'agitation, des bourdonnements d'oreilles, des troubles de la vue; ces phénomènes ont reçu le nom d'*ivresse quinique*. A cette excitation succède une période de dépression, caractérisée par de l'apathie, de l'assoupissement, du sommeil et la diminution de la sensibilité. Si les doses ont été élevées (4 grammes et au-dessus), on observe du délire, une grande faiblesse, de la cécité et de la surdité, du collapsus; phénomènes qui disparaissent en général assez rapidement (Nothnagel et Rossbach).

Action sur le système nerveux. — La quinine excite d'abord le *cerveau*, ainsi que tendent à le prouver l'agitation du début, le délire, les hallucinations des sens ; puis survient la période dépressive, avec l'apathie, le sommeil et le collapsus.

La *moelle*, chez les grenouilles, éprouve, sous l'influence de faibles doses, une exaltation de son pouvoir réflexe (Eulenburg, Chaperon) ; mais les doses un peu fortes la paralysent à tel point que les convulsions tétaniques de la strychnine peuvent être empêchées par la quinine (Nothnagel et Rossbach).

Les nerfs *moteurs et sensitifs* n'éprouvent, dans l'empoisonnement, aucune influence appréciable (Nothnagel et Rossbach). Ce n'est donc pas à la paralysie des nerfs sensitifs qu'il faut attribuer la *diminution de la sensibilité* : elle est due plus vraisemblablement à l'action de la quinine sur la moelle ou sur le cerveau.

Les troubles de la *vue* et surtout ceux de l'*ouïe* sont attribués à une congestion des nerfs optiques et acoustiques. On a observé des hémorragies de l'oreille interne.

Les *muscles striés* ne répondent pas à l'excitation électrique chez les grenouilles empoisonnées (Rabuteau).

On dit généralement que la quinine excite les *fibres lisses*. Cette assertion n'est basée sur aucune expérience.

Action sur la circulation. — La quinine accélère d'abord, puis ralentit et affaiblit les battements du *cœur* chez les hommes et les animaux sains ou malades ; de nombreux expérimentateurs ou médecins ont constaté le fait. Ce ralentissement doit être attribué, d'une part, à la paralysie des ganglions automoteurs du cœur, car il se produit après la section des pneumogastriques ; d'autre part, à l'affaiblissement du muscle cardiaque lui-même (Lewitzky, Eulenburg).

Les doses toxiques paralysent les pneumogastriques et accélèrent le cœur (Jerusalimski).

La *pression artérielle* s'élève avec de faibles doses, par suite d'une action vaso-constrictive. Mais avec de fortes doses la vaso-dilatation se produit et la pression baisse. Cet abaissement est favorisé par la faiblesse des contractions cardiaques (Schroff, Heubach).

Action sur le sang. — Les recherches de Bonwetsch, de Binz, de Rossbach, montrent que, sous l'influence de la quinine, l'oxygène se fixe plus intimement à l'hémoglobine, et par conséquent s'en dégage avec plus de difficulté. Cette rétention d'oxygène rend les globules rouges plus volumineux (Manasseïn).

Briquet a constaté chez l'homme et les animaux l'augmentation de la fibrine du sang.

Chez les animaux à sang chaud, des doses élevées de quinine font diminuer d'un quart, en quelques heures, le nombre des *globules blancs*, et de faibles doses suffisent pour paralyser les mouvements amiboïdes des leucocytes (Nothnagel et Rossbach). Comme conséquence de ce fait, la diapédèse des leucocytes, la suppuration sont diminuées, ainsi que cela a été constaté chez les animaux à sang froid (Binz et Scharrenbroich).

La quinine est douée de propriétés de *chimiotoxie négative*, elle fait donc fuir les leucocytes. C'est sans doute pour cela que leur nombre diminue.

Action sur la respiration. — Des doses moyennes accélèrent la circulation ; de fortes doses la ralentissent et la rendent irrégulière (Nothnagel et Rossbach).

Action sur la nutrition. — Kerner a observé sur lui une diminution de 24 p. 100 de l'azote contenu dans ses urines, après avoir pris de 1 à 2 gr. 5 de quinine. Zuntz a noté une diminution de 39 p. 100 de l'urée, sous l'influence de 2 grammes de quinine. Prior a noté la diminution de l'urée, de l'acide urique et de l'acide phosphorique des urines. Von Böch a constaté chez les chiens un ralentissement marqué des échanges organiques.

Chez les typhiques, le total des matériaux solides de l'urine est diminué, mais les rapports de l'urée aux matériaux solides, et de l'acide phosphorique à l'azote de l'urée augmentent notablement (A. Robin).

Sur des chiens et des chats, de petites doses de quinine ont fait diminuer la quantité de l'acide carbonique éliminé par les poumons (Bock et Bauer).

Il semblerait que, d'après le ralentissement et la faiblesse du cœur, le ralentissement de la respiration et la diminution des échanges organiques constatés chez l'homme sain, la température dût s'abaisser; or il résulte des expériences de Liebermeister, Sydney-Ringer, Jérusalimski, que l'influence de la quinine sur la température normale est très variable : tantôt on a noté un abaissement, tantôt une élévation.

Il résulte pourtant de ces observations que les oscillations physiologiques de la température sont moins grandes et que la courbe suit une ligne droite.

Si la quinine a peu d'influence sur la température normale, il n'en est pas de même sur l'organisme fébricitant. L'antipyrèse est l'action maîtresse de ce médicament.

D'après Nothnagel et Rossbach, l'action antipyrétique pourrait être indépendante de l'intervention du système nerveux. Voici sur quelles expériences ils fondent cette opinion : si l'on coupe la moelle cervicale à des animaux, on détermine l'élévation de la température : cette élévation ne se produit pas si l'on a administré de la quinine à l'animal.

Arntz, à la suite de nombreuses expériences sur des lapins rendus fébricitants par la septicémie, conclut que l'abaissement de la température produit par la quinine n'est pas le résultat d'une déperdition plus grande, mais bien d'une production moins active de calorique. La fixation de l'oxygène sur les hématies rend parfaitement compte de ce phénomène.

L'abaissement thermique se produit également chez les animaux enveloppés de ouate, ce qui tend à démontrer que l'antipyrèse n'est pas la conséquence d'une augmentation dans la déperdition de la chaleur.

Action sur le tube digestif. — Par son amertume, la quinine peut être rangée à côté des amers, relativement à son action sur le tube digestif. Elle excite d'une manière réflexe la sécrétion salivaire et peut-être aussi les sécrétions gastrique et intestinale; mais pour ces dernières sécrétions le fait n'est pas démontré.

La quinine n'aurait pas une heureuse influence sur la digestion stomacale, si l'on s'en rapporte aux recherches de Bucheim et Engel. Rossbach et Goldstein ont constaté qu'une solution de 0 gr. 0002 p. 100 de quinine diminuait le pouvoir digestif du suc gastrique de chien sur l'albumine.

Aux doses de 0 gr. 30 et plus, la quinine détermine souvent des nausées et des vomissements. Son action sur les mouvements intestinaux n'est pas bien connue.

Action sur la rate, le foie, l'utérus. — La tuméfaction du foie et de la rate sont des phénomènes ordinaires de l'infection paludéenne, et la quinine a pour effet de les faire disparaître. Par quel mécanisme? Il nous semble que c'est en attaquant la cause même du mal, et non pas en faisant contracter les vaisseaux et les fibres lisses de ces organes. En effet, si la diminution de volume de ces glandes s'opérait par ce dernier mécanisme, on pourrait l'obtenir aussi dans les tuméfactions liées à d'autres causes que la malaria, ce qui ne s'observe pas.

Il paraît probable que le foie et la rate, habitats des hématozoaires de l'impaludisme, se débarrassent de ces parasites soit par phagocytose (c'est peut-être dans ces organes que se réfugient les leucocytes chassés du sang), soit par suite de l'effet bactéricide de la quinine.

En Amérique, la quinine est considérée comme possédant la propriété de faire contracter l'utérus gravide. Nous ne connaissons pas d'étude expérimentale propre à éclaircir ce mode d'action.

Action sur les sécrétions. — La quinine, d'après Nothnagel et Rossbach, supprimerait la *sueur*, même chez les ouvriers travaillant pendant les grandes chaleurs.

La *sécrétion urinaire* est activée ; Trousseau et Pidoux attribuent cette diurèse à l'irritation provoquée par la quinine sur les voies urinaires.

Mode d'action. — L'antipyrèse de la quinine se produit vraisemblablement par plusieurs mécanismes :

1º Par action régulatrice sur les centres thermogènes ;

2º Par action sur les hématies, qui fixent plus énergiquement l'oxygène ;

3º Par action directe sur les tissus, dont la nutrition est ralentie ;

4º Par action antiseptique. Cette action me paraît évidente dans la fièvre paludéenne et possible dans la fièvre typhoïde.

THÉRAPEUTIQUE

« S'il est dans la matière médicale une action médicamenteuse démontrée, c'est celle du quinquina dans les fièvres intermittentes. » (Trousseau et Pidoux.) Nous pourrions ajouter que cette action curative ne se montre pas seulement dans l'accès fébrile, mais aussi dans les autres manifestations de l'infection paludéenne.

Infection paludéenne. — Voici les règles ordinaires qui doivent guider l'administration de la quinine ou du quinquina dans le traitement des *fièvres intermittentes* :

Donner une première dose de quinine (1 gramme) ou de quinquina (8 grammes) huit à dix heures avant le frisson ; cela, dans le but de laisser au médicament le temps de s'absorber et d'agir sur l'organisme.

Si les accès sont très rapprochés, rien n'empêche le médecin de donner la première dose de quinine pendant l'accès de fièvre dont il est témoin et contre lequel il ne peut agir. Cette dose est destinée à prévenir l'accès suivant. Après cette dose, le malade reste un jour sans prendre de quinine ; puis on reprend la même dose de quinine, suivie de deux jours d'intervalle ; même dose, trois jours d'intervalle ; même dose, quatre jours ; même dose, huit jours d'intervalle ; enfin, même dose de huit jours en huit jours, *pendant un mois.*

Il est absolument nécessaire de continuer au moins pendant un mois la médication, sous peine de récidive, et quand même la quinine aurait fait avorter tous les accès.

La méthode du professeur Jaccoud consiste à donner la quinine pour la fièvre quotidienne huit heures avant le frisson présumé ; pour la tierce, douze heures avant ; pour la quarte, dix-huit heures.

Les fièvres intermittentes cèdent d'autant mieux à la quinine qu'elles sont moins invétérées ; les fièvres *quotidiennes* et *tierces* sont les plus faciles à combattre : la *fièvre quarte* résiste davantage, on peut avoir recours contre elle à l'eucalyptol.

Dans les *fièvres pernicieuses*, sous quelque forme qu'elles se présentent, il y a péril en la demeure et il faut agir rapidement et énergiquement : on donnera donc la quinine sans s'inquiéter des jours d'intervalle. Si la quinine n'était pas supportée par l'estomac, on peut la faire tolérer en lui associant de l'opium, ou bien on l'administrera soit en lavement, soit en injection sous-cutanée.

Les manifestations *larvées* de l'infection paludéenne sont, bien entendu, tributaires de la quinine ; mais ici la difficulté est de bien établir le diagnostic.

La *cachexie paludéenne*, terme ultime de l'intoxication, doit encore être traitée par la quinine ; mais il faut lui adjoindre les reconstituants : fer, arsenic, hydrothérapie, et une hygiène appropriée.

La quinine n'agit pas seulement comme agent curatif, mais aussi comme prophylactique.

Comment la quinine exerce-t-elle une action spécifique sur les manifestations de l'impaludisme ? Tout devait faire supposer qu'elle s'attaquait à la cause du mal, mais cette cause n'était pas connue. Bien que l'on sût que l'impaludisme est dû à l'absorption de *miasmes*, on n'avait pas encore déterminé la nature de ces corps infectieux. On sait aujourd'hui que ce sont les hématozoaires de Laveran, et l'on est fondé à croire que la quinine guérit cette maladie par une action soit d'antisepsie, soit de phagocytose. A. Billet vient précisément de montrer (XIIIᵉ Congrès de médecine, Paris, 6 août 1900) que la quinine a pour effet d'augmenter l'intensité et la durée de l'hyperleucocytose qui semble mettre fin à l'accès de fièvre.

Infections putride et purulente, fièvre puerpérale. — Après l'impaludisme, les affections dans lesquelles la quinine a le plus d'action sont la *septicémie*, l'*infection purulente* et la *fièvre puerpérale*, qui sont considérées aujourd'hui comme le résultat d'une infection par les organismes inférieurs.

De tout temps la quinine a été donnée dans la septicémie et l'infection purulente, et nous voyons Alphonse Guérin la préconiser même comme moyen prophylactique.

L'expérimentation sur les animaux confirme les résultats cliniques. Binz et Manasseïn sont arrivés à guérir par la quinine des animaux chez lesquels ils avaient provoqué une fièvre septicémique en leur injectant des liquides putrides.

Dans la fièvre puerpérale, Stolz l'emploie pour calmer le malade ou abaisser la température.

Dans ces maladies où il y a production de pus, la quinine n'agit pas seulement sur le microbe infectieux, mais probablement aussi sur la suppuration, qu'elle diminue, par suite de la paralysie et de la mort de leucocytes.

Fièvre typhoïde. — Dans cette maladié, la quinine s'est montrée d'une grande efficacité entre les mains de Briquet, Martin-Solon, Blache et d'un grand nombre de médecins. Sous son influence on voit s'abaisser manifestement la température, et les autres phénomènes fébriles diminuer d'intensité.

La nature infectieuse de la dothiénentérie n'est pas
mise en doute, et je pense que l'action antifébrile de
la quinine doit ici encore être mise sur le compte de
ses propriétés antiseptiques.

Mais là ne se bornent pas les bons effets de la quinine dans la fièvre typhoïde. Donnée à faible dose, elle
combat l'adynamie propre à cette affection ; par de
hautes doses on peut conjurer les phénomènes ataxi-
ques qui en font une forme spéciale. Briquet avait
reconnu que la quinine donnait ses meilleurs résultats
dans la fièvre typhoïde à forme ataxique.

Dans la dothiénentérie les doses doivent être élevées : 1 gr. 50 à 3 grammes par jour (Liebermeister,
Bouchard).

Nous désirerions avoir des données précises sur
l'action antifébrile de la quinine dans les autres maladies réputées infectieuses : *diphtérie*, *érysipèle*, *fièvres
éruptives*, etc.; tout ce que nous voyons dans les auteurs, c'est que ce médicament peut rendre des services soit comme antipyrétique, soit comme excitant,
soit comme sédatif du système nerveux. Il est certain,
en tous cas, que la quinine n'a pas sur ces maladies
la puissance antifébrile qu'elle manifeste dans celles
que nous venons d'étudier, mais nous ne voyons pas
là une objection à l'idée que nous nous faisons du
mode d'action de la quinine sur la fièvre, car les maladies infectieuses ne sont pas dues aux mêmes principes
d'infection, et, de ce qu'un médicament s'oppose avec
plus ou moins de force aux effets d'un ou de plusieurs
de ces principes, ce n'est pas une raison pour qu'il
agisse de même sur tous.

Dans les diverses maladies fébriles, *pneumonie*, *pleurésie*, *méningites*, *rhumatisme articulaire*, etc., la quinine est loin d'avoir une action sûre. Mais si son
action antifébrile est inconstante, on peut retirer néanmoins des effets avantageux de la quinine, car nous ne
devons pas oublier que ce médicament jouit, à faible
dose, de propriétés stimulantes et excitantes du sys-

tème nerveux au même titre que l'alcool ; qu'à haute dose il est un calmant assez puissant, qu'il diminue la sensibilité et les douleurs, tous effets qui peuvent être mis à profit dans beaucoup de cas.

C'est ainsi qu'elle est utile dans la *migraine*, les *névralgies*, le *vertige de Ménière* (Charcot).

Se fondant sur ce fait que la quinine diminue le nombre de globules blancs et le volume de la rate et du foie, Mosler, Hewson et autres ont donné la quinine dans la *leucocythémie* et en ont obtenu de bons résultats.

PRÉPARATIONS. — DOSES.

La *quinine* n'est pas employée en raison de sa faible solubilité. On se sert du *sulfate de quinine*. Dose stimulante : 0 gr. 05 à 0 gr. 10 ; dose antifébrile et calmante : 0 gr. 50 à 2 grammes. On peut aller jusqu'à 4 grammes.

Le *chlorhydrate* mériterait d'être employé de préférence au sulfate en raison de sa grande solubilité, de sa teneur plus grande en quinine.

On connaît aussi le *lactate*, le *tannate*, la *valérianate* de quinine.

En raison de leur amertume, les sels de quinine se donnent en cachets ou en pilules.

Pour injections sous-cutanées Gubler recommande le *bromhydrate* de quinine. Mais ce sel n'est soluble que dans sept parties d'eau froide.

On peut facilement dissoudre 1 gramme de sulfate de quinine dans 2 grammes d'eau distillée en lui ajoutant 0 gr. 50 d'antipyrine.

PRINCIPES DIVERS DU QUINQUINA.

Le quinquina renferme un certain nombre de principes dont l'action est plus ou moins semblable à celle de la quinine.

I. **Chinchonine** ($C^{40}H^{24}Az^2O^2$). — D'après les expériences de Bouchardat, Delondre et Girault, la cinchonine détermine chez les animaux des convulsions. Ces convulsions ressemblent tout à fait à une attaque d'épilepsie (J. Simon). Elle est beaucoup plus toxique que la quinine. Employée dans la *fièvre intermittente*, on lui doit quelques succès.

Doses : Sulfate de cinchonine, 0 gr. 30 à 1 gr. 50.

II. **Cinchonidine.** — Isomère de la cinchonine. Elle produit comme elle des convulsions épileptiformes.

III. **Quinidine.** — Isomère de la quinine. Chez les animaux elle provoque des crises tétaniques, comme la strychnine (J. Simon).

IV. **Quinoïdine.** — C'est un mélange de quinine, de cinchonine et de matière résineuse. On l'obtient en précipitant par l'ammoniaque les eaux-mères de la préparation du sulfate de quinine.

Le borate et le citrate de quinoïdine se sont montrés peu efficaces entre les mains de divers médecins.

V. **Acide quinique** ($C^7H^{12}O^6$). — Expérimenté par Rabuteau sur lui-même à la dose de 2 grammes, il n'a produit aucun effet quelconque.

VI. **Quinovine.** — D'après Rabuteau, c'est un glycoside, car elle se dédouble facilement en acide quinorique et en sucre.

VII. **Quinium.** — C'est un extrait alcoolique de quinquina renfermant tous les alcaloïdes. Nous ne conseillerons pas son emploi, parce que la quinine pure est la substance la plus sûre et la moins toxique du quinquina et qu'il faut autant que possible éviter les autres. Malheureusement ce que l'on vend sous le nom de quinine n'est souvent qu'un mélange de quinine avec ces diverses substances.

VIII. **Euquinine.** — C'est un éthylcarbonate de quinine.

Il est dépourvu de saveur, et moins toxique.

Panegrossi a reconnu ses propriétés antipyrétiques dans la malaria.

Doses : 0 gr. 10 à 1 gramme en pilules ou cachets.

QUINQUINA

On désigne, en pharmacologie, sous le nom de quinquina l'écorce de divers arbres du genre *quinquina* ou *cinchona*, de la famille des Rubiacées.

On distingue plusieurs espèces d'écorces de quinquina, qu'on appelle : *quinquinas gris, jaunes, rouges.* Ces diverses écorces ne proviennent pas de plantes différentes ; le même arbre les fournit. Ainsi le quinquina *gris* est l'écorce des petites branches : c'est le plus astringent ; il renferme surtout du tanin et de la cinchonine ; le quinquina *jaune* est l'écorce des rameaux de moyenne grosseur ; le quinquina *rouge* est l'écorce des grosses branches.

Le quinquina jaune est celui qui renferme le plus de quinine, le gris est celui qui en renferme le moins.

Indépendamment des principes que nous avons énumérés, le quinquina renferme encore une assez forte proportion de *tanin.*

L'action du quinquina en nature diffère peu de celle de la quinine. Le quinquina est mieux supporté par l'estomac. Par le tanin qu'il renferme il peut être utilisé comme astringent (Voy. *Astringents*). Les ndications sont les mêmes que celles de la quinine.

Préparations. — Doses.

Poudre de quinquina. 3 grammes de poudre représentent 1 gramme de quinine ; 20 à 30 grammes pour 1 litre d'infusion, décoction ou macération.

Extrait alcoolique......	0 gr. 30 à	4 grammes.
Extrait aqueux.........	0 gr. 50 à	4 —
Teinture	2 grammes à 15	—
Sirop	20 — 100	—
Vin...................	50 — 200	—

ACIDE SALICYLIQUE ET SALICYLATE DE SOUDE

ACIDE SALICYLIQUE ($C^7H^6O^3$).

L'emploi médical de l'acide salicylique est de date récente (1875), et déjà de nombreux travaux ont été publiés sur cet agent, qui occupe aujourd'hui la première place dans le traitement du rhumatisme articulaire aigu. On peut donc suffisamment apprécier ses propriétés physiologiques et thérapeutiques. L'acide salicylique, ou *acide oxybenzoïque*, se présente en cristaux peu solubles dans l'eau froide, facilement solubles dans l'eau bouillante, l'alcool et l'éther.

PHYSIOLOGIE

Action antiseptique. — L'acide salicylique possède des propriétés antiseptiques plus énergiques que le phénol, au dire de Buchholtz. Il s'oppose à la fermentation alcoolique, à l'action digestive de la diastase et de la pepsine, à la fermentation de l'urine, au développement des bactéries et vibrions, agents de la putréfaction. Ces propriétés ont été mises à profit pour la conservation des viandes, des pièces anatomiques, des solutions d'alcaloïdes, et pour le pansement des plaies.

L'acide salicylique empêche la putréfaction du bouillon à la dose de 1 gramme p. 1 000.

A la dose de 2 gr. 50 p. 100 il tue en trente-cinq minutes le staphylocoque doré et le streptocoque ; à 50 p. 100, il ne tue pas en trois minutes le bacille de la diphtérie.

Effets locaux. — L'acide salicylique irrite fortement les muqueuses. Goldtammer, Kernig ont observé, à l'autopsie des malades soumis au traitement par ce médicament, un catarrhe gastro-intestinal avec érosions et ulcérations. Wolfberg a constaté des lésions semblables sur le chien. Des vomissements et de la diarrhée sont la conséquence de cette irritation. On peut l'éviter en fractionnant les doses, en ne donnant, suivant le conseil de Germain Sée, que 0 gr. 50 à la fois.

Toxicité. — Elle est assez faible, on peut administrer à un lapin 1 gramme d'acide salicylique. Chez l'homme une dose de 8 grammes peut être toxique.

Effets généraux. — Sous l'influence des doses thérapeutiques d'acide salicylique, les premiers phénomènes que l'on observe sont des bourdonnements d'oreilles plus marqués que ceux de la quinine ; les troubles de la vue sont plus rares ; les vertiges, le délire, les hallucinations ne se sont produits qu'avec des doses élevées.

Action sur la respiration. — Chez le lapin, Buss, Kœhler, G. Sée, ont constaté le ralentissement de la respiration, de la dyspnée, sous l'influence de l'acide salicylique. Kœhler attribue ce phénomène à la paralysie des rameaux pulmonaires du pneumogastrique. De hautes doses produisent l'asphyxie avec œdème pulmonaire et ecchymoses sous-pleurales. Chez l'homme les troubles respiratoires sont exceptionnels avec les doses thérapeutiques.

Action sur la circulation. — D'après Kœhler, l'acide salicylique ralentit le cœur par paralysie du muscle et des nerfs accélérateurs, car la section des pneumogastriques n'empêche pas le ralentissement. En même temps, la pression artérielle s'abaisse par dilatation des capillaires. Cette dilatation est due à l'excitation des centres vaso-dilatateurs, car la section de la moelle au-dessous du bulbe fait succéder l'anémie à l'hyperémie (Pouchet). Chez l'homme sain, l'acide salicylique est sans influence sur la circulation (Goldtammer, Reiss, Buss, G. Sée).

D'après Prudden, l'acide salicylique paralyse les mouvements amiboïdes des leucocytes.

Action sur le système nerveux. — Les centres nerveux ne sont touchés que par de hautes doses d'acide salicylique. Il détermine des phénomènes d'excitation qui se traduisent par de l'agitation, du délire, des hallucinations. Les convulsions ne surviennent que lorsque l'asphyxie commence ; elles doivent être attribuées à l'acide carbonique (Nothnagel et Rossbach).

La mort est précédée de paralysie des mouvements, de la sensibilité et des réflexes.

Les *troubles sensoriels* sont à peu près constants. On les observe principalement du côté de l'*ouïe*; ils consistent en bourdonnements, en sensations étranges comparées par les malades à des bruits de flot, de pluie, de tonnerre, de sifflet de locomotive. Si l'emploi de l'acide salicylique est prolongé, il peut survenir de la surdité, mais celle-ci disparaît avec le traitement.

Ces troubles, comme ceux que produit la quinine, paraissent dus à une congestion de l'oreille interne. Afin de les éviter, Schilling conseille l'emploi de l'ergotine.

La *vision* est rarement affectée; on a observé quelquefois seulement des mouches volantes et la diminution de l'acuité visuelle. G. Sée rapporte ces phénomènes à l'action du médicament sur les nerfs sensoriels.

Nerfs sensitifs et moteurs. Action inconnue.

Action sur la nutrition. — Chez l'homme et les animaux sains, l'acide salicylique a peu d'influence sur la *température*; c'est ce que prouvent les observations de Fürbringer, Feser et Friedeberg, Riegel, Buss, G. Sée. Cependant Riess et Giedl ont obtenu un léger abaissement de la température normale. En somme, action très incertaine.

Il n'en est pas de même pour la *température fébrile*. L'acide salicylique est reconnu par tous comme ayant le pouvoir d'abaisser la température des fébricitants. Mais, tandis que certains auteurs (Buss, John, Riess, Garcin), considèrent cet effet comme constant, d'autres ne l'ont observé que transitoirement et d'une manière passagère (Hérard, Oulmont, Wolfberg, Zimmermann).

Il augmente l'urée, l'acide urique, l'acide phosphorique (Mlle Chopin). Alb. Robin lui donne la propriété de solubiliser les déchets de la nutrition et de rendre plus facile leur élimination par le rein.

Chez des animaux rendus fébricitants par injection de liquides septiques, Fürbringer a constaté un abaissement notable de la température. Zimmermann n'a pas pu arriver au même résultat.

Action sur les sécrétions. — L'acide salicylique est ordinairement *diurétique ;* toutefois cette action n'est pas constante (G. Sée). Gubler attribue cette diurèse à l'irritation que l'acide détermine à son passage dans les reins. Très souvent l'acide salicylique est *sudorifique,* et Baelz l'a retrouvé dans les sueurs.

Rutherford, Lewaschew, Rosenberg, Prevost et Binet considèrent l'acide salicylique comme un bon *cholagogue.* Il augmente la quantité de la bile et la fluidifie.

Élimination. — L'élimination de l'acide salicylique par les urines est très rapide ; en effet, Baelz a décelé cet agent dans l'urine vingt minutes après son ingestion ; l'élimination dure vingt heures environ.

Fritz Benike, ayant donné de l'acide salicylique à des femmes en train d'accoucher, a retrouvé l'acide dans l'urine des nouveau-nés. Les eaux de l'amnios n'en renfermaient pas.

La présence de l'acide salicylique a été constatée dans les *sueurs* par Baelz, dans la *sérosité* d'un vésicatoire par Oulmont, dans la *salive* et les *crachats* par Buss ; dans les *articulations,* le *péritoine,* la *plèvre* (Rosenbach et Pohl).

Sous quelle forme s'élimine l'acide salicylique ? D'après Nothnagel et Rossbach, l'acide salicylique ne se retrouve pas en nature dans les urines, mais à l'état de sel ; et, si on l'a obtenu à l'état de liberté, ce n'est qu'à la suite de la décomposition de l'urine. Une autre forme, non contestée, sous laquelle s'élimine l'acide salicylique, c'est celle d'*acide salicylurique* ou *oxyhippurique.* De même que l'acide benzoïque rencontrant du glycocolle dans l'organisme se transforme en acide hippurique, de même l'acide oxy-benzoïque (salicylique) se transforme, dans les mêmes conditions, en acide oxy-hippurique (salicylurique).

Nothnagel et Rossbach, Salkowski et Fleischer pensent que tout l'acide salicylique ingéré se transforme dans le sang en salicylate de soude, aux dépens des phosphates et carbonates; la question est assez difficile à trancher, car le salicylate de soude offre les mêmes réactions chimiques que l'acide salicylique.

THÉRAPEUTIQUE

Usage externe. — Les propriétés antiseptiques de l'acide salicylique ont été utilisées en Allemagne pour le pansement *des plaies*. Thiersch a remplacé l'acide phénique par l'acide salicylique dans la méthode de Lister et a étudié comparativement sur cent soixante malades l'action de ces deux agents; il a reconnu que le pansement salicylé est aussi efficace que le pansement phéniqué, et que de plus il a l'avantage de n'avoir pas d'odeur et d'avoir une action plus longue, étant moins volatil. Autre avantage : on n'a pas à craindre avec lui d'intoxication comme on en a cité des exemples avec l'acide phénique. Dans la *diphtérie* l'acide salicylique administré à l'intérieur et en applications locales a donné de beaux résultats entre les mains de Wagner, Steinitz, Schultze et Weber.

L'acide salicylique en lotions et en pommade est, à mon avis, le meilleur traitement de l'*eczéma*.

Il se prête à toutes les indications de la thérapeutique antiseptique.

Usage interne. — L'acide salicylique est le spécifique du *rhumatisme articulaire aigu*, comme la quinine l'est de la fièvre intermittente.

Sous son influence, la fièvre, les douleurs. le gonflement des articulations disparaissent rapidement, et la maladie, jugulée, se termine en trois ou quatre jours. Mais la médication doit être continuée à doses décroissantes, pendant plusieurs jours, sous peine de récidive.

D'après beaucoup d'auteurs, l'acide salicylique n'aurait aucune action préventive ou curative sur les complications viscérales (endocardite, péricardite, pleurésie, encéphalopathie) du rhumatisme articulaire aigu. Pourtant Clouston, Desplats, Soulier admettent que l'endocardite est moins fréquente depuis l'emploi de l'acide salicylique.

Dans le *rhumatisme articulaire* ou *musculaire subaigu* ou *chronique*, dans les *arthrites blennorragiques, syphilitiques*, l'acide salicylique ne réussit pas, ou du moins rarement.

On a beaucoup discuté le mode d'action de l'acide salicylique dans le rhumatisme articulaire aigu. J'estime qu'il s'agit là d'un acte d'antisepsie ou de neutralisation des toxines, car cette maladie est de nature microbienne. On objecte à cette opinion que l'acide salicylique devrait dans ce cas agir aussi bien sur les manifestations abarticulaires. Je réponds à cela que l'antisepsie ne se fait peut-être pas dans le sang, mais bien dans l'articulation même, et, si la plèvre, le péricarde échappent à son influence, c'est probablement une simple question d'élimination par un organe et non par l'autre.

Dans la *fièvre typhoïde*, l'acide salicylique est très utile, soit en faisant l'antisepsie intestinale, soit en diminuant la fièvre, soit en entraînant les déchets de la nutrition.

Dans la *goutte*, G. Sée, Bouchard ont obtenu la jugulation de l'accès.

Enfin, d'après Prévost et Binet, le salicylate de soude serait un puissant *cholagogue*.

Stéphanide, Mosler, Wagner, ont employé l'acide salicylique dans la *dyspepsie putride*. En donnant le médicament à l'intérieur, Fürbringer, Bonaventura Belli, Guéneau de Mussy, sont parvenus à empêcher la *fermentation ammoniacale* de l'urine chez les malades atteints d'affections de la vessie.

PRÉPARATIONS. — DOSES.

Pour l'usage *externe* l'acide salicylique peut être employé sous forme de poudre lorsqu'on ne craint pas d'irriter la plaie.

Pour le pansement ordinaire on se sert d'une solution à 1 p. 100 : l'acide est dissous dans l'eau bouillante ou dans une quantité suffisante d'alcool.

Pour *pommade, glycéré*, 1 p. 50.

A l'*intérieur* on emploie l'acide salicylique en poudre, dans du pain à chanter, ou en potion. Pour éviter l'action caustique, on donne 0 gr. 50 toutes les deux ou trois heures jusqu'à ce qu'on ait atteint la dose de 4 à 8 grammes par jour.

SALICYLATE DE SOUDE

Le salicylate de soude renfermant 80 p. 100 d'acide salicylique (Sée), étant soluble dans l'eau et dépourvu d'effets irritants, il était bien préférable de s'en servir en remplacement de l'acide salicylique, si toutefois il avait une action physiologique et thérapeutique aussi marquée que ce dernier agent. Or l'expérience a montré que tous les effets de l'acide salicylique pouvaient être obtenus par le salicylate, sauf un qui est contesté : l'effet antiseptique.

PHYSIOLOGIE

Action antiseptique. — Le salicylate de soude s'oppose-t-il aux fermentations et à la putréfaction? D'après Buchholtz, le salicylate tue les bactéries, mais moins énergiquement que l'acide salicylique; il faut une solution à 4 p. 1 000 de salicylate pour obtenir les effets qu'on produit avec une solution à 1,5 p. 1 000 d'acide.

Pour Miquel et C. Paul, le salicylate de soude empêche la putréfaction du bouillon à la dose de 10 grammes p. 1 000.

Toxicité. — Le salicylate de soude est moins toxique que l'acide salicylique.

La dose toxique pour l'homme varie entre 10 et 30 grammes.

Action sur la circulation, la respiration et la température. — Les expériences de Köhler et Danewski, sur des animaux, ont montré que le salicylate, comme l'acide salicylique, ralentit le pouls et la respiration, abaisse la pression sanguine et la température normale. L'abaissement de la température serait même plus marqué avec le salicylate qu'avec l'acide, ce que Köhler explique par l'absorption plus rapide du sel. Sur l'homme sain, le salicylate a peu d'influence, ainsi que cela résulte de l'expérience faite par deux élèves de G. Sée, qui, sous l'influence de 10 grammes de ce médicament, n'ont observé aucune modificaiton dans la circulation, la respiration et la température.

Chez l'homme fébricitant, le salicylate abaisse la température aussi bien et même mieux que l'acide. Ce fait n'est pas constaté.

Action sur les sens. — Elle est de même nature et de même intensité que celle produite par l'acide salicylique.

Action sur les sécrétions et élimination. — Le salicylate est *sudorifique* comme l'acide; il est plus *diurétique* que lui. Son élimination par les urines commence huit minutes après son ingestion (Baelz).

C'est un cholagogue énergique qui augmente et fluidifie la bile.

Les indications du salicylate de soude sont les mêmes que celles de l'acide salicylique.

PRÉPARATIONS. — DOSES.

Le salicylate de soude se donne dans le rhumatisme articulaire aigu à la dose de 6 à 15 grammes par jour, divisés en plusieurs doses. Il est rare qu'on ait besoin de dépasser 10 grammes par jour.

Quand la maladie est à son déclin, on diminue progressivement les doses pendant plusieurs jours.

Dans les pyrexies et phlegmasies on donne les mêmes doses. Contre les douleurs fulgurantes Bouchard emploie 10 grammes d'emblée.

L'état des reins et du cœur doit être surveillé dans le cours de la médication.

Salicylate de méthyle. — C'est le principe actif de l'essence de Wintergreen. Liquide légèrement jaune, volatil, d'odeur de jacinthe, qui renferme 90,75 p. 100 d'acide salicylique.

Le point intéressant de son histoire c'est la facilité avec laquelle il s'absorbe par la peau (Linossier et Lannois, Ceconi et Nalin, Le Strat). On le retrouve dans l'urine une demi-heure après un badigeonnage ; le maximum de l'élimination est entre la sixième et la neuvième heure, elle est généralement complète après quarante-huit heures. Les urines renferment 80 p. 100 du salicylate, le reste s'élimine par l'intestin.

L'absorption se fait moins bien si le salicylate est incorporé à un corps gras.

Localement le salicylate produit un peu de cuisson. Il a de plus le pouvoir de calmer les douleurs.

Le salicylate de méthyle rend de grands services dans le rhumatisme, comme succédané du salicylate de soude, et comme analgésique local.

Pour l'absorption on verse sur la peau 3 à 10 grammes de liquide et l'on fait une occlusion avec de la ouate et de la gutta-percha.

Salophène ($C^{16}H^{13}AzO^5$). — Éther salicylique de l'acétyl-paraamidophénol. Cristaux inodores, insipides, insolubles dans l'eau, solubles dans l'alcool, l'éther. Il renferme 51 p. 100 d'acide salicylique.

L'équivalent toxique est de 7 grammes par kilogramme de lapin (Siebel).

Il se dédouble dans l'intestin en salicylate de soude et acétylparaamidophénol.

Doses : 6 à 8 grammes *pro die* par doses fractionnées en cachets.

Malacine. — C'est un dérivé salicylé de la phénacétine. Les acides faibles la décomposent facilement en acide salicylique et phénacétine.

Elle a été employée par Jacquet dans le rhumatisme articulaire.

Doses : 2 à 4 grammes *pro die* ou cachets.

Salacétol. — Combinaison de l'acide salicylique et de l'acétol. Il se dédouble dans l'intestin en ses deux composants.

Doses : 1 à 3 grammes *pro die*, en cachets.

Agathine. — Produit obtenu par Roos en combinant l'aldéhyde salicylique avec le phénylhydrazone. Il se présente en paillettes vert pâle, inodores, insipides, insolubles dans l'eau. Elle a été employée par Laqueur, Rosembaum, Loewenthal comme antinévralgique.

Doses : 0 gr. 50 à 2 grammes en cachets.

ANTIPYRINE

L'antipyrine ($C^{11}H^{12}Az^2O$), ou analgésine, dérive de la phénylhydrazine. C'est une poudre blanche, cristalline, sans odeur, de saveur amère, soluble dans l'eau ; elle donne avec le perchlorure de fer une coloration rouge foncé.

PHYSIOLOGIE

D'après Arduin, elle serait plus antiseptique que l'acide salicylique. Elle n'est pas irritante. Appliquée localement, elle est *hémostatique.* On peut l'employer en injection sous-cutanée. En ingestion stomacale, elle produit souvent des douleurs, nausées, vomissements.

D'après Capitan et Gley, la dose toxique est, par kilogramme d'animal, de 0 gr. 645 en injection intraveineuse ; 1 gr. 50 en injection sous-cutanée ; 4 gr. 50 par le tube digestif.

L'action antipyrétique de l'antipyrine est très manifeste. Elle commence rapidement, atteint son maximum au bout de trois à cinq heures, et persiste huit à vingt heures. Au réveil, pas de frisson, pas de vomissements, pas de céphalalgie.

Chez l'homme sain l'antipyrine n'a pas d'influence sur la température.

Chez les fébricitants l'antipyrine ne ralentit pas les

contractions cardiaques, malgré l'abaissement de la température (Penzold et Sartorius, Jahn).

La *pression artérielle* s'élève (Marigliano, von Hoffer) malgré la vaso-dilatation périphérique. Chez les animaux, l'antipyrine accélère les battements du cœur par excitation des ganglions cardiaques, puisque cette accélération se produit sur le cœur isolé des centres nerveux (Sawadowski).

La *respiration* n'est pas influencée.

Les *centres n erveux* subissent une influence dépressive de la part de l'antipyrine, la sensibilité est émoussée, les réflexes sont diminués. Gérard, de Genève, a constaté que l'élévation de la température que produit la piqûre de centres thermiques n'avait plus lieu si l'animal avait reçu de l'antipyrine. Sawadowski a fait des observations analogues.

L'effet le plus remarquable de l'antipyrine consiste dans son action sédative de la douleur.

Chez les animaux, l'antipyrine à dose toxique produit d'abord des convulsions tétaniques par excitation des centres, car la section des nerfs moteurs les empêche. Aux convulsions succède la paralysie, avec disparition des réflexes.

L'action de l'antipyrine sur le sang est insignifiante. Huchard et Arduin se sont assurés que l'hémoglobine n'est pas altérée. Penzold dit cependant qu'elle est légèrement diminuée.

Les *échanges nutritifs* sont ralentis. Tous les observateurs sont d'accord sur ce fait que l'antiyrine diminue l'azote total de l'urine (15 à 30 p. 100, Riess), l'urée (21 à 33 p. 100), les chlorures, les phosphates, les sulfates (A. Robin). Mais elle augmente l'acide urique et le rapport de l'acide phosphorique à l'azote de l'urée.

Chez les animaux et chez l'homme sain, les échanges sont peu modifiés et de façon inconstante (Crolas et Hugounenq, Cazeneuve).

D'après Henri Jean et Frédéricq, l'antipyrine diminue l'absorption de l'oxygène.

Pour Lépine, la transformation de glycogène en sucre est empêchée par l'antipyrine.

Il résulte de ces observations que ce médicament ralentit la nutrition à un haut degré chez les fébricitants.

L'*élimination* se fait en nature par les urines. On estime que l'antipyrine diminue la sécrétion urinaire.

L'antipyrine produit quelquefois des accidents : éruptions érythémateuses, bulleuses, des frissons, vertiges, sueurs profuses, dépression cardiaque. Ils sont dus généralement à une idiosyncrasie du sujet : aussi faut-il être prudent la première fois que l'on donne de l'antipyrine à un malade.

THÉRAPEUTIQUE

Au début de son apparition l'antipyrine a été surtout employée comme *antipyrétique*. On l'a donnée avec succès dans la *fièvre typhoïde*, la *pneumonie*, le *rhumatisme articulaire aigu*, la *fièvre des phtisiques*, etc. Landouzy estime qu'elle est très active dans la *granulie aiguë* et fort peu dans la fièvre typhoïde, à telle enseigne qu'il en a fait un moyen de diagnostic entre ces deux maladies.

Actuellement, on l'emploie surtout contre la douleur, et il est de fait qu'elle réussit admirablement dans la *migraine*, les *névralgies*, les *douleurs rhumatismales*, etc.

On la donne également avec succès dans la *chorée*, la *coqueluche*, l'*hystérie*, le *goitre exophtalmique*. Elle a réussi enfin dans le *diabète sucré* et *insipide*. Saint-Philippe l'a donnée avec succès dans la *diarrhée des enfants* à la dose de 0 gr. 10 à 0 gr. 80 par jour, suivant l'âge.

Préparations. — Doses.

1 à 6 grammes par jour, en solution ou en cachets.
Pour injections hypodermiques :

Antipyrine...	1 gramme.
Eau distillée ...	1 —
Chlorhydrate de cocaïno...	0 gr. 01

Faire la solution à chaud. Elle reste claire après refroidissement.

Salipyrine. — C'est une combinaison de l'acide salicylique avec l'antipyrine. Elle se présente sous forme de cristaux peu solubles dans l'eau et l'éther, solubles dans l'alcool. Elle a été principalement employée dans le rhumatisme, la grippe (Guttmann, Monsengeil).
Doses : 2 à 6 grammes *pro die*, en cachets.

Tussol. — Amygdalate d'antipyrine $(C^{10}H^{20}Az^2O)^4$, ou phényl-glycolate d'antipyrine. C'est une poudre blanche, très soluble dans l'eau. Il se dédouble au contact du lait et des liquides alcalins.

Rehn, Cattaneo, Rothschild l'ont employé dans la coqueluche.
Doses : 1 gramme à 2 grammes *pro die* en cachets ou potion ; pour les enfants 0 gr. 20 à 0 gr. 50 par doses de 10 centigrammes.

Tolypirine. — Paratolydiméthyle pyrazolon. Cristaux incolores, de saveur âcre, solubles dans l'eau et l'alcool.

D'après Guttmann, elle serait aussi antithermique et aussi analgésique que l'antipyrine.
Doses : 1 à 6 grammes *pro die*, par doses fractionnées en cachets.

Pyramidon. — C'est un dérivé de l'antipyrine, mais plus toxique. L'équivalent toxique est, chez le chien, de 0 gr. 15 par kilogramme en injection sous-cutanée, et de 0 gr. 22 par kilogramme par voie gastrique (Lépine).
Doses : 0 gr. 50 à 1 gramme *pro die*, par doses fractionnées de 0 gr. 25.

KAIRINE

C'est un dérivé de la quinoline. Introduite depuis peu dans la thérapeutique, la kairine a été étudiée par un grand nombre d'auteurs. Or voici ce que l'on a observé :

Chez les fébricitants, la kairine *abaisse* rapidement et sérieusement la *température*, ralentit le cœur et les mouvements respiratoires. Elle ne produit ni céphalalgie, ni vomissements, ni bourdonnements d'oreilles.

L'abaissement de la température dure deux heures environ, à la suite d'une seule dose.

Binz admet que l'abaissement de la température est dû à la vaso-dilatation périphérique, d'où déperdition de calorique.

L'*élimination* se fait par les urines qui deviennent d'un vert sombre.

L'*urée* est diminuée (Girat).

Mais voici le revers de la médaille. La kairine produit constamment des *sueurs* très abondantes et fatigantes pour le malade. De plus, lorsque son effet antifébrile est passé, les malades éprouvent un *frisson* intense et la fièvre reprend son cours.

Enfin elle produit la cyanose et la méthémoglobinémie (Hayem).

Employée dans la fièvre typhoïde, elle est bien inférieure à la quinine (Schulz, Peiper).

Does : 0 gr. 50 toutes les heures dans du pain azyme, jusqu'à 3 et 4 grammes.

Kairoline. — Dérivé de la kairine par substitution d'un atome d'hydrogène au groupe OH. Elle abaisse la température fébrile d'une façon plus lente et plus durable que la kairine.

Doses : 1 gramme à 3 grammes *pro die*, par doses de 1 gramme.

THALLINE

C'est un tétrahydrure d'oxyméthyl-quinoline $(C^{10}H^{13}AzO)$.

Les observations de Jaksch, Jaccoud, Huchard, Dujardin-Baumetz, démontrent que la thalline est un puissant antipyrétique, mais son effet est de courte durée : deux à quatre heures.

L'abaissement thermique s'accompagne de sueurs, et un frisson se déclare quand la température remonte.

La thalline dilate les vaisseaux périphériques chez l'homme, sans que la pression sanguine soit modifiée, ce qui indique (Lépine) que la force des contractions cardiaques est augmentée.

La thalline transforme l'oxyhémoglobine en méthémoglobine *in vitro* (Brouardel et Loye) et *in vivo* (Lépine).

La thalline diminue, chez l'homme, la désassimilation des albuminoïdes, et augmente celle du soufre (A. Robin). Elle s'élimine rapidement par les urines en leur donnant une couleur brune à reflets verdâtres.

On l'emploie peu.

Doses : 0 gr. 20 à 0 gr. 50 *pro die.*

Hydroquinone C^6H^6O. — C'est un antipyrétique de peu de valeur, et qui a les mêmes inconvénients que la thalline. — A l'extérieur on l'a employé comme antiseptique dans les maladies des yeux, en solution de 1 à 2 p. 100.

Doses : 0 gr. 20 à 1 gramme.

Résorcine $C^6H^4(OA)^2$. — Elle est isomère de la pyrocatéchine et de l'hydroquinone. Elle se présente sous forme de cristaux blancs très solubles dans l'eau. C'est un bon antiseptique. Elle n'irrite pas la cornée en solution à 5 p. 100 (Haab). La *toxicité* n'est pas très élevée : à la dose de 0 gr. 30 par kilogramme elle produit chez le chien des convulsions, et à 0 gr. 90 la mort. Chez l'homme, les phénomènes toxiques peuvent se montrer à partir de 6 grammes (Pérodon) ; à la dose de 4 à 5 grammes, elle produit chez l'homme des vertiges, céphalalgie, bourdonnements d'oreilles, agitation. Audeer ayant absorbé 10 grammes, eut des convulsions. Elle abaisse bien la *température* des fébricitants, mais pour une heure ou deux. Elle diminue le nombre des battements *du cœur* (Pérodon) et augmente la *pression artérielle* (Lichtheim). Elle a les mêmes inconvénients que la kairine, savoir : *sueurs* profuses et *frissons*. On n'observe ni nausées ni vomissements. *Élimination* par les urines qu'elle colore en noir.

Les *indications* sont les mêmes que celles de la kairine et de l'antipyrine. Elle aurait réussi dans la *fièvre intermittente* (Righi). Bogusch l'a employée avec succès en injections sous-cutanées à 5 p. 100 pour circonscrire les plaques *érysipélateuses*.

Doses : Même dose et même mode d'administration que l'antipyrine. On peut l'administrer en injection sous-cutanée, en solution à 20 p. 100 (Dujardin-Beaumetz).

ACÉTANILIDE

L'acétanilide, ou *antifébrine*, est l'aniline dans laquelle un H a été remplacé par le radical acétyle C^2H^3.

Sa constitution est représentée par la formule $C^6H^5AzOHC^2H^3$.

C'est une poudre blanche, cristalline, inodore, de saveur brûlante, peu soluble dans l'eau, soluble dans l'alcool.

Elle abaisse la température fébrile, mais en produisant la cyanose.

D'autre part, elle altère les hématies, produit de la méthémoglobinémie, si bien que dans l'intoxication le sang artériel a une couleur chocolat (Lépine).

Les battements du cœur sont accélérés et renforcés (Lépine) ; la pression vasculaire ne varie pas. Elle ne s'élimine pas en nature par les urines.

D'après Lépine elle augmente l'excrétion de l'urée et de l'azote total, tout en diminuant l'acide urique. En ce sens, elle agit d'une façon contraire à l'antipyrine.

La quantité des urines est diminuée.

Mais, comme l'antipyrine, elle diminue la sensibilité. et est avant tout un antidouloureux.

A ce dernier point de vue ses indications sont les mêmes que celles de l'antipyrine. Comme antipyrétique elle a moins de valeur.

Doses : 0 gr. 50 à 2 grammes, en cachets.

Méthylacétanilide, ou **Exalgine**. — Elle n'est autre que l'acétanilide dans laquelle un H est remplacé par le radical CH^3. La formule est

$$C^6H^5AzO \quad \begin{matrix} C^2H^3 \\ CH^3 \end{matrix}$$

Elle se présente en aiguilles blanches, soyeuses, solubles dans l'eau, l'alcool, sans odeur ni saveur.

L'équivalent toxique est de 0 gr. 46 par kilogramme de lapin. Elle produit des crises convulsives, l'abaissement de la température, l'abolition de la douleur, la sensibilité tactile étant conservée.

L'oxyhémoglobine est transformée en méthémoglobine (Gaudineau). Elle est employée surtout comme antinévralgique.

Doses : 0 gr. 25 à 0 gr. 50 *pro die* en pilules ou cachets.

Phénacétine. — On l'appelle aussi *acetphénétidine*. Sa formule est $C^{10}H^{13}AzO^2$. Poudre cristalline sans odeur ni saveur, soluble dans l'alcool, presque insoluble dans l'eau. Elle abaisse rapidement la température, cet abaissement persiste six à huit heures. Elle ne produit pas de fortes sueurs, pas de frissons, pas de cyanose.

Müller dit qu'elle produit la méthémoglobinémie.

Ce fait n'a pas été confirmé.

D'après Gueorguierski, elle augmente les urines, l'urée et diminue l'acide urique.

Elle calme le système nerveux mieux que l'antipyrine, car elle produit le sommeil.

Elle est antidouloureuse aussi sûrement que l'anti-pyrine.

En résumé, elle agit aussi bien que l'antipyrine comme antipyrétique et analgésique, et à doses plus faibles.

Doses : 0 gr. 50 à 3 grammes par jour.

Métacétine ($C^9H^{13}AzO^2$). Cristaux incolores, sans odeur, peu solubles dans l'eau. Mahnert, qui l'a étudiée, dit qu'elle n'a pas d'action nuisible sur les hématies. Pour le reste, son action est semblable à celle de la phénacétine.

Doses : 0 gr. 20 à 1 gramme par jour.

Lactophénine. — C'est de la phénacétine dans laquelle l'acide lactique remplace l'acide acétique.

Poudre blanche, amère, peu soluble dans l'eau.

D'après Schmiedeberg, Jacquet, Jacksch, Landowski, etc., elle abaisse la température fébrile, sans provoquer ni sueurs, ni frisson. Elle est également *analgésique* et calme l'excitation cérébrale.

Doses : 0 gr. 50 à 1 gramme *pro die*, en cachets.

Phénocolle. — Combinaison de la phénacétine et du glycocolle. On emploie le chlorhydrate.

Antithermique s'accompagnant de sueurs et de frissons (Herzog).

Il est également *analgésique.*

Doses : 0 gr. 50 à 1 gramme *pro die*, en cachets ou en potion.

Thymacétine. — Obtenue par substitution du thymol au phénol dans la phénacétine.

Employée par Jolly, de Berlin, comme antinévralgique.

Doses : 0 gr. 25 à 1 gramme *pro die*.

Citrophène. — Combinaison d'acide citrique et de phé-nétidine. Poudre blanche soluble dans l'eau.

Benario lui reconnaît des propriétés antithermique et analgésique.

Doses : 0 gr. 50 à 1 gramme *pro die*, en cachets ou potion.

Amygdophénine. — C'est un dérivé du paramidophénol. D'après Stüve, elle serait antipyrétique et analgésique. Cristaux grisâtres peu solubles dans l'eau.

Doses : 1 gramme à 4 grammes *pro die*, en cachets.

Pyrantine. — Combinaison de la phénacétine avec l'acide succinique. Cristaux incolores peu solubles, dans l'eau.

Elle a été préconisée dans les fièvres et dans le rhumatisme par Renzi et Giovanni.

Doses : 0 gr. 50 à 2 grammes *pro die*, en cachets.

Triphénine. — C'est une combinaison de paraphénétidine et d'acide propionique.

D'après von Mering, elle est antipyrétique et antinévralgique.

Doses : 0 gr. 25 à 1 gramme *pro die*, en cachets.

Phénalgine ou ammonium-phényl-acétamide. — C'est une poudre blanche, insoluble dans l'eau. On l'a employée dans les migraines, les névralgies, l'insomnie.

Doses : 0 gr. 50 à 2 grammes *pro die*, en cachets.

Phésine ($C^{10}H^{12}AzO^2SO^3Na$). — Sulfo-dérivé de la phénacétine. Elle serait cinq fois moins toxique, mais moins antipyrétique (Zoltan, Vamossy).

Cosaprine ($C^8H^8OSO^3Na$). — Sulfo-dérivé de l'acétanilide. Elle est soluble dans l'eau. Moins toxique que l'acétanilide, son action antipyrétique est de plus courte durée.

Doses : 1 à 3 grammes par jour.

Amalgène. — Dérivé de la quinoline. Poudre insipide, insoluble dans l'eau, l'alcool. Il a été employé comme fébrifuge et antinévralgique par Baumler, Jolly, Krull, Guttmann, Moncorvo.

Doses : 0 gr. 25 à 3 grammes en cachets.

Phényluréthane ($C^9H^{11}AzO^2$), ou **euphorine**. — C'est l'éther carbonilique. Il se présente en cristaux insolubles dans l'eau, solubles dans l'alcool.

La dose mortelle pour le lapin est de 5 grammes par le tube digestif; les chiens en supportent facilement 4 et 5 grammes.

Il produit chez la grenouille de la paralysie avec disparition des réflexes. La paralysie est d'origine centrale, car elle se produit dans un membre dont les artères sont ligaturées. Les nerfs moteurs restent excitables.

Chez l'homme, il ne modifie ni la respiration, ni la circulation; il n'a pas d'effet nuisible sur le sang.

Il abaisse rapidement la température fébrile; cet abaissement dure cinq à six heures et s'accompagne de sueurs et de frissons (Giacosa, Santoni).

Il possède également des propriétés analgésiques (Santoni, Odler).

L'élimination se fait par les urines à l'état d'oxyphényl-uréthane et de composés sulfo-conjugués.

Doses : 0 gr. 50 à 2 grammes *pro die.*

Thermodine ($C^{13}H^{17}O^4$). — Dérivé acétylé du phényl-uréthane.

Elle n'est pas toxique à la dose de 8 grammes pour le lapin, en injection stomacale.

D'après Schmitt, elle abaisse lentement la température fébrile, et la durée de l'abaissement est assez longue. Les sueurs et le frisson sont rares.

Elle n'est pas analgésique.

Doses : 0 gr. 50 à 2 grammes par jour, par doses frac-tionnées, en cachets.

Acide paracrésotique ($C^7H^5(CH^3)O^3$). — C'est l'acide salicy-lique dans lequel un atome d'hydrogène est remplacé par le groupe CH^3. Demme l'a reconnu moins toxique que l'acide salicylique, mais aussi moins actif. On emploie le paracré-sotate de soude à la dose de 1 à 5 grammes par jour, en potion.

Benzanilide ($C^{13}H^{11}AzO$). — Insoluble dans l'eau, insipide, serait, d'après Cahn, un bon antipyrétique. *Doses :* 1 à 5 gram-mes.

L'hydrazine, la **phénylhydrazine,** sont trop toxiques pour les hématies.

L'acétylphénylhydrazine ($C^8H^{10}Az^2O$), ou **pyrodine,** ou **hydracétine,** est plus employée ; mais elle agit encore vive-ment sur les hématies et produit facilement le collapsus.

Elle diminue le glycogène du foie (Lépine).

Doses : 0 gr. 05 à 0 gr. 10 *pro die.*

L'anthermine est un lévulinate de phénylhydrazine.

L'orthine est un paroxybenzoate d'orthohydrazine.

Ces deux corps sont également trop toxiques.

En somme, les hydrazines ne sont guère recomman-dables.

CARDIO-VASCULAIRES

Ces médicaments ont pour but et pour effet de régu-lariser les troubles de la circulation. Ces troubles sont la conséquence d'une altération soit du cœur, soit des vaisseaux, soit des deux. Ces deux appareils sont fonc-

tionnellement solidaires, et toute modification apportée
à l'un d'eux a son contre-coup sur l'autre. Il en résulte
que les médicaments cardiaques, soit directement, soit
indirectement, agissent sur les vaisseaux, et réciproquement pour les médicaments vasculaires.

Au point de vue clinique et thérapeutique, les maladies du cœur se divisent en deux grandes classes :
lésions des orifices auriculo-ventriculaires et lésions
des orifices artériels. Les premières réclament des médicaments cardiaques ; les secondes des médicaments
vasculaires. Mais les unes et les autres finissent par
aboutir au surmenage, à la dégénérescence du muscle
cardiaque, à l'asystolie.

Quand l'asystolie est déclarée, son traitement est le
même, quelle que soit la lésion orificielle, sauf quelques nuances.

DIGITALE

La plante usitée en médecine est la *digitale pourprée*,
de la famille des Scrofulariées.

Toutes les parties de la plante sont actives, mais on
emploie de préférence les feuilles.

La digitale renferme un certain nombre de principes
actifs dont la composition chimique n'est pas bien
déterminée et qu'il est difficile d'obtenir à l'état de
pureté. Pour cette raison, l'emploi des principes actifs
isolés n'a pas encore pris rang dans la thérapeutique, et
l'on préfère se servir de la plante mère.

Les plus importants de ces principes sont la *digitoxine*, la *digitaline* et la *digitaléine*.

La *digitoxine* est insoluble dans l'eau froide, soluble
dans l'eau chaude et l'alcool ; elle n'est pas irritante.

La *digitaline* [1] est insoluble dans l'eau froide, soluble

---

1. On trouve en France dans le commerce deux espèces de digitaline.
L'une, la digitale d'Homolle et Quévenne, se présente sous la forme d'un
vernis sec, jaune, cassant ; elle est incristallisable. L'autre, la digitaline de
Nativelle, est une substance blanche, cristalline. Toutes deux sont insolubles dans l'eau froide, solubles dans l'alcool.

dans l'eau chaude et l'alcool ; elle n'est pas irritante.

La *digitaléine* est soluble dans l'eau et ne provoque pas non plus d'irritation locale.

Ces trois principes ont la même action sur la circulation et les muscles que la plante en nature, dont nous allons faire l'étude.

PHYSIOLOGIE

Toxicité. — Voici ce qui résulte des expériences de Pouchet. Digitaline cristallisée : l'équivalent toxique, en injection sous-cutanée, est, pour le lapin, de 0 gr. 0025 à 0,0035 par kilogramme ; pour la grenouille, de 0,0016 à 0,0032 par kilogramme ; pour le chien, de 0,002 à 0,003 par kilogramme. La digitaline amorphe chloroformique et la digitoxine ont la même toxicité que la digitaline cristallisée.

La digitaline allemande est quinze à vingt fois moins toxique que la digitaline cristallisée française, mais la digitoxine allemande est trois fois plus toxique que la digitaline cristallisée française (Franck).

Absorption et élimination. — Il est un fait constaté par tous les observateurs, c'est que la digitale ingérée dans l'estomac ne manifeste son action que plusieurs heures (douze heures environ) après son administration, et que ses effets persistent plusieurs jours (deux à huit jours) après la cessation du médicament. On en conclut que la digitale s'absorbe difficilement et que son élimination est lente. Il faut tirer de ces faits une conséquence pratique : c'est que la digitale séjournant dans l'organisme, on ne doit pas répéter chaque jour la dose initiale ; et il faudra ou bien mettre des jours d'intervalle, ou bien diminuer les doses quotidiennes.

Cette remarque est importante, car l'accumulation des doses aurait pour effet de produire des résultats tout opposés à ceux que l'on cherche.

Action sur la circulation. — C'est sur l'appareil de la

circulation que la digitale manifeste les plus importants de ses effets.

A faible dose (0 gr. 50 à 1 gramme) la digitale *ralentit* les battements du *cœur*, au point que le chiffre normal peut tomber à 40-30 pulsations et au-dessous (Hirtz) ; malgré ce ralentissement, les contractions cardiaques, loin de devenir faibles, acquièrent au contraire une plus grande énergie.

Le mécanisme de ce ralentissement n'est pas encore bien élucidé. Pour certains auteurs, Traube, G. Sée, Nothnagel et Rossbach, il est dû à l'excitation des nerfs modérateurs du cœur ; leur opinion s'appuie sur ce fait que le ralentissement n'a pas lieu si l'on a préalablement coupé les pneumogastriques. Pourtant François-Franck soutient que l'action de la digitale se produit même sur un cœur séparé des centres par la section des nerfs extracardiaques. Dybkowski et Pelikan attribuent ce phénomène à la paralysie des nerfs accélérateurs. Stannius et Vulpian l'attribuent à la paralysie de la fibre musculaire cardiaque.

D'après François-Franck, la digitale agit à la fois en diminuant l'action modératrice des pneumogastriques dans leurs terminaisons périphériques, et en stimulant l'action des ganglions intracardiaques accélérateurs et le muscle cardiaque.

En même temps que le cœur se ralentit, les petites artères se resserrent par excitation des nerfs sympathiques (Rabuteau), du centre vaso-moteur (Nothnagel et Rossbach), et la *pression artérielle* s'élève. Ce resserrement des petites artères a pour conséquence d'accentuer le ralentissement du cœur, suivant cette loi de Marey, que le cœur bat d'autant moins vite qu'il a plus de peine à se vider.

L'hémodromographe de Chauveau démontre que la *vitesse du sang* est diminuée alors que la tension est élevée.

Si les doses ont été élevées, le ralentissement n'a pas lieu ou dure fort peu de temps, et ce que l'on observe alors, c'est l'*accélération* considérable du cœur, consécutive à la paralysie des nerfs modérateurs et peut-être aussi à l'excitation des nerfs accélérateurs (Nothnagel et Rossbach).

La *pression artérielle* baisse peu à peu.

Dans une dernière période, le cœur se ralentit de nouveau et faiblit, par suite de la paralysie des nerfs moteurs et du muscle cardiaque; il s'arrête enfin en diastole.

Action sur la respiration. — Des doses thérapeutiques sont sans action sur la respiration, mais de fortes doses l'accélèrent (Bouley et Reynal, Dubuc). Toutefois la dyspnée liée à la fièvre ou aux affections cardiaques disparaît par suite de l'action de la digitale sur la fièvre et le cœur (Smoller, Hirtz).

Action sur le système nerveux. — Les *centres nerveux* subissent très peu l'influence de la digitale à dose thérapeutique; on a remarqué seulement de la faiblesse, de la somnolence, surtout chez les fébricitants. Des doses élevées produisent des vertiges, des hallucinations, du délire (Bouillaud, Andral, Durozier), la dilatation de la pupille, et enfin un état comateux.

L'action sur les nerfs *sensitifs et moteurs* n'a pas été étudiée.

Action sur la nutrition. — La digitale abaisse la *température* normale et la température fébrile.

Les expériences de Mégevand, Stadion, Winogradoff, faites avec la digitaline dans le but d'étudier les variations de l'urée, montrent que la digitaline fait baisser le chiffre de l'urée, ainsi que des autres matières fixes de l'urine.

Les auteurs ne sont pas d'accord sur l'action de la digitale sur la nutrition chez l'homme sain.

Mais chez les malades la régularisation de la circulation augmente les combustions organiques.

Action sur les muscles. — Les muscles *striés* se paralysent sous l'influence de la digitaline. La contractilité musculaire s'éteint au bout de douze heures chez une grenouille tuée par la digitaline, tandis qu'elle persiste deux jours chez une autre grenouille tuée par la ligature du cœur.

L'action sur les fibres *lisses* n'est pas bien connue. De ce que la digitale fait contracter l'utérus, produit la diarrhée et la fréquence de la miction, Rabuteau pense qu'elle excite les fibres lisses à faible dose; elle les paralyserait à haute dose.

Action sur le tube digestif. — De faibles doses de digitale et de digitaline sont en général bien tolérées par l'estomac; mais il arrive fréquemment que lorsque le médicament est donné en trop grande quantité ou trop longtemps de suite, des nausées, des vomissements, de la diarrhée se produisent. Ces phénomènes sont attribués à l'irritation de la muqueuse stomaco-intestinale, irritation constatée par plusieurs observateurs. Ils se produisent même lorsque la digitale a été administrée en injection sous-cutanée. Il ne faudrait pas déduire de cela que les vomissements et la diarrhée ne peuvent être attribués à l'irritation de la muqueuse digestive, car, de même que le tartre stibié, la digitale pourrait bien s'éliminer par cette muqueuse.

Action sur les sécrétions. — D'après certains auteurs, la digitale est *diurétique*, d'après d'autres, elle ne l'est pas; la vérité est que la diurèse ne se produit sous l'influence de la digitale que dans certaines conditions : lorsqu'il existe une hydropisie d'origine cardiaque (Voy. *Diurétiques*). Dans ces conditions la diurèse est due à la résorption des exsudats hydropiques. La digitaline n'a pu jusqu'à présent être retrouvée dans l'urine.

Les autres sécrétions ne paraissent pas influencées par la digitale.

THÉRAPEUTIQUE

Les usages de la digitale découlent de son action sur le cœur, les vaisseaux et la nutrition.

Affections du cœur. — Les indications de la digitale

dans les maladies du cœur sont faciles à préciser : *il faut donner la digitale toutes les fois que le cœur faiblit, ne suffit plus à sa tâche.* Les hydropisies, les congestions viscérales sont les signes auxquels on reconnaît l'insuffisance de la force de propulsion du cœur. Il n'y a nullement à se préoccuper du siège des lésions d'orifice ; que l'on ait affaire à des lésions auriculo-ventriculaires ou artérielles, il suffit que le cœur soit affaibli pour que la digitale soit indiquée. Sous son influence, le muscle cardiaque recouvre son énergie, sa régularité, la circulation du sang reprend son cours, les congestions passives disparaissent, et le sérum exsudé rentre dans les vaisseaux.

Il n'existe qu'une contre-indication à l'emploi de la digitale, c'est la dégénérescence graisseuse des fibres musculaires du cœur (Bernheim). Mais comment savoir que cette dégénérescence existe ? Par la digitale elle-même. Si, chez un cardiaque, la digitale ne produit aucun effet du côté du pouls ou des reins, soyez persuadés que le cœur est en dégénérescence graisseuse, et cessez de suite l'emploi du médicament (Dujardin-Beaumetz, Jaccoud, Bucquoy).

Les propriétés **antipyrétiques** de la digitale ont été mises à profit dans un grand nombre d'affections fébriles : *pneumonies, fièvres éruptives, rhumatisme articulaire aigu,* etc.; c'est dans la pneumonie qu'on a eu les meilleurs résultats, sans doute parce que la digitale n'agit pas seulement ici sur l'élément fièvre, mais en empêchant la stase pulmonaire, par le resserrement des vaisseaux et par l'impulsion plus énergique du cœur.

La digitale est nettement indiquée dans les *congestions* viscérales (poumons, foie, rate, utérus).

Dickinson, Trousseau et Lasségue ont obtenu l'arrêt d'*hémorragies utérines* par la digitale. Ce moyen pourrait être employé dans d'autres hémorragies, mais nous croyons qu'il serait contre-indiqué dans l'hémoptysie, à cause de l'énergie plus considérable qu'il imprime au cœur, et le poumon est certainement l'organe qui ressent le plus vivement les effets de cette augmentation de force propulsive.

PRÉPARATIONS. — DOSES.

La meilleure préparation de digitale est la *poudre de feuilles* en infusion ou en macération. *Dose :* 0 gr. 25 à 0 gr. 75 pour 100 grammes d'eau. Il faut laisser infuser une demi-heure, macérer six à douze heures et filtrer.

Teinture alcoolique à 1 p. 5 : 1 à 4 grammes.

Extrait : 0 gr. 10 à 0 gr. 50.

Sirop : 20 à 100 grammes.

La *digitaline* d'Homolle et Quévenne se donne en pilules de 1 milligramme : 1 à 4 pilules.

La *digitaline* de Nativelle, étant plus active, doit se donner à doses plus faibles, par dixième de milligramme.

Voici, d'après Huchard, la teneur en digitaline de chaque préparation. Un milligramme de digitaline amorphe équivaut à :

0 gr. 10 de poudre de feuilles ;

0 gr. 50 de teinture alcoolique ;

0 gr. 12 d'extrait éthéré ;

0 gr. 45 d'extrait aqueux ;

0 gr. 50 d'extrait alcoolique ;

20 grammes de sirop.

CONVALLARIA MAIALIS

Le *Convallaria maialis*, ou muguet, a été étudié principalement par G. Sée. Ses observations ont été confirmées par la plupart des médecins qui ont expérimenté ce médicament. Son principe actif est la *convallamarine*, glucoside très amer. Il renferme un autre glucoside, la *convallarine* qui est un purgatif drastique.

PHYSIOLOGIE

Comme la digitale, le muguet ralentit le *cœur* en augmentant sa force contractile. Comme la digitale aussi, il l'accélère et l'affaiblit lorsqu'il a été donné à trop forte dose ou continué trop longtemps. D'après Bogojawlenski, le ralentissement du cœur est dû à l'excitation des pneumogastriques. Troitski et Reboul concluent de leurs expériences que le muguet agit directement sur le cœur (muscles et ganglion), car le ralentissement se produit même après la section des pneumogastriques.

La *pression artérielle* monte à mesure que le cœur se ralentit, et la *température* s'abaisse.

Le *Convallaria* est très bien supporté par *l'estomac*; il ne produit ni nausées ni vomissements.

Il est *diurétique*, mais surtout dans les affections cardiaques.

THÉRAPEUTIQUE

Les indications sont les mêmes que celles de la digitale. Le professeur G. Sée le conseille chaque fois que le cœur ne suffit plus à sa tâche, qu'elle que soit la cause de cette asystolie.

Son action est certainement moins sûre que celle de la digitale.

Il ne faut pas oublier qu'au bout de huit à dix jours on doit suspendre le médicament.

Doses : Extrait aqueux : 1 gramme à 1 gr. 50, en pilules ou en potion.

Convallamarine : 0 gr. 05 à 0 gr. 10

Fleurs fraîches : 8 à 20 grammes pour 1 litre d'infusion.

STROPHANTUS

On emploie les semences de trois espèces de strophantus (ou inée) : le *kombé*, le *glabre*, *l'hispidus*. Le principe actif est la *strophantine*, glucoside cristallin, amer soluble dans l'eau, l'alcool, l'éther. En injection hypodermique, elle produit une violente inflammation. Elle anesthésie l'œil, mais elle est irritante.

Action sur la circulation. — La plupart des auteurs qui ont étudié le strophantus sont d'accord sur ce point : *Elle ralentit le cœur et élève la pression artérielle.* Le ralentissement du cœur est dû à l'excitation des pneumogastriques (G. Sée et Gley).

Le ralentissement du cœur ne se produit pas chez l'animal dont on a coupé les pneumogastriques (Blumeneau), et, si chez l'animal intoxiqué on coupe les pneumogastriques, le ralentissement cesse brusquement. En même temps que le cœur est ralenti, ses contractions demeurent plus énergiques.

La pression artérielle monte de 6 à 7 centimètres de mercure (Laborde) par contraction des artérioles. Cette contraction persiste, mais affaiblie, après la section du bulbe (G. Sée et Gley). Ce fait indique que la vaso-constriction n'est pas seulement d'origine centrale. Du reste, une autre expérience de Gley et Lapicque montre que le strophantus agit sur les nerfs périphériques. Ils lient l'iliaque primitive d'un côté, sur une grenouille, puis injectent de la strophantine. Les mouvements sont paralysés du côté non lié et persistent du côté lié.

Thérapeutique. — Les indications du strophantus sont celles de la digitale ; ses effets sont moins sûrs.

Il est diurétique par irritation du rein, aussi ne doit-on pas le donner dans les néphrites.

Les variations dans les résultats cliniques tiennent en grande partie aux préparations. Les *teintures* sont en effet infidèles. L'*extrait alcoolique* du kombé est le plus employé, à la dose de 1 à 4 milligrammes par jour.

La *strophantine* est préférable. Elle se donne en granules de 1 dixième de milligramme, 2 à 4 par jour.

SPARTÉINE

Alcaloïde du genêt à balai, *spartium scoparium*. C'est un liquide incolore, de saveur très amère, peu soluble dans l'eau, soluble dans l'alcool, l'éther. Elle se combine avec les acides pour former des sels cristallisables. Le sulfate de spartéine est le plus employé.

Action sur la circulation. — Chez les animaux à sang froid et à sang chaud, on observe un premier stade (stade thérapeutique) caractérisé par l'accélération du cœur la régularisation et l'augmentation de l'énergie des contractions. Naturellement la pression artérielle s'élève, mais cette élévation est uniquement d'origine cardiaque, il n'y a pas de constriction vasculaire (Laborde).

Dans le stade toxique, les contractions deviennent irrégulières, diminuent d'amplitude, et le cœur s'arrête.

Les recherches de Legris, Bochefontaine, Gluzinski, Rummo et Ferrannini tendent à établir que l'action de la spartéine sur le cœur est due à une excitation des pneumogastriques.

Thérapeutique. — Le sulfate de spartéine est indiqué comme *tonique* et comme *régulateur* du cœur dans l'asystolie, et surtout les arythmies. Il me paraît surtout utile dans les cardiopathies artérielles, car il ne rétrécit pas les artérioles à l'encontre de la digitale et du strophantus.

Doses : 0 gr. 05 à 0 gr. 20, en pilules ou potion.

Elléboréine. — Glucoside retiré de l'*Elleborus viridis* ou *niger* (rose de Noël). Elle a une action semblable à celle de la digitale, mais elle irrite plus fortement les muqueuses, produit des vomissements, de la diarrhée. Elle a été employée comme anesthésique oculaire.

Doses : 0 gr. 04 à 0 gr. 10 par jour, en pilules ou potion.

Adonidine. — Glucoside de l'*Adonis vernalis*. Poudre amorphe, jaune, amère, peu soluble dans l'eau, soluble dans l'alcool, insoluble dans l'éther. Elle ralentit le cœur et élève la pression artérielle. Elle produit des vomissements, de la diarrhée.

Doses : 0 gr. 01 à 0 gr. 02 par jour.

Ouabaïne. — Alcaloïde du *Carissa Shimperi, alias Ouabaïo*, poison de flèche. Elle ralentit le cœur, et, d'après Laborde, élève la pression artérielle, par vaso-constriction, plus que la digitale et le strophantus. Elle est beaucoup plus toxique que la strophantine. Elle anesthésie l'œil du lapin mais non celui de l'homme (Panas).

Coronilline. — Glucoside de la *Coronilla scorpioides* (Légumineuses).

D'après les recherches de Gley, Prévost, Reboul, Poulet, Maramaldi, la coronilline augmente l'énergie systolique et ralentit les mouvements du cœur par action sur les ganglions intracardiaques.

La pression vasculaire s'élève par vaso-constriction.

L'équivalent toxique est de 0 gr. 0005 par kilogramme chez le chien.

Elle est irritante et produit des vomissements et de la diarrhée.

Doses :

    Extrait............ 0 gr. 30 à 1 gramme.
    Teinture.......... 2 gr.   à 4 grammes.
En infusion :
    Poudre........ ...... 1 gr.   à 2   —
En pilule :
    Coronilline........ 0 gr. 15 à 0 gr. 25

Érytrophléine. — Alcaloïde de l'*Erytrophleum quinense* (Légumineuses).

D'après Gallois et Hardy, G. Sée et Bochefontaine, elle agit comme tonique du cœur.

Elle anesthésie la cornée, mais est irritante.

Dose : Teinture d'*erytrophleum*, 5 à 30 gouttes par jour.

Les médicaments cardio-vasculaires que nous avons étudiés jusqu'ici portent leur action à la fois sur le cœur pour le ralentir et le renforcer, et sur les artérioles pour les rétrécir. Il y a lieu d'envisager maintenant les médicaments vasculaires. Les uns les dilatent, les autres les rétrécissent.

Vaso-dilatateurs. — En dilatant les vaisseaux, ils accélèrent le cœur, abaissent la pression artérielle, abaissent également la température centrale en élevant la température périphérique par suite d'une irrigation plus complète et plus rapide de la peau.

Ils paraissent agir par excitation des centres vaso-dilatateurs.

Ils appartiennent tous à la classe des nitrites et répondent à une des indications primordiales de l'artériosclérose.

NITRITE D'AMYLE

$$(C^5H^{11}AzO^4).$$

Le nitrite d'amyle, ou éther amylnitreux, est un liquide jaune, très volatil, insoluble dans l'eau, soluble dans l'alcool. Au contact de l'air, il s'acidifie par la formation d'acides valérianique, nitrique, nitreux, et perd ses propriétés physiologiques.

PHYSIOLOGIE

Effets locaux. — Appliqué sur la peau ou en injection hypodermique, il ne produit pas d'inflammation. Sur les muqueuses, il détermine une légère irritation.

Effets généraux. — Quand on fait respirer à l'homme cinq gouttes de nitrite d'amyle, on observe au bout de dix minutes une rougeur très marquée de la face; cette rougeur descend rapidement sur le cou, le thorax, l'abdomen, et envahit quelquefois les membres inférieurs ; puis se manifestent des vertiges, du trouble dans les idées, une marche chancelante, une sorte d'ivresse ; en même temps, le cœur et la respiration s'accélèrent. Les doses plus fortes produisent chez les animaux des convulsions tétaniques, puis la perte de la sensibilité, le coma et la mort. On voit donc qu'il ne faut pas assimiler complètement le nitrite d'amyle aux vrais anesthésiques.

Action sur la circulation. — C'est sur l'appareil de la circulation qu'on observe l'action la plus remarquable du nitrite d'amyle. Nous avons mentionné la rougeur diffuse qui se manifeste quelques minutes après l'inhalation de cinq gouttes de nitrite d'amyle ; elle est la conséquence de la dilatation des artérioles de la peau. Cet afflux sanguin ne se produit pas seulement à la peau, mais aussi sur les organes profonds. Mac Bride, Schüller, ont constaté chez les animaux trépanés l'injection vive des vaisseaux de la pie-mère et la turgescence du cerveau. Bader a noté à l'ophtalmoscope la dilatation des artères de la rétine et de la pupille.

Une conséquence de cette dilatation vasculaire, dont le mécanisme n'est pas bien élucidé, est l'abaissement de la *pression artérielle*.

Les *battements du cœur* sont accélérés et ne *perdent rien de leur énergie*. Cette accélération est aussi probablement la conséquence de la dilatation des vaisseaux, suivant la loi de Marey, qui dit que le cœur bat d'autant plus vite qu'il a moins de peine à se vider. En tout cas, elle n'est pas due à la paralysie des pneumogastriques, car ces nerfs restent excitables (Filehne, Mayer).

De fortes doses ralentissent et arrêtent le cœur.

Action sur la respiration. — Au début, la respiration est accélérée, même si les pneumogastriques ont été coupés, ce qui indique que l'accélération n'est pas due à l'irritation des terminaisons de ces nerfs dans le poumon (Mayer et Friedrich). A doses élevées, la respiration se ralentit, s'arrête.

Action sur le système nerveux. — Le *cerveau* est le premier excité, ainsi que l'indiquent l'agitation, l'ivresse; la *moelle* ne paraît touchée que par de fortes doses, et son excitation se traduit par des convulsions tétaniques; à dose toxique, les centres nerveux se paralysent (Mayer et Friedrich).

Les nerfs *périphériques* et les *muscles* ne subissent aucune modification, même dans les empoisonnements les plus intenses; mais le contact direct du poison les paralyse (Nothnagel et Rossbach).

Action sur le sang. — D'après Rabuteau, le sang d'un animal empoisonné par le nitrite d'amyle ne présente plus le spectre de l'oxyhémoglobine; cet agent serait donc un poison hématique réducteur.

Ladendorff et Wolf disent avoir constaté la dissolution des hématies par le contact du nitrite d'amyle.

Cette dissolution se produit-elle dans le sang en circulation ?

Hayem a constaté la transformation de l'hémoglobine en méthémoglobine.

Jolyet et Regnard ont remarqué que la capacité du sang pour l'oxygène était moindre d'un quart qu'à l'état normal, par suite d'une modification de l'hémoglobine.

Action sur la nutrition. — La *température* s'élève à la surface du corps par suite de la congestion de la peau ; mais la température intérieure s'abaisse (Wood, Pick, Ladendorf, Sassetzki, Lorionoff).

Action sur les sécrétions. — On a noté dans certains cas de l'hypersécrétion *sudorale* et *urinaire*. L'urine contient du sucre. Eulenburg et Guttman attribuent cette glycosurie à la dilatation des vaisseaux du foie.

Mode d'action. — On n'est pas bien fixé sur le mode d'action du nitrite d'amyle. Lander Brunton constate que la vaso-dilatation se produit même après la section de la moelle cervicale, au-dessus de l'atlas. Il en déduit que l'action ne porte pas sur les centres nerveux.

Mayer et Friedrich montrent que la section des nerfs vagues et dépresseurs n'empêche pas la vaso-dilatation, d'où il s'ensuit qu'elle ne résulte pas d'un acte réflexe.

Il ne semble donc pas que la vaso-dilatation soit d'origine centrale.

Alors elle est d'origine périphérique. C'est l'opinion généralement admise. Et d'après Dugau, elle est due à l'excitation des vaso-dilatateurs et non à la paralysie des vaso-constricteurs, parce que ces derniers sont encore susceptibles de répondre aux excitations directes ou réflexes.

THÉRAPEUTIQUE

Le nitrite d'amyle est indiqué principalement dans l'*angine de poitrine*. On sait que les paroxysmes de cette maladie sont dus à l'ischémie des artères coronaires. Dilater ces artères est donc la première chose à faire, et le nitrite d'amyle réussit admirablement.

Dans les *syncopes* par anémie cérébrale, hémorragies, chloroforme, dans le *mal de mer* ; dans certaines formes de *migraine*, il est très utile. Son effet dans l'*épilepsie* est problématique.

Il combat avec avantage les phénomènes cérébraux des *lésions orificielles de l'aorte*.

Préparations. — Doses.

La meilleure manière est de l'administrer en *inhalations* : 5 à 10 gouttes sur un mouchoir.

Les Anglais, qui emploient beaucoup ce médicament, ont de petits tubes en verre mesurant la dose citée plus haut et qu'il suffit de verser à moitié ou en entier. On trouve ces tubes en France.

Les *injections sous-cutanées* sont infidèles. *Dose :* 3 à 10 gouttes. S. Ringer l'administrait par la voie buccale à la dose de 3 à 5 gouttes dans un mucilage. Cette méthode est défectueuse.

Le *nitrite de sodium* et la *nitroglycérine* ou trinitrine ($C^3H^5Az^3O^9$) ont été employés récemment dans l'*angine de poitrine*, l'*épilepsie* avec succès. Ce sont des succédanés du nitrite d'amyle. Ils agissent comme celui-ci par les vapeurs nitreuses qu'ils dégagent dans l'organisme.

L'action de la trinitrine est moins rapide, moins fidèle et de durée plus longue que celle du nitrite d'amyle.

Doses :
 Nitrite de sodium..... 0 gr. 10 à 0 gr. 30
 Nitroglycérine........ 0 gr. 01 à 0 gr. 03
en solution alcoolique à 1 p. 100, 2 gouttes trois à quatre fois par jour dans de l'eau sucrée.

Le *tétranitrol* ou *tétranitrate d'érythrol* a une action analogue.

La vaso-dilatation ne commence qu'au bout d'une demi-heure, et dure deux à cinq heures.

Doses : 0 gr. 02 à 0 gr. 05 ; prendre par doses fractionnées de 0 gr. 005, en pilules ou en solutions.

Le *nitrite d'amyle tertiaire* de Bertoni aurait une action plus durable que le nitrite d'amyle; il serait aussi moins toxique. On en peut inhaler 100 gouttes par jour.

Le *nitrite d'éthyle* ou éther nitreux se rapproche de la nitroglycérine.

Doses : 50 à 100 gouttes d'une solution alcoolique à 1 p. 300.

Vaso-constricteurs. — Un grand nombre de médicaments font contracter les vaisseaux. Mais comme l'indication de la vaso-constriction ne se présente pas à l'état isolé, ces médicaments sont disséminés dans tous les chapitres. Nous rappellerons à ce point de vue la strychnine, la nicotine, la caféine, la quinine, le bromure de potassium, le seigle ergoté.

EXCITO-MUSCULAIRES

Les agents de cette classe exercent leur action principale sur le système musculaire.

Ils comprennent l'*ergot de seigle* et la *vératrine*. Le premier excite les fibres lisses, le second les fibres striées.

ERGOT DE SEIGLE

L'ergot de seigle est un champignon, le *Claviceps purpurea*, qui se développe sur les fleurs du seigle dans les années pluvieuses. Ce champignon se montre sous deux formes différentes suivant son degré de développement. Il se présente tout d'abord comme un corps mou, visqueux, irrégulier, d'une couleur jaunâtre; ce corps, appelé *sphacélie*, est le résultat de la germination d'une spore du *Claviceps purpurea*. La sphacélie donne ensuite naissance à un corps allongé, brun violet, cassant, qui est le *mycélium* (partie végétative) du champignon. Ce mycélium constitue l'*ergot de seigle*. Planté

dans un milieu convenable, il se développe et produi
le champignon entier.

On a retiré de l'ergot de seigle plusieurs principes :
*acides ergotinique, sclérotinique, sphacélinique, cornutine,
acide sclérotique, scléromucine, ecboline*, dont les propriétés physiologiques ne sont pas bien connues.

Tanret a réussi à isoler un alcaloïde pur, cristallisable, l'*ergotinine* ($C^{35}H^{40}Az^4O^6$). Un kilogramme d'ergot
renferme environ 1 gramme d'ergotinine.

Les *ergotines* du commerce ne sont que des extraits
alcooliques (*ergotine de Wiggers*) ou aqueux (*ergotine de
Bonjean*) d'ergot de seigle. Elles agissent comme la
substance en nature.

PHYSIOLOGIE

La physiologie de l'ergot de seigle est très incom-
plète, malgré la fréquence de son emploi ; on connaît
les manifestations grossières de son action, mais l'analyse n'en a pas encore pénétré le mécanisme.

Toxicité. — D'après Debierre, l'équivalent toxique de
l'ergotine est de 0 gr. 50 par kilogramme d'animal ;
celui de l'ergotinine, de 0 gr. 006 à 0 gr. 007 par kilogramme.

Effets locaux. — Toutes les préparations d'ergot de
seigle sont irritantes. Injectées hypodermiquement,
elles produisent de la douleur et de l'inflammation.
Administrées à haute dose par le tube digestif, elles
déterminent des nausées, des vomissements, de la
diarrhée. Neubert et Haudelin ont observé chez
l'homme et chez le chien un catarrhe gastro-intestinal
avec extravasats sanguins.

Effets généraux. — Des doses thérapeutiques d'ergot
de seigle ne font guère sentir leur action que sur
l'appareil génital de la femme et la circulation. Le
système nerveux n'est influencé que par de fortes doses
et n'est sérieusement atteint que dans l'intoxication
(ergotisme).

Action sur l'utérus. — L'ergot de seigle produit des contractions dans l'utérus. Ce fait est bien connu. Mais, pour que cet effet ait lieu, il faut que cet organe ait été préalablement modifié dans sa structure par la présence d'un corps étranger, que sa cavité soit dilatée et ses parois hypertrophiées. Ces conditions se présentent au mieux pendant la grossesse et dans l'accouchement.

Le rythme de ces contractions utérines diffère du rythme normal. Les contractions normales sont intermittentes, celles de l'ergot sont continues ou seulement rémittentes.

L'ergot de seigle fait-il contracter l'utérus en excitant directement les fibres lisses ou par l'intermédiaire du système nerveux? Aucune expérience précise n'a été faite pour résoudre cette question, mais il est permis de supposer que l'ergot agit directement sur les fibres lisses, en concluant, par analogie, des expériences faites sur les vaisseaux.

Action sur la circulation. — Les expériences de G. Sée, faites avec l'ergotine Bonjean sur des malades, ont appris que cette substance ralentit les battements du cœur en les affaiblissant. Nous ne connaissons pas d'expérience propre à expliquer le mécanisme de ce ralentissement, mais on ne peut s'en rendre compte en examinant les phénomènes observés du côté des vaisseaux. L'action de l'ergot sur les *vaisseaux* a été mise en lumière par les expériences de Holmes et de Peton.

Si on fait une injection hypodermique d'ergotine entre les deux oreilles d'un lapin auquel on a préalablement sectionné d'un côté le ganglion cervical supérieur et le nerf auriculaire du plexus cervical, on voit la vascularisation et la température diminuer dans les deux oreilles; ces organes s'anémient. Ces phénomènes sont surtout marqués du côté où ont été faites les sections nerveuses, car les vaisseaux y étaient dilatés et la température élevée par suite de cette section (Peton).

Holmes, examinant au microscope la membrane inter-digitale ou la muqueuse linguale d'une grenouille soumise à l'influence de l'ergot de seigle, vit le calibre des vaisseaux diminuer considérablement.

L'ergot de seigle fait donc resserrer les petits vaisseaux.

Cette constriction a pour résultat d'élever la *pression artérielle* et vraisemblablement de ralentir les battements du cœur par suite de cette loi de Marey, que le cœur bat d'autant moins vite qu'il a plus de peine à se vider.

Peton a constaté en outre que l'effet constrictif de l'ergotine sur les vaisseaux était d'autant plus marqué que l'injection était faite plus près de l'organe.

Toutes ces observations et expériences prouvent indubitablement la constriction des fibres lisses, mais elles ne disent pas si l'excitation porte directement sur les *fibres lisses* ou sur les *plaques terminales motrices*.

Action sur d'autres organes riches en fibres lisses. — Peton a constaté également dans ses expériences la *dilatation de la pupille* malgré la section du sympathique; des contractions de la *vessie* et la fréquence de la miction; l'accélération des *mouvements intestinaux*. Pour ces organes, comme pour l'utérus, on en est réduit à l'hypothèse relativement au mode d'action du médicament.

Action sur le système nerveux. — Les symptômes nerveux ne se manifestent que chez les sujets débilités, irritables, ou à la suite de fortes doses. Ils consistent en : céphalalgie, vertiges, douleurs et crampes dans les membres, faiblesse et somnolence. Ces phénomènes sont passagers. (Pour l'action des doses toxiques, Voy. *Ergotisme*.)

Action sur les sécrétions. — La sécrétion urinaire est la seule dans laquelle on ait remarqué quelques modifications. Yvon (thèse de Peton), expérimentant sur lui-même, a constaté une *légère* augmentation de la quantité des urines; et encore cette augmentation est-elle inconstante. Le fait le plus remarquable consiste dans la grande fréquence des mictions, phénomène qui s'explique par l'excitation des mouvements de la vessie.

THÉRAPEUTIQUE

Usage obstétrical. — Les médecins ont fait et quelques-uns font encore un étrange abus de l'ergot de seigle dans l'accouchement. On peut affirmer sans crainte qu'un grand nombre de femmes et de nouveau-nés sont morts par le fait de l'administration intempestive de ce médicament.

Ses indications se déduisent de son mode d'action. L'ergot tétanise l'utérus, l'immobilise en contraction, et cette immobilisation porte aussi bien sur le col que sur le fond. Il s'ensuit que l'on ne doit pas compter sur lui dans un tel but d'*expulsion*. Non seulement l'ergot n'est pas capable de rien expulser de l'utérus, mais il est un obstacle sérieux aux manœuvres (version, forceps, curage) qui ont pour but de délivrer l'utérus de son contenu (enfant, placenta, caillots sanguins). La rétention du placenta, de débris placentaires, de caillots sanguins, est fréquente après l'administration de l'ergot, et l'on sait que leur putréfaction est la cause habituelle de la fièvre puerpérale. Voici, du reste, la loi formulée par Pajot : *Tant que l'utérus renferme quelque chose, que ce quelque chose soit un enfant, un placenta ou des caillots sanguins, ne donnez jamais l'ergot.*

Les indications de l'ergot se réduisent donc à ceci : favoriser l'involution utérine pour prévenir ou arrêter les hémorragies puerpérales.

Usage médical. — L'efficacité de l'ergot de seigle dans les hémorragies puerpérales l'a fait donner dans les *métrorragies* non liées à la grossesse et dans diverses autres *hémorragies*.

La thèse de Peton renferme plusieurs observations où

les injections d'ergotine ont réussi à arrêter des hématémèses, des hémoptysies, des épistaxis. L'ergot de seigle doit être considéré comme un agent de valeur dans le traitement des hémorragies.

Pour que l'action soit plus certaine, il faut que le médicament soit porté le plus près possible du lieu de l'hémorragie.

Puisque l'ergot produit sur les vaisseaux un rétrécissement capable d'arrêter une hémorragie, on peut utiliser cet effet dans les *congestions* actives ou passives. Sparjani a donné l'ergot de seigle dans les congestions utérines, et Arnal dans les engorgements chroniques de cet organe; les résultats ont été assez satisfaisants.

Son usage est journalier dans le traitement des fibromyomes utérins.

Dans les *maladies du cœur*, l'ergot a une indication nette lorsqu'il s'agit de relever la tension artérielle. C'est dans le même but que Duboué (de Pau) le prescrivait dans la *fièvre typhoïde*.

L'ergot de seigle méritait d'être employé dans la *rétention d'urine* et l'*incontinence d'urine* par regorgement. Guersant, Kensley et Houston en ont, en effet, obtenu de bons résultats. Employé dans les *paralysies* par Barbier (d'Amiens), Payan (d'Aix), Brown-Séquard, il n'a pas donné de succès bien marqués.

Usage externe. — Sédillot s'est servi de solutions d'ergotine à 10 p. 100 comme *hémostatique*, et il leur a reconnu une grande valeur. Vidal a guéri plusieurs *prolapsus du rectum* par des injections d'ergotine.

Préparations. — Doses.

Pour l'emploi obstétrical on se sert surtout de la *poudre d'ergot de seigle* : 1 à 2 grammes en trois prises, à dix minutes d'intervalle.

L'*ergotine* se donne aux mêmes doses que la poudre d'ergot pour l'absorption stomacale.

Pour *injections sous-cutanées* :

Ergotine Bonjean............	2 grammes.
Eau distillée................	10 —
Glycérine................	10 —

Chaque seringue renferme 0 gr. 10 d'ergotine. Cette dose est généralement suffisante.

Pour les injections sous-cutanées il est préférable d'employer l'*ergotinine* Tanret. *Doses :* 0 gr. 0002 à 0 gr. 001.

Solution :

Ergotinine Tanret..............	1 centigramme
Acide lactique.................	2 centigrammes.
Eau de laurier-cerise...........	10 grammes.

Injecter 5 à 13 gouttes. Avec 20 gouttes, Budin a eu des accidents.

Ergotisme. — On donne le nom d'ergotisme à l'empoisonnement aigu ou chronique par l'ergot de seigle. Cette intoxication peut se montrer à la suite de trop hautes doses du médicament ou de l'usage de pain fabriqué avec une farine de blé ou de seigle dans laquelle se trouvent de fortes proportions d'ergot.

Les principaux symptômes de l'intoxication se montrent du côté du système nerveux et de la circulation.

Les phénomènes *nerveux* consistent d'abord dans une sorte d'ivresse analogue à celle de l'alcool, puis se manifestent des fourmillements, de l'engourdissement, de l'anesthésie, des crampes, des contractures dans les membres, des convulsions épileptiformes et le coma. Les troubles *circulatoires* dépendent du rétrécissement considérable des artères, qui va jusqu'à l'oblitération, oblitération suivie de *gangrène* semblable à la gangrène sénile. Suivant certains auteurs, la gangrène serait due à une toxine instable, la *sphacélotoxine*.

Suivant la prédominance des phénomènes nerveux ou

circulatoires, on décrit deux formes d'ergotisme : la forme *convulsive* et la forme *gangreneuse*.

Traitement de l'empoisonnement par l'ergot de seigle. — On a recommandé comme antidote le tanin. Les symptômes seront combattus par des moyens appropriés.

Hydrastis canadensis. — On emploie les rhizomes. Cette plante renferme une substance active, l'*hydrastine*, qui est en cristaux incolores, amers, insolubles dans l'eau, solubles dans l'alcool. On la transforme par oxydation en *hydrastinine*.

L'hydrastine ralentit le cœur, et cela malgré la section des pneumogastriques et l'atropine. Elle agit donc sur le muscle ou les ganglions cardiaques (Slavatinski). La pression artérielle s'élève par rétrécissement des artérioles (Falk). Mais l'action sur la pression vasculaire est très variable suivant les doses employées, et suivant les expérimentateurs.

A dose toxique, elle produit chez les grenouilles des convulsions semblables à celles de la strychnine.

Elle a donné des succès dans les *métrorragies*, mais elle ne paraît pas agir sur le muscle utérin.

Doses :

Extrait d'*hydrastis*.......... 20 à 80 gouttes.
Teinture à 1 p. 10........... 20 à 30   —
Hydrastine .... 0 gr. 001 à 0 gr. 005
en pilules.

La Rue, *Ruta graveolens* ; la **Sabine,** *Juniperus sabina*, renferment une huile essentielle, toxique, analogue à l'essence de térébenthine, et qui produit de l'inflammation de l'intestin et probablement des reins.

Médicaments superflus.

Hamamelis virginica. — Ce médicament, vanté en Amérique, comme agent de vaso-constriction dans les hémorragies, n'a pas encore fait ses preuves.

Doses :

Extrait fluide................ 4 à 8 grammes.
Extrait sec ou hamaméline.... 0 gr. 05 à 0 gr. 20
Teinture à 1 p. 10............. 10 à 40 gouttes.

VÉRATRINE

La vératrine est un alcaloïde qui existe dans plusieurs végétaux du genre *Veratrum*, famille des Colchicacées.

Elle se présente sous forme d'une poudre blanche, cristalline, insoluble dans l'eau, soluble dans l'alcool et l'éther. Elle forme des sels solubles.

PHYSIOLOGIE

Effets locaux. — La vératrine est très irritante. Appliquée sur la *peau*, elle produit une sensation de brûlure, de la rougeur et même des vésicules. Sur les muqueuses, les effets sont encore plus marqués. Elle produit rapidement des vomissements et de la diarrhée. A la douleur produite localement par la vératrine succède de l'anesthésie.

Effets généraux. — La vératrine se dissolvant difficilement, son absorption est lente et les effets généraux ne se produisent qu'au bout d'un certain temps. Ils consistent en fourmillements et douleurs dans les membres, mouvements involontaires, dilatation de la pupille, ralentissement de la respiration et du cœur. La connaissance se conserve jusqu'à la période terminale d'asphyxie.

Action sur les muscles striés. — C'est sur ces organes que l'action de la vératrine est le plus remarquable. On doit distinguer deux périodes.

1° La *première* est caractérisée par l'*excitation* du système musculaire. Si l'on examine le tracé graphique de la contraction musculaire chez une grenouille à laquelle on a injecté une faible dose de vératrine, on voit que la ligne horizontale (période d'excitation latente) présente sa longueur normale ; que la ligne ascendante (période de contraction) atteint une hauteur double ou triple de la hauteur normale ; que la ligne descendante (période de retour est quarante à soixante fois plus longue que celle d'un muscle à l'état normal (Kolliker, Bezold, Fick, Böhm). La lecture du tracé indique donc que la vératrine à faible dose augmente l'*énergie* (hauteur de la courbe) et la *durée* (longueur de la ligne descendante) de la contraction musculaire. Il est facile, dans ces conditions, d'obtenir par des excitations très rapprochées, un état tétanique du muscle.

Lorsqu'un muscle a été épuisé par des milliers d'excitations successives, on peut lui rendre son excitabilité au moyen de faibles doses de vératrine, et dans ce cas il peut exécuter des contractions quatre fois glus énergiques qu'avant l'intervention de l'alcaloïde (Rossbach et Harteneck).

Une conséquence naturelle de l'augmentation d'énergie du travail du muscle, c'est l'élévation de sa température (Fick et Böhm).

Cette période peut exister seule sous l'influence de faibles doses.

Quel est le mécanisme de cette excitation ? Est-elle due à l'action de la vératrine sur les nerfs, les centres nerveux ou les muscles ? Les expériences nous permettent de résoudre cette question.

L'excitation n'est pas due aux nerfs moteurs. — En effet, si l'on supprime par le curare le pouvoir des nerfs moteurs, la vératrine produit les mêmes effets sur le muscle que si l'animal n'avait pas été curarisé (Kolliker).

L'excitation n'est pas due aux centres nerveux. — Si par la ligature des vaisseaux d'un membre on empêche le poison de pénétrer dans ce membre, la vératrine est sans action sur les muscles ainsi préservés du poison.

La destruction du cerveau (Prévost) et de la moelle épinière (Nothnagel et Rossbach) n'empêche pas l'action de la vératrine sur les muscles.

Toutes ces expériences montrent que le vératrine excite les muscles *sans l'intermédiaire du système nerveux, et par conséquent par une action directe sur la fibre musculaire.*

2º A la période d'excitation succède celle de *paralysie* de la fibre musculaire, qui ne peut plus se contracter sous l'influence des excitants directs (Rabuteau).

Action sur le système nerveux. — Les *centres* nerveux ne semblent pas sensiblement influencés par la vératrine. Ils sont probablement excités au début ; en tous cas, ils finissent par se paralyser comme les muscles (Nothnagel et Rossbach).

Les *nerfs moteurs* se paralysent dans la dernière période de l'intoxication sans avoir été préalablement excités (Rossbach et Clostermeyer).

Les *nerfs sensitifs* ou les centres de la sensibilité sont d'abord excités par la vératrine, ainsi que le montrent les picotements, démangeaisons et douleurs qui se produisent aussi bien après l'ingestion du poison qu'à la suite de son application locale.

Plus tard on observe une paralysie de la sensibilité.

Action sur la circulation. — Le muscle cardiaque éprouve la même influence que les autres muscles. Il y a donc une première période pendant laquelle les battements du cœur sont plus lents et plus énergiques. C'est ce que l'on observe chez les lapins et les chiens, par de faibles doses de vératrine, 0 gr. 001 (Nothnagel et Rossbach). Pendant cette période, la *pression* artérielle s'élève par l'augmentation d'énergie des contractions cardiaques.

Chez les grenouilles, cette action se produit même si l'on excite les pneumogastriques, et elle n'est pas influencée par l'atropine, la muscarine, le curare.

Puis arrive la période de paralysie, qui se manifeste par de la faiblesse, l'irrégularité des battements du cœur, et enfin l'arrêt de cet organe.

Alors, naturellement, la pression artérielle s'abaisse (Braun).

Chez l'homme fébricitant la vératrine diminue considérablement le nombre des battements cardiaques.

Action sur la respiration. — Chez les animaux, la vératrine accélère d'abord la respiration par excitation des terminaisons du pneumogastrique dans le poumon, car cette accélération ne se produit pas si l'on a coupé les pneumogastriques (Bezold). Mais bientôt les mouvements respiratoires se ralentissent et s'arrêtent par suite de la paralysie du centre respiratoire (Nothnagel et Rossbach).

Action sur la nutrition. — La température baisse chez les animaux à l'état de santé (Braun) et chez les animaux fébricitants (Drasche, Kocher). Il en est de même chez l'homme.

La vératrine n'a pas d'action marquée sur les *sécrétions*.

THÉRAPEUTIQUE

La vératrine a été utilisée comme antipyrétique et antinévralgique.

Dans le **rhumatisme** articulaire aigu, Piédagnel, Trousseau et Pidoux en ont obtenu de bons résultats. La fièvre et les douleurs diminuaient rapidement, mais la maladie ne fut pas abrégée. Nous avons un moyen bien plus puissant dans la médication salicylée.

La valeur de la vératrine comme **antinévralgique** est certaine, mais elle est loin d'être aussi grande que celle de la morphine et de l'atropine.

Nous ne savons si la vératrine a été employée dans les **paralysies**, mais il nous semble qu'elle serait utile pour prévenir la dégénérescence graisseuse des muscles. L'indication serait la même dans l'*atrophie musculaire progressive*.

PRÉPARATIONS. — DOSES.

Vératrine. — Elle se donne en pilules de *un milligramme*, 3 à 10 pilules par jour.

On peut employer aussi les préparations de *veratrum album*. Poudre de racines : 0 gr. 05 à 0 gr. 20.

Teinture à 1 p. 5 : 3 à 5 gouttes.

Pour usage externe : Vératrine, 0 gr. 05 pour 4 ou 10 grammes de vaseline ou d'axonge.

Traitement de l'empoisonnement par la vératrine. — Évacuants si la vératrine n'a pas produit de vomissements. Donner du tanin, combattre les symptômes d'asystolie.

MODIFICATEURS DE LA NUTRITION

Les phénomènes complexes de la nutrition sont réglés par le jeu régulier de tous les organes. Le système nerveux, soit directement, soit par l'intermédiaire des organes, les dirige, et nous avons vu comment les médicaments nervins les modifiaient. Les modificateurs de la nutrition dont nous allons parler s'adressent à l'élément anatomique lui-même. Ils se présentent à lui soit pour accélérer les actes normaux de la nutrition (assimilation, désassimilation), soit au contraire pour les ralentir.

Les premiers sont les *accélérateurs*, les toniques; ils font partie intégrante de nos tissus ; les seconds sont les *modérateurs*.

Comme adjuvants des *accélérateurs*, il faut naturellement placer les *eupeptiques*, qui, favorisant la digestion, favorisent également la nutrition cellulaire.

ACCÉLÉRATEURS DE LA NUTRITION

OXYGÈNE

Gaz incolore, inodore, insipide, non combustible. Réputé permanent, il a été solidifié et liquéfié par Cailletet et Pictet.

PHYSIOLOGIE

Voir page 89 *l'action antiseptique.*
Action sur la nutrition. — L'oxygène joue un rôle considérable dans les phénomènes de la vie, puisque

c'est lui qui, se combinant avec les principes immédiats des éléments anatomiques, les brûle ; il est par conséquent l'agent d'une des trois phases de la nutrition, la combustion. Cette combustion des éléments anatomiques est la source la plus abondante de la chaleur animale.

Est-ce à dire que chez l'homme sain les inhalations d'oxygène puissent avoir une grande influence sur la nutrition ? Les expériences de Filipow et de Krafft montrent que ces inhalations ne font pas varier sensiblement la température et l'urée.

Cela se comprend facilement, car l'oxygène ne peut servir à la combustion que s'il est fixé sur l'hémoglobine : or l'hémoglobine ne peut en charger qu'une quantité déterminée. Lorsque l'hémoglobine a été altérée par un poison, les combustions sont enrayées, la restitution de l'oxygène en rétablit le taux.

Action sur le sang. — L'oxygène pénètre dans le sang par les appareils respiratoires pulmonaire et cutané. Il est d'abord pris par le sérum du sang, où il se dissout ; mais il se rend bientôt aux globules rouges (*hématies*), sur lesquels il se fixe à l'état de combinaison instable. C'est avec une substance spéciale de l'hématie, l'*hémoglobine*, que se fait cette combinaison qui porte le nom d'*oxyhémoglobine*. L'hémoglobine est brune et présente au spectre solaire deux bandes d'absorption ; l'oxyhémoglobine est rouge et ne présente qu'une seule bande.

Le sang artériel est rouge parce qu'il renferme plus d'oxygène (16 vol. p. 100) que le sang veineux (6 vol. p. 100).

Les recherches de Hayem et de Aune ont démontré que les inhalations d'oxygène augmentént le nombre des *hématoblastes* et des *hématies*.

L'oxygène peut être facilement chassé de sa combinaison avec l'hémoglobine, au moyen de la pompe pneumatique ou par l'intervention de l'oxyde de carbone.

Action sur le système nerveux. — *Cerveau.* — Indépendamment de ses fonctions de nutrition, l'oxygène a une action excitante sur le système nerveux. Les expériences de Brown-Séquard sont démonstratives et curieuses à cet égard. Un chien étant décapité, Brown-Séquard injecta par les quatre troncs artériels de la tête du sang oxygéné. Au bout de deux à trois minutes, il vit apparaître des mouvements des yeux et des muscles de la face. Ces mouvements semblaient dirigés par la volonté, et ils se produisirent pendant un quart d'heure, temps de l'expérience. Quand on cessa l'injection, les mouvements volontaires furent remplacés par des convulsions des yeux et de la face, par les mouvements respiratoires des narines, des lèvres et des mâchoires, puis par des tremblements, phénomènes ordinaires de l'agonie. Il semblait donc que l'injection eût fait revivre la tête de l'animal.

Moelle et racines rachidiennes. — Si, à l'exemple de Brown-Séquard, on ouvre le canal rachidien et on met à nu la dure-mère, les régions innervées par les nerfs qui prennent naissance au niveau de la partie découverte sont le siège d'une hyperesthésie marquée. Cette hyperesthésie est bien due à l'oxygène de l'air, car on sait que l'azote est indifférent ; et si, au moyen d'un appareil particulier, on retire l'air qui est au contact de la dure-mère, et qu'on le remplace par de l'hydrogène, la sensibilité n'augmente pas. Dès qu'on retire l'hydrogène pour faire rentrer de l'air dans l'appareil, l'hyperesthésie reparaît.

Cette expérience montre bien que l'oxygène excite les parties du système nerveux qui ont été mises à découvert, mais elle ne permet pas de localiser cette excitation et de savoir si elle s'adresse plus particulièrement à la moelle ou aux racines rachidiennes.

Nerfs périphériques et grand sympathique. — Des expériences analogues faites sur les nerfs sensitifs, moteurs et grand sympathique abdominal établissent l'action excitante de l'oxygène sur ces organes.

Action sur les muscles striés et lisses. — Brown-Séquard amputa le bras d'un supplicié neuf heures après la décapitation, et, lorsque la rigidité cadavérique fut complète, lorsque l'électricité ne produisit plus aucune contraction, il injecta par l'artère humérale du sang de chien défibriné et oxygéné. La rigidité disparut, la peau reprit sa couleur naturelle, redevint élastique et souple, les bulbes pileux s'érigèrent, et le phénomène de la chair de poule apparut. L'irritabilité musculaire persista pendant huit heures.

On sait que la rigidité cadavérique est due à la coagulation de la *myosine* : l'oxygène fait donc disparaître cette coagulation, puisqu'il rend au muscle son irritabilité.

Quant à la contraction des muscles lisses de la peau, contraction qui produit la chair de poule, on ne sait si elle est le résultat de l'action de l'oxygène sur le muscle lisse lui-même ou sur les nerfs.

Action sur le cœur. — Dans ses expériences, Cyon a fait voir que le contact du sang oxygéné excitait les contractions cardiaques, tandis que le contact d'un sang chargé d'acide carbonique les paralysait. Cette excitation est due à l'action de l'oxygène sur le muscle et sur les nerfs.

D'après Quinquaud les inhalations d'oxygène mêlé de trois fois son volume d'air ralentissent et régularisent les contractions cardiaques.

La privation d'oxygène entraîne des phénomènes semblables à ceux qu'on éprouve sur les hautes montagnes et qui constituent le *mal de montagne*. Le mal de montagne, caractérisé par la lassitude, la prostration, la somnolence, des vertiges, des syncopes, cesse rapidement dès qu'on respire de l'oxygène.

Action sur a respiration. — Bernstein a démontré que l'absence ou la diminution d'oxygène dans le sang a pour effet d'exciter le centre *inspiratoire* et par conséquent de produire des inspirations plus fréquentes et plus amples.

Les inhalations d'oxygène diminuent le nombre des respirations et en régularisent le rythme (Gilman Thompson).

Action toxique. — Bien qu'il soit le gaz de la vie, l'oxygène n'en est pas moins toxique lorsqu'il est absorbé en trop grande quantité par l'organisme, ainsi que Paul Bert l'a démontré. Le sang renferme normalement 20 p. 100 d'oxygène; dès que la proportion s'élève à 30 p. 100 les symptômes d'intoxication apparaissent. Ils consistent en des convulsions et contractures semblables à celles de la strychnine. Le cœur bat lentement, la température s'abaisse, les combustions sont enrayées. A 35 p. 100 la mort survient. Pour que l'oxygène pénètre en trop grande quantité dans l'organisme, il faut qu'il soit soumis à une forte pression et pour ainsi dire refoulé dans le sang, car les simples mouvements respiratoires ne peuvent pas produire cette surcharge.

THÉRAPEUTIQUE

L'oxygène a ses principales indications dans l'asphyxie et les dystrophies constitutionnelles.

Asphyxie. — Dans l'asphyxie par simple privation d'air, telle que celle qui résulte de la strangulation, de la pendaison, de la submersion ; dans les asphyxies avec empoisonnement par le sulfhydrate d'ammoniaque, l'oxyde de carbone, l'oxygène est formellement indiqué. La respiration artificielle et les inhalations d'oxygène sont le plus sûr moyen de sauver les asphyxiés.

Dans les maladies des *voies respiratoires* accompagnées de dyspnée (asthme, pneumonie, bronchite), l'oxygène se borne à calmer l'oppression.

Dans l'*urémie*, l'*éclampsie*, le résultat est le même.

Dans les maladies arthritiques : *diabète, goutte, obésité*, l'oxygène est utile, mais surtout sous la forme d'air pur accompagné de diététique et d'exercices.

Usage externe. — Demarquay a essayé d'appliquer l'oxygène au traitement des *plaies*. Ce gaz retarde la cicatrisation. Mais dans *l'asphyxie locale* et la *gangrène symétrique des extrémités*, et la *gangrène gazeuse* (vibrion septique), un manchon entourant le membre et mis en communication avec un appareil producteur d'oxygène rend les plus grands services. De nombreux succès sont dus à ce procédé, qui n'est en somme qu'un pansement antiseptique.

MODE D'ADMINISTRATION

Pour pratiquer les inhalations d'oxygène, Limousin a construit des ballons qu'on remplit de ce gaz. Le gaz sort par un tube muni d'un robinet et qui passe dans un flacon laveur, sur l'embouchure duquel on respire. Quant aux *doses*, il n'y a pas à s'en inquiéter, car nous avons vu que pour que l'oxygène soit absorbé en trop grande quantité et produise des effets toxiques, il faut qu'il soit soumis à une forte pression.

L'eau *oxygénée* peut être donnée à l'intérieur dissoute dans huit fois son volume d'eau ordinaire, à la dose de 5 à 30 grammes. C'est ainsi que Baldy l'administre dans le diabète.

FERRUGINEUX

PHYSIOLOGIE

Le fer est le seul métal qui fasse normalement partie de l'organisme et qui joue un rôle important dans les phénomènes de la nutrition. Le corps d'un homme pesant 70 kilogrammes en renferme 3 gr. 50. La majeure partie, soit 3 grammes, est dans le sang. Un homme élimine par jour environ 0 gr. 05 de fer, qui se trouvent ainsi répartis : bile, environ 0 gr. 03 ; fèces, environ 0 gr, 02. L'urine, le lait n'en renferment que des quantités infinitésimales. Tout le fer de l'organisme provient des aliments, et parmi ceux-ci les lentilles

(0, 008 p. 100), les fèves (0, 007 p. 100), les œufs de poule (0,005 p. 100), la viande de bœuf (0,004 p. 100), sont ceux qui en contiennent le plus (Boussingault). Pour un homme sain il suffit que ses aliments renferment 5 centigrammes de fer par jour.

La majeure partie du fer de l'organisme est contenue dans l'hémoglobine des hématies : 1 000 grammes de sang en renferment 55 centigrammes. Il est probable que c'est sur le fer de l'hémoglobine que se fixe l'oxygène, car on a constaté que le pouvoir d'absorption du sang pour ce gaz est exactement en rapport avec sa richesse en fer (Nothnagel et Rossbach). La quantité du fer de l'organisme varie suivant :

1° Le *régime*. — Un régime azoté augmente le fer. Les cendres d'une certaine quantité de sang d'un chien nourri pendant vingt jours avec de la viande ont donné 12 p. 100 de fer.

Un régime non azoté le diminue. Les cendres du sang de ce même chien nourri pendant vingt jours avec du pain n'ont donné que 8 p. 100 de fer (Panum).

2° L'*âge*. — Le fer augmente jusqu'à quarante ans, puis diminue peu à peu.

3° Le *sexe*. — Le sang de l'homme est plus riche en fer que celui de la femme.

4° Les *maladies*. — Certaines maladies font baisser sensiblement le chiffre du fer. Dans le rhumatisme articulaire aigu il peut descendre de 0,55 p. 1 000 à 0,45, dans l'anémie à 0,36, dans la chlorose à 0,30. Chez l'homme sain la quantité de fer éliminée est sensiblement égale à la quantité absorbée.

Mais lorsqu'il y a déficit de fer, l'organisme en retient une proportion notable, qui s'accumule dans le foie.

Absorption. — Les sels de fer solubles, tels que le citrate, sont rapidement absorbés par le tissu cellulaire sous-cutané.

Dans la *bouche*, les composés ferrugineux solubles provoquent une saveur métallique, styptique, due à la combinaison du sel avec les substances albumineuses de la muqueuse buccale.

Dans l'*estomac*, les préparations ferrugineuses insolubles dans l'eau, telles que : limaille de fer, fer réduit par l'hydrogène, etc., se combinent avec les acides du suc gastrique et forment des lactates, des protochlorures (Rabuteau) de fer. Ces sels, soit dans le tube digestif, soit dans le sang, se combinent avec les albuminoïdes et forment des albuminates ou peptonates de fer solubles grâce aux alcalis du sang.

Les préparations solubles : iodure, pyrophosphate, citrate, lactate de fer, se dissolvent plus facilement dans le suc gastrique et se transforment en protochlorure, puis en albuminate.

Il résulte de ces faits qu'il y a avantage à donner les préparations solubles dans l'eau, puisque les autres ont besoin du suc gastrique, qui souvent fait défaut dans les maladies qui réclament l'emploi du fer.

Arrivée dans le sang, la préparation ferrugineuse se combine aux albuminoïdes, et c'est sous la forme d'albuminate alcalino-ferreux que le fer circule.

Dans le *gros intestin*, le fer passe à l'état de sulfure, qui colore en noir les matières fécales. La quantité de fer qui se trouve dans les matières fécales a fait dire à quelques auteurs que ce médicament ne s'absorbait pas ; mais si le fait est vrai, la conclusion est défectueuse, car il est démontré qu'il se fait par la bile une élimination assez considérable de fer. Ce métal est donc soumis dans l'organisme à un mouvement d'assimilation et de désassimilation très actif (Nothnagel et Rossbach). L'usage prolongé des ferrugineux est fréquemment suivi de constipation, due probablement à l'astringence du médicament.

Les préparations solubles s'absorbent en injections hypodermiques ; mais, d'après Hayem, elles ne s'assimilent pas, et n'ont pas, par conséquent, de vertu curative.

Action sur le sang. — Nous avons vu plus haut que la majeure partie du fer de l'organisme se trouvait dans l'hémoglobine des hématies. Le fer absorbé est donc destiné à l'hémoglobine. Mais l'hémoglobine a une composition constante, et le fer nouveau venu ne peut se fixer sur les hématies déjà existantes. Il sert simplement à la fabrication d'hématies nouvelles qui proviennent très vraisemblablement des hématoblastes.

Cette augmentation du nombre des hématies par l'emploi des ferrugineux a été constatée souvent chez des malades anémiques. Rabuteau, ayant administré 5 centigrammes de fer, pendant vingt jours, à une jeune fille anémique, a vu monter le chiffre des hématies de 2 219 000 à 4 578 000.

On a dit que l'usage des ferrugineux pouvait amener, chez des sujets sains, une pléthore générale. Les observations publiées sur ce sujet ne paraissent pas très concluantes. Du reste la pléthore ne peut-elle exister sans augmentation du nombre des hématies?

Action sur la nutrition. — Par suite de l'augmentation du nombre des hématies, le sang fixe davantage d'oxygène et les combustions se trouvent activées. Les observations de Pokrowki, prises sur des malades, montrent *une élévation de la température et une élimination plus grande de l'urée.* Rabuteau a également constaté sur lui-même l'élévation du chiffre de l'urée.

Les observations faites sur les animaux par Munck, Schroff, Debierre et Linossier ont montré une diminution de l'excrétion de l'azote urinaire.

Action sur les sécrétions. — La seule donnée qu'on ait à ce sujet est celle de Bistrow, qui vit le lactate de fer diminuer la sécrétion lactée.

L'acidité des urines est augmentée (Rabuteau).

Élimination. — Le fer s'élimine par des voies multiples. Le liquide dans lequel on le trouve en plus grande quantité est la bile ; puis viennent l'urine, la salive, le suc gastrique, le suc pancréatique, le mucus de toutes les muqueuses.

THÉRAPEUTIQUE

Anémies. — Les ferrugineux sont indiqués spécialement dans les *anémies*. Mais parmi les anémies il en est qui sont plus ou moins tributaires du fer, suivant la cause qui les a produites. L'*anémie de la chlorose*[1] est celle qui réclame le plus énergiquement l'emploi des ferrugineux. Au moyen de ceux-ci, et par une hygiène appropriée, on parvient facilement à faire disparaître les symptômes de cette maladie générale qui trouble la plupart des fonctions. Les palpitations, la dyspnée, la dyspepsie, la torpeur intellectuelle, les névralgies, l'aménorrhée, la dysménorrhée des chlorotiques doivent être traitées par le fer.

L'ANÉMIE consécutive aux *hémorragies* est rapidement améliorée par les ferrugineux, à condition que les hémorragies ne soient pas dues à un excès de pression vasculaire.

L'ANÉMIE des *convalescents*, des *cuisiniers*, est avantageusement combattue par le fer.

Les ferrugineux sont également utiles dans les *anémies diathésiques*, telles que celles qu'on observe dans la *scrofule*, le *rachitisme*, la *syphilis*, la *cachexie paludéenne*, etc., mais ils doivent être donnés concurremment avec d'autres médicaments.

Hémophilie. — Dans l'hémophilie, les préparations martiales sont nettement indiquées.

Diphtérie. — Aubrun et Isnard ont préconisé le fer dans la diphtérie. Le traitement consiste à toucher les fausses membranes avec du perchlorure de fer et à prendre à l'intérieur, à haute dose, ce même médicament. Sur 39 cas de diphtérie, Aubrun a obtenu 35 guérisons.

---

1. Les recherches de Hayem, Potain, Malassez, Quinquaud, ont établi que la chlorose ne tient pas tant à la diminution du nombre des hématies qu'à leur teneur moins grande en hémoglobine et par conséquent en fer.

Contre-indications. — Les ferrugineux sont contre-indiqués dans les affections fébriles et chez les personnes pléthoriques. Les lésions valvulaires du cœur qui s'accompagnent de cyanose sont aussi une contre-indication.

Emploi chirurgical. — Le perchlorure de fer, grâce à sa propriété de coaguler l'albumine en formant des albuminates insolubles, est journellement employé pour arrêter les *hémorragies*.

On se sert d'une solution au trentième, dont 14 gouttes convertissent en caillot un centilitre de sang.

On connaît les heureux résultats des injections de perchlorure dans les *varices* et les *anévrysmes*. Dans ce cas, il ne faut jamais user de solution au-dessus de 30 degrés, car on risquerait de détruire les parois des vaisseau.

PRÉPARATIONS. — DOSES.

Au point de vue de l'administration, les préparations martiales peuvent se diviser en solubles et insolubles dans l'eau.

Les préparations *insolubles* sont plus ou moins attaquées par le suc gastrique et absorbées.

Les principales sont :

La *limaille de fer*, peu employée. — *Dose :* 0 gr. 05 à 0 gr. 50 par jour.

Le *fer réduit par l'hydrogène.* — *Dose :* 0 gr. 05 à 0 gr. 50 par jour.

Le *carbonate de fer*. Très employé. C'est lui qui entre dans les pilules de Blaud, de Vallet. — *Dose :* 0 gr. 05 à 0 gr. 50.

Chaque pilule renfermant 0 gr. 05, on en donnera de 1 à 5.

Le *sous-carbonate de fer*, ou *safran de Mars apéritif*, composé de sesquioxyde et de carbonate de fer, se donne à la dose de 0 gr. 05 à 0 gr. 50.

L'*oxyde noir* ou *éthiops martial*. Même dose.

Le *phosphate de fer*. Même dose.

Protoxalate de fer (Hayem), 0 gr. 20 à 0 gr. 40.

Les préparations *solubles* les plus habituelles sont : le *pro-*

lochlorure, qui, d'après Rabuteau, est la meilleure préparation, puisque toutes les autres sont absorbées sous cette forme. — *Dose :* 0 gr. 10 à 0 gr. 20.

Le *perchlorure* est surtout employé comme remède externe dans les hémorragies.

A coup sûr il ne conserve pas ses propriétés coagulantes, une fois absorbé : cependant il est dans ce cas prôné de préférence à tous les autres ferrugineux. — *Dose :* 5 à 40 gouttes dans de l'eau sucrée ou dans un mucilage.

Les sels à acide organique : *lactate, citrate, tartrate,* se transforment dans le sang en *carbonate.*

Dose : 0 gr. 20 à 0 gr. 50.

L'*iodure de fer* a une indication spéciale : l'anémie de la scrofule. Par son fer, il combat l'anémie, par son iode, il combat la scrofule. Il entre dans les pilules de Blancard; chaque pilule en renferme 0 gr. 05.

Dose : 0 gr. 20 à 0 gr. 50.

Le *sirop d'iodure de fer* du Codex contient 0 gr. 10 d'iodure par cuillerée à bouche.

Ferripyrine. — La ferripyrine (Wetkowski) est une combinaison de perchlorure de fer et d'antipyrine.

Poudre rouge-orange, soluble dans l'eau. Elle n'est pas caustique, employée pour combattre les hémorragies, en solution de 10 à 20 p. 100, ou en poudre.

Elle peut être employée à l'intérieur aux doses de 0 gr. 50 à 1 gramme.

Caséinate de fer. — Poudre jaune, inodore, insipide, insoluble.

Il renferme 5 p. 100 d'oxyde de fer.

Manganèse. — Burin du Buisson et Pétrequin ont conseillé l'emploi du manganèse comme succédané de fer. La présence du manganèse dans le sang et dans les hématies est douteuse. Son emploi n'est pas rationnel, et aucune observation n'est venue affirmer son efficacité.

Eaux minérales ferrugineuses. — Dans les eaux minérales le fer se trouve à l'état de *bicarbonate,* de *crénate,* de *sulfate.*

Les eaux ferrugineuses sont d'autant plus assimilables qu'elles renferment une plus forte proportion d'acide carbonique libre.

EAUX BICARBONATÉES

	Bicarbonate de fer par litre.	Acide carbonique par litre.
	grammes.	grammes.
Bussang (Vosges)	0,017	0,480
Orezza (Corse)	0,128	1,248
Charbonnières (Rhône)	0,041	0,034
La Bauche (Savoie)	0,145	0,035
Source Lardy et Mesdames (Vichy)	0,028	0,900
Renlaigue (Auvergne)	0,080	3,350
Spa (Belgique)	0,07	1,080
Pyrmont (Allemagne)	0,056	0,777
Schwalbach (Allemagne)	0,057	1,368
Franzesbad (Bohême)	0,030	1,540
Saint-Moritz (Engadine)	0,032	1,287
La Malou	0,01 à 0,006	0,322 à 0,809

Les eaux de La Malou sont les seules thermales : 20°
à 46°.

EAUX CRÉNATÉES

	Crénate de fer.	Acide carbonique.
Forges (Seine-Inférieure)	0,009	0,225

EAUX SULFATÉES

	Sulfate de fer.	Acide carbonique.
Saint - Christau (Basses-Pyrénées)	0,004	0,5
Auteuil (Seine)	0,715	néant.
Passy (Seine)	0,412	néant.

CHLORURES ALCALINS

Parmi les chlorures, les uns agissent par le chlore : chlorures de *sodium*, de *potassium*, d'*ammonium*; les autres, par le métal : chlorures d'*argent*, d'*or*, de *mercure*. Nous ne parlons ici que des chlorures agissant par le chlore.

CHLORURE DE SODIUM

Très soluble dans l'eau : la solution saturée contient 27 p. 100 de sel. Insoluble dans l'alcool. Sa réaction est neutre.

PHYSIOLOGIE

Le chlorure de sodium est un élément essentiel de l'organisme, qui en renferme environ 200 grammes. On le trouve en grande quantité dans les liquides : sang, lymphe, salive, urine. Sur 100 parties de sels du sérum, il en représente 57. Les éléments anatomiques n'en renferment qu'une très petite proportion. Cette préférence du chlorure de sodium pour les liquides doit faire pressentir qu'il joue son principal rôle dans les phénomènes d'absorption, de transsudation et de résorption. En effet, il possède à un haut degré la propriété, purement physique, d'attirer à lui les substances dialysables, surtout quand elles sont un peu acides. Puisqu'il se trouve en grande quantité dans le sang, il doit exercer sa puissance aspiratrice avec une grande énergie, et favoriser considérablement l'absorption des liquides alimentaires contenus dans l'intestin et la résorption des déchets de la combustion (Nothnagel et Rossbach). La quantité de chlorure de sodium du sang est invariable ou ne varie que dans des limites fort restreintes. Lehman, Forster et Kemmerich ont vérifié le fait expérimentalement.

On comprend du reste qu'on ne puisse faire pénétrer dans le sang beaucoup de chlorure de sodium ; car si le liquide salé que vous voulez faire absorber est plus riche en chlorure de sodium que le sang, c'est lui qui attirera le sérum du sang ; il se produira ainsi une diarrhée aqueuse. C'est là la théorie des purgatifs dialytiques.

Il est plus difficile d'expliquer comment, un animal étant absolument privé de sel pendant plusieurs semaines, son sang conserve néanmoins sa richesse primitive en chlorure de sodium. Ce fait semble indiquer à Nothnagel et Rossbach que le chlorure de sodium existe dans le sang à l'état de combinaison avec les substances albuminoïdes.

Absorption et élimination. — Le chlorure de sodium s'absorbe très rapidement et s'élimine de même, par l'urine, la salive, la sueur, les larmes, le lait. L'urine seule en élimine 10 à 13 grammes par jour. Dans les maladies aiguës et chroniques, la quantité de chlorure de sodium éliminée diminue généralement : cela tient tant à ce que le malade se nourrit moins, qu'à ce que la sécrétion urinaire est moins active.

Action sur le tube digestif et la digestion. — Le chlorure de sodium détermine dans la bouche et l'estomac une irritation des nerfs sensitifs. Cette irritation a deux conséquences : elle produit d'abord une hypersécrétion réflexe des glandes buccales et stomacales, les liquides digestifs sont donc plus abondants et la digestion plus facile ; d'autre part, la sensation de la soif est très marquée, et la satisfaction de ce besoin fait introduire dans l'estomac une plus grande quantité d'eau, qui a l'avantage de diluer les aliments et de rendre le suc gastrique plus actif. Corvisart a montré en effet qu'un excès d'eau accroît le pouvoir digestif du suc gastrique.

Dans l'*intestin*, Heidenhain a reconnu que l'addition de chlorure de sodium à la pancréatine accélère la dissolution de la fibrine .

A haute dose, le chlorure de sodium est purgatif;
il agit par dialyse et par inflammation catarrhale.

Action sur le sang. — Le chlorure de sodium retarde
la coagulation du sang ; il partage du reste cette propriété avec beaucoup d'autres sels : chlorure d'ammonium, sulfates de soude, de magnésie, etc. Il conserve
les globules rouges et empêche leur destruction :
aussi l'emploie-t-on journellement pour l'examen microscopique du sang. Si les hématies se détruisent
moins vite, le nombre de celles qui se forment restant
le même, il arrivera un moment où le nombre total
sera augmenté. Ce résultat a été vérifié par Plouviez
et Poggiale.

Si on se rappelle le mécanisme par lequel le fer
augmente les hématies, on voit que le chlorure de
sodium et lui arrivent au même but par deux voies
différentes. Le fer forme des hématies nouvelles, le
chlorure de sodium empêche la destruction des hématies existantes.

Action sur la nutrition. — Le chlorure de sodium
élève le chiffre de l'urée et la température, ainsi que
Rabuteau l'a constaté. J'ai fait aussi des expériences
sur moi et sur une autre personne avec l'eau d'Uriage,
qui renferme plus de 6 grammes de chlorure de sodium par litre. J'ai obtenu chez moi une augmentation
de 7 grammes par jour, et chez l'autre personne une
augmentation de 5 grammes d'urée, avec un litre
d'eau d'Uriage en boisson. Ce résultat est logique. La
digestion plus complète des aliments, leur absorption
plus facile, fournissent des matières combustibles.
Les hématies, augmentées de nombre, emportent plus
d'oxygène aux tissus; la combustion est plus intense,
l'urée se *forme* en plus grande quantité et la température s'élève. La résorption des déchets de la nutrition est plus active, et par suite leur élimination plus
considérable.

L'importance du chlorure de sodium sur la nutrition ressort encore des deux faits suivants : Des sei-

gneurs russes ayant, par économie, privé de sel leurs paysans, la santé de ceux-ci s'altéra notablement ; ils devinrent hydropiques et albuminuriques. Pour leur rendre la santé, on fut obligé de leur rendre le sel (Barbier).

Les animaux domestiques auxquels on donne du sel ont une santé florissante ; leur vigueur est plus considérable, leur chair plus succulente, mais ils n'engraissent pas (Dailly).

THÉRAPEUTIQUE

Il est une classe de maladies dans lesquelles le chlorure de sodium est nettement indiqué ; ce sont celles que le professeur Bouchard a appelées : par *ralentissement de la nutrition*, c'est-à-dire celles dans lesquelles il y a une surcharge de produits non utilisés. Dans la *goutte* et la *gravelle* urique, il y a surcharge d'acide urique ; dans l'*obésité*, surcharge de matières grasses ; dans la *lithiase biliaire*, surcharge de cholestérine ; dans le *diabète*, surcharge de sucre ; dans le *rhumatisme*, surcharge de principes azotés. Ces maladies diverses ont un lien de parenté si étroit qu'on les observe simultanément ou successivement sur le même malade, et que les parents transmettent indifféremment à leurs enfants l'une ou l'autre d'entre elles. Bouchard a appelé *arthritisme* le vice de nutrition, la diathèse qui engendre ces manifestations multiples.

L'indication primordiale de cette diathèse est donc d'activer la nutrition, et le chlorure de sodium est certainement un des agents les plus actifs à ce point de vue.

Phtisie. — Amédée Latour a préconisé l'emploi du sel dans cette maladie. Il a eu beaucoup à s'en louer.

Dyspepsies. — Les effets du sel sur les sécrétions digestives et la digestion appellent son usage dans les dyspepsies, surtout quand elles sont dues à l'insuffisance de sécrétion.

Les dyspepsies sont, du reste, fréquemment une manifestation de l'arthritisme.

Diarrhées. — On sait que certaines diarrhées guérissent par les purgatifs ; le chlorure de sodium peut donc être employé comme purgatif. On aura recours de préférence aux eaux minérales.

Donné à faible dose, de façon à ce qu'il puisse passer dans le sang, il agit en empêchant l'exosmose séreuse. Il est particulièrement indiqué dans la lientérie des enfants. Dans ce cas, on le mélange au lait, et il produit d'heureux résultats.

Scrofule. — Quinquaud a constaté que dans la scrofule il y a une diminution de l'hémoglobine, et, d'autre part, que le taux d'exhalaison de l'acide carbonique est abaissé de 2 gr. 30, pour 50 litres d'air inspirés en dix minutes, à 1 gr. 50 ou 1 gramme.

Les bons effets des eaux *chlorurées sodiques* et, mieux encore, des *chlorurées sodiques sulfurées* dans la scrofule sont connus de tous.

Choléra. — Dans le choléra, les injections intraveineuses d'eau salée ont rendu les plus grands services (Voy. *Sérum artificiel*).

Fièvres intermittentes. — A la suite de Piorry, plusieurs médecins ont donné le chlorure de sodium dans la fièvre intermittente, et, qui plus est, ont obtenu des succès. Le sel marin était donné à haute dose : 30 à 45 grammes. Il devrait certainement purger. La fièvre quarte s'est montrée réfractaire. Nous ne pouvons expliquer l'action du sel dans cette maladie que par son effet stimulant et tonique.

Usage externe. — Le sel peut être employé pour exciter la cicatrisation des plaies, en bains révulsifs, en lavements, purgatifs.

Préparations. — Doses.

Quand on veut qu'il soit absorbé, il faut employer de faibles doses : 3 à 10 grammes dans du bouillon, du lait ou du sirop.

Comme purgatif.............	30 à 50	grammes.
Pour lavements............	10 à 20	—
Pour bains................	1 à 3	kilogrammes.

Eaux chlorurées sodiques.

Balaruc. — Chlorure par litre.......	10	grammes.
Salins-Moutiers.....................	10	—
Bourbonne-les-Bains.................	7	—
Wiesbaden..........................	5	—
Saint-Gervais......................	4	—
Évaux..............................	3	—
Baden (Suisse).....................	3	—
Bourbon-Lancy.....................	1 gr. 7	
Luxeuil...........................	0 gr. 24	

Eau chlorurée sodique sulfurée.

Uriage :

Chlorure par litre.............	6 gr. 4655
Acide sulfhydrique.............	7 c. c. 3443

CHLORURE DE POTASSIUM

Le sel est soluble dans l'eau, peu soluble dans l'alcool.

PHYSIOLOGIE

Tandis que le chlorure de sodium existe principalement dans les liquides de l'organisme, le chlorure de potassium se trouve surtout dans les éléments anatomiques. Comme le fer, il fait partie intégrante des hématies.

Nous pouvons lui appliquer en grande partie ce que

nous avons dit du chlorure de sodium. Comme lui, il retarde la destruction des hématies ; comme lui, il agit sur le tube intestinal ; autrefois, il était beaucoup employé dans un but digestif. Rabuteau a constaté qu'il augmente aussi le chiffre de l'urée. Un fait remarquable doit être signalé relativement à l'action du chlorure de potassium sur la nutrition. Tous les excitants de la nutrition, en même temps qu'ils activent la combustion, accélèrent aussi la circulation ; le chlorure de potassium, au contraire, ralentit les battements du cœur. Cet effet est dû à l'action que les composés potassiques exercent sur le système musculaire en général et sur le cœur en particulier ; ce sont des paralysants des fibres musculaires.

Ce ralentissement du cœur est une condition défavorable pour les effets excitants du chlorure de potassium sur la nutrition. A ce point de vue, il est donc inférieur au chlorure de sodium (Rabuteau).

THÉRAPEUTIQUE

Les usages du chlorure de potassium sont restreints. Sander a voulu substituer le chlorure au bromure de potassium dans le traitement de l'*épilepsie*. L'expérience ne s'est pas montrée favorable.

Il nous semble qu'il y aurait tout avantage à allier le chlorure de potassium au fer dans l'*anémie*, puisqu'il existe à côté du fer dans les hématies.

Préparations. — Doses.

Chlorure de potassium............. 3 à 5 grammes.
Solution dans l'eau ou du sirop.

CHLORURE D'AMMONIUM
(Chlorhydrate d'ammoniaque).

Il est soluble dans l'eau, insoluble dans l'alcool.

PHYSIOLOGIE

Le chlorure d'ammonium ne paraît pas exister dans l'organisme.

Absorption et élimination. — Elles sont rapides. L'élimination se fait par l'urine, la sueur, la salive, le mucus. Sur 25 grammes qu'il avait ingérés, Rabuteau en a trouvé 22 dans les urines. Ce sel ne paraît donc pas se décomposer dans l'organisme.

Action sur le sang. — Il retarde la destruction des hématies et la coagulation du sang.

Action sur la nutrition. — Rabuteau, dans une expérience faite sur lui-même, a constaté l'augmentation et l'accélération du pouls.

L'amaigrissement a été noté par un grand nombre d'observateurs, à la suite de l'usage prolongé du chlorure d'ammonium.

Action sur les sécrétions. — La sécrétion *urinaire* est activée par le chlorure d'ammonium. Bocker et Rabuteau ont vérifié le fait. Cette hypersécrétion est due probablement à l'irritation que produit le médicament à son passage dans le rein.

Les sécrétions *muqueuses* sont augmentées. Mitscherlich, qui a constaté cette augmentation, a observé aussi le ramollissement des cellules épithéliales.

Rabuteau ne considère pas le chlorure d'ammonium comme activant la sécrétion sudorale.

ALCALINS

On désigne en thérapeutique sous le nom d'alcalins les *bicarbonates de soude* et de *potasse*.

Les carbonates neutres de ces bases ne sont utilisés que pour l'usage externe.

PHYSIOLOGIE

Rôle des alcalins dans l'organisme. — On jugera de l'importance du rôle des alcalins dans l'organisme par les propositions suivantes :

1° Tous les liquides de l'organisme sont alcalins, sauf l'urine, la sueur, le suc gastrique et le mucus vaginal. Il est absolument nécessaire que le sang soit alcalin, et il doit son alcalinité au bicarbonate de soude.

2° Quelques-unes des substances albuminoïdes du sang sont probablement maintenues en dissolution grâce à l'alcali contenu dans ce liquide. Ainsi la globuline neutralisée par l'acide acétique devient insoluble (Nothnagel et Rossbach).

3° Grâce à l'alcali libre, un grand nombre de substances organiques ont la faculté de se combiner avec l'oxygène, de s'oxyder à la température du corps. Le sucre de lait et le sucre de raisin, en présence d'un alcali, et à une douce chaleur, s'oxydent très rapidement.

4° Les alcalins fixent les acides qui proviennent des aliments et ceux qui résultent de la combustion des tissus. Les acides malique, citrique, acétique, absorbés par l'estomac se transforment dans le sang en malates, citrates et acétates ; l'acide carbonique se fixe sur le carbonate de soude et le transforme en bicarbonate ; de même l'acide urique devient un urate.

5° L'albumine des éléments anatomiques est toujours associée à des sels alcalins.

6° Les sels alcalins sont des substances très dialysables ; par conséquent elles favorisent les phénomènes de la nutrition, absorption des aliments, résorption des déchets de l'oxydation des tissus.

Absorption. — Dans *l'estomac*, sous l'influence des acides du suc gastrique (chlorhydrique, lactique), les alcalins se transforment en chlorures et lactates, et il se fait un dégagement d'acide carbonique. Si la dose est faible, elle se transforme intégralement ; si elle est forte, une partie seulement se transforme, le reste s'absorbe en nature. Cette mutation des alcalins dans l'estomac est très importante à retenir, car, suivant la dose, vous pouvez avoir des effets contraires à ceux que vous désirez. Ainsi, administrer 1 gramme de bicarbonate de soude c'est donner du chlorure de sodium ; même fait se produit pour le bicarbonate de potasse. Une dose supérieure à 1 gramme nous paraît nécessaire pour que les alcalins agissent en tant qu'alcalins.

Action sur la digestion. — A faible dose, les sécrétions stomacales sont activées par les alcalins transformés en chlorures (Voy. *Chlorures*, page 300). A dose moyenne, 5 à 10 grammes, ces sécrétions sont encore augmentées ; surtout l'acide chlorhydrique, à condition que le médicament soit pris avant le repas (une heure), car pris pendant le repas, la sécrétion est diminuée, mais à haute dose, 15 à 25 grammes, elles sont diminuées ou même suspendues (C. Bernard, Blondlot). Si l'absorption des alcalins ne se fait pas, par suite de doses trop fortes, ils produisent de la diarrhée.

Le bicarbonate diminue la durée du séjour des aliments dans l'estomac.

En arrivant dans l'estomac, les alcalins neutralisent tout ou partie du suc gastrique. Ils exercent de plus une action physiologique sur les glandes gastriques.

Action sur la nutrition. — Les expériences de Rabuteau, Constant, Ritter, Löfler, avaient donné l'opinion que les alcalins ralentissaient la nutrition ; mais les nouveaux travaux de Martin Damourette et Hyadès, de Mialhe, Pupier, etc., ont rectifié cette idée et montré qu'ils augmentent l'urée et diminuent l'acide urique. Les alcalins doivent donc être considérés comme des stimulants énergiques de la nutrition et agissant à la façon de l'exercice musculaire (M. Damourette).

Élimination. — Les alcalins s'éliminent par les *urines* et en partie par les muqueuses et la *bile*.

Action sur les sécrétions. — A haute dose, ils rendent

les *urines* alcalines, et c'est alors seulement qu'ils sont diurétiques (Rabuteau).

Les alcalins appliqués localement sur les muqueuses augmentent le mucus et le rendent plus fluide. Virchow a constaté que le contact des alcalins excitait la contraction des cils vibratiles des épithéliums.

En est-il de même lorsque les alcalins ont été absorbés? Les expériences de Rossbach faites sur des chiens auxquels il ouvrait la trachée et injectait des alcalins par les veines montrent au contraire que la muqueuse pâlit et que la sécrétion de mucus se tarit.

Les alcalins augmentent la *sécrétion biliaire*.

Lewaschew, expérimentant sur des chiens pourvus d'une fistule biliaire, a constaté que cette augmentation tenait principalement à une plus grande quantité de l'eau de la bile. Celle-ci est fluidifiée.

THÉRAPEUTIQUE

Les alcalins sont usités dans un grand nombre de maladies générales ou locales.

Diathèse urique. — La diathèse urique, dont les deux manifestations principales sont la *goutte* et la *gravelle*, est efficacement traitée par les alcalins. L'acide urique en excès dans le sang se combine avec les alcalins et forme des sels solubles qui, au lieu de se déposer dans les reins (*calculs*) ou autour des articulations (*tophi*), s'éliminent plus facilement que l'acide urique. De plus les alcalins diminuent l'acide urique et favorisent sa transformation en urée.

Lithiase biliaire. — C'est une maladie du même genre que la gravelle. La cholestérine en dissolution dans la bile se dépose et donne lieu à la formation de calculs. Ces calculs se forment d'autant plus facilement que la bile est moins alcaline et qu'elle stagne plus longtemps dans la vésicule et les canaux biliaires. Les alcalins, qui alcaliniseront la bile, augmenteront la sécrétion et liquéfieront le mucus qui agrège les calculs, sont donc parfaitement indiqués, et en fait ils rendent les plus grands services.

Diabète. — Les alcalins ont été beaucoup employés dans le diabète sous l'influence des idées de Mialhe, qui considérait les alcalins comme activant les oxydations. Nous avons vu, en effet, que les alcalins favorisent la combustion du sucre.

Rhumatisme articulaire aigu. — Entre les mains de Garrod, Jaccoud, Charcot et Vulpian, la médication alcaline a été très favorable. La durée de la maladie était diminuée et les complications cardiaques moins fréquentes. Nous avons aujourd'hui le salicylate de soude, qui est bien préférable.

L'alcalinité du sang diminue dans le rhumatisme chronique (Canard) : les alcalins sont donc utiles.

Dyspepsies. — Les alcalins ne sont pas utiles dans toute espèce de dyspepsie; il faut donc distinguer les cas où ils sont utiles de ceux où ils sont inutiles ou nuisibles.

Dans la *dyspepsie putride*, caractérisée par l'insuffisance de l'acidité du suc gastrique (que cette insuffisance soit due à une altération dans la quantité ou la qualité du suc), les aliments se putréfient dans l'estomac, d'où résultent de la gastralgie, des vomissements, des renvois fétides. Dans ce cas, les alcalins sont indiqués, mais à *petite dose*, parce qu'ils excitent la sécrétion gastrique.

L'acide chlorhydrique vaut mieux.

Dans la *dyspepsie acide*, qui est produite par une hypersécrétion de l'acide chlorhydrique, *hyperchlorhydrie*, les alcalins doivent être donnés à *haute dose* (8 à 16 grammes) pour diminuer l'acidité du liquide digestif.

Dans les **empoisonnements aigus** par les acides, les alcalins sont des antidotes, mais ils ne valent pas mieux que la craie ou la magnésie.

Préparations. — Doses.

Nous avons à considérer les *carbonates neutres* et *bicarbonates* et les *sesquicarbonates*.

1° Les **bicarbonates neutres** sont caustiques et par conséquent proscrits de l'usage interne. On ne les emploie qu'à l'extérieur.

Bain alcalin : 250-500-800 grammes de carbonate de soude pour un bain complet.

Pommade alcaline :
    Carbonate de soude......... 10 grammes.
    Axonge.................... 50   —

Le carbonate de potasse est plus caustique que le carbonate de soude : on diminue les doses.

Les bains alcalins sont usités dans les maladies de la peau : psoriasis, eczéma, pityriasis, prurigo, etc.

2° Les **bicarbonates** se donnent en poudre, en solution, en pastilles (de Vichy), ou mieux sous la forme d'eaux minérales.

Les doses ont une grande importance, ainsi que nous l'avons dit en physiologie et en thérapeutique.

A moins de 1 gramme à 1 gr. 50 ils agissent comme chlorures.

Pour obtenir les effets de la médication alcaline il faut donner de 2 à 10 grammes.

Comme antiphlogistique, de 15 à 20 grammes.

Le bicarbonate de potasse se donne à doses moitié moindres.

3° Le **sesquicarbonate de soude**, peu employé de nos jours, l'était beaucoup chez les anciens. Ses doses sont les mêmes que celles du bicarbonate.

EAUX MINÉRALES ALCALINES

Elles jouent le plus grand rôle dans la cure par les alcalins. Nous donnons la teneur en bicarbonate de soude des principales eaux alcalines.

	Bicarbonate de soude par litre.
Vals (Ardèche)	7,10
Vichy (Allier)	4,80
Châteauneuf (Puy-de-Dôme)	3,78
Boulou (Pyrénées-Orientales)	2,40
Saint-Alban (Loire)	1,20
Chaudesaigues (Cantal)	0,50
Mont-Dore (Puy-de-Dôme)	0,30
Apollinaris (Prusse)	1,20
Chateldon	1,00

SUPPLÉMENT AUX ALCALINS

Nous avons à parler maintenant de certains médicaments d'une importance secondaire, car ils n'ont pas d'action qui leur soit propre. Ce sont quelques acides végétaux, acides citrique, malique, tartrique, etc., et leurs sels alcalins. Un mot suffira pour faire comprendre leur action et leurs indications thérapeutiques : ces médicaments agissent comme les bicarbonates de soude et de potasse. En effet, les acides végétaux, citrique, tartrique, arrivés dans le sang, se transforment en citrates, tartrates de soude, et ces citrates, tartrates, en s'oxydant, deviennent du bicarbonate de soude, forme sous laquelle ils sont éliminés. La transformation des sels végétaux alcalins en bicarbonates s'opère également quand ils ont été administrés en nature.

C'est à ces médicaments qu'on a donné le nom assez vague de *tempérants*.

Certains fruits riches en sels végétaux alcalins, tels que les groseilles, les fraises, les cerises, les raisins, peuvent être employés comme agents du traitement par les alcalins. La *cure du raisin* est surtout une cure alcaline. Il en est de même de la *cure du petit lait*.

Les principaux de ces médicaments à base de potasse ou de soude sont : les acétates, citrates, tartrates, malates, lactates, butyrates, stéarates, margarates.

Ils se donnent aux mêmes *doses* que les alcalins proprement dits, savoir : 2 à 20 grammes.

Les oxalates font exception à la règle de transformation, car ils se retrouvent en nature dans l'urine (Rabuteau).

Vanadates alcalins. — Ces sels ont été étudiés par Helouis, Weber, Delarue, Lyonnet, Laran, etc.

L'équivalent toxique du métavanade de soude est de 0 gr. 017 par kilogramme de lapin en injection intraveineuse.

Par l'estomac, la dose mortelle est de 0 gr. 20 par kilogramme.

Chez le chien, l'équivalent toxique est, en injection intraveineuse, de 0 gr. 075 par kilogramme.

Les doses élevées données pendant plusieurs jours produisent de l'amaigrissement, la perte d'appétit, la diarrhée (Laran).

Aux doses thérapeutiques on observe l'augmentation de l'appétit, des forces, du poids.

La sécrétion urinaire est accrue, l'urée augmente, le coefficient d'oxydation azotée s'élève.

D'après Lyonnet, les vanadates agissent comme oxydants énergiques.

Ils cèdent facilement leur oxygène, et se réoxydent de nouveau.

Ils sont indiqués dans les cas nombreux où il y a lieu de donner de l'appétit, de relever les forces des malades.

Doses : 1 milligramme *pro dosi*, trois à quatre fois par jour en potion, au moment des repas.

Prasoïde. — Le séné de Provence (*Globularia alypum*) renferme un glucoside, la *globularine*, et une résine purgative, la *globularétine*. La solution alcoolique de ces deux substances s'appelle prasoïde. La prasoïde a une action tonique sur le cœur, elle est diurétique et élève le taux des déchets urinaires. A haute dose elle est purgative.

Elle a été employée par Balestre, Poncet, dans la goutte, le rhumatisme, la fièvre typhoïde.

Doses : 5 à 6 gouttes de prasoïde matin et soir.

Dose purgative : 10 à 15 gouttes.

Persulfate de soude ou **persodine.** — Ce médicament vient d'être expérimenté par Garel et par J. Nicolas. C'est un corps plus oxydant que les sels de vanadium. Il est aussi beaucoup moins toxique. L'équivalent toxique est, en injection intraveineuse, de 0 gr. 40 par kilogramme chez le lapin, et de 0 gr. 75 à 1 gramme par kilogramme chez le chien (Nicolas) ; chez le lapin et le chien les injections sous-cutanées produisent une augmentation de poids.

Chez l'homme on a constaté l'augmentation de l'appétit et du poids.

Les doses sont de 0 gr. 15 à 0 gr. 30 *pro die* en solution. Le médicament doit être pris une heure avant le repas.

PHOSPHORE

Le phosphore *ordinaire, officinal*, est très peu soluble dans l'eau, mais soluble dans l'alcool, l'éther, les matières grasses, et surtout dans le sulfure de carbone.

Le phosphore *amorphe*, insoluble, même dans le sulfure de carbone, n'est pas employé.

PHYSIOLOGIE

Le phosphore se rencontre en assez grande quantité dans l'organisme. Les organes qui en renferment le plus sont : les os (52 p. 100 de phosphate de chaux), le cerveau (protagon, lécithine), les muscles (phosphate de magnésie), le sérum (phosphate de soude), les hématies (phosphate de potasse).

Le lait, les urines, les fèces éliminent chaque jour une dizaine de grammes de phosphates.

Action locale. — Le phosphore par lui-même n'est pas irritant, car, introduit sous la peau en fragments, il ne produit pas plus d'irritation que tout autre corps étranger. Cependant dans les intoxications on trouve l'estomac enflammé et ulcéré ; ces phénomènes sont dus, d'après Munk et Leyden, aux produits d'oxydation du phosphore, qui, à l'état naissant, attirent à eux l'eau des tissus et les détruisent.

De même un fragment de phosphore appliqué sur la peau produit au bout d'un certain temps une sensation de brûlure et même une brûlure véritable, par suite de la transformation du phosphore d'abord en anhydride phosphoreux, puis en acide phosphoreux.

Les vapeurs de phosphore déterminent chez les ouvriers qui le manipulent une nécrose des maxillaires. Il est établi que cette nécrose ne se produit que si les vapeurs arrivent en contact du périoste par l'intermédiaire des dents cariées, de fistules dentaires.

Absorption. — Un morceau de phosphore introduit *sous la peau* ne s'absorbe pas, car ni il ne se dissout, ni il ne peut émettre de vapeurs. Les vapeurs peuvent s'absorber par la peau et les voies respiratoires. Dans l'*intestin* le phosphore rencontre des matières grasses, de la bile qui le dissolvent, et il s'absorbe en *nature*. Peut-être une partie se transforme-t-elle en acide phosphorique qui est soluble dans l'eau.

Action sur le sang. — D'après Hoppe-Seyler et Dybkowski, le phosphore donne naissance dans le sang à de l'hydrogène phosphoré qui agirait comme substance réductrice de l'hémoglobine. Mais cette production d'hydrogène phosphoré n'a jamais été constatée dans le sang; d'autre part, le phosphore est toxique à trop faible dose pour former la quantité d'hydrogène phosphoré nécessaire à l'empoisonnement. Pour Leyden et Munk, le phospore s'oxyde dans le sang en enlevant de l'oxygène aux globules rouges. Avec Nothnagel et Rossbach nous objecterons à cette manière de voir : 1° que 0 gr. 10 de phosphore (dose mortelle) ne consomment que 0 gr. 13 d'oxygène pour se transformer en acide phosphorique (Hermann) : ce n'est pas la soustraction d'une si minime quantité d'oxygène qui pourrait amener l'intoxication ou la mort; 2° que les acides phosphorés sont inactifs même quand ils sont injectés dans le sang en quantités beaucoup plus grandes que celles qui peuvent prendre naissance par suite de l'oxydation de phosphore (Nothnagel et Rossbach).

Enfin, le phosphore ayant été trouvé en nature dans le sang, les tissus et les produits de sécrétion (Dybkowski), et son injection dans le sang produisant les phénomènes caractéristiques de l'empoisonnement dans cette substance (Hermann), il y a lieu de penser que le phosphore agit sur l'organisme en tant que phosphore; mais son mode d'action est inconnu.

Il ne paraît pas impossible que le phosphore forme avec l'azote des albuminoïdes, des *phosphoniums* toxiques.

Dans l'empoisonnement le sang se coagule très difficilement.

Fränkel et Böhmann prétendent que le phosphore détruit les hématies.

Action sur la nutrition. — Le phosphore, à dose élevée, produit une dénutrition intense des albuminoïdes soit sous forme d'urée, chez le chien (Barière, Voit, Lebertet Wyss, Panum et Storch), soit sous forme de matériaux incomplètement oxydés, chez l'homme (Schultzen et Riess).

Dans l'intoxication, la température subit, au début, une élévation marquée (Mannkopf).

Action sur les tissus. — Le phosphore produit la *dégénérescence graisseuse* de la plupart des organes.

Les cellules épithéliales du *foie* sont gonflées par des granulations graisseuses, d'où résultent la tuméfaction du foie et un ictère (d'origine hématique).

Le glycogène disparaît du foie avant la dégénérescence graisseuse (Salkowski, Rosenbaum).

Les fibres musculaires du *cœur* sont dégénérées, ce qui rend les contractions extrêmement faibles.

Les parois des *vaisseaux* artériels, veineux et capillaires sont également envahies par les granulations graisseuses; il en résulte des hémorragies, des épanchements sous-cutanés. L'altération du sang contribue pour sa part à ces extravasats sanguins. Du côté des *reins*, mêmes altérations ayant pour conséquences l'urémie et l'albuminurie.

Ces-phénomènes ne se manifestent que dans les intoxications. Leur mécanisme n'est pas connu.

Action sur les os. — Le phosphore a une action particulière sur les os. Voici ce que montrent les expériences de Wegner faites sur des lapins, des chiens, des chats et des poules. Chez les animaux en voie d'accroissement, les cartilages, au lieu de former d'abord du tissu spongieux, formaient de suite du tissu compact. Au bout d'un certain temps toute la substance spongieuse normale des épiphyses était remplacée par du tissu compact. Le tissu osseux formé par le périoste était plus condensé, les canaux de Havers étaient plus petits. En somme, le tissu compact se substituait au tissu spongieux.

Quand on interrompait de temps en temps l'administration du phosphore, on trouvait des couches alternantes de tissu compact et de tissu spongieux absolument comme dans les expériences par la garance. Chez les animaux adultes, les poules particulièrement, la cavité médullaire s'oblitérait par de la substance osseuse.

Comment expliquer cette action singulière? On pourrait croire qu'elle est due à la formation de phosphates. Nullement. Wegner a trouvé que les proportions de la substance organique n'avaient pas changé, et que les phosphates n'étaient pas en plus grande quantité.

Cet envahissement du tissu spongieux par le tissu compact s'est même produit en privant les animaux de sels calcaires; seulement le tissu de nouvelle formation n'était pas un véritable tissu dur, mais seulement un tissu ostéoïde extrêmement compact, tel que celui qu'on trouve dans les os des individus rachitiques. Wegner a fait une expérience sur l'homme : les résultats ont été les mêmes que chez les animaux.

La *nécrose phosphorée* des maxillaires est encore un effet de l'action du phosphore sur les os. Elle se produit soit par le contact direct des vapeurs de phosphore avec l'os, par l'intermédiaire des dents cariées, soit peut-être, après absorption de ces vapeurs, par l'élimination du phosphore par les glandes salivaires.

Action sur le système nerveux. — Le système nerveux est peu influencé par le phosphore, si ce n'est dans l'empoisonnement, où l'on observe des douleurs intenses le long de la colonne vertébrale, de l'anesthésie, du délire, du coma. Le phosphore fait élection dans le tissu nerveux.

Élimination. — Le phosphore s'élimine par la *bile*, les *urines*, soit en nature, soit à l'état d'acide phosphorique. Les urines, dans l'intoxication, deviennent albumineuses par altération de l'épithélium rénal.

THÉRAPEUTIQUE

Le phosphore est peu employé, en raison des dangers que présente son administration. Il est réputé *anaphrodisiaque*, mais aucune observation ne prouve son efficacité.

Kassowitz a traité plusieurs centaines de rachitiques par le phosphore, et avec succès.

Les recherches de Lépine ont montré que dans les maladies des *centres nerveux* à forme dépressive, il y avait une élimination plus grande de l'acide phosphorique.

Le phosphore est donc indiqué dans ces cas.

Une autre indication qui ressort nettement de sa physiologie est de le donner dans les *affections osseuses* : ostéites raréfiantes, carie, rachitisme, ostéomalacie.

Kosminski l'a donné avec succès à plusieurs malades atteintes de cette maladie.

PRÉPARATIONS. — DOSES.

On donne le phosphore dissous dans le chloroforme ou le sulfure de carbone et renfermé dans des capsules de gélatine ; chaque capsule renfermera 0 gr. 001 de phosphore.

Doses. — 1 à 3 capsules par jour.

Kassowitz le donne dissous dans l'huile à la dose de un demi-milligramme par jour.

Traitement de l'empoisonnement par le phosphore. — Vomitifs et purgatifs. Mais éviter les purgatifs huileux qui dissoudraient le phosphore ; éviter pour la même raison de donner du lait.

Administrer du sulfate de cuivre qui donne naissance à un phosphure peu soluble, ou de l'essence de térébenthine. Il faut une dose d'essence cent fois plus grande que celle du poison ingéré.

COMPOSÉS PHOSPHORÉS

L'acide phosphorique n'est employé que comme acidulé. La limonade phosphorique est à 2 p. 100.

Phosphures. — On n'emploie que le *phosphure de zinc*, qui se décompose dans l'estomac en hydrogène phosphoré. Il se donne en pilules renfermant 1 milligramme de phosphore actif.

Hypophosphites de chaux, de soude. — Ces sels, solubles dans l'eau, augmentent l'urée et élèvent la température (Rabuteau). *Doses :* 0 gr. 25, 0 gr. 50.

PHOSPHATES CALCAIRES

Il y a trois espèces de phosphate de chaux :

1° Le *phosphate tribasique* ou *tricalcique* $(PhO^4)^2Ca^3$, insoluble dans l'eau, mais soluble dans les acides ;

2° Le *phosphate neutre* ou *dicalcique* $(PhO^4)^2Ca^2H^2$, également insoluble dans l'eau et soluble dans les acides ;

3° Le *phosphate acide* ou *monocalcique* $(PhO^4)^2CaH^4 + H^2O$, qui est soluble dans l'eau.

PHYSIOLOGIE

Importance physiologique. — Les phosphates de chaux sont abondamment répandus dans le sol. Du sol, ils passent dans les végétaux, au développement desquels ils sont nécessaires. Les substances alimentaires d'origine végétale : pomme de terre, riz, blé, orge, pois, lentilles, en renferment toutes plus ou moins, en moyenne 1 p. 1.000. Des végétaux les phosphates passent chez les animaux. Parmi les animaux, les vertébrés : oiseaux et mammifères, sont ceux qui en renferment la plus grande quantité.

Le phosphate de chaux entre dans la composition de toute *cellule*; il est combiné à l'albumine et on le trouve surtout dans la paroi de la cellule. La plus grande partie du phosphate de chaux se trouve dans le *squelette*. Les os en renferment en effet 57 p. 100, les dents 88 p. 100. Le poids moyen du squelette de l'homme étant de 5 kil. 5, on voit qu'il contient à lui seul plus de 3 kilogrammes de phosphate de chaux.

Ce sel existe dans le *sang*, où il est dissous à la faveur de l'acide carbonique; on le trouve également dans le lait, le sperme et presque tous les liquides.

Le système nerveux renferme environ 12 grammes d'acide phosphorique, les muscles 130 grammes, le squelette 1400 grammes.

Le phosphate de chaux s'élimine par les urines à l'état de phosphate acide de chaux et de magnésie; la moyenne de chaque jour est environ 3 gr. 50 d'acide phosphorique.

Action sur la nutrition. — Les phosphates de chaux existant en si grande quantité dans l'organisme, il n'est pas étonnant qu'ils jouent un rôle considérable dans la nutrition. De nombreuses expériences, consistant à priver des animaux de sels calcaires, concordent toutes à montrer que cette privation entraîne le dépérissement, l'amaigrissement, la mort et une altération des os, par laquelle ces organes deviennent plus fragiles, plus légers, moins volumineux, sans que pourtant la proportion de phosphate de chaux des os soit diminuée. Chez l'homme, le rachitisme et l'ostéomalacie sont attribués à un défaut de phosphates dans les os.

Les phosphates sont surtout nécessaires pendant la période de croissance.

Formation de phosphates dans l'organisme. — Pour Nothnagel et Rossbach, il est bien démontré que le phosphate de chaux peut se former dans l'intestin ou dans le sang par la réaction réciproque des carbonates de chaux et des phosphates alcalins suivant l'équation suivante :

Carbonate de chaux + Phosphate de sonde = Phosphate de chaux + Carbonate de soude.

Absorption. — Le phosphate acide, étant soluble dans l'eau, s'absorbe rapidement; quant aux deux autres, ils doivent se dissoudre dans le suc gastrique. Il faut donc donner à faible dose, car, autrement, ils ne se dissoudraient pas, absorberaient le suc gastrique, troubleraient la digestion et produiraient de la constipation.

THÉRAPEUTIQUE

Les phosphates sont surtout employés dans les maladies avec manifestations sur le système osseux.

Rachitisme. — Les os des rachitiques contenant moins de phosphates, il était tout indiqué de les donner dans cette maladie. Il ne faut pas croire toutefois qu'il suffise d'administrer des phosphates pour faire disparaître le rachitisme; car le rachitisme étant un trouble de la nutrition dû à des causes multiples, il faut d'abord écarter ces causes et placer l'organisme dans de meilleures conditions; les phosphates sont utiles, mais, seuls, ils sont insuffisants.

Ostéomalacie. — Les considérations qui précèdent peuvent s'appliquer de tout point à l'emploi des phosphates dans l'ostéomalacie.

Carie. — La carie est aussi une lésion de nutrition des os caractérisée par la dégénérescence graisseuse des ostéoplastes causée par le bacille tuberculeux. Les analyses de Bibra ont montré que les os cariés renferment moins de phosphate de chaux qu'à l'état normal. Les phosphates calcaires sont donc indiqués.

Fractures. — La formation du cal exige des phosphates et une nutrition régulière. En effet, les fractures chez les cachectiques se consolident mal et lentement. D'autre part, les observations cliniques de Gosselin et Milne-Edwards ont montré que les phosphates pouvaient hâter la consolidation des fractures.

Phtisie. — L'emploi des phosphates dans la phtisie est fondé sur la constatation de ce fait : que les urines de phtisiques renferment plus de phosphates qu'à l'état normal, et que les crachats en contiennent également une forte proportion. Ils sont donc indiqués dans le but de réparer ces pertes.

Scrofule. — On a donné les phosphates dans la scrofule. Il nous semble que l'hygiène sert mieux dans cette diathèse que tous les médicaments.

PRÉPARATIONS. — DOSES.

Poudre : 0 gr. 50 à 1 gramme par jour, mêlés aux aliments. On peut faire dissoudre les phosphates dans les acides chlorhydrique, lactique; on a alors une solution qui, mélangée à du sirop, porte le nom de *sirop de chlorhydrophosphate* ou *lactophosphate de chaux.*

Glycérophosphates. — D'après A. Robin, le phosphore de l'organisme se trouve le plus souvent combiné à l'acide glycérique, sous forme d'acide phosphoglycérique, de glycérophosphate alcalin.

La facilité d'absorption et d'assimilation des glycérophosphates a rapidement vulgarisé leur emploi.

On connaît les glycérophosphates de chaux, de soude, de potasse, de magnésie, de lithine. Leur préparation est très délicate.

A. Robin a constaté que le glycérophosphate de chaux, en injection sous-cutanée, à la dose de 0 gr. 25, augmente le résidu total de l'urine. L'urée est augmentée, ainsi que les sulfates et les chlorures. Le coefficient d'oxydation azotée passe de 80 p. 100 à 84 p. 100.

L'acide phosphorique reste à peu près stationnaire. Il

en est de même de l'acide urique, mais le rapport de l'acide urique à l'urée est abaissé.

Les glycérophosphates rendent de grands services dans l'asthénie du système nerveux : neurasthénie, convalescence de grippe et autres maladies infectieuses.

Ils ont manifestement un effet tonique et reconstituant.

Doses : 0 gr. 30 à 1 gramme par jour aux repas.

Pour injection sous-cutanée, sel de chaux, en solution à 5 p. 100, 1 à 10 centimètres cubes.

Sel de soude à 20 p. 100, 1 à 10 centimètres cubes.

Lécithine. — La lécithine renferme une grande quantité ds phosphore en combinaison organique, et elle existe dans beaucoup de tissus : cerveau, hématies, sperme, jaune d'œuf.

Elle est un excitant énergique du système nerveux et de la nutrition (Danylewski, Zeleuvski, Kostine, Tonelli). On l'emploie en injection sous-cutanée (1 à 2 centimètres cubes), ou par ingestion stomacale, 0 gr. 30 à 0 gr. 50 par jour.

CHLORURE DE CALCIUM

Il ne faut pas le confondre avec le *chlorure de chaux* qui est un mélange d'hypochlorite de chaux et de chlorure de calcium.

Le chlorure de calcium *anhydre* est caustique et par conséquent n'est pas employé pour l'usage interne.

Le chlorure *hydraté* est moins caustique. C'est celui qu'on emploie. Il est soluble dans l'eau et l'alcool.

Son emploi est fondé sur le fait suivant : dans l'intestin ou dans le sang, des phosphates alcalins se trouvant en présence du chlorure de calcium donnent naissance à du phosphate de chaux :

Phosphate de potasse + Chlorure de calcium = Phosphate de chaux + Chlorure de potassium.

Le chlorure de calcium donné seul n'a aucune action.

Dose. — 0 gr. 50 à 1 gramme en solution.

CARBONATES CALCAIRES

Il y en a deux sortes :

1° Le carbonate *neutre*, insoluble dans l'eau, mais soluble dans les acides : c'est le marbre, la craie. Les os en renferment 10 p. 100.

2º Le *bicarbonate*, qui est soluble dans l'eau.

Au contact du suc gastrique et en petite quantité, les carbonates se transforment en chlorure de calcium. Ils agissent donc comme lui.

Donnés à haute dose (10 à 20 grammes), la transformation n'a pas lieu et ils agissent en nature sur le tube digestif.

On met à profit leur propriété d'absorber les gaz et les liquides dans les *dyspepsies acide, flatulente* et dans les *diarrhées.*

Ils sont les contrepoisons des empoisonnements par les acides.

Dose. — 0 gr. 50 à 1 gramme pour les faire agir comme chlorure de calcium ; 5-10-20 grammes comme absorbants.

IODURE DE CALCIUM

Soluble dans l'eau. Il se décompose facilement à l'air en dégageant de l'iode.

Il s'absorbe en nature, mais se transforme dans l'organisme en *iodure de sodium* et *phosphate de chaux.*

Il serait donc particulièrement indiqué dans la *scrofule.*

Malet, de Rio-de-Janeiro, l'a préconisé dans la phtisie et en a obtenu de bons résultats.

Dose. — 0 gr. 25 à 0 gr. 50 par jour.

HUILE DE FOIE DE MORUE

Elle provient des foies de plusieurs poissons de l'ordre des Malacoptérygiens subbrachiens, tribu des galoïdes, tels que la *Gadus morrhua* ou morue vulgaire, la *Gadus callarius*, ou *Gadus carbonarius*, etc.

Préparation. — On obtient trois variétés d'huile de foie de morue, suivant la préparation. On entasse d'abord les foies dans de grandes cuves : il surnage, au bout d'un certain temps, une huile dite *blanche.*

Quand les foies commencent à se décomposer, l'huile *blonde* se forme.

Enfin, en faisant bouillir et en comprimant les foies altérés, on obtient l'huile *brune* ou *noire*.

L'huile blanche est la moins désagréable au goût, mais elle est aussi moins active ; l'huile noire a un goût repoussant : c'est donc l'huile blonde qu'il faut préférer.

Composition. — L'huile de foie de morue est une substance complexe dans laquelle on trouve : des acides gras libres, acétique, oléique, margarique, palmitique, stéarique, de l'oléine, de la margarine, de la stéarine, des sels biliaires, des *traces* de brome, d'iode et de phosphore.

A. Gautier et Mourgues ont trouvé, dans l'huile de foie de morue, six alcaloïdes : butylamine, amylamine, hexylamine, hydrolutidine, aselline et la morrhuine, qui, à elle seule, représente le tiers de ces alcaloïdes.

Sa *densité* de 0,930 est plus élevée que celles des huiles végétales.

PHYSIOLOGIE

Absorption. — L'huile de foie de morue a la propriété de traverser les membranes animales plus facilement que toutes les autres huiles, et elle doit cette propriété à la présence des sels biliaires et des acides gras libres (Naumann). Aussi son absorption est-elle rapide ; le fait a été constaté expérimentalement.

Action sur la nutrition. — Sous l'influence de cette huile, les malades voient renaître leurs forces et leur embonpoint, la nutrition devient plus active, la circulation et la respiration s'accélèrent. Les corps gras sont en effet des substances *thermogènes*, c'est-à-dire se brûlant facilement et engendrant de la chaleur, et cette chaleur est favorable à l'accomplissement des phénomènes de la nutrition, notamment de la combustion.

Pour arriver à ce résultat, certaines conditions sont requises. Il faut d'abord, pour que l'huile se brûle, de l'air pur, de l'exercice, de la gymnastique, et cela est si vrai, que l'huile de foie de morue ne produit aucun résultat chez les malades alités. Ensuite une alimentation abondante est nécessaire, non seulement pour réparer les pertes de la désassimilation activée, mais aussi pour fournir un excès de l'apport sur la dépense au bilan de la nutrition.

Il semblerait, d'après ce que nous venons de dire de l'action thermogène de l'huile de foie de morue, que tous les corps gras pussent remplir le même but. Ils le peuvent, en effet ; mais l'huile de foie d'*animaux* leur est supérieure, d'abord parce que son absorption est plus facile, ensuite parce que le foie étant un organe où les matières grasses s'emmagasinent et où elles se trouvent à un état moléculaire éminemment propre à la nutrition, ces matières sont plus facilement assimilées.

Les alcaloïdes jouent vraisemblablement un rôle important dans l'action de l'huile de foie de morue.

L'huile de foie de morue n'agit pas par l'iode, dont elle ne contient qu'une quantité infinitésimale.

Action sur le tube digestif. — L'huile de foie de morue augmente l'appétit, favorise la digestion, mais ce n'est pas par une action directe. Ce résultat n'est que la conséquence des modifications apportées à l'état général.

Il arrive souvent qu'elle n'est pas supportée et produit des vomissements et de la diarrhée.

THÉRAPEUTIQUE

Les indications de l'huile de foie de morue se trouvent dans les différentes maladies qui sont caractérisées par une altération de l'état général.

Le *rachitisme*, l'*ostéomalacie*, la *scrofule*, la *phtisie* (torpide), sont avantageusement traités par ce médicament ; il rend les plus grands services.

A l'extérieur, l'huile de foie de morue est employée en frictions dans le *lichen scrofulosum* (Voy. mon *Manuel des maladies de la peau*).

Préparations. — Doses.

Il faut débuter par des doses faibles (20 grammes) pour tâter la susceptibilité de l'estomac.

On peut en prendre ensuite jusqu'à 100 grammes par jour. On doit se guider sur la digestibilité du médicament.

Le *morrhuol* est un extrait d'huile de foie de morue.

Diverses huiles animales ou végétales sont employées comme succédanés de l'huile de foie de morue. Telles sont les huiles de *raie*, de *squale*, de *pied de bœuf*, d'*amandes douces*, de *chènevis*, de *ricin*. Ces trois dernières sont plutôt purgatives.

Ces huiles ne sont pas préférables à l'huile de foie de morue.

Sous le nom de *lipanine*, V. Mering a préconisé de l'huile d'olive renfermant 5 à 6 p. 100 d'acide oléique.

GLYCÉRINE

La glycérine ($C^3H^8O^3$), est un alcool triatomique dérivé de l'alcool propylique.

Alcool monoatomique, alcool propylique.	Alcool biatomique, glycol propylémique.	Alcool triatomique, glycérine.
C^3H^8O	$C^3H^8O^2$	$C^3H^8O^3$

Liquide incolore, sans odeur, sirupeux, onctueux au toucher, d'un goût sucré, de réaction neutre, très soluble dans l'eau dont elle est avide, dissolvant un grand nombre de corps.

La glycérine est très faiblement *antiseptique*, elle ne tue pas les bactéries, mais tout au moins elle les empêche de se développer. On s'en sert pour la conservation du vaccin, des extraits d'organes (Brown-Séquard). Son point d'ébullition étant à 128°, Kemper s'en sert pour stériliser ses instruments par la chaleur.

Action locale. — La glycérine neutre n'est pas irritante, mais très souvent elle est acide et détermine alors sur les muqueuses et sur la peau une sensation de cuisson. Par son avidité pour l'eau, elle dessèche les plaies et les muqueuses. Elle est très souvent employée comme dissolvant en injections hypodermiques.

Action sur la nutrition. — Injectée sous la peau ou dans les veines, la glycérine rapetisse les hématies et transforme l'oxyhémoglobine en méthémoglobine. Ingérée par l'estomac, elle s'absorbe rapidement en nature. On sait, du reste, que les matières grasses s'absorbent en partie à l'état de glycérine. Dans le sang et les tissus, elle se brûle et joue ainsi le rôle d'aliment d'épargne. Elle ne paraît pas avoir d'influence sur l'élimination de l'azote (Munk, Lewin, Tisné).

Elle augmente la formation du glycogène hépatique (Weiss, Luchsinger et Salomon).

Élimination. — Lorsque les doses de glycérine dépassent 20 grammes, une partie s'élimine en nature par les urines.

THÉRAPEUTIQUE

Usage externe. — On l'emploie en pansement dans les *brûlures*, les *engelures*, les plaies diverses, en badigeonnages dans les *angines*, les *vaginites*, *métrites*, soit pure, soit associée au phénol, acide borique, etc. Elle a le grand avantage de sécher et tarir les exsudations catarrhales.

Usage interne. — Comme aliment d'épargne, Jaccoud l'a recommandée dans les maladies fébriles, surtout les infectieuses : *fièvre typhoïde, fièvres éruptives*, et notamment dans la *tuberculose pulmonaire*. Cet emploi est utile et rationnel.

Préconisée dans le *diabète*, elle n'a pas donné de bons résultats. On peut l'employer comme purgatif *per os* et en lavement. On l'a administrée avec succès dans la *trichinose* humaine, à la dose de 200 grammes par jour.

Dans la *scrofule*, le *rachitisme*, elle peut dans une certaine mesure remplacer l'huile de foie de morue.

Doses. — 20 à 40 grammes par jour en plusieurs fois, additionnée de rhum, cognac, sirop.

Comme purgatif, 20 grammes *pro dosi*.

Pour l'extérieur, on l'emploie pure ou additionnée d'autres substances.

Le glycéré d'amidon renferme 10 grammes d'amidon pour 140 de glycérine.

LAIT

Le lait est un aliment complet, car il renferme des matières azotées, des matières grasses, du sucre et des sels. La densité est de 1028 à 1034 à 15°.

Soumis à l'ébullition, il se recouvre d'une pellicule formée par la coagulation des substances albuminoïdes.

Abandonné à lui-même pendant vingt-quatre heures, il se sépare en deux couches : la couche supérieure est formée par les matières grasses qui, plus légères, montent à la surface, c'est la *crème* ; la couche inférieure est le lait écrémé.

Au bout d'un certain temps, le lait fermente et se coagule. Le *coagulum* est constitué par les matières grasses et albuminoïdes ; le liquide dans lequel il nage renferme le sucre et les sels, c'est le *petit-lait*.

La coagulation est due à la production d'acide lactique par fermentation du sucre.

Composition. — (Lait de vache) :

Eau		300	grammes.
Matières grasses (beurre)		34	—
Matières azotées (caséine)		27	—
Sucre (lactose)		47	—
Sels.. { Chlorure de potassium. 1 { Phosphates 1	} 2	—

Les *matières grasses* consistent en : oléine, stéarine, margarine, palmitine.

Elles sont renfermées dans un élément anatomique arrondi, ayant 25 μ de diamètre, qu'on appelle *globules du lait*. Cet élément anatomique n'est autre que l'épithélium de la glande mammaire gorgé de matières grasses.

Le globule du lait est entouré d'une enveloppe très fine, qui empêche les matières grasses de s'agglutiner. Cette membrane se dissout dans des alcalis et se déchire par le battage. C'est pour la déchirer et agglutiner les matières grasses qu'on bat la crème quand on veut faire du beurre.

Le *sucre de lait* ou *lactose* n'existe que dans le lait. Il a une saveur moins sucrée que le sucre de canne. Il subit les fermentations lactique et alcoolique.

Les *albuminoïdes* sont représentés par une albumine spéciale, la *caséine*, avec laquelle on fait le fromage.

PHYSIOLOGIE

Absorption. — Dans l'estomac le lait se coagule rapidement, sous l'influence des acides du suc gastrique et du ferment *lab*, qui est la substance active de la présure. D'après Hammarsten le lab se formerait par l'action des acides sur une substance soluble, le pro-ferment, ou *labzymogène* qui existe dans la muqueuse.

Le lab décompose la caséine en une albumose soluble et en caséum. Le caséum est ultérieurement désagrégé et dissous. La digestion des matières grasses se fait dans l'intestin.

D'après Ch. Richet et Dujardin-Beaumetz un demi-litre de lait se digère en une heure.

L'absorption du lait par le rectum se fait très bien.

Le lait ne produit de la diarrhée que quand il n'est pas digéré.

Action sur la nutrition. — Le lait doit être la nourriture exclusive de l'enfant suivant le précepte de Galien : *Puellus solo lacte alendus, quoad primores dentes emiserit.* L'enfant non seulement se nourrit, mais s'accroît par le lait : c'est la meilleure preuve de son action bienfaisante sur la nutrition.

Les anciens, observateurs rigoureux du précepte de Galien, allaitaient les enfants, et le *rachitisme* était inconnu ; cette maladie ne fit son apparition qu'au XVIIe siècle, époque à laquelle Van Helmont et les médecins qui le suivirent proscrivirent le lait et le remplacèrent par une *bouillie* formée de mie de pain, de sucre, de bière et de miel.

D'autre part, les statistiques montrent que le rachitisme est plus fréquent chez les enfants mal allaités ou sevrés trop tôt.

Sans admettre que la privation du lait soit la cause du rachitisme, il faut reconnaître qu'elle place les enfants dans les conditions les plus favorables au développement de cette maladie.

L'entérite, la diarrhée des enfants et l'athrepsie qui en est la suite, sont dues le plus souvent à un allaitement défectueux ou à un sevrage prématuré.

L'expérimentation donne, chez les animaux, des résultats semblables.

Pour l'homme adulte et bien portant, le lait seul est un aliment insuffisant. Il lui faudrait 4 litres de lait pour lui fournir les 2500 calories dont il a besoin. Or 4 litres de lait ne sont pas toujours digérés.

Action sur les sécrétions. — Le lait est un excellent *diurétique.* Il agit dans ce sens par son eau, son sucre et ses sels. Il diminue la toxicité urinaire. Il diminue également le nombre des bactéries du tube digestif.

Le régime lacté exclusif augmente l'urée de 60 p. 100 ; le régime mixte, de 35 p. 100. Cette élévation de l'urée n'est pas due à l'usure plus grande des albuminoïdes, car les sujets maigres engraissent (Chibret).

THÉRAPEUTIQUE

Les indications du lait se trouvent dans sa richesse nutritive, sa facile digestion, son action diurétique.

Il n'est pas. de médicament meilleur dans toutes les variétés de dyspepsies. C'est ainsi que son emploi est général dans les *gastrites*, le *carcinome de l'estomac*, l'*ulcère simple*.

Il est une règle dont on ne se départit guère en chirurgie, c'est que la première condition de la guérison d'un organe malade est le repos de cet organe. En médecine il est difficile, souvent impossible, d'appliquer cette règle, mais on doit s'en rapprocher toutes les fois qu'on le peut, et on le peut dans les maladies de l'estomac en diminuant le travail de cet organe par l'administration des substances facilement absorbables. Le lait, qui est liquide, remplit bien cette condition, et, de plus, c'est un aliment riche en matières nutritives. Il va sans dire qu'indépendamment du lait, on remplira les autres indications de traitement.

Dans les maladies aiguës : *fièvres éruptives*, *phlegmasies diverses*, le lait est d'une grande utilité, car les malades ayant perdu l'appétit, il est difficile de leur faire accepter un aliment solide.

Dans la *fièvre typhoïde*, le lait remplit une double indication en nourrissant le malade et en entraînant les déchets incomplètement oxydés de la nutrition (A. Robin).

Dans le *rhumatisme articulaire aigu*, la diète lactée a donné de très bons résultats entre les mains de mon savant maître le Dr Raymond Tripier, de Lyon.

Le lait rend aussi de grands services dans les *cachexies*.

Il est généralement employé dans l'*albuminurie*, et sous son influence la quantité d'albumine diminue et disparaît dans l'urine. Il agit ici comme aliment et comme diurétique et en diminuant la formation des toxines, dont l'accumulation dans le sang produit l'urémie.

La diète lactée diminue la toxicité urinaire chez les animaux (Charrin et Roger).

Dans la *diarrhée* des enfants et des adultes, qui est

due le plus souvent à des fermentations intestinales, dans la *dysenteric*, on doit le considérer comme nécessaire.

Mais on sait que le lait s'infecte très facilement et qu'alors il donne la diarrhée. Dans ces conditions on doit avoir recours au lait stérilisé.

Dans les *maladies du cœur* il rappelle les urines et régularise et calme le cœur.

On s'en sert enfin dans les *empoisonnements* par le chlorure de zinc, le nitrate d'argent. La caséine, se combinant avec le poison, forme un albuminate insoluble ou peu soluble.

ADMINISTRATION

La *diète lactée* absolue consiste dans l'usage exclusif du lait comme aliment. Quand le malade est docile, on peut l'établir d'emblée ; mais le plus souvent, il faut l'amener progressivement, augmentant chaque jour la quantité du lait en diminuant celle des autres aliments.

C'est la *diète lactée mixte*.

Quand on veut cesser la diète lactée, il faut suivre la même règle, diminuer progressivement les doses.

Quant à la *dose*, elle est très variable. Qu'il suffise de savoir que 4 litres de lait renferment une quantité suffisante d'aliments pour nourrir, même pendant plusieurs mois, un homme adulte.

Koumys. — C'est du lait de jument fermenté. On l'emploie sur une grande échelle dans la Tartarie. En plus des éléments du lait, il contient de l'alcool, de l'acide carbonique et des produits de fermentation.

Kéfir. — C'est du lait de vache qui a subi une fermentation par une bactérie spéciale étudiée par Kern. Il renferme aussi de l'alcool et de l'acide carbonique.

Ces deux boissons se recommandent par leurs propriétés nutritives et leur facile digestion.

PEPTONES

Les peptones, ou albuminoses, sont des matières albuminoïdes digérées et prêtes à être absorbées.

Elles diffèrent des matières albuminoïdes non digérées par les trois caractères suivants : elles ne précipitent pas par les acides et la chaleur ; elles sont facilement dialysables ; injectées dans les veines, elles ne s'éliminent pas par les urines. Ce dernier caractère montre bien que les peptones sont directement assimilables.

Lors donc qu'on se trouve en présence d'un malade dont la digestion ne se fait pas et dont la nutrition souffre, il paraît tout indiqué de le nourrir avec des aliments déjà digérés. En fait, l'emploi des peptones rend de réels services.

Les peptones pharmaceutiques sont obtenues par l'action des ferments digestifs sur les substances albuminoïdes. Il y en a de diverses sortes : les peptones de Defresnes, obtenues par la pancréatine ; celles de Perret, par la papaïne ; celles de Catillon avec la pepsine.

Il résulte des recherches de Catillon que les solutions saturées de peptones correspondent à trois fois leur poids de viande. Une cuillerée à bouche, soit 20 grammes de la solution saturée de peptones, équivaut donc à 60 grammes de viande.

D'après Catillon, la solution saturée doit avoir une densité de 1,15 et contenir la moitié de son poids de peptones solides.

Il arrive quelquefois que les peptones sont mal supportées et qu'elles déterminent des vomissements, de la diarrhée. On peut alors les donner en lavement.

La meilleure manière d'administrer les peptones est de les verser dans du bouillon ou du potage.

Les *doses* sont subordonnées à l'équivalence alimentaire de la solution.

Il est juste de rapprocher des peptones les *poudres de viande*, qui sous un petit volume sont très alimentaires.

Les *extraits de viande* de Liebig, de Bovril ne renferment, d'après Denaeyer, ni albumine, ni albumose, ni peptone, mais seulement de la gélatine et des matières extractives. Ce sont des condiments.

Somatose. — C'est un produit qui renferme, au lieu de peptones, des albumoses, état transitoire des albuminoïdes avant d'être transformées en peptones.

Il faut donc que le tube digestif les convertisse en peptones. Néanmoins, la digestion en est facile, et certains malades s'en trouvent bien.

Elle renferme environ 80 p. 100 d'albuminoïdes ; 1,50 p. 100 de peptones. Elle est soluble dans l'eau.

La **Nutrose** est du caséinate de soude. Elle renferme 13,8 p. 100 d'azote.

La **Sanose** est un mélange de caséine et d'albumoses. Caséine 80, albumose 70.

Le **Sanatogène** est un mélange de caséine et de glycérophosphate de soude.

L'**Eucasine** est formée par du caséinate d'ammoniaque et des hydrocarbones.

L'**Entérorose** est obtenue avec des albuminoïdes végétales.

La **Légumine** est un principe azoté, soluble, des végétaux. Elle est préparée sous forme de biscottes qui renferment 18 p. 100 de matières azotées, 63 p. 100 d'hydrocarbones, 3 p. 100 de phosphore organique et 3 p. 100 de phosphate alcalino-terreux.

La légumine convient principalement dans l'obésité et le diabète.

Le **Pain de Soya** est fait avec une farine obtenue du fruit du *Soya hispida* (Légumineuses).

Cette farine renferme très peu d'amidon (6,40 p. 100).

C'est pourquoi on le recommande aux diabétiques.

EUPEPTIQUES

On appelle eupeptiques (de εὖ, bien, πέπτω, je digère) les médicaments dont l'action principale est de favoriser la digestion. Ils agissent donc *indirectement* comme les réparateurs.

Cet ordre comprend les *principes du suc gastrique* (pepsine et acide chlorhydrique), *de la salive, du suc pancréatique* et les *amers*.

PRINCIPES DU SUC GASTRIQUE

PEPSINE

La pepsine est le ferment du suc gastrique. C'est à elle que le suc doit son action, mais non à elle seule, car les expériences démontrent que la pepsine ne peut dissoudre les substances albuminoïdes qu'en présence d'un acide. Quel que soit le procédé employé pour son extraction, la pepsine se présente sous la forme d'une poudre blanche, très soluble dans l'eau et qui est précipitée de ses solutions par le tanin, l'alcool. Elle est très hygrométrique : aussi la mélange-t-on avec de l'amidon ; c'est ce mélange qui s'appelle *pepsine amylacée.*

La pepsine est indiquée dans les *dyspepsies* dues à une insuffisance de sécrétion du suc gastrique et seulement dans celles-là. Le traitement des dyspepsies est chose difficile, et l'on n'arrivera au succès qu'après avoir bien établi son diagnostic étiologique et pathogénique.

Préparations. — Doses.

La pepsine amylacée, qu'on acidifie toujours, se donne, en poudre, à la dose de 0 gr. 25 à 1 gramme. 25 centigrammes dissolvent 10 grammes de fibrine.

On a fait des *élixirs* de pepsine (Mialhe, Corvisart) ; mais les recherches de Vulpian ont montré que l'alcool nuit au pouvoir digestif de la pepsine.

La pepsine peut se donner aussi dans du sirop ou du vin.

ACIDE CHLORHYDRIQUE

Il est généralement admis aujourd'hui que l'acide chlorhydrique est l'acide du suc gastrique. Il s'y trouve soit à l'état libre, soit combiné avec des substances albuminoïdes dans la proportion de 1 à 2 p. 100.

Il provient des chlorures du sang et n'est mis en liberté qu'à l'orifice des glandes gastriques (Cl. Bernard, Bocci).

L'acide chlorhydrique est l'antiseptique de l'estomac. Il tue les bacilles de la tuberculose, après trente heures ; du charbon en une demi-heure ; de la fièvre typhoïde en deux ou trois heures.

Toutefois, il ne faut pas compter outre mesure sur cette action bactéricide, car la tuberculose intestinale, la fièvre typhoïde, le choléra, la dysenterie, les entérites sont là pour prouver l'inconstance et l'insuffisance de cette action.

Si la pepsine est plus active en présence de l'acide chlorhydrique, elle agit quand même avec d'autres acides.

Il est rationnel d'associer l'acide chlorhydrique à la pepsine dans les dyspepsies, si l'on veut avoir un suc gastrique artificiel. Mais il est une dyspepsie qui réclame particulièrement l'emploi de l'acide chlorhydrique : c'est la *dyspepsie putride*, caractérisée par le défaut d'acidité du suc gastrique et la décomposition consécutive des matières alimentaires dans l'estomac.

Il est contre-indiqué, bien entendu, dans la dyspepsie par hypochlorhydrie.

Doses. — Il se donne dans du vin, du sirop, une potion gommeuse en solution à 3 ou 4 p. 1 000.

Chloralbacide. — C'est une combinaison de chlore et d'albumine, renfermant 1 à 2 p. 100 de chlore. Au contact des acides ou des alcalins, il se dédouble en ses composants.

C'est un bon moyen d'administrer l'acide chlorhydrique.

Doses : 1 à 3 grammes par jour en cachets.

DIASTASE

La diastase est le principe actif de la salive ; c'est elle qui transforme les féculents en dextrine et en glycose. Un gramme de diastase peut ainsi transformer 2 kilogrammes de fécule.

Elle se présente sous forme d'une poudre blanche, soluble dans l'eau, précipitable par l'alcool. Bien que la salive soit alcaline, la diastase peut néanmoins agir sur les féculents dans un milieu faiblement acide. L'action de la diastase se continue donc dans l'estomac.

Indications. — Si l'imprégnation des féculents n'est pas assez complète, soit par suite d'insuffisance de la salive, soit parce que la mastication est trop rapide, les féculents resteront dans l'estomac à l'état de corps étrangers et provoqueront des troubles caractérisés par de la douleur, des tiraillements d'estomac. Ces divers phénomènes constituent la *dyspepsie buccale*, ou *dyspepsie des féculents*, ou *dyspepsie amylacée*.

Dans ce cas l'indication est nette, il faut ou supprimer les féculents ou les faire digérer par une diastase artificielle.

Doses. — On emploie la *diastase végétale*, découverte par Dubrunfaut et isolée par Payen et Persoz dans les graines des céréales en germination. L'identité chimique et physiologique de cette diastase avec celle de la salive est complète.

La diastase végétale, ou *maltine*, se donne :

En *poudre* à la dose de..	0 gr. 50 à	1 gramme.
En *extrait*...............	1 gramme à	2 grammes.
En *sirop*................	10 grammes à 20	—
En *élixir* (*élixir Duques-*		
nel)....................	20 — à 40	—

PANCRÉATINE

La pancréatine, principe actif du suc pancréatique, est le seul de tous les ferments digestifs qui agisse sur tous les aliments, substances albuminoïdes, grasses, féculentes.

Elle peut convertir en sucre *neuf* fois son poids d'amidon, émulsionner *vingt-quatre* fois son poids de corps gras, peptoniser *trente* fois son poids d'albumine cuite.

La pancréatine est active dans un milieu faiblement acide ou alcalin, mais les acides et alcalis énergiques détruisent ses propriétés digestives.

Plusieurs auteurs pensent que la pancréatine ne peut traverser l'estomac sans perdre ses propriétés.

Indications. — Le rôle de la pancréatine dans la digestion étant si considérable, il n'est pas étonnant que l'insuffisance de ce ferment produise des troubles digestifs. Ces troubles consistent dans des douleurs abdominales, des coliques, qui surviennent à une période avancée de la digestion. Puis arrive une diarrhée plus ou moins abondante et caractérisée par la présence dans les selles de matières grasses non émulsionnées ; la pancréatine est en effet le seul ferment digestif qui ait une action réelle sur les matières grasses.

Cet ensemble de phénomènes constitue la *dyspepsie intestinale.*

On sait le rôle important que le professeur Lépine fait jouer au pancréas dans la pathogénie du diabète.

Doses. — Pancréatine en *poudre*, 0 gr. 30 à 0 gr. 60. *Élixir (élixir Dufresne)* : chaque cuillerée à bouche renferme à peu près 9 gr. 25 de pancréatine. On peut aussi formuler des *sirops* et des *vins.*

Pour éviter l'action du suc gastrique, il vaut mieux donner la pancréatine en pilules ayant pour excipient du beurre de cacao.

Engesser a préconisé la *poudre de pancréas* desséchée et privée de graisses.

Carica papaya. — A côté des ferments digestifs il est juste de placer le suc de *Carica papaya*, famille des Urticées. Le Dr Moncorvo, de Rio-de-Janeiro, a observé que le suc de cet arbre pouvait digérer les substances albuminoïdes. Wurtz et Bouchut, qui ont étudié cette substance, y ont découvert un principe actif, la *papaïne*; ils ont confirmé les assertions de Moncorvo, et Bouchut a reconnu de plus que la papaïne pouvait émulsionner les graisses. Elle est sans action sur les féculents.

La papaïne peut donc remplacer la pepsine et en partie la pancréatine dans le traitement des dyspepsies. Récemment on s'en est servi pour faire dissoudre les fausses membranes diphtéritiques.

La papaïne se donne à des doses un peu moindres que la pepsine. Pour l'usage externe, solution à 25 p. 100.

On pourrait peut-être, par des injections interstitielles, faire disparaître des tumeurs.

Remarque. — Il est bien évident que tous les principes digestifs dont nous venons de parler doivent être administrés au moment des repas.

AMERS

On doit entendre sous ce nom non pas toute substance douée d'amertume, mais seulement quelques médicaments amers qui exercent leur action principale sur le tube digestif.

On sait peu de chose sur la physiologie des amers. On leur accorde généralement la propriété d'exciter les sécrétions stomacales, d'augmenter l'appétit. Les expériences de Tchelzoff et Reichmann ne leur sont pas favorables. D'après ces auteurs, les amers diminuent la sécrétion gastrique, entravent les mouvements de l'estomac, et n'empêchent nullement les fermentations.

Chez l'homme malade les amers ont-ils une action quelconque? Il est difficile de le dire, si l'on veut bien remarquer que la plupart sont prescrits sous forme de vins généralement très alcoolisés.

Les amers sont prescrits dans les *dyspepsies* et dans l'*anorexie*.

En ce qui concerne les dyspepsies, nous croyons que

le traitement basé sur la pathogénie peut parfaitement se passer des amers.

Quant à l'anorexie, elle tient le plus souvent à un état général dont il faut satisfaire les indications.

Nous n'avons ni le désir ni la prétention d'énumérer tous les amers.

On divise les amers en : *amers purs*, *amers astringents*, *amers aromatiques*.

AMERS PURS

I. Gentiane. On emploie la racine de la *gentiane jaune*, famille des Gentianées.

Principe amer : *gentianin* ou *gentianine*.

II. Colombo. Racine du *Cocculus palmatus*, des Ménispermacées.

Principe amer : *colombine*.

III. Quassia amara. Écorce de la racine du *Quassia amara*, des Rutacées.

Principe amer : *quassine*.

IV. Quassia simarouba. Écorce de la racine du *Simarouba*, des Rutacées.

Principe amer : *quassine*.

V. Centaurée. Le genre centaurée, des Composées, comprend plusieurs plantes : le *chardon bénit*, la *chausse-trape*, le *bluet*, etc.

Principe amer : *cnicine*.

Préparations. — Doses.

Les préparations et les doses de tous ces amers sont à peu près les mêmes :

Pour 1 litre d'infusion, 10 grammes.

Poudre......	0 gr. 50 à	4	grammes.
Extrait......	0 gr. 20 à	2	—
Teinture	0 gr. 20 à	2	—
Sirop	20 grammes à 100		—
Vin	20 — à 100		—

On peut faire le vin en versant la teinture dans du vin ordinaire à raison de 3 p. 100.

Orexine ($C^{14}H^{12}Az^2$) ou *Phénylhydroquinazoline*. — Substance très amère, recommandée par Penzoldt. Mais elle est caustique, aussi la donne-t-on en pilules de 0 gr. 10 chaque. Schmidt, de Nancy, n'en a pas obtenu de bons résultats.

AMERS ASTRINGENTS

Indépendamment du principe amer, ils renferment du tanin, dont on utilise l'action astringente sur le tube digestif. Aussi sont-ils spécialement employés dans les diarrhées.

I. Noyer. Brou et feuilles du *Juglans regia*, famille des Juglandées.

II. Écorces du saule et du peuplier, des Salicinées. Elles renferment la *salicine*, substance non azotée qui se dédouble par l'eau et les acides en *glycose* et en *saligénine*.

III. Écorces du pommier, du poirier, du cerisier, famille des Pomacées. Le principe est la *phloridzine* qui se dédouble par l'eau et les acides en *glycose* et en *phlorétine*.

IV. Écorces du frêne, du lilas, famille des Jasminées.

Principe actif : *fraxine*, qui se dédouble en *glycose* et en *fraxétine*.

Préparations. — Doses.

Les seules préparations usitées sont l'infusion ou la décoction : 10 grammes par litre.

AMERS AROMATIQUES

Un principe aromatique existe avec le principe amer. Ce principe aromatique est habituellement sous la forme d'une *huile volatile essentielle*. Cette huile volatile porte son action sur les centres nerveux qu'elle excite et stimule : aussi appelle-t-on encore ces substances *amers stimulants*.

I. ANGUSTURE VRAIE. Écorce du *Gelipea cusparia*, famille des Rutacées. Il faut la distinguer de la fausse angusture, qui est l'écorce du *Strychnos nux vomica*. Elle renferme un principe amer, le *cusparin*, et une huile essentielle d'un beau jaune.

Doses. — Poudre : 0 gr. 050 ; 1 gramme à 10 grammes pour un litre d'infusion.

II. CASCARILLE. Écorce du *Croton cascarilla*, des Euphorbiacées.

Principes actifs : *cascarilline* et une huile.

Doses. — Poudre : 1 à 4 grammes ; 10 grammes pour un litre d'infusion.

III. ABSINTHE. Feuilles et fleurs de l'*Arthemisia absinthium*, des Synanthérées.

Elles renferment un principe amer et une huile essentielle. Cette huile excite violemment le système nerveux, produit des convulsions et la mort. Elle tue les vers intestinaux. L'absinthe passe pour avoir des propriétés fébrifuges. L'*absinthine* est le principe amer de l'absinthe. Elle n'est pas toxique (Roux).

Doses. — Poudre : 2 à 5 grammes ; 8 grammes pour un litre d'infusion. En faisant bouillir l'infusion, l'huile se volatilise.

Extrait mou, 0 gr. 20 à 2 grammes ; ne contient pas d'essence. Les *teintures*, *vins*, *élixirs* contiennent de l'huile volatile : 5 à 10 grammes. *Absinthine*, en pilules ou en solution, 5 à 10 centigrammes avant chaque repas.

IV. CAMOMILLE. Fleurs de l'*Anthemis nobilis*, des Synanthérées. La camomille est laxative.

Doses. — Poudre : 10 grammes pour un litre d'infusion ; *extrait* : 1 à 2 grammes.

V. HOUBLON. Cônes de l'*Humulus lupulus*, des Urticées. A la base des écailles du cône, on trouve une poussière jaune, le *lupulin*.

Le lupulin renferme un principe amer et une huile

qui est narcotique et produit de l'engourdissement et de la faiblesse.

Il est réputé comme antiaphrodisiaque.

Doses. — *Lupulin* : 0 gr. 50 à 2 grammes en pilules ; *cônes de houblon*, en infusion : 10 grammes par litre.

MODÉRATEURS DE LA NUTRITION

Ils comprennent l'iode, le mercure, l'arsenic, l'argent.

IODIQUES

On comprend sous ce nom l'*iode, et ses composés agissant par l'iode qu'ils renferment.*

IODE

Il se présente sous forme de cristaux d'un gris noirâtre, d'un éclat métallique. Il émet des vapeurs violettes à la température ordinaire. Peu soluble dans l'eau, soluble dans l'alcool, l'éther, le chloroforme, les solutions d'iodure de potassium. Il colore l'amidon en violet, en formant un iodure d'amidon.

Il existe normalement dans le corps thyroïde.

PHYSIOLOGIE

En vertu de son affinité pour l'hydrogène, l'iode forme avec les albuminoïdes une combinaison qui, d'après Bohm et Berg, est très instable, puisqu'elle se détruit par la coagulation de l'albumine et la dialyse. Il se forme également de l'acide iodhydrique. Dans le sérum et la lymphe, l'iode forme des iodures, iodates et iodhydrates alcalins. On le retrouve dans l'urine à l'état d'iodure de sodium, quelle que soit la voie par laquelle il a été introduit.

Action locale. — L'iode et ses vapeurs irritent fortement les tissus,

La teinture d'iode appliquée en badigeonnages réitérés sur la *peau* produit une inflammation érythémateuse avec hypersécrétion.

Sur les *muqueuses* les effets sont plus intenses.

Pour l'*action antiseptique*, voyez page 80.

Absorption et élimination. — Introduit par la bouche, l'iode ne se retrouve en nature ni dans l'estomac, ni dans le sang, ni dans les sécrétions. Il passe immédiatement à l'état de sel, iodure ou iodhydrate de sodium. Ses effets, après l'absorption stomacale, se confondent donc avec ceux de l'iodure de sodium ou de potassium (Nothnagel et Rossbach).

Son action irritante se manifeste par des douleurs stomacales, des vomissements, lorsque le médicament n'est pas assez dilué.

L'iode, étant volatil, s'absorbe par la peau.

Effets des injections. — Des injections de fortes doses d'iode, 0 gr. 60 à 0 gr. 80, dans le système veineux produisent, chez les chiens, de la faiblesse générale, des troubles de la respiration, des exsudats pleurétiques, la dissolution de la matière colorante du sang, de l'œdème pulmonaire, des convulsions et la mort (Nothnagel et Rossbach). Chez l'homme, les injections pratiquées dans les séreuses, kystes de l'ovaire, corps thyroïde, kystes hydatiques, séreuses articulaires, ont permis d'observer les effets de l'iode. Rose a observé un spasme très accentué des artères, d'où pâleur de la peau et refroidissement, la tuméfaction des glandes salivaires. A l'autopsie, on trouva dans l'intestin et les poumons de notables quantités d'iode; il n'y en avait ni dans le kyste, ni dans le péritoine, ni dans le cerveau, ni dans la moelle. Les expérimentateurs ont noté l'indifférence des centres nerveux à l'égard de l'iode.

Rose avait injecté 150 grammes de teinture d'iode, et la mort s'ensuivit. Pourtant Boinet prétend qu'on peut impunément injecter 200 grammes de teinture d'iode dans un kyste.

La dose toxique en injection intraveineuse est, chez le chien, de 0 gr. 04 par kilogramme.

THÉRAPEUTIQUE

La teinture d'iode n'est employée à l'intérieur que contre les *vomissements incoercibles*, surtout ceux qui sont indépendants d'une lésion de l'estomac. Son mode d'action est inconnu.

Usage externe. — Son emploi chirurgical est beaucoup plus étendu. On l'emploie journellement en injections dans le *goitre kystique*, les *kystes* de diverses natures, l'*hydrocèle vaginale*, pour obtenir l'accolement des parois par une inflammation adhésive.

Comme révulsif on s'en sert en badigeonnages, en frictions (pommade iodée).

PRÉPARATIONS. — DOSES.

Teinture d'iode :

Iode........................... 10 grammes.
Alcool......................... 120 —

Pour l'usage *interne*, 5 à 20 gouttes à la fois dans un liquide mucilagineux.

Pour l'usage *externe*, on s'en sert pure ou additionnée d'eau distillée.

Pommade iodée :

Iode........................... 1 gramme.
Axonge......................... 8 grammes.

Le coton iodé est un révulsif commode.

IODURE DE POTASSIUM

Il se présente en cristaux blancs, amers, solubles dans l'eau et l'alcool. Il n'est pas volatil.

L'iodure de potassium appliqué sur la peau et les muqueuses ne produit aucune irritation.

Absorption. — Il s'absorbe rapidement dans l'estomac. Son élimination n'est pas moins rapide, car on le retrouve dans les urines quelques minutes après son ingestion, à l'état d'iodure de sodium. Cette mutation peut se faire dans l'estomac s'il s'y trouve du chlorure de sodium ; il se forme alors du chlorure de potassium et de l'iodure de sodium.

On ne sait pas exactement ce que devient l'iodure de potassium dans le sang et les tissus. Toutefois certaines expériences permettent de le supposer. Prinz a démontré qu'une solution d'iodure de potassium dégageait de l'iode au contact de l'acide carbonique, de l'oxygène et des matières organiques vivantes ; Bucheim a observé le même phénomène quand l'oxygène passe d'un corps sur un autre. Il est fort probable que les choses se passent ainsi dans l'organisme. L'iode mis en liberté se recombine immédiatement avec les alcalins et les albuminoïdes (iodure, iodalbumine), qui doivent se décomposer à leur tour.

Action sur le tube digestif. — L'iodure de potassium pur est parfaitement supporté par l'estomac ; il ne trouble nullement la digestion, souvent même il augmente l'appétit ; mais quand il renferme de l'iode ou un iodate, il produit alors de la douleur, des vomissements dus à l'irritation de la muqueuse stomacale par l'iode. Le fait a été mis en lumière par Rabuteau.

Action sur la circulation. — Habituellement l'iodure de potassium ne produit pas d'action particulière sur le *sang*. Divers auteurs ont signalé cependant des hémorragies : purpura, épistaxis, hémoptysie. Sont-elles dues à une altération du sang ou des vaisseaux ? On ne sait.

A l'état physiologique, l'action sur le *cœur* n'est pas très sensible, sauf avec les hautes doses qui affaiblissent et paralysent le cœur, comme tout composé potassique. Mais chez les cardiaques, l'iodure de potassium tonifie le cœur et accroît son énergie (G. Sée).

Les expériences de Sokolowski, Bogolopoff, Huchard,

Prévost et Binet montrent que l'iodure dilate les artérioles et abaisse la *pression artérielle*. Les résultats obtenus dans la sclérose artérielle doivent faire admettre une influence spéciale de l'iodure sur la nutrition de ces vaisseaux.

Action sur la respiration. — Sur l'homme sain elle est à peu près nulle; mais s'il existe de la dyspnée, celle-ci est amendée par le fait que l'iodure facilite la circulation du sang.

Action sur la nutrition. — C'était une opinion jadis accréditée que l'iodure de potassium altérait la nutrition et faisait maigrir. Ricord, Boinet, Wunderlich se sont élevés contre cette manière de voir, et Rabuteau et Milanesi ont montré par leurs analyses que l'urée diminue sous l'influence de l'iodure de potassium. Par contre le Prof. Bouchard l'a vu faire monter l'urée de 29 à 45 grammes.

Élimination. Action sur les sécrétions. — L'iodure de potassium s'élimine en majeure partie (les deux tiers) par l'*urine* à l'état d'iodure de sodium, et n'augmente pas leur quantité. Le reste passe par la *salive*, le *lait* les muqueuses *puituitaire, oculaire, pharyngée, laryngée, bronchique* et la *peau*. En s'éliminant par ces émonctoires, il dégage de l'iode et les irrite au passage. Il produit de l'hypersécrétion salivaire et souvent un engorgement des parotides, un catarrhe pituitaire, oculaire, etc., avec rougeur, sécheresse, suivie d'hypersécrétion ; sur la peau, des pustules acnéiques.

Chez les fébricitants, l'élimination par les urines est ralentie.

THÉRAPEUTIQUE

Il n'est pas de médicament dont on ait autant usé et abusé. Nothnagel et Rossbach s'expriment ainsi sur cette administration désordonnée : « Dans tous les cas où l'on ne sait que faire, on prescrit l'iodure de potassium. »

Nous ne nous attarderons donc pas à citer toutes les maladies où l'on a donné l'iodure de potassium; nous indiquerons seulement celles dans lesquelles il est indispensable ou utile.

Syphilis. — L'iodure de potassium ne peut être remplacé par aucun autre médicament dans la syphilis. Prescrit d'abord à toutes les périodes de cette maladie, son emploi est aujourd'hui bien déterminé : c'est le médicament des accidents dits *tertiaires*, c'est-à-dire les lésions profondes qui affectent le tissu cellulaire sous-cutané, les os, les viscères. Moins les lésions sont avancées, plus la guérison est rapide. Il est certaines affections syphilitiques de la peau et des muqueuses qui par leur caractère ulcéreux (rupia, ecthyma, condylomes ulcérés) sont considérées comme des accidents de transition entre la période secondaire et la période tertiaire. Elles sont avantageusement combattues par le traitement *mixte*, c'est-à-dire par le mercure et l'iodure de potassium.

Le professeur Fournier prescrit volontiers la médication mixte pour les accidents syphilitiques tertiaires et principalement pour les localisations viscérales de la syphilis. L'iodure et le mercure sont donnés simultanément ou alternés par des périodes de cinq à six semaines.

Goitre. — L'étiologie du goitre n'est pas parfaitement connue; toutefois les intéressantes recherches de Chatin ont montré l'absence de l'iode dans l'eau et l'air des pays où le goitre est endémique. Ce fait peut servir à expliquer les heureux effets de l'iodure de potassium, dont l'emploi est général dans le traitement du goitre. Ce médicament ne réussit que dans l'hypertrophie simple du corps thyroïde, mais il est sans action sur le goitre kystique et le goitre vasculaire.

Scrofule. — L'iodure de potassium étant utile dans l'hypertrophie du corps thyroïde, on l'a donné dans la scrofule, où les hypertrophies des ganglions lymphatiques sont si fréquentes, et en fait il rend de grands services dans cette maladie. Mais la médication chlorurée convient mieux à la scrofule que la médication iodurée.

De ce que l'iodure de potassium fait diminuer le volume des glandes hypertrophiées, on en a conclu qu'il atrophiait les glandes à l'état normal, en particulier les mamelles, les testicules, les ovaires. Il n'y a pas une seule observation précise qui le prouve.

Maladies du cœur et des vaisseaux. — Il est une classe de maladies du cœur qui relève entièrement de la médication iodurée : ce sont les affections *aortiques*, lesquelles ne sont que des localisations d'une maladie plus générale, l'*artério-sclérose*. Dans ces cas, il y a deux indications à remplir : abaisser la pression artérielle et régulariser la nutrition des parois des vaisseaux. L'iodure remplit ce double rôle, en même temps qu'il tonifie le cœur. C'est un médicament de premier ordre. A l'artério-sclérose se rattache l'*angine de poitrine*. Huchard, en mettant ces faits en lumière, a rendu un immense service à la médecine. C'est par le même mode d'action qu'il faut expliquer les bons résultats obtenus dans les anévrysmes de l'aorte, qui eux aussi se rattachent à la sclérose artérielle.

Maladies des voies respiratoires. — Dans la *pneumonie*, les *bronchites*, je ne comprends l'utilité de l'iodure que pour augmenter de fluidifier les exsudats. Son emploi est plus rationnel dans l'*emphysème* et l'*asthme*. Pour G. Sée, l'iodure aurait même une action presque spécifique dans l'asthme, grâce à un effet particulier sur le centre respiratoire.

Dans l'*intoxication saturnine*, l'iodure rend de grands services, car il solubilise le plomb et favorise son élimination par les urines.

On a voulu utiliser dans beaucoup de maladies les propriétés résolutives que l'iodure de potassium montre dans la syphilis, le goitre, la scrofule, et on l'a administré dans une foule d'affections et productions pathologiques. Telles sont : le *rhumatisme*, où il n'est utile que dans les formes subaiguës et chroniques; la *goutte*, où son efficacité est douteuse; les *péritonites*, les *pleurésies, péricardites, méningites*, les tumeurs diverses : *carcinome, sarcome, lipome*, etc. Dans tous ces cas, l'iodure de potassium a peu d'action, quand il en a; mais on ne risque rien à le donner. Dans la *phtisie*, l'iodure de potassium nous parait contre-indiqué en raison de son action sur le sang qui facilite les hémorragies.

Préparations. — Doses.

En solution avec du sirop : 0 gr. 50 à 4 grammes par jour.

Solution d'iodure de potassium :

Iodure de potassium... .... 10 grammes.
Sirop d'écorces d'oranges......... 50   —
Eau................................ 150   —

Chaque cuillerée à bouche renferme 1 gramme d'iodure.

Iodure de sodium. — Il a l'avantage d'être moins toxique que l'iodure de potassium. Ses effets sont les mêmes. Huchard le préfère dans l'artério-sclérose, lorsqu'il ne s'agit que d'obtenir l'abaissement de la pression artérielle. Si l'on cherche l'action tonique sur le cœur, G. Sée donne l'iodure de potassium.

L'iodure de sodium peut être donné par injection hypodermique.

Iodisme. — Chez certains sujets, de faibles doses d'iodure produisent à l'exagération les phénomènes que nous avons mentionnés : catarrhe intense de la pituitaire, des yeux; congestion de la tête, accompagnée de céphalalgie, d'excitation cérébrale.

C'est ce que l'on appelle l'*iodisme aigu,* qui cesse en suspendant le traitement.

Quant à l'iodisme *chronique* ou constitutionnel, que Rillet a décrit chez les goitreux, il parait être plutôt le fait du goitre (maladie de Basedow, cachexie stru-miprive) que des iodures.

Iodipin. — L'iodipin est une combinaison organique d'iode avec l'huile de sésame.

Il renferme 10 p. 100 d'iode.

On l'a employé dans le service de Neisser, en injection sous-cutanée, à la dose de 20 centimètres cubes. Ces injections ne sont pas douloureuses.

L'élimination par les urines ne commence que vers le deuxième jour et dure plusieurs semaines.

Il ne produit aucun phénomène d'intolérance, ni d'iodisme.

Iodoforme. — Voyez page 95.

MERCURIAUX

On entend ainsi en thérapeutique le mercure et ses composés qui agissent par le mercure. Tels sont les *chlorures* et les *iodures* de mercure.

L'action des composés mercuriels étant la même, à peu de chose près, que celle du *mercure*, c'est sur celui-ci que portera le plus notre attention ; puis nous étudierons le *bichlorure*, le *protochlorure*, les *iodures*.

MERCURE

PHYSIOLOGIE

Action locale. — Le mercure est irritant et produit sur la peau de l'érythème, de l'eczéma ou de l'impétigo. Ces accidents s'observent fréquemment à la suite de frictions à la pommade mercurielle.

Absorption. — Étant volatil, le mercure s'absorbe très bien par la *peau*, et, dans les cas pressés, les frictions mercurielles sont le moyen le plus rapide et le plus sûr d'obtenir les effets demandés.

Dans l'*estomac*, l'absorption est facile. Une partie du mercure peut se transformer en bichlorure ; le

reste s'absorbe en nature, à la manière des goutte
lettes de graisse.

Ce qui n'est pas absorbé passe dans les matières
fécales à l'état de sulfure de mercure.

Action sur le tube digestif. — Le mercure est bien
toléré, et l'on peut en prendre pendant très longtemps
à faible dose. Quelquefois il produit de la diarrhée ;
on l'unit, dans ce cas, à l'opium.

Action sur le sang. — Arrivé dans le sang, le mercure se transforme, d'après Voit, en bichlorure, en
présence du chlorure de sodium ; le bichlorure se
combine avec l'albumine et forme un albuminate de
mercure soluble, grâce à un excès de chlorure de
sodium.

Robin, Schlesinger, Hayem, Martineau, ont constaté
que chez les syphilitiques, les anémiques et chez les
animaux, le mercure augmente le nombre des *hématies*.

Le mercure n'exerce pas d'action sensible sur la
circulation et la *respiration*.

Bouchard a noté, chez un syphilitique, une diminution de l'urée et de l'acide urique. Rémond a fait
des observations analogues. Pif et Proust ont signalé
la diminution de l'exhalation d'acide carbonique.

Action sur le système nerveux. — Il ne se produit
des troubles du système nerveux que dans les intoxications aiguës ou chroniques. On observe des insom-
nies, des vertiges, des hallucinations, des tremblements qui par leur violence peuvent quelquefois
devenir de véritables convulsions, des névralgies, de
l'anesthésie, de l'analgésie, de la faiblesse et de la
paralysie musculaire. Dans ces paralysies, l'excitabilité électrique a été trouvée parfaitement conservée.

Ces paralysies trouvent leur raison d'être dans ce
fait que Popoff a constaté une myélite dans plusieurs
cas d'empoisonnement.

Élimination et action sur les sécrétions. — Le mercure s'élimine par l'*urine*, la *sueur*, la *bile*, le *lait*, on

ne sait pas au juste sous quelle forme : mercure métallique ou albuminate.

Grâce à sa volatilité, il ne séjourne pas très longtemps dans l'organisme, quelques jours ou quelques semaines au plus.

Le mercure n'est pas diurétique, mais il rend souvent les *urines* albumineuses. Cette albuminurie est-elle due à une altération de l'albumine du sang ou à l'irritation du rein ? On l'ignore.

En passant par les glandes *salivaires*, il produit, par irritation, la salivation *mercurielle*, caractérisée par l'abondance de la sécrétion et sa mauvaise odeur. Cette irritation peut être intense et produire la *stomatite mercurielle*, accompagnée de gonflement des gencives et des joues, du liséré gingival, voire même d'ulcérations à fond lardacé, jaunâtre, qui, superficielles d'abord, peuvent s'étendre en profondeur, dénuder les os et les nécroser. On combat efficacement ces accidents par la suppression du médicament et par le chlorate de potasse en gargarisme et à l'intérieur.

Le mercure ne paraît pas augmenter la *sueur*, mais s'éliminant avec elle, il produit des éruptions érythémateuses, vésiculeuses ou pustuleuses.

On a observé aussi la *glycosurie* due au mercure. Peut-être elle est due au passage du mercure dans le foie, car on sait qu'il s'élimine aussi par la bile.

THÉRAPEUTIQUE

Syphilis. — De même que l'iodure de potassium est le médicament de la syphilis tertiaire, le mercure est celui des accidents primaires et secondaires. Quelques médecins, dits *anti-mercurialistes*, non seulement n'admettent pas l'efficacité du mercure, mais encore lui attribuent la gravité des accidents tertiaires.

Sans nous engager dans la querelle, nous nous contenterons de dire ceci : Les manifestations de la syphilis peuvent guérir sans traitement, mais le mercure les fait disparaître beaucoup plus vite; quant à la gravité des accidents tertiaires, rien ne prouve que leur degré doive être mis plutôt sur le compte du mercure que sur celui de la maladie elle-même.

Doit-on donner le mercure contre le *chancre induré*? Si le chancre est petit, peu profond, récent, il n'y a pas lieu d'instituer le traitement mercuriel, car la lésion disparaîtra facilement d'elle-même. Si, au contraire, le chancre date de plusieurs semaines, est large, serpigineux ou phagédénique, le mercure est le seul moyen de le guérir rapidement.

Le mercure n'empêche pas l'éclosion des accidents *secondaires* : roséole, plaques muqueuses, syphilides, mais il les retarde. Quand il est donné après leur apparition, il en hâte la guérison.

On croyait autrefois que la salivation mercurielle était nécessaire au traitement antisyphilitique et on la recherchait par de fortes doses du médicament. Il est reconnu aujourd'hui qu'elle est inutile et même nuisible. Il faut donc l'éviter.

La durée du traitement de la syphilis par le mercure ou l'iodure de potassium est indéfinie. Les exemples ne sont pas rares d'accidents tertiaires survenant dix, quinze ans après le chancre. Nous croyons donc que pendant de longues années on doit se traiter durant plusieurs mois chaque année.

Phlegmasies diverses. — Le mercure a été employé dans de nombreuses phlegmasies : *méningite, péritonite, hydrocéphale aiguë, fièvre puerpérale, rhumatisme articulaire aigu, phlegmon diffus, orchite, fièvre typhoïde.*

Ce traitement est abandonné.

Usage externe. — Le mercure est un parasiticide et on s'en sert efficacement contre les *pediculi pubis et capitis*, les affections *parasitaires* du système pileux, les *oxyures* du rectum, etc.

Préparations. — Doses.

Le mercure métallique s'emploie sous les formes suivantes :

Pommade mercurielle double (onguent napolitain) :

Mercure...................................... ⎱ āā parties égales.
Axonge...................................... ⎰

Employée en frictions dans le but de faire absorber le mercure : 10 à 20 grammes.

Pommade mercurielle simple :

Pommade double...................... 1 gramme.
Axonge.................................... 3 grammes.

Comme parasiticide.

La pommade double entre dans la confection des pilules de *Sédillot*. Chaque pilule renferme 0 gr. 04 de mercure ; 1 à 3 pilules par jour.

Eau mercurielle :

Mercure.................................... 1 gramme.
Eau... 2 grammes.

Pour usage externe.

Le mercure entre aussi dans *l'emplâtre de Vigo (cum mercurio)*.

Le mercure a été donné également en injection hypodermique sous le nom *d'huile grise*. Voici la formule de Lang modifiée par Vigier :

Mercure.................................... 19 gr. 50
Vaseline blanche solide............. 2 gr. 50
Onguent mercuriel..................... 1 gr. 00

Triturer et ajouter :

Vaseline solide.......................... 7 grammes.
Vaseline liquide......................... 20 —

Ce mélange contient 40 p. 100 de mercure. En injecter 2/10 de seringue une fois par semaine.

BICHLORURE DE MERCURE

(Sublimé corrosif).

Sel incolore, transparent, soluble dans l'eau et l'alcool.

Il est caustique ; c'est le plus puissant des antiseptiques (Voy. p. 86).

Il s'absorbe en nature et circule dans le sang à l'état d'albuminate de mercure soluble.

Il ne trouble pas les fonctions digestives. C'est lui qui détermine le moins vite la salivation mercurielle.

Il est employé comme antiseptique dans les *pansements*.

Martineau traite les syphilitiques de son service avec les injections sous-cutanées de peptonate mercurique. Nous avons essayé ces injections dans la clientèle, et nous avons été obligés d'y renoncer par suite des douleurs qu'elles produisent.

PRÉPARATIONS. — DOSES.

Le sublimé se donne aux doses de 0 gr. 01 à 0 gr. 03 par jour, en pilules ou en solution.

Les *pilules de Dupuytren* renferment 0 gr. 01 de sublimé.

La *liqueur de Van Swieten* contient 1/1000 de sublimé. Chaque gramme renferme 0 gr. 001. — *Dose :* 28 à 30 grammes par jour.

Pour injection sous-cutanée : Formule de Delpech.

Peptone en poudre.................... 9 grammes.
Chlorure de potassium pur.......... 9 —
Sublimé............................. 6 —

Faites dissoudre dans :

Glycérine pure...................... 72 grammes.
Eau distillée....................... 24 —

Filtrez. 1 gramme de solution renferme 5 centigrammes de sublimé.

Usage externe. — Solution antiseptique : 1/1000 à 1/4000.

Pour bains...................... 10 à 20 grammes.
Pommade...................... 1 p. 30
Collyre...................... 0,01 p. 80

PROTOCHLORURE DE MERCURE

(Calomel, précipité blanc).

Poudre jaunâtre, insoluble dans l'eau, l'alcool et les acides dilués.

Dans l'estomac il se transforme partie en bichlorure, partie en mercure, et s'absorbe sous ces deux formes.

C'est lui qui produit le plus rapidement la salivation mercurielle.

A haute dose (0 gr. 30 à 1 gr. 50), c'est un purgatif très employé, surtout chez les enfants, et qui passe pour exciter la sécrétion biliaire.

Le calomel empêche dans l'intestin la décomposition de la bile en hydrobilirulose, et s'oppose à la fétidité des selles (Wassilieff).

En ces derniers temps, plusieurs auteurs l'ont recommandé comme diurétique à la dose de 0 gr. 10, répétée plusieurs fois par jour.

PRÉPARATIONS. — DOSES.

Quand on veut obtenir rapidement les effets généraux du mercure, il faut donner le calomel *à doses fractionnées*, c'est-à-dire de petites doses (0 gr. 01 à 0 gr. 05) répétées toutes les heures ou toutes les deux heures.

Comme purgatif.... 0 gr. 20 à 1 gr. 50 en poudre.

Usage externe. — Les propriétés légèrement irritantes du calomel sont utilisées dans les ulcères de la cornée, en insufflations.

Le calomel se donne également par injection sous-cutanée en suspension dans l'huile, à la dose de 0 gr. 10 par semaine (méthode de Scarienzio).

Le *succinimide* de *mercure*, qui est soluble dans l'eau, non irritant, et qui ne coagule pas l'albumine, est employé avec succès en injections sous-cutanées, par mon éminent confrère et ami le Dr Julien, chirurgien de Saint-Lazare. On se sert de la solution de 2 p. 1 000.

Un grand nombre de composés mercuriels ont été employés pour injection sous-cutanée. Tels sont le *salicylate*, le *benzoate*, l'*albuminate*, l'*amidopropionate*, le *phénolate*.

IODURES DE MERCURE

Plusieurs sont employés.

Le PROTOIODURE (iodure mercureux) est insoluble dans l'eau et l'alcool.

D'après Rabuteau, dans l'estomac il se transforme d'abord en mercure et en deutoiodure; le deutoiodure formé se réduit à son tour et donne naissance à un iodure (de sodium) et à du mercure.

Ricord l'a préconisé dans le but d'unir les effets du mercure et ceux de l'iode. Il est spécialement indiqué dans la syphilis des scrofuleux.

Doses. — 0 gr. 05 à 0 gr. 20 en pilules.

Les *pilules de Ricord* en renferment 0 gr. 05.

Le DEUTOIODURE (biiodure, iodure mercurique) est soluble dans l'eau et l'alcool.

Dans l'estomac il forme un iodure (de sodium) et de mercure (Rabuteau).

Doses. — 0 gr. 01 à 0 gr. 03 en pilules.

(Voy. page 86 le pouvoir antiseptique des mercuriaux.)

L'IODURE DOUBLE DE MERCURE ET DE POTASSIUM (*iodhydrargyrate de potassium*) est formé par la combinaison de l'iodure de potassium et de deutoiodure.

Doses. — 0 gr. 01 à 0 gr. 03. — Il entre dans le *sirop de*

Gibert, dont chaque cuillerée à bouche renferme 0 gr. 04 de biiodure et 0 gr. 50 d'iodure de potassium.

Ce sirop est employé spécialement dans les accidents intermédiaires aux périodes secondaire et tertiaire de la syphilis.

Traitement de l'empoisonnement par les mercuriaux. — L'intoxication aiguë est produite le plus souvent par le sublimé. On fera vomir et on administrera l'hydrate de sulfure de fer, ou bien une pâte formée d'un mélange de fer en poudre et de fleur de soufre.

ARSENICAUX

Les médicaments qui agissent par l'arsenic et qui sont employés en médecine sont l'*acide arsénieux*, les *arsénites* et *arséniates de potasse et de soude*.

ACIDE ARSÉNIEUX

Il est difficilement soluble dans l'eau, plus soluble dans les acides.

PHYSIOLOGIE

Action locale. — L'acide arsénieux est caustique ; il produit sur la peau et les muqueuses des phénomènes inflammatoires et la destruction des tissus. On ne sait à quoi attribuer cette action, car l'acide arsénieux n'a pas grande affinité pour les principes immédiats des éléments anatomiques.

Absorption et élimination. — L'acide arsénieux se dissout dans l'estomac et s'absorbe.

L'élimination se fait à l'état d'arséniate par les *urines*, la *bile*, la *peau*, et les *muqueuses*. Elle dure de quinze jours à un mois.

L'arsenic s'emmagasine principalement dans le foie et le système nerveux.

Action sur le tube digestif. — Les doses thérapeutiques (1 à 15 milligrammes) ne produisent pas de phénomène sensible sur le tube digestif. On a noté l'augmentation de la soif, de l'appétit, l'hypersécrétion salivaire par irritation locale.

Mais à dose plus élevée il survient des nausées, des vomissements, de la diarrhée et, dans l'intoxication, une inflammation violente de l'intestin dont les symptômes sont analogues à ceux du choléra.

Les lésions stomacales se produisent alors même que l'arsenic a été injecté dans les veines ou dans le tissu cellulaire sous-cutané (Pistorius).

Action sur le sang. — Elle est peu connue. On sait seulement, par les recherches de Schmidt et Bretschneider, que l'acide arsénieux introduit dans le sang se retrouve dans le caillot et non dans le sérum, ce qui semble indiquer une action spéciale sur les hématies. Pour Rabuteau, l'acide arsénieux donnerait naissance dans le sang à de l'hydrogène arsénié, lequel a la propriété de réduire l'hémoglobine. Il nous semble impossible que les doses minimes données en thérapeutique soient capables de fournir assez d'hydrogène arsénié pour réduire une quantité d'hémoglobine suffisante à la production des phénomènes que nous observons sur la nutrition.

Pour Gubler, l'acide arsénieux agit sur les globules rouges comme sur les organismes inférieurs qu'il tue. On a constaté en effet qu'il met obstacle à la fermentation de l'urine et du lait, et que les cadavres des sujets morts empoisonnés par l'arsenic se conservent longtemps sans se putréfier.

La diminution des *hématies* a été constatée par Delpeuch dans le laboratoire de Hayem.

Action sur la nutrition. — Le fait le plus saillant est l'engraissement observé chez les animaux et chez l'homme. Cet engraissement n'est pas toujours de bon aloi, car il s'accompagne de dégénérescence graisseuse du cœur, du foie, des reins (Giess, Salkowski).

Sur les os il a une action analogue à celle du phosphore : accroissement exagéré, transformation du tissu spongieux en tissu compact, diminution de calibre des canaux de Havers (Giess).

La matière glycogène du foie diminue et disparaît même. Chez les animaux intoxiqués la piqûre du quatrième ventricule et le curare ne produisent pas la glycosurie.

On admet généralement que l'arsenic diminue l'excrétion de l'urée et de l'acide carbonique. Mais avec des doses toxiques Gäthgens, Kossel et Berg ont noté chez le chien l'élévation de l'azote urinaire.

Dans les empoisonnements la température baisse.

Action sur la circulation. — La circulation se ralentit, et dans l'empoisonnement le cœur des animaux s'arrête en diastole. Ce ralentissement est dû probablement à une action directe sur le muscle cardiaque. La pression vasculaire baisse.

Action sur la respiration. — Chez les animaux à sang chaud les mouvements respiratoires sont d'abord plus fréquents et plus profonds; si la dose est toxique, ils se ralentissent et s'arrêtent par paralysie du centre respiratoire (Nothnagel et Rossbach).

Action sur le système nerveux. — L'arsenic n'agit sensiblement sur le système nerveux que dans les intoxications professionnelles ou accidentelles. On observe alors des tremblements, secousses musculaires, la diminution de la sensibilité, puis la paralysie. Popoff a observé l'existence d'une myélite dans les intoxications arsenicales.

Scolosuboff a retrouvé l'arsenic en bien plus grande quantité dans le cerveau et la moelle que dans le foie et les muscles.

Tolérance. — L'arsenic est une de ces substances auxquelles l'organisme peut s'habituer dans de certaines limites.

Les arsénicophages augmentent progressivement les doses, si bien qu'au bout de plusieurs années, ils en prennent tant, que leur santé s'altère, qu'ils deviennent cachectiques. Si pour recouvrer la santé on cesse brusquement l'usage de la substance, les accidents d'intoxication aiguë éclatent. Il faut diminuer petit à petit les doses.

Les travaux de Besredka ont montré que cette accoutumance est une véritable vaccination s'exerçant par un mécanisme identique, la phagocytose.

Action sur les muqueuses et la peau. — L'acide arsénieux s'éliminant par les *muqueuses* y produit de l'irritation, d'où le *coryza*, la *conjonctivite*, la *stomatite*, l'irritation des *bronches*, qu'on observe.

Sur la *peau* il détermine des éruptions *érythémateuses*, *vésiculeuses* et *pustuleuses*.

THÉRAPEUTIQUE

Fièvres intermittentes. — L'acide arsénieux est très efficace dans les fièvres intermittentes. On peut dire qu'il vient en seconde ligne après le quinquina. Quand donc celui-ci échoue, on doit recourir à l'acide arsénieux. L'acide arsénieux est surtout avantageux dans les fièvres intermittentes invétérées, particulièrement les fièvres quartes. Il est aussi recommandé dans la cachexie paludéenne.

Dermatoses. — L'arsenic réussit dans certaines formes de *psoriasis* et d'*eczéma squameux*. Nous pensons qu'il n'agit, dans ces cas, qu'en qualité de tonique et par son élimination par la peau.

Chloro-anémie. — Il y rend des services, surtout quand il est associé au fer.

Névroses. — Dans la *chorée*, l'arsenic s'est montré très utile et est couramment employé. Son mode d'action est inconnu.

Dans l'*asthme*, il a donné des succès entre les mains de Trousseau et de Germain Sée.

Les médecins anglais le préconisent beaucoup contre l'*épilepsie*.

Phtisie. — L'arsenic est d'une pratique à peu près générale dans la phtisie, où l'on cherche à abattre la fièvre, à modérer le mouvement de dénutrition, à augmenter le poids des malades. Évidemment il est utile, mais il ne guérit pas plus la phtisie que tous les autres médicaments, car la phtisie ne guérit que par une hygiène spéciale.

Czerny, Billroth, Warfwinge ont employé avec succès l'arsenic dans le *lymphome* et dans la *leucémie*.

Usage externe. — Nous retrouverons l'acide arsénieux aux caustiques.

PRÉPARATIONS. — DOSES.

L'acide arsénieux se donne à la dose de 0 gr. 001 à 0 gr. 01 ; on doit toujours débuter par des doses faibles et n'augmenter que progressivement.

La *solution arsenicale de Boudin* est à 1 p. 1 000 ; chaque gramme renferme donc 1 milligramme d'acide arsénieux.

Les *granules de Dioscoride* renferment 0 gr. 002 d'arsenic.

Arséniate de potasse. — Il est soluble dans l'eau.

D'après Sydney Ringer et Sainsburg, les arsénites agissent plus rapidement et à dose plus faible que les arséniates.

Doses : 0 gr. 001 à 0 gr. 01. C'est la base de la *liqueur de Fowler* dont chaque gramme en renferme 0 gr. 01, et par conséquent chaque goutte (de 0 gr. 05) 0 gr. 001/2.

Arséniate de soude. — Soluble dans l'eau. *Même dose.* Il entre dans la *liqueur de Pearson*, qui en renferme 0 gr. 002 par gramme.

La liqueur de Fowler doit donc se donner par gouttes (2 à 20 gouttes) et celle de Pearson par grammes (1 à 5 grammes).

Il existe d'autres composés arsenicaux tels que *iodure d'arsenic, arséniate de quinine, de fer,* que l'on prétend devoir agir par l'arsenic et par la substance avec laquelle il est combiné, mais rien ne prouve l'utilité de ces médicaments.

Eaux arsenicales :

La Bourboule................... 0 gr. 014 par litre.
Plombières.................... 0 gr. 069
Mont-Dore.................... 0 gr. 005
Vichy........................ 0 gr. 003

Traitement de l'empoisonnement par les arsenicaux. —
Évacuer l'estomac par les vomitifs ou la pompe stomacale ; administrer de l'hydrate de peroxyde de fer et de
magnésie, puis un purgatif.

Cacodylate de soude. — Le cacodyle est un arseniure de
méthyle, $(AsCH^3)^2$, combinaison de l'arsenic avec le groupe
méthyle. L'acide cacodylique, $AsO(CH^3)^2OH$, combiné à la
soude forme le cacodylate de soude $AsO(CH^3)^2ONa$.

L'acide renferme 54 p. 100 d'arsenic, correspondant à
72 p. 100 d'acide arsénieux.

Les composés cacodylés ont été étudiés par A. Gautier,
J. Renaut, Danlos, Balzer, Burlureaux, etc.

Le point essentiel de l'acide cacodylique et du cacodylate
de soude, c'est qu'ils sont très peu toxiques. On en a prescrit 0 gr. 80 (Danlos), 1 gr. 60 (Rille), sans inconvénient.
Pour le lapin, la dose mortelle serait de 2 grammes (Rabuteau). Ces préparations permettent donc de donner l'arsenic
à haute dose.

Toutefois on a observé des inconvénients : coliques, crampes épigastriques, odeur alliacée de l'haleine, somnolence,
engourdissement, perte des forces, de l'appétit, éruption
eczématiforme. Il y a donc lieu d'en surveiller l'emploi.

Les recherches d'A. Robin ont montré que l'acide cacodylique augmente les échanges respiratoires.

Le cacodylate est employé dans la tuberculose, la leucémie, l'anémie, l'eczéma, le psoriasis.

A. Gautier donne le cacodylate de soude en injection
sous-cutanée, à la dose de 0 gr. 05 à 0 gr. 10. J. Renaut
préfère l'administration en lavement aux mêmes doses.

ARGENT

La préparation la plus employée à l'intérieur comme
à l'extérieur est le *nitrate d'argent*. Nous ne nous occu-

perons pas ici des effets locaux du nitrate d'argent, qu'on trouvera décrits aux caustiques (Voy. *Caustiques*).

PHYSIOLOGIE

Pour l'action antiseptique, voyez page 89.

Absorption. — Le nitrate d'argent, bien que soluble, ne peut s'absorber en nature dans l'estomac, car, aussitôt qu'il a touché les muqueuses buccale, œsophagienne ou stomacale, il les cautérise, c'est-à-dire se combine avec les substances albumineuses, en formant un *albuminate d'argent*. Cet albuminate est soluble. Si tout le nitrate d'argent ne s'est pas combiné avec l'albumine, le reste se transforme dans l'estomac en *chlorure d'argent* insoluble.

L'*oxyde* et le *carbonate* d'argent peuvent se dissoudre dans le suc gastrique, et se transforment aussi en chlorure (Rabuteau).

L'argent métallique ne se dissout pas, mais il peut traverser l'épithélium et s'absorber quand même.

Dans le sang, les composés argentiques circulent probablement en combinaison avec l'albumine.

Action sur le système nerveux. — Elle est fort peu connue et de faible intensité. D'après Bogoslowski et Rouget, on observerait surtout de la paralysie; d'après Charcot, Auguste Ollivier et Bergeron, le nitrate d'argent produirait des phénomènes de contracture dans les muscles du cou et de la mâchoire.

L'analyse de ces phénomènes n'a pas, je crois, été faite.

Action sur la circulation. — Rabuteau a constaté le ralentissement du cœur; il l'attribue à l'action du poison sur le muscle cardiaque.

Action de la nutrition. — L'usage prolongé de l'argent produit une dégénérescence graisseuse des muscles, du foie, du cœur (Bogoslowski).

Élimination. — L'argent s'élimine difficilement ou ne s'élimine pas du tout de l'organisme. On l'a trouvé en très petite quantité dans l'*urine* et la *bile*. L'argent qui ne s'élimine pas se dépose dans les organes et y reste indéfiniment. Les organes où l'on retrouve le plus de métal sont : la *peau*, principalement celle de la face, qui prend alors une coloration brune; le *foie*, les *glomérules du rein*, et la présence de ces corps étrangers dans le rein produit l'*albuminurie argentique*, les *plexus choroïdes*, les *ganglions mésentériques*.

L'argent déposé est à l'état de granulations extrêmement fines incorporées aux éléments anatomiques.

Cet empoisonnement chronique s'appelle *argyriasis*.

THÉRAPEUTIQUE

L'argent a été donné dans l'*épilepsie*, l'*ataxie locomotrice*. Les résultats ne sont pas brillants. Il nous paraît qu'il doit être proscrit dans cette dernière maladie, où il y a déjà une excitation de la moelle.

L'argent est plus utile dans les *paraplégies* et les *hémiplégies*. Charcot a bien établi que, seules, les paralysies avec flaccidité des membres étaient justiciables de l'argent. Dans celles où il existe de la contracture, l'argent est contre-indiqué.

On a administré le nitrate d'argent dans l'ulcère *simple de l'estomac*, espérant modifier l'ulcère, le cautériser. Il faudrait que le hasard aidât singulièrement le médecin pour que la pilule allât se dissoudre juste au niveau de l'ulcère. En fait, le nitrate d'argent n'a réussi dans cette maladie que parce qu'on instituait en même temps la diète lactée.

Le nitrate d'argent est très utile dans les *diarrhées*, mais seulement dans celles qui sont produites par des altérations du gros intestin. Il faut alors le donner en lavement.

On connaît ses succès dans l'urétrite et la cystite blennorragiques.

Le nitrate d'argent a été encore usité dans beaucoup

d'états morbides : *asthme, chorée, diabète, ictère,* etc., sans beaucoup de succès.

En résumé, nous ne serions pas éloigné de l'opinion de Linné, qui, parlant des usages de l'argent, s'exprime ainsi : *Vis, politica; usus, œconomicus.*

PRÉPARATIONS. — DOSES.

Le *nitrate d'argent* se donne ordinairement en pilules de 0 gr. 01 chaque. Dose : 1 à 10 pilules. Or voici ce qu'ont constaté Riemer et Hoffmann sur des pilules de nitrate d'argent : une à deux heures après la préparation des pilules, les quatre cinquièmes du sel étaient décomposés et réduits; au bout d'une semaine, il n'existait plus qu'un vingtième du sel, et au bout de plusieurs semaines il n'en restait que des traces à peine appréciables.

Il vaudrait mieux donner le *chlorure d'argent* aux mêmes doses.

Lavement au nitrate d'argent : 1 p. 1000.

Pour injections urétrales : 1 p. 20 à 1 p. 50.

Pour instillations vésicales : 15 à 20 gouttes d'une solution à 1 p. 50.

Traitement de l'empoisonnement par le nitrate d'argent. — Prescrire du lait, des blancs d'œufs, pour éviter l'action caustique, et du chlorure de sodium pour former du chlorure d'argent.

MODIFICATEURS INTESTINAUX

Les médicaments de cette classe ont pour effet de modifier les fonctions intestinales en agissant soit sur les mouvements, soit sur les sécrétions de l'intestin et de ses annexes. Le plus souvent ces deux actions sont associées.

Nous avons à considérer les vomitifs, antivomitifs, purgatifs, anticathartiques, cholalogues.

VOMITIFS

L'acte réflexe du vomissement peut être provoqué soit par excitation périphérique (tartre stibié, ipéca), soit par excitation du centre vomitif (apomorphine). Les vomitifs ont occupé jadis une grande place dans la thérapeutique : aujourd'hui on tend à ne les donner, et avec raison, que dans le but d'évacuer de l'estomac un produit nuisible.

TARTRE STIBIÉ

Le tarte stibié [$(C^4H^4O^6)(SbO)K + H^2O$], ou *émétique*, est un tartrate double d'antimoine et de potasse. Il est soluble dans l'eau et l'alcool.

PHYSIOLOGIE

Effets locaux. — Le tartre stibié, appliqué sur la *peau*, détermine une inflammation pustuleuse, analogue aux pustules de la variole. Lorsque la pustule se vide, il succède une ulcération qui, après sa guérison, laisse une cicatrice indélébile.

Sur les *muqueuses* les phénomènes inflammatoires sont plus intenses. Une friction faite sur la peau avec le tartre stibié détermine l'apparition d'ulcérations sur la muqueuse intestinale (Nothnagel et Rossbach); de même l'ingestion de tartre stibié dans l'estomac est suivie parfois d'une éruption pustuleuse à la peau (Bœckh, Chrichton, Gleaver).

Ces phénomènes s'expliquent par l'élimination de la substance par la peau et le tube digestif.

Absorption. — Dans le tube digestif le tartre stibié s'absorbe probablement en nature, car on sait que les liquides intestinaux ont peu d'action sur lui.

Effets généraux. — Sous l'influence de doses progressives de 0 gr. 001 à 0 gr. 01, Meierhofer et Nobiling éprouvèrent les symptômes suivants : pesanteur de tête, abattement dans les membres, somnolence, sommeil, pouls fréquent, irrégulier, nausées, vomissements, douleurs intestinales, diarrhée, hypersécrétion du mucus ; puis le pouls devint faible, ralenti, et la prostration s'accentua, il survint de l'amaigrissement.

Avec des doses plus fortes (0 gr. 10), il se produit des vomissements, de la diarrhée ; la prostration est très grande, le pouls est petit, la respiration est superficielle, le corps se couvre d'une sueur froide ; on observe quelquefois une syncope.

Des doses toxiques amènent la mort après arrêt du cœur et de la respiration.

Action sur le système nerveux. — Les troubles circulatoires et respiratoires, les vomissements qui accompagnent l'usage du tartre stibié ne permettent pas de préciser la part qui revient à l'action directe du poison sur les centres nerveux. Il est certain toutefois que la prostration, le collapsus ne peuvent être mis seulement sur le compte du vomissement, car Radziejewski les a observés chez les lapins, qui ne peuvent pas vomir.

La paralysie des *centres* cérébro-spinaux et la disparition du pouvoir réflexe s'observent également chez les animaux à sang froid, dont le système nerveux est beaucoup moins sous l'influence de la circulation et de la respiration.

Les *nerfs périphériques* n'éprouvent rien de particulier.

Action sur les muscles striés. — Le tartre stibié diminue considérablement la force musculaire chez l'homme et chez les animaux. Buccheim a observé chez les grenouilles un abaissement considérable de la courbe de la contraction musculaire.

On doit rattacher à cette paralysie du système musculaire une grande partie de la faiblesse générale et les troubles de la circulation et de la respiration.

Action sur la circulation. — Le tartre stibié ralentit les battements du cœur et diminue leur énergie. Ces effets doivent être attribués à l'action du poison sur la fibre musculaire du cœur et non à l'excitation des pneumogastriques, car ils se produisent même après la section de ces nerfs (Rabuteau).

Par suite de cet affaiblissement du cœur, on observe une forte hypérémie veineuse de tous les organes (Nothnagel et Rossbach), hypérémie semblable à celle qui se produit dans les maladies du cœur compliquées d'asystolie.

Action sur la respiration. — Les mouvements respiratoires sont lents, superficiels, probablement par suite de la paralysie musculaire.

Action sur la nutrition. — La température s'abaisse considérablement, et quelquefois le sujet tombe dans un état d'algidité et de cyanose inquiétant. Le ralentissement de la circulation et de la respiration explique ces phénomènes.

Nobiling et Meierhofer ont noté une diminution considérable de leurs poids, 3500 grammes en quatorze jours, pour l'un d'eux. Chez le lapin une dose de 0 gr. 005 d'émétique abaisse, en une heure, la température de 1 degré (Hayem).

L'usage prolongé de faibles doses de tartre stibié produit une dégénérescence graisseuse du foie, du cœur, comme le phosphore et l'arsenic.

Action sur le tube digestif. Vomissement. — Le premier effet du tartre stibié, à dose suffisante, est de produire des vomissements. Le mécanisme de ces vomissements n'est pas encore bien connu. On supposa d'abord qu'ils étaient dus à l'irritation des nerfs sensibles de l'estomac. Lorsque Magendie découvrit que le tartre stibié faisait vomir, même après avoir été injecté sous la peau ou dans le sang, on les attribua à l'action du poison sur les centres nerveux. Mais voici que Orfila, Brington, Radziejewski, trouvèrent le tartre stibié dans les matières vomies à la suite d'une injection intraveineuse : on était donc en droit de revenir à la première hypothèse de l'irritation stomacale.

Alors Magendie enleva l'estomac d'un animal et le

remplaça par une vessie, injecta dans les veines du tartre stibié et vit se produire des vomissements. Il semblerait que cette expérience dût lever tous les doutes, on lui fait cependant des objections. Hermann et Grimm ont remarqué qu'il fallait des doses plus fortes de tartre stibié pour faire vomir par injection sous-cutanée ou veineuse que par l'ingestion stomacale : or il est sans exemple qu'une substance agissant sur le système nerveux produise des effets plus intenses quand elle est administrée par l'estomac que quand elle est injectée directement dans la circulation (Nothnagel et Rossbach).

Si le vomissement se produit alors même que l'estomac est remplacé par une vessie, cela prouve simplement, disent Nothnagel et Rossbach, que ce n'est pas seulement en excitant les terminaisons nerveuses du pneumogastrique dans l'estomac que le tartre stibié fait vomir, mais que l'excitation des fibres nerveuses du pharynx, de l'œsophage, peuvent produire les mêmes effets.

D'autre part, Schiff a démontré que si l'on soustrait l'estomac aux pressions des muscles, agents mécaniques du vomissement, l'orifice du cardia se dilate sous l'influence d'une injection d'émétique, ce qui tend à prouver que les vomissements du tartre stibié sont bien un phénomène réflexe.

Tolérance. — Les effets vomitifs de l'émétique ne se produisent pas toujours. On peut les éviter par des doses fractionnées. Il arrive souvent que, les vomissements s'étant montrés à la suite d'une dose d'émétique, des doses ultérieures n'ont plus d'effet. Chez les malades fébricitants l'émétique est quelquefois impuissant à faire vomir. C'est à l'absence de vomissements dans ces diverses circonstances qu'on donne le nom de *tolérance;* mais il faut bien remarquer que ce n'est qu'une tolérance stomacale et que les effets du médicament sur le système nerveux, la respiration et la circulation, se produisent au contraire avec d'autant plus d'intensité qu'il n'y a pas eu de vomissements.

Lorsque l'émétique est donné dans un grand état de dilution, *émétique en lavage*, les vomissements sont moins sûrs, et ce que l'on observe surtout c'est de la diarrhée.

Action sur les sécrétions. Élimination. — Le tartre stibié s'élimine par les *urines*, les *sueurs*, la *muqueuse digestive*, la *bile*, le *lait*. Rien ne prouve son passage par la *muqueuse respiratoire*.

Ces diverses sécrétions sont peu influencées par l'émétique. Si on observe quelquefois une *sudation* abondante, ce fait doit être attribué, d'après Trousseau, à l'acte du vomissement et non au médicament lui-même. Quelquefois aussi l'émétique détermine de la *diurèse*.

L'élimination du tartre stibié est lente, de même que celle de l'arsenic ; on a trouvé des traces de ce médicament dans le foie, les os, plusieurs mois après son administration.

THÉRAPEUTIQUE

Le tartre stibié a été employé en grand, sous l'influence de Rasori, dans le traitement des pyrexies : pneumonie, méningite, péricardite, etc. ; dans la chorée (Gilette). Son emploi est abandonné.

Dans les bronchites, il n'a aucune raison d'être administré. Sa seule indication est de faire vomir, et encore doit-on lui préférer d'autres vomitifs, en raison de son action dépressive sur le système nerveux.

PRÉPARATIONS. — DOSES.

Comme *vomitif* : 0 gr. 05 à 0 gr. 15 dans un demi-verre d'eau tiède.

Comme *purgatif* : 0 gr. 15 dans un litre d'eau.

Traitement de l'empoisonnement par le tartre stibié. — Administrer du tanin, combattre le collapsus.

Kermès minéral. — C'est un mélange d'oxyde d'antimoine, de sulfure d'antimoine et de sulfures alcalins. Il est insoluble dans l'eau; il peut se dissoudre dans l'estomac, mais la dissolution est lente.

Bi-antimoniate de potasse. — Oxyde blanc d'antimoine, ou antimoine diaphorétique lavé. Également insoluble dans l'eau.

Pentasulfure d'antimoine. — *Soufre doré d'antimoine.* — Insoluble dans l'eau.

Ces trois préparations peuvent faire vomir à hautes doses, mais elles sont surtout employées pour remplacer le tartre stibié à doses fractionnées. En raison de la difficulté de leur dissolution et de leur absorption, leur action est incertaine, il vaut mieux les abandonner.

Doses : 0 gr. 20 à 2 grammes dans une potion.

IPÉCACUANHA

On désigne sous ce nom, en pharmacologie, la racine de trois végétaux différents de la famille des Rubiacées. Ces végétaux sont :

Le *Cephalis ipecacuanha,* dont les racines présentant des anneaux très rapprochés forment l'*ipéca annelé,* dont on distingue trois sortes : la brune, la rouge et la grise. L'ipéca annelé est le plus employé, parce que c'est lui qui renferme le plus de substance active.

Le *Psychotria emetica,* dont les racines striées longitudinalement constituent l'*ipéca strié.*

Le *Richardsonia scabra* ou *brasiliensis,* dont les racines tortueuses sont appelées *ipéca ondulé.*

Ces différents ipécas renferment un principe commun, l'*émétine,* auquel ils doivent leurs propriétés physiologiques et thérapeutiques.

L'émétine est une poudre blanche mais jaunissant à l'air, peu soluble dans l'eau, soluble dans l'alcool et le chloroforme. Ses effets locaux et généraux sont absolument semblables à ceux de l'ipéca en nature.

PHYSIOLOGIE

Toxicité. — Une dose de 0 gr. 25 tue un lapin ou un chat; 0 gr. 30 tuent un chien (Nothnagel et Rossbach).

Effets locaux. — Appliqué sur la peau et les muqueuses, l'ipéca produit, comme le tartre stibié, une éruption pustuleuse, mais les pustules guérissent sans laisser de cicatrice; il diffère en cela du tartre stibié.

Effets généraux. — Les effets physiologiques de l'ipéca sont trop semblables à ceux du tartre stibié pour que nous en fassions une étude détaillée; nous nous contenterons d'un exposé sommaire par de simples propositions.

L'ipéca en injection sous-cutanée ou administré par l'estomac fait *vomir*. Le vomissement est moins rapide qu'avec le tartre stibié, mais il dure plus longtemps. Le vomissement n'a pas lieu si l'on a, au préalable, coupé les pneumogastriques (Polichronie, Chouppe), ce qui semble indiquer qu'il se produit par acte réflexe. Souvent la diarrhée se produit en même temps que le vomissement. Dilué dans une grande quantité d'eau, l'ipéca, comme l'émétique, purge sans faire vomir.

Indépendamment du vomissement et de ses conséquences, l'ipéca produit le ralentissement du *pouls*, de la *respiration*, et l'abaissement de la *température* (Pécholier) et de la *pression vasculaire*.

L'ipéca produit sur le *système nerveux* des effets comparables à ceux de l'émétique; il paralyse le pouvoir réflexe de la *moelle*, les *nerfs moteurs* et *sensitifs*; la paralysie s'étend aussi aux *muscles striés*.

Ce qui différencie l'action de l'ipéca de celle de l'émétique, c'est une moins grande intensité; l'affaiblissement, la prostration, sont beaucoup moins marqués. Aussi l'ipéca est-il spécialement indiqué comme vomitif chez les enfants, les vieillards et les personnes débilitées.

Toutefois il ne faut pas abuser de l'ipéca, car il produit souvent des intoxications. Notre confrère et ami le Dr Gallois en a observé un certain nombre. Nous conseillons, dans ce cas, de donner de l'atropine, car, ainsi qu'il résulte des expériences de Grasset et Amblard, l'atropine accélère le cœur ralenti par l'émétine.

L'ipéca augmente et fluidifie les sécrétions bronchiques (A. Robin).

THÉRAPEUTIQUE

Nous venons d'indiquer les cas où comme *vomitif* l'ipéca doit être préféré à l'émétique.

Dans la *dysenterie aiguë et chronique* c'est un des meilleurs remèdes ; on le donne en ce cas comme purgatif. Dans les *diarrhées catarrhales* aiguës ou chroniques il est souvent très utile.

Enfin l'ipéca est usité avec succès dans les *hémorragies* : métrorragies, épistaxis, et principalement les hémoptysies. On explique son heureuse influence dans ces cas, par ce fait que Pécholier a trouvé exsangues les poumons d'animaux qu'il avait empoisonnés par l'ipéca.

Peut-être cet effet n'est-il dû qu'à la faiblesse des contractions cardiaques.

L'ipéca est très utile dans les bronchites, la pneumonie pour liquéfier les exsudats.

PRÉPARATIONS. — DOSES.

L'émétine n'est pas employée.

Comme *vomitif* on emploie la *poudre d'ipéca* aux doses de 0 gr. 50 à 2 grammes en deux ou trois prises à prendre à dix minutes d'intervalle dans de l'eau tiède.

Pour *purgation*, même dose dans un litre d'eau.

Sirop d'ipéca, à 4 p. 100. Chaque cuillerée à bouche renferme 0 gr. 80 d'ipéca. C'est une préparation très commode pour les enfants.

APOMORPHINE

Quand on chauffe à 150° la morphine avec de l'acide chlorhydrique concentré, cet alcaloïde perd une molécule d'eau, et le corps nouveau qui résulte de ce dégagement a été appelé l'*apomorphine*.

$$C^{17}H^{19}AzO^3 - H^2O = C^{17}H^{17}AzO^2$$
$$\text{(morphine)} \qquad \text{(apomorphine)}$$

C'est une poudre blanche, peu soluble dans l'eau, soluble dans l'alcool et l'éther. Au contact de l'air elle devient verdâtre, et l'humidité lui fait perdre ses propriétés.

PHYSIOLOGIE

L'apomorphine ne produit pas d'*irritation locale*. Injectée sous la peau ou administrée par l'estomac, elle détermine des *vomissements* rapides, non précédés de nausées et non suivis de l'abattement et de la prostration qui accompagnent ceux de l'émétique et de l'ipéca.

Le mécanisme de ces vomissements est différent de celui des deux vomitifs que nous venons de citer ; il doit être attribué à l'excitation directe du centre vomitif (Nothnagel et Rossbach). Les vomissements ne sont pas suivis de diarrhée.

L'expérimentation sur les animaux montre que l'apomorphine excite d'abord les *centres nerveux sensitifs* et *moteurs* et le *centre respiratoire*, d'où résultent une exaltation de la sensibilité, des mouvements incessants et incoordonnés, l'accélération de la respiration (Harnack).

Les battements du cœur sont accélérés par excitation de nerfs accélérateurs (Nothnagel et Rossbach). A cette excitation succède la paralysie des centres nerveux, qui se traduit par le collapsus, la paralysie des membres, la disparition des réflexes (H. Kohler et Quehl), l'arrêt de la respiration et de la circulation. Les *nerfs péri-phériques* ne sont pas paralysés. Les *muscles striés* et le muscle cardiaque se paralysent chez la grenouille (Nothnagel et Rossbach).

La *température* baisse peu à peu dans la période de paralysie.

Rossbach a constaté chez des animaux dont la trachée était à découvert que l'amorphine augmentait les sécrétions trachéales.

On voit que les phénomènes généraux produits par l'apomorphine sont assez semblables à ceux de l'ipéca et du tartre stibié ; mais il faut remarquer qu'ils ne se produisent qu'à la suite d'assez fortes doses, et qu'on peut facilement les éviter lorsqu'on ne donne que la dose nécessaire au vomissement. Pour cette raison, l'apomorphine doit être préférée lorsqu'on ne cherche que l'effet vomitif.

THÉRAPEUTIQUE

Jusqu'ici l'apomorphine n'a été employée que comme *vomitif*. Indépendamment des avantages que nous avons déjà signalés, il en est un qui a une grande importance : c'est celui de pouvoir produire le vomissement par injection sous-cutanée sans irritation locale, dans les cas où l'administration d'un vomitif par la bouche est difficile ou impossible, par exemple dans le coma, les affections mentales, la contracture des mâchoires.

PRÉPARATIONS. — DOSES.

Apomorphine, 0 gr. 005 à 0 gr. 01 pour injection sous-cutanée.

Solution :

Apomorphine......................	0 gr. 10
Eau acidulée par l'acide chlorhydrique.	10 grammes.
Chaque seringue renferme..........	0 gr. 01

Quand on l'administre par l'estomac : 0 gr. 01 à 0 gr. 02.

Cytise. — Le *Cytisus laburnum* et son alcaloïde la *cytisine*, étudiés par Marmé, Kobert, Prévost et Binet, agissent à la manière du curare sur les plaques terminales motrices; mais ils seraient également vomitifs par action centrale.

Doses : Nitrate de cytisine : 0 gr. 003 à 0 gr. 005 en injection hypodermique.

L'*ulescine*, de l'*Ulex europæus* serait identique à la cytisine (Kobert).

CUIVRE

Les préparations de cuivre sont fort peu employées pour l'usage interne. On ne met guère à profit que leurs propriétés astringentes et caustiques (Voy. *Astringents et Caustiques*).

PHYSIOLOGIE

L'action est la même pour tous les composés solubles.

Introduits dans le tube digestif, l'irritation qu'ils y provoquent est suivie de vomissements et de diarrhée.

Injectés directement dans le sang, ils ne produisent pas de vomissements (Daletzki, Harnack).

Les recherches d'Orfila, Blake, Neebe, Harnack, montrent que le cuivre porte son action principale sur le système musculaire.

Harnack a observé chez les animaux à sang froid et à sang chaud de l'incertitude dans la marche, une grande faiblesse, la paralysie des membres, le ralentissement du cœur et de la respiration. La sensibilité et les fonctions du système nerveux persistent alors que le muscle n'est plus excitable.

L'usage prolongé du cuivre produit une intoxication dont la fréquence et la gravité ont été beaucoup exagérées, ainsi que cela résulte des recherches de Galippe à ce sujet.

THÉRAPEUTIQUE

Les composés de cuivre sont principalement usités comme *vomitifs*.

Dans les *névralgies*, principalement celle du trijumeau, ils se sont montrés efficaces entre les mains de Elliotson, Key, Féréol.

Vantés dans le *choléra* par Burq, ils se sont montrés sans action dans les différentes applications qu'on en a faites dans les hôpitaux en 1865 et 1866.

PRÉPARATIONS. — DOSES.

Les plus employés des composés cuivriques sont le *sulfate de cuivre pur* et le sulfate de *cuivre ammoniacal*.

Tous deux se donnent aux doses suivantes :

Comme *vomitif* : 0 gr. 05 à 0 gr. 10.

Pour avoir des effets d'*absorption* : 0 gr. 10 à 0 gr. 20 en potion et par doses fractionnées.

ZINC

Les préparations de zinc sont irritantes comme celles de cuivre, et par conséquent produisent le vomissement.

Comme celles de cuivre, elles portent leur action sur les muscles striés, qu'elles paralysent (Letheby, Blake, Flake, Harnack).

Elles ont été employées dans l'*épilepsie* des enfants et dans les névralgies.

On les emploie surtout comme agents vomitifs.

Doses :

Oxyde de zinc................ 0 gr. 50 à 3 grammes.
Sulfate de zinc.............. 0 gr. 30 à 1 gramme.

ANTIVOMITIFS

Il n'existe pas de médicament antivomitif proprement dit.

Les vomissements d'origine centrale (méningite, tumeurs cérébrales) sont combattus par les modérateurs des centres nerveux : bromure, chloral, antipyrine, phénacétine, etc.

Ceux qui sont dus à une irritation gastro-intestinale sont traités par les anesthésiques locaux : morphine, cocaïne, acide carbonique, glace, et par les médicaments indiqués contre la lésion intestinale cause des vomissements.

PURGATIFS

PHYSIOLOGIE DE L'ACTION PURGATIVE

L'action purgative est caractérisée par les deux phénomènes suivants : *fluidité*, *fréquence d'expulsion* des matières contenues dans l'intestin.

Ces phénomènes sont ceux que l'on observe à la suite de toute purgation *vraie*, c'est-à-dire réellement active. On peut, en effet, atténuer l'action purgative de façon à n'obtenir que l'un des effets de la purgation : la fréquence d'expulsion des matières contenues dans l'intestin.

Dans ce cas, le médicament n'agit pas comme un purgatif proprement dit, mais comme un simple *laxatif*. Devons-nous pour cela faire deux classes de médicaments : les laxatifs et les purgatifs ? Non, car la différence n'existe pas dans le médicament lui-même; il n'y a que l'intensité d'action qui est variable, suivant les doses et le mode d'administration.

Ces explications données sur la définition des purgatifs, nous pouvons aborder leur physiologie.

1° La *fluidité* des matières expulsées est due à une augmentation de la quantité des liquides intestinaux. augmentation prouvée par les expériences de Moreau et de Colin avec les purgatifs salins. Voici en quoi consistent ces expériences :

Dans une anse intestinale liée aux deux bouts, sur un animal vivant, on injecte une solution de sulfate de magnésie à 1 p. 5, et on constate qu'après un certain temps (6 à 24 heures), l'anse renferme de 7 à 300 centimètres cubes de liquide, suivant le laps de temps écoulé.

Ce liquide peut provenir de deux sources : ou d'une *exsudation* de la muqueuse, ou d'une *hypersécrétion* des glandes intestinales.

Le liquide fourni par exsudation et le liquide fourni par les glandes n'ont pas assurément la même composition ; cependant l'analyse n'a pas permis de reconnaître la nature exsudative ou glandulaire du liquide intestinal. Il est plus que probable que ces deux liquides sont mélangés.

Quoi qu'il en soit, examinons le mécanisme de l'exsudation et de la sécrétion.

Le liquide d'**exsudation** est produit par *endosmose*, soit par *augmentation de pression vasculaire.*

La théorie purgative de l'*endosmose*, énoncée d'abord par Poiseuille, repose sur l'expérience suivante : Si l'on plonge un tube renfermant une solution de sulfate de soude et fermé par une membrane animale dans un vase contenant du sérum, un courant (endosmotique) s'établit du sérum vers la solution salée, tandis qu'un courant beaucoup plus faible (exosmotique) se fait en sens inverse. Ces deux courants persistent jusqu'à ce que les deux liquides ainsi mélangés aient pris à peu près la même composition. Appliquant ces données expérimentales à l'action des purgatifs, on considère l'épithélium animal comme formant la membrane de l'endosmomètre ; la cavité de l'intestin représente le tube renfermant le sulfate de soude, et les vaisseaux de la muqueuse sont le vase qui contient le sérum.

Quelle est la valeur de cette théorie ? Faisons remarquer tout d'abord qu'elle ne peut s'appliquer qu'à un certain nombre de purgatifs, à ceux qui ont un pouvoir osmotique, et que, par conséquent, elle ne peut être générale.

Cl. Bernard s'est d'abord opposé à cette théorie en montrant que les sels purgatifs injectés dans les veines purgent aussi bien et même mieux que dans l'intestin. Il est vrai que Rabuteau, Jolyet et Cahours, répétant ces expériences, n'ont pas réussi à purger des animaux sur lesquels ils injectaient par les veines 7 à 14 grammes de sulfate de soude. Rabuteau aurait même observé une constipation remarquable à la suite de ces injections.

Nous nous trouvons donc en présence d'expériences contradictoires dont il serait impossible de tirer une conclusion légitime, si nous étions persuadé qu'elles eussent été faites dans les mêmes conditions. C'est ce dont il est permis de douter en considérant les résultats obtenus par Luton et par Gubler dans leurs injections sous-cutanées de sel purgatif. Luton, injectant hypodermiquement une faible dose de sel purgatif, obtient des effets purgatifs ; Gubler, injectant par la même méthode de plus fortes doses du même sel, n'obtient pas d'effet purgatif. Il est donc possible que les résultats opposés de Cl. Bernard et de Rabuteau soient dus à une simple différence de doses. Cette question n'est donc pas définitivement jugée.

Le professeur Vulpian combat aussi la théorie de l'endosmose, en s'appuyant sur ce fait que le liquide appelé dans l'intestin (expérience de Moreau) est trouble, rempli de cellules épithéliales, de leucocytes, de mucus épais ; les noyaux des cellules épithéliales ont subi l'altération vésiculaire qui, suivant Ranvier, est le signe de l'irritation ; que la muqueuse enfin est congestionnée, infiltrée, de coloration rouge presque ecchymotique. Il est assez difficile de ne pas voir dans ces divers phénomènes la trace d'une véritable inflammation catarrhale. Ceci nous amène à parler du second mécanisme de la production du liquide transsudé : *l'augmentation de pression vasculaire*.

Étant admise l'irritation locale produite par le purgatif, il est facile d'en suivre les conséquences. L'irritation se transmet par les nerfs sensitifs aux ganglions nerveux thoraciques inférieurs et intra-abdominaux ; puis elle se réfléchit par les nerfs moteurs. Il en résulte une congestion de la muqueuse intestinale, une augmentation de pression vasculaire et par suite l'exsudation du sérum du sang (Vulpian).

En définitive, quelle opinion faut-il avoir sur le mécanisme du liquide exsudé ? Nous croyons que dans la plupart des cas c'est l'augmentation de pression consécutive à l'irritation qui est la cause de l'exsudation, et qu'on peut faire intervenir, dans une certaine mesure, la force osmotique unie à l'irritation.

Le liquide de **sécrétion** fourni par les glandes intestinales relève en partie du même mécanisme que celui qui produit l'exsudation : augmentation de pression vasculaire ; nous ne reviendrons donc pas sur ce sujet, mais il y a lieu de faire intervenir ici un nouvel élément, un nouveau facteur, les *nerfs sécréteurs*, qui, d'après Vulpian, doivent vraisemblablement jouer un grand rôle dans le phénomène de l'hypersécrétion. Le mécanisme de l'hypersécrétion est donc le suivant : l'irritation, partie de la muqueuse, transmise aux ganglions, ne se réfléchit pas seulement par les nerfs vaso-moteurs (comme cela arrive pour l'exsudation), mais encore par les nerfs sécréteurs.

2° La **fréquence d'expulsion** des matières contenues dans l'intestin est la conséquence de l'accélération des mouvements intestinaux. Cette accélération est pour ainsi dire le corollaire obligé de toute action purgative, car, même en admettant que certains purgatifs n'aient aucune influence directe sur les mouvements intestinaux, la présence dans l'intestin d'une grande quantité de matières suffit à provoquer les contractions intestinales. On peut donc admettre que tous les purgatifs, soit directement, soit indirectement, excitent les mouvements de l'intestin. Cette excitation est variable d'intensité suivant la nature, la dose du purgatif, mais on peut dire d'une façon générale qu'elle est en raison directe de la puissance purgative du médicament.

Radziejewski fait jouer un rôle considérable à l'accélération des mouvements intestinaux dans l'acte de la purgation. D'après lui, les purgatifs ne donnent lieu ni à une transsudation, ni à une hypersécrétion intestinales ; mais l'accélération qu'ils impriment aux mouvements péristaltiques de l'intestin a pour conséquence d'empêcher la *résorption* des sucs intestinaux normalement versés dans les parties supérieures de l'intestin.

Il est impossible d'admettre dans sa généralité cette théorie de l'action des purgatifs, car les expériences de Colin et de Moreau prouvent qu'il y a augmentation de la quantité normale des liquides intestinaux. Cette opinion ne peut être appliquée qu'à certains cas particuliers, par exemple à la diarrhée produite par la peur (mais la peur n'est pas un purgatif) ou à celle qui est provoquée par diverses substances qui, telles que l'atropine, l'érésine, la strychnine, accélèrent les mouvements intestinaux, substances qui ne sont pas rangées parmi les purgatifs.

L'accélération des mouvements intestinaux sous l'influence des purgatifs est encore un phénomène réflexe qui a son point de départ habituel dans les nerfs sensitifs de l'intestin, son centre de réflexion dans les ganglions ou dans la moelle. Quant à la voie centrifuge, elle peut être double : ou bien ce sont les nerfs *moteurs* (pneumogastriques) qui sont excités, ou bien ce sont les nerfs d'*arrêt* (splanchniques) qui sont paralysés ; dans les deux cas, le résultat est le même : il se produit une accélération des mouvements péristaltiques.

En résumé, car il est temps de clore cette discussion, nous dirons que *l'action purgative est le résultat d'un phénomène réflexe dont le point de départ est ha-*

bituellement *la muqueuse intestinale, dont le centre se trouve dans les ganglions ou la moelle, dont les voies centrifuges sont les nerfs vaso-moteurs, les nerfs sécréteurs et les nerfs musculaires; pour certains purgatifs (salins) on peut faire intervenir la force osmotique.*

Nous disons que le point de départ du réflexe est *habituellement* la muqueuse intestinale, mais il ne paraît pas toujours en être ainsi. L'huile de croton purge, alors qu'elle est encore dans l'estomac (Radziejewski), et son action purgative n'a pas lieu si l'on a préalablement sectionné les pneumogastriques au cou (Wood). Dans ce cas, le point de départ du réflexe est la muqueuse stomacale.

D'autre part, l'effet purgatif des injections hypodermiques s'explique peut-être par un phénomène semblable : réflexe ayant son origine dans les nerfs sensitifs de la peau, ou bien encore par excitation directe des centres. Je sais bien que dans ces faits on attribue la purgation à l'élimination du médicament par la muqueuse intestinale, mais ce mécanisme ne peut être invoqué dans tous les cas : ainsi, j'ai peine à croire que l'injection sous-cutanée de *dix centigrammes* de sulfate de magnésie, qui, au dire de Vulpian et de Luton, est suivie d'effet purgatif, agisse en s'éliminant par l'intestin. Une aussi faible dose appliquée directement sur la muqueuse intestinale ne purgerait pas.

L'état actuel de la science ne nous permet pas de pousser plus loin cette investigation du mécanisme de l'action des purgatifs introduits sous la peau ou dans les veines.

Classification des purgatifs. — Le mécanisme de l'action des purgatifs étant le même pour tous, la classification ne peut être basée que sur l'intensité plus ou moins grande de cette action, et nous formons ainsi trois classes de purgatifs : purgatifs *doux, moyens* et *forts.*

I. — PURGATIFS DOUX

Les purgatifs doux correspondent aux purgatifs mécaniques, aux minoratifs, aux laxatifs des autres classifications.

Graines de moutarde blanche. — Semences du *Sinapis alba*, famille des Crucifères. Elles diffèrent des graines de moutarde noire en ce qu'elles renferment peu de myronate de potasse, substance qui, au contact de la myrosine et de l'eau, donne naissance à l'essence de moutarde. Elles renferment une autre substance, la *sinapisine*, qui, au contact de la myrosine, développe le principe piquant de la moutarde servie sur nos tables.

Les graines se retrouvent en nature dans les selles : il est donc probable qu'elles n'agissent que comme corps étrangers. Il ne faut pas oublier qu'on en a vu quelquefois s'accumuler dans le tube digestif et produire une occlusion intestinale.

Dose : Une à deux cuillerées à bouche.

Charbon végétal. — On l'obtient par distillation en vase clos du bois de peuplier ou de tout autre bois léger. Il est employé non seulement comme purgatif, mais comme absorbant, comme anticathartique, ce qui prouve qu'il ne faut pas avoir en lui grande confiance.

Dose : Une à trois cuillerées à bouche.

Purgatifs huileux. — L'huile de ricin, obtenue du *Ricinus communis*, famille des Euphorbiacées, ne doit renfermer aucun des principes âcres contenus dans les graines.

Mya et Vandoni sont arrivés à purger avec des frictions d'huile de ricin sur tout le corps.

Dose : 30 à 60 grammes dans du café noir sucré.

Mêmes doses pour les **huiles d'olives, d'amandes douces, d'œillette.**

Purgatifs sucrés. — Manne. — C'est le suc qui s'écoule de l'écorce de divers *frênes*, famille des Jasminées.

Elle renferme une substance sucrée, la *mannite*, une résine et de la gomme. D'après Rabuteau, le principe purgatif n'est pas la mannite, mais bien la résine.

Dose : Manne en larmes ou en sortes, 30 à 100 grammes.

Miel. — Il renferme divers principes sucrés ; glucose, sucre de canne, sucre interverti, de la cire et la mannite. On doit préférer les miels communs.

Dose : 60 à 150 grammes.

Pruneaux. — On emploie la décoction des pulpes.

Dose : 100 à 150 grammes.

Casse. — On emploie également la pulpe du *Canéficier*, famille des Légumineuses.

Dose : 40 à 60 grammes en décoction ou infusion.

Tamarin. — On se sert de la pulpe du fruit du tamarinier, *Tamarinus indica*, famille des Légumineuses. Il renferme du sucre et du bitartrate de potasse ; c'est probablement à ces deux substances qu'il doit son action.

Dose : 20 à 60 grammes.

Fleurs de pêcher, roses pâles. — On en fait des sirops très utiles comme purgatifs chez les enfants.

Dose : 20 à 50 grammes.

On voit que les purgatifs doux se donnent tous à des doses qui ne sont pas inférieures à 20 grammes.

II. — PURGATIFS MOYENS

PURGATIFS SALINS

Les purgatifs salins sont à base de soude, de potasse, de magnésie. Comme ils se donnent généralement à d'assez fortes doses, il est bon de faire remarquer qu'il y a de grandes différences dans leur action nocive. Les expériences de Grandeau, Jolyet et Cahours, de Rabuteau, montrent que l'on peut injecter impunément 20 grammes de sulfate de soude dans les veines d'un chien, mais que 5 grammes de sulfate de magnésie ou 3 grammes de sulfate de potasse déterminent des accidents mortels.

C'est à cet ordre de purgatifs qu'il faut rattacher la force osmotique agissant à côté de l'irritation et de l'inflammation catarrhale.

Purgatifs sodiques. — Le plus employé est le *sulfate de soude* ou sel de Glauber.

Dose : 30 à 60 grammes.

Les autres sels de soude : *citrate, phosphate, tartrate,* sont moins usités, en raison de la lenteur de leur action.

Dose : 30 à 60 grammes.

Purgatifs magnésiens. — *Magnésie calcinée.* — On la connaît sous deux formes : *magnésie française,* qui est légère, anhydre ; *magnésie anglaise,* qui est lourde, pesante. C'est un bon purgatif, surtout chez les enfants, parce qu'elle n'a pas de saveur.

Ses effets sont tardifs.

Dose : 4 à 10 grammes.

Carbonate de magnésie ou magnésie *blanche.* — On l'emploie surtout comme poudre absorbante et anti-acide à faible dose.

Dose : 4 à 10 grammes.

Sulfate de magnésie (sel d'Epsom ou de Sedlitz). — Dissous dans de l'eau gazeuse, ce sel constitue l'eau de Sedlitz artificielle, qui renferme 30 grammes de sel pour 550 grammes d'eau. On peut augmenter la dose.

Citrate de magnésie. — C'est avec lui qu'on fait les limonades Rogé et autres limonades purgatives, peu désagréables à prendre, mais dont l'effet est tardif.

Dose : 30 à 50 grammes.

Tartrate de magnésie. — Il est peu employé.

Dose : 30 à 50 grammes.

Purgatifs potassiques. — Le *sulfate,* à la dose de 4 à 8 grammes ; le *tartrate,* à la dose de 10 à 20 grammes sont peu usités. Celui qui a la préférence est le *tartrate double de potasse et de soude* ou *sel de Seignette,* fort recommandé par Trousseau.

Dose : 15 à 30 grammes.

Voici une préparation purgative commode :

Bicarbonate de soude pulvérisé...... 2 grammes.
Sel de Seignette pulvérisé........... 6 —
Mêler, faire un paquet bleu.
Acide tartrique pulvérisé............ 2 grammes.
Faire un paquet blanc.

On fait dissoudre le paquet blanc dans un *demi-verre* d'eau, on ajoute ensuite le paquet bleu et on boit.

EAUX MINÉRALES PURGATIVES

On range les eaux minérales purgatives en trois classes, suivant leur principe purgatif :

Eaux chlorurées, eaux sulfatées sodiques, eaux sulfatées magnésiennes.

Leur puissance purgative est dans l'ordre décroissant suivant : eaux sulfatées magnésiennes, eaux sulfatées sodiques, eaux chlorurées.

Eaux sulfatées magnésiennes.

	Sulfate de magnésie par litre. grammes.
Rakoczy......................	25,00
Hunyadi-Janos................	22,35
Birmenstorf..................	22,01
Sedlitz......................	20,80
Pulna........................	12,61
Valgueyras-Montmirail (Vaucluse)..	9,31
Friedrichskall...............	5,14
Epsom........................	2,50

Eaux sulfatées sodiques.

	Sulfate de soude par litre. grammes.
Marienbad....................	5,00
Frauzensbad..................	3,18
Miers (Lot)..................	2,67
Carlsbad.....................	2,37
Brides (Savoie)..............	1,03

Eaux chlorurées sodiques.

	Chlorure de sodium par litre.
	grammes.
Balaruc	10
Moutiers	17
Bourbonne-les-Bains	7
Wiesbaden	5
Saint-Gervais	4
Évaux	3
Baden	3
Chatel-Guyon	1
Bourbon-Lancy	1

Eau chlorurée sodique sulfurée.

	Chlorure par litre.
Uriage (Isère)	6 grammes.

CALOMEL

Le calomel a déjà été étudié aux mercuriaux. Il n'a pas de goût, purge sous un petit volume, ce qui le rend très utile dans la médecine des enfants. Il donne lieu à des selles verdâtres dont la couleur est attribuée à la bile; il passe, pour cette raison, comme un excitant de la sécrétion biliaire.

Il est de plus anthelminthique et antiseptique; aussi est-il particulièrement utile dans les diarrhées d'origine microbienne : diarrhée verte, fièvre typhoïde, dysenterie.

On recommande habituellement de ne pas donner en même temps que le calomel des substances acides ou salées, dans le but d'éviter sa transformation en bichlorure de mercure. Ces craintes ne sont pas fondées : le calomel est un sel fixe qui ne se transforme pas facilement en bichlorure, ainsi que cela résulte des expériences de Buckheim, Verne, Mossé, Adam.

Dose. — 0 gr. 50 à 1 gramme.

RHUBARBE

On emploie la racine du *Rheum palmatum*, famille des Polygonées. Le principe actif est l'acide *chrysophanique* (Schröff) ou l'acide *cathartique* (Kubly). A faible dose, la rhubarbe facilite la digestion.

Dose. — Poudre, 2 à 4 grammes; extrait, 1 à 2 grammes; sirop de rhubarbe composé ou de chicorée, une à deux cuillerées à bouche chez les enfants.

SÉNÉ

On emploie les feuilles et les fruits de divers végétaux du genre *Cassia*. Le principe actif est l'*acide cathartique*.

Dose. — 5 à 15 grammes en infusion.

NERPRUN

On se sert des fruits du *Rhamnus cathartica*, famille des Rhamnées. On considère l'acide cathartique comme en étant le principe actif.

La préparation la plus usitée est le *sirop*.

Dose. — 20 à 60 grammes.

On remarquera que les purgatifs moyens se donnent tous à des doses qui ne sont pas inférieures à 1 gramme.

Cascara sagrada ou *Rhamnus purshiana* (Rhamnées). — On utilise l'écorce. Dujardin-Beaumetz la considère comme très efficace pour procurer une garde-robe journalière. Ma pratique personnelle me permet de confirmer cette opinion.

Dose. — Poudre, 0 gr. 25 à 1 gramme pour une dose. On peut prendre une dose le matin et le soir.

La *cascarine* ne paraît être qu'un extrait de *Cascara*.

III. — PURGATIFS FORTS, DRASTIQUES

Les purgatifs drastiques déterminent une vive inflammation du tube intestinal et de violentes contractions des muscles intestinaux ; aussi sont-ils accompagnés de coliques assez prononcées.

La plupart des purgatifs forts purgent aussi bien en injection sous-cutanée que par la voie stomacale.

Huile de croton. — On l'extrait des graines du *Croton tiglium*, famille des Euphorbiacées. Le principe actif est l'acide *crotonique*.

Cette huile est très irritante et produit sur la peau une éruption pustuleuse. Absorbée par la peau dénudée, elle purge également.

Si l'huile est absorbée à trop haute dose, elle détermine des phénomènes d'empoisonnement caractérisés par l'anxiété précordiale, des vertiges, de la stupeur et une grande faiblesse.

Son action porte sur l'intestin grêle et respecte le gros intestin (Butte).

Dose : 0 gr. 05 à 0 gr. 20, à doses fractionnées, en pilules ou en potion huileuse de 30 à 100 grammes.

Aloès. — L'aloès est le suc de divers *aloès*, famille des Liliacées.

On distingue l'*aloès soccotrin*, fourni par l'*Aloes socotorina* ; l'*aloès des Barbades*, qui provient de l'*Aloes vulgaris* (c'est le plus usité) ; l'*aloès du Cap*, qu'on retire de l'*Aloes africana*.

Le principe actif est une substance résineuse, l'*aloïne*.

A faible dose, l'aloès active la digestion comme les amers ; à haute dose (0 gr. 20 à 1 gramme), il purge et produit une congestion du rectum et des organes pelviens. Son action est lente (douze heures).

Pour agir comme purgatif, l'aloès doit avoir subi l'action de la bile, car les expériences de Wedekind et de Cube prouvent que l'aloès ne purge pas lorsque le canal cholédoque est oblitéré expérimentalement ou par une cause pathologique (calcul).

Kohn a observé chez les animaux une néphrite portant sur les tubes contournés après injection hypodermique d'aloès. La dose mortelle d'aloïne est, chez le chien, de 0 gr. 10 par kilogramme.

L'usage de l'aloès n'est pas suivi de constipation, comme la plupart des autres purgatifs.

L'aloès purge par voie hypodermique (Luton).

Dose : 0 gr. 15 à 1 gramme en poudre, en pilules.

Coloquinte. — On emploie la pulpe du fruit du *Cucumis colocynthis,* famille des Cucurbitacées.

Le principe actif est la *colocynthine.* Elle purge étant absorbée par la peau.

Elle irrite à la fois l'intestin grêle et le gros intestin (Butte).

Dose : Poudre, 0 gr. 10 à 0 gr. 75 ; teinture, 1 à 8 grammes.

Gomme-gutte. — C'est la résine du *Cambogia-gutta,* famille des Guttifères.

Dose : 0 gr. 25 à 0 gr. 50 en poudre ou en potion.

Jalap. — On emploie la racine de l'*Exogonium officinale,* famille des Convulvolacées. Le principe actif est la *convolvuline.* Le jalap a besoin de se dissoudre dans la bile pour agir (Buccheim, Köhler). Il est vermifuge.

Dose : Poudre de racine, 0 gr. 50 à 1 gramme ; résine, 0 gr. 20 à 0 gr. 50.

Turbith. — On se sert de la racine de l'*Ipomée turbith,* famille des Convolvulacées. Même principe actif, même dose que le jalap.

Scammonée. — C'est une gomme-résine qu'on retire du *Convolvulus scammonia.* Même dose que le jalap.

L'*eau-de-vie allemande,* qui est une bonne préparation de purgatif drastique, est un mélange de turbith, de jalap, de scammonée et d'alcool. On la donne aux doses de 10 à 30 grammes.

Podophylle. — On emploie les rhizomes et la racine du *Podophyllum peltatum,* famille des Berbéridées. Il renferme une résine, le *podophyllin* ou *podophylline,* qui en est le principe actif.

Dose : Podophylle, 0 gr. 50 à 1 gramme ; podophyllin, 0 gr. 05 à 0 gr. 10.

Colchique. — La partie utilisée est le bulbe du *Colchicum autumnale*, famille des Colchicacées.

Le principe actif est la *colchicine*, alcaloïde soluble dans l'eau et l'alcool.

La colchicine est un poison violent. Elle détermine rapidement la perte de connaissance et le coma. Les nerfs sensitifs se paralysent, mais non les nerfs moteurs ni les muscles. Elle produit une violente inflammation intestinale, d'où ses effets purgatifs.

Le colchique a été beaucoup employé dans la goutte, soit comme purgatif, soit à titre d'antidouloureux.

Son mode d'action dans cette maladie, n'est pas élucidé. Taylor, Mairet et Combemale ont observé l'augmentation de l'urine, de l'urée et la diminution de l'acide urique.

Doses : Colchicine, 0 gr. 001 à 0 gr. 002 ; poudre de colchique, 0 gr. 05 à 0 gr. 20 en pilules ou infusion ; teinture 1 p. 8, 1 à 8 grammes.

Iridine. — Résine extraite de l'iris versicolore. Purgatif cholagogue. — *Dose :* 0 gr. 20 à 0 **gr.** 50.

Évonymine. — Résine de l'*Evonymus atropurpureus.* — *Dose :* 0 gr. 05 à 0 gr. 10.

Phytolaccine, du *Phytolacca decandra.* — Purgatif cholagogue. — *Dose :* 0 gr. 10 à 0 gr. 20.

Sanguinarine. — Alcaloïde du *Sanguinaria canadensis.* — *Dose :* 0 gr. 01 à 0 gr. 02.

Baptisine. — Résine du *Baptisia tinctoria.* — *Dose :* 0 gr. 20 à 0 gr. 30.

Stillingine (extrait du *Stillinga sylvatica*). — Purgatif cholagogue fort employé aux États-Unis.

CONSÉQUENCES DE L'ACTION PURGATIVE

Les purgatifs soustrayant au sang une certaine quantité de liquide, le sang se trouve appauvri en eau : il en résulte une résorption active des liquides extra-vasculaires. L'usage prolongé des purgatifs prive l'organisme des éléments nutritifs de la digestion, en sorte qu'un état se manifeste analogue à celui qui succède à un long jeûne, et le tissu adipeux disparaît.

Les purgatifs ont une action marquée sur la nutrition. Moreigne, observant sur lui-même a constaté qu'une purgation augmente les *oxydations* et la *désassimilation*. En effet, l'azote total, l'azote de l'urée, le soufre total, le soufre complètement oxydé, l'acide phosphorique sont augmentés; les matières minérales diminuent par suite de leur élimination plus grande par l'intestin.

L'emploi répété des purgatifs est suivi de *constipation*. Cette constipation s'observe surtout après les purgatifs salins, et les partisans de l'action endosmotique l'expliquent par ce fait qu'une certaine quantité de sel s'absorbe toujours et produit un effet semblable à celui qu'il détermine dans l'intestin, mais avec résultat inverse, c'est-à-dire que le sel, dans le sang, attire les liquides intestinaux. Cette théorie est infirmée par ce fait que l'usage des autres purgatifs est également suivi de constipation. Il est plus probable que la constipation n'est, dans ce cas, que le résultat de l'accoutumance. La muqueuse, habituée aux irritations, a besoin d'irritations plus fortes pour pouvoir produire le réflexe de la défécation.

Enfin, il faut être prévenu d'une conséquence qui a été observée plusieurs fois à la suite de l'ingestion de fortes doses de purgatifs énergiques : nous voulons parler des *paraplégies* signalées par Hervier.

Ces paralysies doivent rentrer dans le cadre des paralysies d'origine périphérique.

THÉRAPEUTIQUE ET CHOIX DES PURGATIFS

Les purgatifs peuvent être employés dans un but d'*exonération intestinale*, de *sollicitation des mouvements intestinaux*, de *dérivation sanguine*, d'*antisepsie*, de *spoliation séreuse*, de *modification de la nutrition*.

Antisepsie intestinale. — Le tube intestinal est un véritable flacon de cultures de bactéries. Il s'y fabrique normalement une quantité importante de toxines, qui s'éliminent au fur et à mesure de leur production. Souvent il y a lieu de modérer ce processus (auto-intoxication, d'origine intestinale, de Bouchard).

La plupart des maladies du tube digestif sont causées par des microbes qui, eux aussi, fabriquent des toxines (fièvre typhoïde, choléra, dysenterie) ; il en est de même des fermentations exagérées ou anormales qui s'observent fréquemment et s'accompagnent de diarrhée.

Dans tous les cas, l'indication première est de laver l'intestin pour le débarrasser et des microbes et des toxines. Les purgatifs salins conviennent le mieux à cet usage.

Chez les enfants atteints de diarrhée, le calomel vaut mieux.

Quand l'intestin est nettoyé, il faut alors employer les antiseptiques, et nous avons vu qu'il fallait des substances lentement solubles, afin qu'elles puissent cheminer le long du tube digestif. Le naphtol, le salol, etc., remplissent ce but.

Exonération intestinale. — On se propose ici de débarrasser l'intestin de matières qui obstruent sa cavité. La *constipation* est une des causes les plus fréquentes d'obstruction intestinale. Nous ne pouvons dans ce livre nous étendre sur ce traitement de la constipation ; contentons-nous de dire que la constipation n'étant qu'un symptôme, on doit s'adresser pour la combattre à sa cause génératrice, que l'hygiène doit entrer pour la plus large part dans son traitement, et qu'il ne faut, suivant le conseil de Trousseau, user des purgatifs qu'à la dernière extrémité. On sait, en effet, que l'usage des purgatifs est suivi de constipation, et qu'ils sont pour ainsi dire contre-indiqués. Il est cependant des cas où on doit y avoir recours. Si l'on se trouve, par exemple, en présence d'une constipation qui, par sa ténacité et sa durée, fait craindre des accidents, on administrera un purgatif. Un purgatif drastique sera préféré dans ce cas.

D'autre part, les malades ne se résignent pas généralement à attendre les bienfaits d'un traitement hygiénique; ils veulent être soulagés de suite (ils appellent cela une guérison). On devra alors employer les purgatifs qui constipent le moins : l'aloès, le podophylle. Les purgatifs salins seront surtout évités.

Quand il s'agit de débarrasser l'intestin de corps étrangers, on emploie les purgatifs faibles, moyens ou forts, suivant le volume du corps étranger. Si l'obstacle est formé par des entozoaires, on se servira bien entendu des purgatifs anthelminthiques : calomel, jalap, huile de ricin.

La constipation accidentelle sera traitée par les purgatifs doux.

Sollicitation de mouvements intestinaux. — Lorsque la lumière de l'intestin est fermée soit par une invagination, soit par un volvus, soit par un anneau herniaire, on peut espérer lever l'obstacle en faisant contracter énergiquement l'intestin. Mais est-on sûr d'atteindre ce but? On court au contraire la chance de resserrer l'obstacle. Malheureusement, quand on se trouve en présence d'une obstruction intestinale, il est la plupart du temps impossible de déterminer la nature de l'obstacle, et pour aider le diagnostic il est indiqué de donner un purgatif. Le plus violent des drastiques, l'huile de croton, est celui qu'on choisira. Si l'obstacle résiste au purgatif, il faut s'adresser à un autre traitement. Quand une hernie est constatée, on peut favoriser sa rentrée au moyen des médicaments qui excitent les mouvements intestinaux : strychnine, nicotine, ésérine. Mais là encore il ne faut pas insister si le médicament n'a pas rapidement produit son effet.

Dérivation sanguine. — Nous avons vu que les purgatifs produisent un afflux de sang vers la muqueuse intestinale. Cette congestion peut être provoquée pour détourner le sang qui se porte vers un autre organe. Ainsi, dans les *congestions* ou *hémorragies cérébrales*, les purgatifs sont presque toujours employés. Si l'on a affaire à une congestion grave, la saignée sera d'abord pratiquée, puis on administrera des purgatifs drastiques. La congestion est-elle habituelle, on emploiera habituellement l'aloès et fréquemment les purgatifs salins.

Les purgatifs salins sont d'un usage courant dans le traitement des maladies des yeux.

Dans la congestion ou l'inflammation des *voies respiratoires* on emploiera, suivant la gravité du cas, les drastiques ou les purgatifs salins.

L'indication des purgatifs est la même dans les congestions et inflammations des viscères abdominaux : *foie, rate, reins*, et dans celles de la moelle. Dans la congestion et inflammation de l'*utérus*, les purgatifs jouent un grand rôle quant au traitement. Les salins sont encore des plus employés. L'aloès est contre-indiqué parce qu'il congestionne l'utérus; mais il a, par ce fait, une indication spéciale lorsque l'on veut appeler le sang vers l'utérus dans les cas d'établissement difficile des règles. De même l'aloès est le purgatif le plus puissant pour le rappel de *fluxions hémorroïdales*. Dans les *maladies de la peau* les purgatifs salins sont d'un usage répandu.

Il ne faut pas oublier que le tube digestif, le foie, sont une voie d'élimination pour certains déchets de la nutrition, et que dans certains cas, urémie, obstruction biliaire, les purgatifs sont indiqués pour favoriser cette élimination.

Spoliation séreuse. — Nous avons vu qu'une des conséquences de l'action purgative était la résorption des liquides extra-vasculaires, par suite de la soustraction d'eau opérée au sang. Les purgatifs agissent comme la saignée, en abaissant la pression vasculaire.

Cet abaissement de pression est utilisé dans les

divers épanchements cavitaires ou interstitiels : pleurésie, péricardite, ascite, œdèmes.

Les purgatifs drastiques et salins auront la préférence en raison de l'abondance et de la fluidité des selles qu'ils produisent.

Modifications de la nutrition. — L'usage répété des purgatifs équivaut à une diète prolongée. Aussi sont-ils fort en usage dans le traitement de la *polysarcie*, et il est juste de dire que ce traitement rationnel est suivi de succès. Toutefois il ne faut pas oublier que l'hygiène est dans ce cas plus puissante que les purgatifs. On emploie généralement les eaux minérales purgatives.

ANTICATHARTIQUES

Les anticathartiques sont opposés aux purgatifs ; ceux-ci augmentent les sécrétions intestinales, ceux-là les diminuent.

Considérations physiologiques. — La physiologie pathologique de la diarrhée, que nous avons faite en étudiant les purgatifs, nous permettra de comprendre le mode d'action des anticathartiques et de les classer d'après ce mode d'action.

Ainsi que nous l'avons vu, la diarrhée est un phénomène réflexe. Son point de départ se trouve dans les nerfs sensitifs. Le plus souvent ce sont les nerfs sensitifs du tube digestif qui sont en jeu : c'est ainsi que se produisent les diarrhées de l'indigestion, des intoxications, des corps étrangers. Les fermentations intestinales sont une des causes habituelles de la diarrhée, et les produits de ces fermentations : hydrogène sulfuré, toxines, irritent la muqueuse ; mais les nerfs sensibles de divers autres organes peuvent également, par leur irritation, produire la diarrhée : témoin les diarrhées déterminées par les brûlures de la peau, par le froid ; la diarrhée de la peur a pour voie centripète les nerfs des sens. Si donc un agent supprime la conductibilité des nerfs sensitifs, le phénomène réflexe n'aura pas lieu.

Les centres de réflexion échappent à notre action, sauf peut-être le centre vaso-moteur. Les nerfs centrifuges des phénomènes réflexes de la diarrhée sont au nombre de trois. Ce sont : les nerfs *vaso-moteurs* des vaisseaux intestinaux, les nerfs *sécréteurs* des glandes intestinales, et les nerfs *moteurs* des tuniques de l'intestin. Qu'un médicament supprime les conducteurs centrifuges, et la diarrhée ne pourra se produire. La part que prend chacun de ces nerfs centrifuges dans le phénomène de la diarrhée doit varier suivant les cas, mais il n'est pas possible de déterminer dans quelles circonstances l'un a la prépondérance sur les autres : il est permis d'admettre cependant que dans les diarrhées où les selles sont fréquentes et peu abondantes les nerfs moteurs jouent un rôle plus important que les deux autres.

Nous avons vu que les purgatifs salins agissaient aussi par dialyse, c'est-à-dire en attirant à eux, par force physique, le sérum des vaisseaux. Si, au lieu d'être dans le tube digestif, les sels se trouvent dans le sang, ils produiront un effet inverse ; ils attireront dans le sang, les liquides extra-vasculaires et s'opposeront, par le fait, à la diarrhée.

Les astringents mettent aussi obstacle aux extravasations séreuses en resserrant les tissus et les vaisseaux.

On voit donc que les anticathartiques agissent soit en supprimant l'impressionnabilité des nerfs sensitifs, soit en arrêtant le courant nerveux centrifuge des nerfs vaso-moteurs, sécréteurs et moteurs, soit en s'opposant physiquement, par dialyse ou par compression, à l'exhalation séreuse.

Les antiseptiques intestinaux sont les meilleurs anticathartiques, car ils suppriment la cause de la diarrhée.

BISMUTH

Les composés *solubles* de bismuth, tels que l'acétate, le citrate d'ammoniaque et de bismuth, déterminent dans les organes les mêmes altérations que l'arsenic et l'antimoine, c'est-à-dire la dégénérescence graisseuse des tissus (Lebedeff, Stefanowitsch). Ils ne sont pas employés en médecine.

Les deux seuls composés usités sont le *sous-nitrate* et le *sous-carbonate*, tous deux *à peu près* insolubles. Nous disons *à peu près*, car Girbal et Lazowski, après avoir donné du sous-nitrate à des chiens, ont retrouvé une partie de la substance dans l'urine, la bile, les reins, le foie, les poumons ; la plus grande partie dans les matières fécales, à l'état de sulfure de bismuth.

Le sous-carbonate se dissout en petite quantité dans l'estomac (Rabuteau).

L'absorption de ces composés de bismuth étant difficile, on n'a pas à craindre de produire d'intoxication par de fortes doses ; Monneret donnait le sous-nitrate jusqu'à 60 grammes.

Absorbé par les plaies, il produit une stomatite gangreneuse et une néphrite épithéliale (Villejean). L'oxyde de bismuth est toxique chez le chien, en injection sous-cutanée, à la dose de 0 gr. 14 par kilogramme.

Le sous-nitrate est inoffensif pour la muqueuse gastro-intestinale, ainsi que l'ont reconnu Monneret et Henri Gintrac dans plusieurs autopsies.

Le sous-nitrate de bismuth produit la constipation chez les sujets en bonne santé ; chez les malades atteints de diarrhée, il diminue la fréquence des selles, et son emploi est aujourd'hui général depuis que Bretonneau, Trousseau et Monneret, etc., ont montré son efficacité.

Quel est son mode d'action ? Pour certains auteurs, le sous-nitrate au contact de l'eau du tube digestif se décompose et donne naissance à de l'acide azotique qui agit comme irritant et par conséquent comme agent de la méthode substitutive. Trousseau et Pidoux le considèrent comme un astringent. Monneret pense que le sous-nitrate de bismuth n'agit que comme corps inerte : il enduit les surfaces malades et protège les terminaisons des nerfs contre les irritations qui sont le point de départ du phénomène réflexe de la diarrhée. C'est aussi l'opinion de Traube. Étant donnée cette dernière manière de voir, le sous-nitrate de bismuth agit en empêchant les nerfs sensitifs d'être irrités, il supprime la cause du réflexe.

Que le sous-nitrate de bismuth se décompose ou ne se décompose pas, il n'en est pas moins un antiseptique et c'est à ce titre qu'il est antidiarrhéique. Ajoutons que le sous-nitrate de bismuth a une grande affinité pour le soufre et que dans l'intestin il se transforme en sulfure noir de bismuth.

L'hydrogène sulfuré étant lui-même un produit de fermentation et une cause de diarrhée, on voit que le bismuth arrête la diarrhée par bien des mécanismes.

Si le bismuth passe en nature dans les selles, c'est qu'il n'y a pas de fermentation ; si au contraire il se transforme en sulfure, c'est qu'il y a formation exagérée d'hydrogène sulfuré.

Indépendamment de son action anticathartique, le sous-nitrate est une poudre absorbante. A ce titre il rend des services dans le *météorisme* et la *dyspepsie flatulente*.

Enfin le sous-nitrate de bismuth est employé à l'extérieur comme poudre absorbante et comme antiseptique dans les *ulcères, plaies, eczéma, blennorragie,* etc.

Doses. — 1 à 20 grammes par jour. Le sous-carbonate se donne aux mêmes doses.

Le *salicylate de bismuth* a les mêmes propriétés et les mêmes indications. Je le crois préférable au sous-nitrate comme antiseptique intestinal.

Le **naphtolate de bismuth, orphol.** se décompose dans l'intestin en naphtol et bismuth.

Dose : 2 à 5 grammes en cachets de 0 gr. 50.

L'érythrol est un iodure double de bismuth et de cinchonidine.

Dose : 0 gr. 01 à 0 gr. 05 en pilules.

L'endoxine est une combinaison du bismuth et du nosophène.

Dose : 0 gr. 25 à 2 grammes *pro die* en cachets de 0 gr. 25.

Le **xéroforme** est une combinaison du bismuth et du tribromophénol.

Employé par Hueppe, dans le choléra, à la dose de 4 à 6 grammes par jour, par cachets de 0 gr. 50.

Le PHOSPHATE DE CHAUX est soluble dans le suc gastrique, et nous l'avons étudié aux « Réparateurs de la nutrition ». Mais s'il est donné en grande quantité, 10 à 20 grammes à la fois, la majeure partie n'est pas absorbée et chemine le long du tube digestif. Il agit comme substance inerte et absorbante.

Doses : 5 à 20 grammes.

La MORPHINE, la NARCÉINE, ainsi que nous l'avons vu, sont anticathartiques et agissent en modérant les nerfs sécréteurs et moteurs de l'intestin et par leur action anexosmotique. Les *astringents*, tanin et végétaux qui en renferment, peuvent être employés dans la diarrhée. Ils agissent comme antiseptiques et comme vaso-constricteurs, diminuant les sécrétions intestinales.

Coto. — Écorces du *Coto* et *Paracoto*, famille des Laurinées. D'après Albertoni, la *cotoïne* et la *paracotoïne*, glucosides qui en sont la substance active, seraient antiseptiques. Elles produisent une dilatation intense des vaisseaux de l'intestin et favoriseraient ainsi l'absorption des liquides intestinaux.

Doses :
Poudre de coto.............. 0 gr. 50 à 2 grammes.
Teinture...................... 10 à 40 gouttes.
Cotoïne...................... 0 gr. 50 en cachets.

CHOLAGOGUES

Ce sont des médicaments qui augmentent la quantité de bile dans l'intestin. Ou bien ils facilitent l'excrétion de la bile, *bilio-excréteurs*, ou bien ils augmentent la sécrétion, *bilio-sécréteurs*. En pratique et même expérimentalement, cette distinction est difficile à faire. Les purgatifs sont tous plus ou moins cholalogues.

Rutherford, Prévost et Binet ont fait de nombreuses expériences chez le chien pour étudier le pouvoir cholagogue de diverses substances.

Voici les conclusions de Prévost et Binet :

Substances cholagogues : Essence de térébenthine, terpine, chlorate de potasse, benzoate et salicylate de soude, évonymine, muscuranine.

Substances à action douteuse, inconstante : Bicarbonate et sulfate de soude, chlorure de sodium, sel de Carlsbad, propylamine, antipyrine, aloès, acide cathartique, rhubarbe, *Hydrastis canadensis,* ipéca, boldo.

Substances qui diminuent la bile : Iodure de potassium, calomel, fer, cuivre, atropine.

Substances sans action : Phosphate de soude, bromure de potassium, sublimé, arséniate de soude, alcool, éther, glycérine, quinine, caféine, pilocarpine.

Stadelmann refuse toute action cholagogue aux sels alcalins, à l'aloès, au jalap, au podophyllin, au calomel.

Doyon et Dufour, qui ont recueilli la bile des vingt-quatre heures sur un chien pourvu de fistule permanente, ont reconnu que la *bile* et le *salicylate de soude* augmentent la sécrétion biliaire ; quant au calomel, à dose purgative, il la diminue de moitié :

Boldo. — Le Boldo, *Pneumus boldus* (Monimiacées), a été étudié par mon collègue Cl. Verue et Dujardin-Beaumetz, Laborde, Gley, Quinquaud.

Il renferme un alcaloïde, la boldine ; un glucoside, la baldoglucine, et une huile essentielle.

D'après Laborde, la boldine est toxique et convulsivante ; la boldoglucine excite d'abord les centres nerveux, puis produit un état de somnolence avec ralentissement du cœur et de la respiration. Elle excite les sécrétions stomacales et biliaires ; elle est diurétique.

Le boldo est employé comme excitant de l'estomac et dans les congestions du foie. Magnan l'a utilisé comme hypnotique.

Dose : teinture à 1 p. 5, 20 à 40 gouttes.

Comment agissent les cholagogues ? Est-ce par action directe sur la cellule hépatique, par l'intermédiaire des vaso-moteurs, des nerfs sécréteurs ? On n'en sait rien.

Les cholagogues sont indiqués dans les *intoxications* pour favoriser l'élimination des poisons, alcaloïdes, métaux, métalloïdes ; dans la *lithiase biliaire* (calcul, boue hépatique) ; dans l'*ictère catarrhal*, qui le plus souvent est d'origine microbienne, pour laver les canaux et entraîner les microbes ; dans les *hépatites*, pour stimuler les fonctions de la cellule hépatique.

On choisira le cholagogue le mieux approprié à l'état du foie et à l'état général du malade.

MODIFICATEURS DE LA SÉCRÉTION URINAIRE

Les agents de cet ordre augmentent ou diminuent la quantité des urines. Les premiers sont des *diurétiques*, les seconds sont les *anurétiques*.

Pour saisir le mode d'action des diurétiques et des anurétiques, il est indispensable de rappeler la physiologie de la sécrétion urinaire,

Considérations physiologiques. — Nous n'avons pas ici à nous occuper des différentes opinions émises sur le mécanisme particulier de l'excrétion urinaire. Les théories de Bowmann, de Ludwig et de Kuss sont plus ou moins hypothétiques, et si elles ont un intérêt physiologique elles laissent indifférent le thérapeute, qui cherche à agir sur l'excrétion urinaire et qui y parvient en mettant en jeu les forces physiologiques communes à toutes les sécrétions. Quelles sont donc les conditions physiologiques ordinaires qui président à la sécrétion urinaire ? Tout d'abord un fait important doit être signalé : c'est que tous les matériaux de l'urine existent dans le sang, ainsi que l'ont prouvé les expériences de Cl. Bernard, Prévost et Gréhant.

Le rein diffère donc à cet égard de toutes les autres glandes, lesquelles *fabriquent* un produit spécial. C'est pour cela qu'on dit que l'urine est un produit d'excrétion, non de sécrétion.

Mais tous les principes en dissolution dans le sang ne passent pas dans l'urine : il faut donc reconnaître à l'épithélium rénal le pouvoir de choisir entre ces principes ceux qui doivent s'éliminer et ceux qui doivent rester dans le sang. S'il ne sécrète pas, il sélecte.

La condition la plus importante dans la sécrétion rénale est l'état de la *pression vasculaire*. Il faut de toute nécessité que la pression soit plus forte dans les vaisseaux que dans les tubes urinifères. Lorsqu'on augmente la pression des tubes urinifères par la ligature des uretères, l'excrétion urinaire diminue, et elle se supprime quand cette pression égale celle du sang. On peut arriver au même résultat en abaissant la pression vasculaire : un chien qui sécrète 11 grammes d'urine en trente minutes, avec une pression sanguine de 135 millimètres de mercure, n'en sécrète plus que 2 grammes dans le même temps quand on a abaissé la pression à 104 millimètres.

Le glomérule de Malpighi est admirablement constitué pour maintenir toujours l'excès de pression en faveur du sang, car le diamètre du vaisseau efférent est de beaucoup inférieur à celui du vaisseau afférent.

Le rôle de l'*épithélium* est diversement interprété par les théories de Bowman, de Kuss et de Ludwig; dans tous les cas, son action doit se manifester par des variations qualitatives et quantitatives de l'urine.

Le rôle du *système nerveux* dans la sécrétion rénale est peu connu. On sait, d'après des expériences de Cl. Bernard, que le centre de l'excrétion urinaire se trouve dans la moelle allongée. La section de la moelle épinière diminue la quantité de l'urine en abaissant la tension vasculaire. La section du nerf grand-splanchnique congestionne le rein et augmente l'urine; l'électrisation du bout périphérique de ce même nerf diminue la sécrétion urinaire (Vulpian).

On ignore si le rein possède des nerfs *sécréteurs*. Le rôle du système nerveux paraît donc se limiter à une action vaso-motrice et par suite à la pression vasculaire.

DIURÉTIQUES

PHYSIOLOGIE

Étant données ces connaissances physiologiques, comment peuvent agir les médicaments pour activer l'excrétion urinaire? Nous avons vu que la pression sanguine est la condition la plus importante de cette excrétion : or nous pouvons facilement augmenter cette pression et provoquer ainsi la diurèse. Nous avons donc une première classe de *diurétiques mécaniques*.

La pression sanguine peut être élevée de diverses façons, soit en augmentant la force d'impulsion du cœur, la résistance restant la même : c'est ainsi qu'agit la vératrine, à faible dose; soit en rétrécissant la capacité d'un champ circulatoire par diminution de calibre des vaisseaux : ainsi agissent le froid, la digitale, la compression des vaisseaux. Cette diminution de calibre peut être obtenue soit par l'intermédiaire des nerfs vaso-moteurs (digitale), soit par action directe du médicament sur les fibres lisses des vaisseaux (ergot de seigle). Enfin on élève la pression vasculaire en augmentant la masse du sang par absorption d'une certaine quantité d'eau. Un grand nombre de substances dites diurétiques n'agissent que par l'eau qui sert d'excipient.

Les médicaments qui rétrécissent les vaisseaux ne sont diurétiques qu'à la condition que le rétrécissement porte sur des vaisseaux autres que ceux du rein, car, dans ce cas, le rein se congestionne et sa sécrétion est augmentée. Ceux qui, au contraire, rétrécissent les vaisseaux du rein anémient cet organe et ralentissent ses fonctions.

Les agents de cette première classe sont donc diurétiques d'une façon indirecte.

Dans une seconde classe, *diurétiques agissant sur le rein*, nous comprenons un certain nombre de substances dont l'action diurétique est certaine, mais peu expliquée : ce sont les diurétiques dialytiques et les diurétiques irritants.

Les diurétiques dialytiques agissent en attirant les liquides extra-vasculaires et augmentant ainsi la masse du sang, d'où élévation de pression. Leur action serait donc comparable à celle de l'eau. C'est ainsi que se produirait la diurèse par les carbonates et les azotates alcalins, l'alcool. Charles Richet et Moutard-Martin ont montré récemment que le sucre est également diurétique. Parmi les diurétiques dialytiques, il en est qui n'agissent pas seulement par dialyse, mais aussi en irritant le rein : tels sont le nitrate de potasse, l'alcool. La térébenthine, le copahu, le cubèbe doivent aussi leur propriété à l'irritation des reins. Cette irritation doit être vraisemblablement le point de départ d'un acte réflexe, qui, passant par la moelle allongée, se réfléchit par les nerfs vaso-moteurs ou sécréteurs (?) du rein. En sorte que, tout bien considéré, il est possible que les diurétiques agissent tous en augmentant la pression vasculaire. Mais la preuve n'est pas faite, et jusqu'à nouvel ordre nous conservons la classification suivante :

1° Diurétiques mécaniques ou augmentant la pression vasculaire ;

2° Diurétiques agissant sur le rein.

Il ne faut pas oublier que l'importance de la sécrétion urinaire réside non dans la quantité d'urine, mais dans celle des principes qui y sont en dissolution. Les travaux du Prof. Bouchard ont démontré la présence dans l'urine de poisons dont l'élimination est indispensable. Ce savant a déterminé le coefficient toxique des urines normales et pathologiques, et il résulte de ses travaux que le meilleur diurétique sera celui qui augmentera le plus le pouvoir toxique des urines émises en vingt-quatre heures.

I. — DIURÉTIQUES MÉCANIQUES

La plupart des médicaments qui font contracter les fibres lisses des vaisseaux, soit directement, soit par l'intermédiaire des vaso-moteurs, sont susceptibles d'augmenter la quantité des urines : c'est ainsi que l'atropine, la strychnine, la nicotine, l'ergot de seigle, le *Convallaria maïalis*, la caféine, etc., sont diurétiques; mais ces substances ne sont guère usitées dans un but purement diurétique. La *digitale* et la *scille* sont les substances le plus fréquemment employées dans ce but.

Nous nous contentons de citer l'*eau*, excellent diurétique, dont on comprend sans peine le mode d'action.

Digitale. — Ainsi que nous l'avons vu ailleurs (page 232), la digitale élève la pression sanguine de deux façons : en resserrant les vaisseaux et en augmentant l'énergie des contractions cardiaques.

Tous les auteurs ne sont pas d'accord sur l'effet de la digitale sur l'homme sain. Pour Joerg, Hutchinson, Sanders, Trousseau, la digitale est diurétique; pour d'autres, Traube, Wunderlich, Hirtz, elle ne l'est pas. Cette divergence prouve au moins que la digitale est un diurétique incertain. Mais ce sur quoi tout le monde est d'accord, c'est la diurèse obtenue par ce médicament dans les hydropisies cardiaques. On voit bientôt sous son influence les hydropisies disparaitre et les urines devenir abondantes. Il est facile de se rendre compte du fait. Les hydropisies cardiaques sont dues à la stase du sang dans le système veineux, stase qui est le résultat de la faiblesse du cœur, qui n'a pas la force de faire effectuer au sang sa révolution dans le temps normal. La digitale, en rendant au cœur sa force d'impulsion, régularise la circulation, la pression diminue dans les veines, la sérosité épanchée se résorbe, la masse du sang augmente, la pression artérielle s'élève de ce fait et par le resserrement des artérioles, et la diurèse se produit. La digitale est, pour ainsi dire, le spécifique des hydropisies cardiaques. Son action est beaucoup moins sûre dans les autres affections où l'on a recours aux diurétiques.

La meilleure préparation de digitale est la *poudre de feuilles* en infusion ou en macération :

Dose : 0 gr. 25 à 0 gr. 75.

Scille. — Ce que nous venons de dire de la digitale s'applique également à la scille, dont le mode d'action est semblable (Husemann, König).

Préparations. — *Vin scillitique* à 1 p. 100, 2 à 4 cuillerées à bouche.

Vinaigre scillitique à 10 p. 100, une cuillerée à café par jour.

Oxymel scillitique à 3 p. 100, 10 à 40 grammes par jour.

La digitale et la scille sont fréquemment associées.

Pilules de scille et de digitale : Poudre de digitale, 0 gr. 05 ; poudre de scille, 0 gr. 05 pour une pilule : 2 à 4 pilules par jour.

Vin diurétique de Trousseau : dose, 1 à 3 cuillerées à bouche par jour.

II. — DIURÉTIQUES AGISSANT SUR LE REIN

Alcool. — L'alcool est un puissant diurétique, ainsi que cela résulte des expériences de Rabuteau, et il a à cet égard une puissance six ou huit fois plus forte que l'eau.

Il agit par dialyse et par irritation rénale.

Vins. — Les vins sont d'autant plus diurétiques qu'ils renferment plus d'alcool et moins de tanin. C'est pour cela que les vins blancs ont plus d'action que les vins rouges (Rabuteau).

Lait. — Le lait est un diurétique parfait dans les hydropisies cardiaques et brightiques. Il agit par son eau, ses sels et son sucre.

Le sucre de lait, ou *lactose*, est vivement recommandé par G. Sée, et cela à haute dose : 50 à 100 grammes. La lactose ne se retrouve pas dans l'urine : elle se transforme en glycose, et son action diurétique est analogue à celle du diabète.

Carbonates alcalins. — Les bicarbonates de soude et de potasse ne sont diurétiques que lorsqu'ils ont été donnés à dose suffisante pour rendre les urines alcalines (Rabuteau).

Les *malates, citrates, tartrates, acétates,* alcalins, se transformant dans l'organisme en bicarbonates, agissent comme ces derniers.

Doses : 5 à 10 grammes.

Azotates alcalins. — Le *nitrate de potasse* est connu comme diurétique, mais là ne se borne pas son action physiologique.

D'après Rabuteau, le nitre, à la dose de 10 grammes, produit une diminution du chiffre de l'urée et le ralentissement du pouls, par suite de l'action spéciale du potassium sur le cœur.

Nothnagel et Rossbach conviennent que le pouls peut se ralentir et la température s'abaisser ; mais, disent-ils, il faut des doses tout à fait élevées, et encore n'y arrive-t-on pas chez l'homme, parce qu'il survient une gastrique toxique. En fait, les expériences de Rabuteau et de Jovitzü ne nous paraissent pas bien démonstratives. Le lecteur va juger. Jovitzu, s'étant soumis à un régime uniforme pendant quinze jours, prit pendant les cinq jours intercalaires 10 grammes de nitre par jour, en deux fois. L'urée fut dosée chaque jour. Le poids moyen de l'urée de la première période de cinq jours (sans médicament) fut de 25 gr. 29 ; la moyenne de la seconde période, où l'on prit le médicament, fut de 22 gr. 72 ; différence : 1 gr. 57. C'est peu, eu égard aux variations physiologiques du chiffre de l'urée, malgré l'identité du régime.

Le nombre des pulsations a été en moyenne de 72 le matin et de 76 le soir pendant la première période; il fut de 67 le matin et de 66 le soir pendant la deuxième période; différence: 5 pulsations pour le matin, 10 pulsations pour le soir. Ma conviction n'est pas entraînée par ces chiffres.

Quoi qu'il en soit de l'action physiologique du nitre, il n'en a pas moins été recommandé dans un certain nombre de maladies. Les *fièvres intermittentes*, la *pneumonie*, le *rhumatisme articulaire aigu* ont été traités par lui, mais il ne s'est pas montré plus favorable qu'une foule d'autres médicaments, et moins efficace en tout cas que les agents antipyrétiques plus sûrs : quinine, acide salicylique.

Doses : 2 à 10 grammes.

Le *nitrate de soude* a une action générale et locale (sur les reins), semblable à celle du nitrate de potasse, mais moins accentuée.

Doses : 2 à 15 grammes.

Chlorates alcalins. — Les chlorates usités en médecine sont les *chlorates de potasse* et de *soude*.

Les propriétés diurétiques des chlorates sont, au dire de Rabuteau, supérieures à celles des nitrates, et le chlorate de soude serait, dans ce sens, plus actif que le chlorate de potasse. Les chlorates s'absorbent rapidement et s'éliminent de même en nature. La voie principale d'élimination est l'urine; puis viennent la salive, les larmes, le lait, la bile, les sueurs. Rabuteau a retrouvé dans les urines et la salive la presque totalité du sel ingéré, ce qui prouve que le chlorate ne se décompose pas dans l'organisme.

Les chlorates sont irritants : c'est sans doute à cette propriété qu'ils doivent en partie leurs effets diurétiques.

On aurait constaté le ralentissement du pouls,

surtout par le chlorate de potasse, la diminution de l'urée et de la chaleur animale (Rabuteau).

Usages. — Les chlorates ont le droit d'être employés comme diurétiques ; de plus, ils se montrent efficaces dans un certain nombre d'affections.

Socquet, de Lyon, a donné le chlorate de potasse dans le *rhumatisme articulaire aigu* et lui décerne des éloges.

Mais là où le chlorate de potasse se distingue, c'est dans les *stomatites, gingivites,* et principalement la stomatite mercurielle ; on peut même par son emploi prévenir la stomatite mercurielle. Aucun médicament ne peut lui être comparé. Cette efficacité du chlorate de potasse dans les stomatites est due à l'action topique du collutoire ou gargarisme ; mais il ne faut pas oublier que le médicament s'élimine par la salive et qu'en le donnant à l'intérieur on a l'avantage de le voir paraître plusieurs fois dans la cavité buccale.

Le chlorate de potasse a été employé par Blache dans l'*angine* et la *laryngite diphtéritique,* et il a donné des résultats satisfaisants. A l'*extérieur* on l'a employé comme excitant dans les *ulcères,* les *cancroïdes.* Bergeron et Leblanc auraient fait disparaître des épithéliomes par l'emploi intérieur du chlorate de potasse.

Le **chlorate de soude** est beaucoup moins usité ; il mérite d'être employé comme diurétique, de préférence au chlorate de potasse (Rabuteau). Barthez s'en sert en instillation dans la trachée, après la trachéotomie, pour ramollir les fausses membranes et favoriser leur expulsion.

Doses : Chlorate de potasse, 5 à 10 grammes.

Quand on le donne en solution aqueuse, il n'y a pas lieu de s'inquiéter de la dose, car l'eau se sature, et l'on peut prendre l'eau saturée puisqu'elle ne renferme que 6 p. 100 de sel.

Chlorate de soude : Il est plus soluble et peut se donner à doses plus élevées, 5 à 20 grammes.

Le **calomel** à petites doses, 0 gr. 10, répétées plusieurs fois par jour, est vanté comme diurétique dans les cardio-pathies, mais son action est variable et incertaine.

La **théobromine**, alcaloïde du *Theobroma cacao*, est plus diurétique que la caféine. On l'a combinée au salicylate de soude, et le produit a été appelé *diurétine*. C'est une poudre soluble dans l'eau et très peu toxique.

Huchard préconise la théobromine comme le meilleur diurétique dans les maladies du cœur et dans les néphrites interstitielles ou parenchymateuses.

Elle agirait plus rapidement que la caféine et la digitale.

Doses : 3 à 5 grammes.

Pipérazine ($C^2H^{10}Az^2$). — Comme elle est peu soluble dans l'eau, on emploie son chlorhydrate ou bien le *tartrate de diméthylpipérazine* ou *lycétol*. Le lycétol est diurétique et a de plus la propriété de former avec l'acide urique des urates beaucoup plus solubles que l'urate de lithine.

Il est spécialement indiqué dans la diathèse goutteuse.

Doses : Chlorhydrate de pipérazine en solution aqueuse à 1 sur 5 pour injection sous-cutanée, 1 à 2 seringues par jour.

Par voie gastrique, 1 gramme.

Lycétol, 1 à 2 grammes par doses de 0 gr. 50 en potion.

Strontiane. — Laborde a appelé en 1891 l'attention sur les sels de strontiane. Il a d'abord reconnu leur innocuité chez le chien et leur action diurétique. G. Sée et C. Paul les ont expérimentés. Ce dernier auteur a reconnu que le bromure de strontiane diminuait l'albumine dans le mal de Bright. Son action serait nulle dans la néphrite interstitielle. On emploie le lactate, le chlorure, le bromure, à la dose de 5 à 10 grammes.

Pariétaire, Bourrache, Asperges. — Ces différentes plantes renferment des sels de potasse auxquels on attribue leur propriété diurétique ; mais ces sels y sont en trop faible quantité. Il est bien plus probable qu'elles n'agissent que par l'eau qui leur sert de véhicule.

Doses : 10 grammes pour un litre.

Essences diverses. — La *térébenthine*, le *copahu*, le *cubèbe*, le *genièvre* sont diurétiques par irritation des reins.

Doses : térébenthine, 1 à 5 grammes ; *cubèbe, copahu, genièvre*, 5 à 15 grammes.

Genêt. — On emploie les fleurs du *Genista scoparia*, famille des Légumineuses. Le principe actif est la *scoparine*,

Doses : fleurs, 10 à 20 grammes en infusion. *Scoparine,* 0 gr. 25 à 0 gr. 30.

THÉRAPEUTIQUE DES DIURÉTIQUES.

Les indications de la diurèse se résument à deux : éliminer des produits nuisibles, favoriser la résorption de liquides épanchés.

L'indication d'éliminer des produits nuisibles se présente dans une foule de circonstances. Il s'agit d'éliminer dans les *fièvres infectieuses* les toxines (dothiénentérie, diphtérie, choléra); dans la *goutte,* les urates; dans l'*ictère,* la bile; dans les *néphrites,* les principes normaux de l'urine; dans les *intoxications,* la substance toxique.

L'indication de faire résorber des liquides épanchés se présente dans les *maladies du cœur,* dans les *hydropisies dyscrasiques.* La soustraction de l'eau urinaire abaisse la pression artérielle et favorise la rentrée des liquides extra-vasculaires.

Nous savons que la digitale et ses succédanés sont le triomphe de la médication antihydropique d'origine cardiaque; mais je dois faire observer que si la digitale fait disparaître l'œdème, ce n'est pas par son action diurétique; loin de là, elle n'est diurétique que parce qu'elle a fait rentrer dans les vaisseaux le liquide œdémateux.

ANURÉTIQUES

Les anurétiques ont la propriété de diminuer la quantité des urines.

Il semblerait, d'après ce que nous avons dit de la physiologie des diurétiques, que les médicaments qui abaissent la pression vasculaire dussent être anurétiques; mais de même que tous les élévateurs de la pression vasculaire ne sont pas diurétiques, tous les abaisseurs de cette pression ne sont pas anurétiques.

Leur nombre est même fort restreint, car nous ne pouvons citer que la *morphine*. Le *tanin* est réputé comme anurétique, mais on ignore son mode d'action.

L'antipyrine diminue également la quantité des urines.

Il n'y a pas lieu de se désoler de cette pénurie de médicaments anurétiques, car la polyurie, contre qui ils sont dirigés, est une affection symptomatique et qui par conséquent doit céder à la suppression de sa cause. Dirons-nous que le médicament qui a supprimé la cause, et par conséquent l'effet, est un anurétique ?

Tel est le cas de la valériane, du bromure de potassium, de la belladone, du camphre, qui s'adressent au système nerveux, dont les altérations sont la cause habituelle de la polyurie. La polyurie du diabète sucré est due vraisemblablement à la présence du sucre dans le sang, ainsi que tendent à le démontrer les expérience de Ch. Richet et Moutard-Martin. C'est donc la glycémie qu'il faut combattre pour atteindre la polyurie.

Morphine. — La morphine s'est montrée efficace dans la polyurie. Elle peut agir de trois façons différentes : 1° en abaissant la pression vasculaire ; 2° par son action sur les centres nerveux : 3° par paralysie des nerfs sécréteurs du rein (?).

L'*antipyrine*, qui diminue la sécrétion urinaire, agit par les centres nerveux.

Tanin. — Le tanin, que nous étudierons plus complètement aux astringents, passe pour être anurétique. Mitscherlich le considère comme tel. Il est difficile de dire comment il agit. En effet, nous voyons d'un côté l'opinion générale admettre que le tanin fait resserrer les vaisseaux, et, d'autre part, Rosenstirn et Rossbach affirmer, de par leurs expériences, que le tanin les fait dilater. On peut, par cette dilatation et l'abaissement de pression qui en est la conséquence, expliquer l'effet anurétique.

Doses : 0 gr. 50 à 2 grammes.

Électricité. — Legros et Onimus ont observé, dans leurs expériences sur les animaux, que les courants interrompus diminuent la sécrétion urinaire. Les courants continus descendants augmentent la quantité des urines ; les courants ascendants sont moins actifs.

On pourrait donc s'adresser à la faradisation. Ces modifications se produisent par l'intermédiaire de la circulation.

MODIFICATEURS DE LA SÉCRÉTION SUDORALE

La sécrétion sudorale a beaucoup d'analogie avec la sécrétion urinaire. En effet, le follicule sudoripare ressemble au glomérule de Malpighi et aux canaux urinifères, et la composition de la sueur diffère peu de celle de l'urine. Ces deux sécrétions ont, en effet, un but commun, celui d'éliminer les déchets azotés de la nutrition, urée et matières extractives. Aussi existe-t-il un balancement régulier entre ces deux organes chargés de la même fonction. Le rein sécrète-t-il davantage, le follicule sudoripare se repose : c'est pourquoi la peau des polyuriques est sèche. Les sueurs sont-elles exagérées, les urines deviennent rares. Ce balancement n'a rien de mystérieux ; il est soumis aux lois de la pression vasculaire. Si la pression est plus forte, si le sang afflue à l'intérieur du corps, c'est le rein qui fonctionne davantage ; si le sang se porte à la périphérie, à la peau, ce sont les glandes sudoripares dont l'activité s'exagère.

Les conditions physiologiques de la sécrétion sudorale sont les mêmes que celles de la sécrétion urinaire. Nous n'insisterons donc pas ; mais nous ferons ressortir les deux points suivants, qui ont leur importance dans la physiologie de cette sécrétion.

1° La peau ne sert pas seulement à l'élimination de la sueur, et parmi ses nombreuses fonctions il faut compter au nombre des plus importantes l'évaporation continuelle à sa surface de la vapeur d'eau et de l'acide carbonique, et cette évaporation se fait en partie par les glandes sudoripares. Les substances gazeuses et volatiles (normales ou médicamenteuses) passent donc facilement par les glandes sudoripares et peuvent par conséquent se modifier au passage.

2° Si les nerfs sécréteurs du rein ne sont rien moins que démontrés, l'existence des nerfs sécréteurs de la peau est établie physiologiquement. On peut donc, par l'intermédiaire de ces nerfs, modifier la sécrétion sudorale.

Les sueurs peuvent être augmentées ou diminuées : de là deux classes de médicaments, les *sudorifiques* et les *antisudorifiques*.

SUDORIFIQUES

Il serait assurément très utile de faire une classification des sudorifiques d'après leur mode d'action. On pourrait, par exemple, les diviser en *sudorifiques mécaniques*, agissant sur la circulation, qui correspondraient aux diurétiques mécaniques ; *sudorifiques par élimination*, agissant sur le glomérule sudoripare ; *sudorifiques directs*, agissant sur les nerfs sécréteurs. Mais la connaissance des nerfs sécréteurs jette un jour tout nouveau sur la physiologie de la sécrétion sudorale et des agents modificateurs de cette sécrétion. On sait que le jaborandi est sudorifique par excitation des nerfs sécréteurs ; mais qui nous dit que les autres sudorifiques n'agissent pas par cet intermédiaire ? Leur étude physiologique n'a pas été faite à ce point de vue, et il est possible que des recherches ultérieures démontrent que les sudorifiques portent leur action sur les nerfs sécréteurs.

La chaleur est sudorifique, dit-on, parce qu'elle active la circulation cutanée. Il devrait alors y avoir sudation toutes les fois que la circulation cutanée est activée : ainsi la sudation devrait se produire dans la période de chaleur de l'accès de fièvre, dans tous les érythèmes étendus de la peau. Or cela n'est pas : il est donc très vraisemblable de penser que la modification circulatoire seule est suffisante à déterminer la sudation, et qu'il faut faire intervenir, dans une large part, l'action des nerfs sécréteurs. Pour ces motifs, une classification rigoureuse est impossible : aussi nous contenterons-nous de décrire successivement les sudorifiques, en indiquant leur mode d'action le plus probable en l'état actuel de nos connaissances.

Les agents sudorifiques les plus employés sont le *jaborandi*, la *chaleur* et les *tisanes chaudes*.

JABORANDI

Le jaborandi est un arbrisseau du Brésil, que le professeur Baillon a reconnu être le *Pilocarpus pinnatus*, famille des Rutacées.

Il a été apporté en France par le Dr Coutinho, de Pernambuco, en 1873. De nombreux médecins physiologistes l'ont expérimenté, parmi lesquels nous citerons Gubler, Rabuteau, Albert Robin, Féréol, Bochefontaine et Carville, Laborde, Vulpian, etc.: aussi l'étude de ce médicament est-elle à peu près complète.

La substance active est un alcaloïde, la *pilocarpine* $C^{46}H^{34}Az^4O^8$ (Kingzett), qu'on retire des feuilles, de l'écorce, des tiges et des racines; elle est soluble dans l'eau et forme des sels solubles. En outre de l'alcaloïde, le jaborandi renferme une huile essentielle, le *pilocarpène* et la *jaborine*, autre alcaloïde se rapprochant de l'atropine.

PHYSIOLOGIE

Effets généraux. — Chez l'homme, à la suite de l'ingestion d'une infusion de 3 à 4 grammes de feuilles, ou de 0 gr. 01 à 0 gr. 02 de chlorhydrate de pilocarpine, on voit, au bout de peu de temps, la peau rougir ; la *sueur* apparaît et augmente progressivement, la salive afflue dans la bouche, les larmes baignent les yeux, les battements du cœur s'accélèrent ; il se produit quelquefois des nausées, des vertiges, de la pesanteur de tête.

On voit que l'action du jaborandi se porte rincipalement du côté des sécrétions qu'il augmente. Étudions donc attentivement ce phénomène.

Action sur les sécrétions. — Nous avons vu que le jaborandi déterminait chez l'homme une hypersécrétion sudorale, salivaire et lacrymale ; mais ces sécrétions ne sont pas seules activées, car chez les animaux on a obtenu une augmentation des mucosités nasales, trachéiques et bronchiques, de la bile, du suc pancréatique, du lait. Les sucs intestinaux, l'urine ne sont pas accrus (Vulpian).

Sécrétion salivaire. — Nous ne pouvons, dans un précis de thérapeutique, exposer en entier la physiologie de la sécrétion salivaire dont l'étude a amené la découverte des nerfs sécréteurs ; nous nous contenterons donc de rappeler les points nécessaires à la compréhension de l'action du jaborandi.

La glande sous-maxillaire est innervée : 1º par la *corde du tympan*, considérée comme une branche du facial, mais que Vulpian et Schiff font provenir du noyau d'origine du trijumeau. Ce nerf s'accole un instant avec le lingual, branche du trijumeau, pour former un seul tronc nerveux ; mais ils se séparent bientôt, le lingual pour se rendre à la langue, la corde du tympan pour se rendre à la glande sous-maxillaire ; 2º par des filets sympathiques venant du ganglion cervical supérieur.

Quand on coupe la corde du tympan, la sécrétion s'arrête (Schiff, Cl. Bernard). Si on électrise le bout périphérique de ce nerf, la sécrétion reparaît, en même temps que la glande se congestionne. On pourrait croire que la sécrétion est due, dans ce cas, à la congestion de la glande. Pour répondre à cette objection, Ludwig décapite un chien et électrise immédiatement la corde du tympan, la sécrétion salivaire se produit. On ne peut invoquer ici la congestion de la glande. Donc la corde du tympan renferme des fibres vaso-motrices et sécrétoires.

Nous verrons que ces fibres sont physiologiquement indépendantes.

Quant à l'action du sympathique sur la sécrétion, Czermak a fait voir que la faradisation de ses rameaux qui se rendent à la glande arrête la sécrétion provoquée par l'excitation de la corde du tympan. Ce nerf joue donc un rôle modérateur, mais indirectement, car l'arrêt de la sécrétion n'est dû qu'à l'anémie de la glande qui résulte de l'excitation des vaso-constricteurs (Langley).

On se rend compte de l'action sialagogue du jaborandi en recourant à l'atropine, qui, comme on sait (voyez page 161), paralyse les fibres sécrétoires de la corde du tympan, en respectant les fibres vaso-dilatatrices. Si, sur un animal atropinisé, on injecte de la pilocarpine, on obtient immédiatement un écoulement de salive par le canal de Wharton (Vulpian, Langley). Pour que cette expérience réussisse, il ne faut pas que la quantité d'atropine injectée soit trop élevée, car le pouvoir de l'atropine est beaucoup plus fort que celui de la pilocarpine; la proportion convenable pour un chien est de 0 gr. 003 d'atropine, contre 0 gr. 01 de pilocarpine (Vulpian).

Réciproquement, chez un chien dont la sécrétion salivaire est augmentée par la pilocarpine, une injection d'atropine tarit la sécrétion, que l'on peut faire reparaître par une nouvelle injection de pilocarpine (Vulpian).

On pourrait se demander si l'action de la pilocarpine ne porte pas sur les centres nerveux. Les expériences de Carville et Bochefontaine répondent à cela que les effets de la pilocarpine se produisent même après la section de la corde du tympan, du lingual, du pneumogastrique et des filets glandulaires du sympathique. La pilocarpine active donc la sécrétion sous-maxillaire par excitation des terminaisons de la corde du tympan.

L'effet est certainement de même nature sur la glande *sublinguale*, puisque son innervation est la même que celle de la glande sous-maxillaire.

La *parotide* a aussi son nerf excito-sécréteur. Heidenhain, et, après lui, Vulpian, ont démontré que ce nerf est le *rameau de Jacobson* (branche du glosso-pharyngien), dont une des divisions, le nerf pétreux profond et externe, traverse la caisse du tympan pour s'unir au petit pétreux superficiel (branche du facial) et se rendre à la glande parotide.

Des expériences n'ont pas été faites pour étudier l'action de l'atropine et de la pilocarpine sur la sécrétion parotidienne.

Sécrétion sudorale. — L'hypersécrétion sudorale commence à peu près en même temps que l'hypersécrétion salivaire, dix à quinze minutes après l'ingestion du jaborandi ; elle dure environ deux heures. La quantité de sueur peut s'élever à 300 ou 500 centimètres cubes. Albert Robin a trouvé que le chiffre de l'urée et des chlorures éliminés était supérieur au chiffre normal (2 gr. 69 d'urée par litre, au lieu de 0 gr. 48 ; 3 gr. 68 de chlorures au lieu de 2 gr. 473).

Il est important de noter que la sécrétion sébacée est aussi plus abondante. Pour établir le mode d'action de la pilocarpine, il faut rappeler les faits suivants, relatifs à la physiologie des glandes sudoripares :

La section du nerf sciatique produit, chez le chat, la paralysie des fonctions des glandes sudoripares de la pulpe du pied ; l'électrisation du bout périphérique de ce nerf produit une abondante sécrétion de sueur par ces glandes (Ostrumoff, Kendall, Luchsinger). On ne peut attribuer ces résultats à des modifications circulatoires, puisque la section du sciatique, qui tarit la sécrétion, détermine l'afflux du sang à la peau, et que l'électrisation du bout périphérique, qui est suivie d'hypersécrétion, produit un resserrement des vaisseaux (Vulpian). Du reste, voici une preuve péremptoire : Luchsinger et Nawrocki ont obtenu la sudation par la faradisation du sciatique, après avoir lié l'aorte abdominale. Ces fibres excito-sécrétoires prennent naissance dans la moelle et passent dans le sympathique, ainsi que cela résulte des expériences d'Ostrumoff, Luchsinger et Nawrocki.

A ces preuves physiologiques, Langerhans et Coyne ont apporté l'appui de l'anatomie, en montrant que des fibres nerveuses se rendent directement aux glandes sudoripares.

La pilocarpine agit-elle sur les fibres vaso-motrices ou sur les fibres sécrétoires?

D'après ce que nous savons de son action sur la sécrétion salivaire, il est permis déjà de supposer, par analogie, que ce sont les fibres sécrétoires qui sont en cause.

On ne peut admettre, d'autre part, que l'hypersécrétion se fasse par l'intermédiaire des nerfs vaso-moteurs, car, si le jaborandi détermine habituellement la rougeur de la peau en même temps que la sudation, cette congestion cutanée n'existe pas toujours, et, d'autre part, elle peut se produire sans que la sudation l'accompagne, comme cela se voit chez les vieillards dont les glandes sudoripares résistent à l'action excito-sécrétoire du jaborandi (Vulpian).

Du reste, la ligature des vaisseaux d'un membre n'empêche pas l'hyersécrétion sudorale de se produire.

On est fondé à dire avec le professeur Vulpian que le jaborandi active les sueurs en excitant les nerfs sécréteurs.

La section des nerfs sciatiques n'empêche pas l'action du jaborandi; ce qui prouve que l'excitation porte sur les terminaisons des nerfs et non sur les centres nerveux. L'antagonisme que nous avons signalé entre la pilocarpine et l'atropine relativement à la sécrétion salivaire existe aussi pour la sécrétion sudorale.

Luchsinger, après avoir atropinisé un chat, injecte de la pilocarpine dans une des pulpes digitales d'un des membres postérieurs. Au bout de quelques minutes, cette pulpe se couvre de gouttelettes de sueur, tandis que toutes les autres pulpes restent sèches. Vulpian a répété cette expérience et en a confirmé le résultat.

Chez l'homme, I. Strauss a produit les mêmes effets. Il a constaté que, dans le cas d'injection hypodermique de pilocarpine, la sueur commence à apparaître sur le lieu de l'injection et ne se montre qu'une ou deux minutes plus tard sur le reste du corps. On peut même, avec une dose très faible, n'obtenir que la sudation locale. Si l'on a soumis préalablement un malade à l'action de l'atropine et qu'on lui fasse une injection de pilocarpine, la sueur ne se montre que dans la région de l'injection. C'est, comme le dit Vulpian, l'expérience faite par Luchsinger sur le chat que I. Strauss a réalisée chez l'homme.

Sécrétions diverses. — Nous avons noté l'hypersécrétion de diverses autres glandes : glandes lacrymales, pancréas, foie, mamelle, glandes muqueuses nasales et trachéo-bronchiques ; mais l'excitation de ces glandes n'est ni aussi intense ni aussi constante que celle des glandes salivaires et sudoripares.

Relativement au mécanisme de l'hypersécrétion de ces glandes, nous ne pouvons que citer l'opinion de Vulpian : « Le mécanisme de l'action du jaborandi doit être le même, au fond, pour toutes les glandes dont il active la sécrétion. Si la théorie que nous avons admise est exacte, on doit supposer que ces différentes glandes reçoivent les ramifications de nerfs secréteurs et que le jaborandi agit sur elles en excitant les extrémités terminales de ces nerfs, dans les points où ces extrémités entrent en relation avec les cellules glandulaires elles-mêmes. »

Action sur la pupille. — L'instillation sur l'œil de

pilocarpine ou d'extrait de jaborandi produit le rétrécissement de la pupille. D'après Tweedy et Piedro Albertino, ce myosis est accompagné d'un spasme de l'accommodation. Les effets du jaborandi sur la pupille durent environ vingt-quatre heures.

Le spasme d'accommodation qui existe avec le myosis prouve que la pilocarpine agit en excitant les terminaisons du moteur oculaire commun.

Nous avons vu que l'atropine dilate la pupille en paralysant ce même nerf. Il y a donc là encore antagonisme entre la pilocarpine et l'atropine.

Action sur la circulation. — Les nombreuses expériences de Vulpian sur des grenouilles et sur des chiens démontrent que le jaborandi ralentit considérablement les battements du cœur.

Si sur un animal dont les battements sont ralentis par le jaborandi on injecte de l'atropine, les battements reprennent bientôt leur nombre normal et le dépassent même. La réciproque n'est pas vraie, car, d'après Vulpian, on ne peut ralentir par la pilocarpine ou le jaborandi les battements cardiaques accélérés par l'atropine.

On sait que l'atropine accélère le cœur par paralysie des pneumogastriques : on peut donc supposer que la pilocarpine, qui se montre partout son antagoniste, agit en excitant les terminaisons de ces mêmes nerfs.

En même temps que le cœur se ralentit, la *pression artérielle* baisse par suite de la faiblesse des contractions cardiaques.

Action sur la nutrition. — Albert Robin, Weber, ont constaté que le jaborandi élève la température jusqu'au moment où la salivation et la sudation sont bien établies. Puis la température baisse progressivement jusqu'au chiffre normal, et même au-dessous, quand les hypercrinies sont à leur déclin. On ne sait par quel mécanisme se produisent ces modifications de la température.

L'urée de l'urine est diminuée, mais celle de la sueur

est considérablement augmentée : 2 gr. 69 par litre, au lieu de 0 gr. 48.

Action sur le tube digestif. — L'ingestion du jaborandi produit souvent des nausées, des vomissements et de la diarrhée. La diarrhée se produit aussi quand on a injecté le jaborandi dans les veines ou dans le tissu cellulaire sous-cutané. L'examen microscopique montre, dans ce cas, la muqueuse stomacale et intestinale très rouge, recouverte de mucus sanguinolent. Quelquefois il existe dans l'épaisseur de la muqueuse de larges plaques ecchymotiques (Cornil, A. Robin, Bochefontaine, Galipe, Vulpian).

Toxicité du jaborandi. — Chez des chiens de taille moyenne, Vulpian, Bochefontaine et Galipe ont injecté fréquemment des infusions de 10 à 12 grammes de feuilles ou d'écorce de jaborandi : la mort n'eut lieu qu'une fois.

A. Robin a tué un cobaye, en deux heures et demie, avec 1 gr. 70 d'extrait de jaborandi.

D'après Vulpian, la dose de pilocarpine mortelle pour le chien est de 0 gr. 30.

La dose la plus considérable qui ait pu être supportée par l'homme est de 0 gr. 05 (Pitois).

THÉRAPEUTIQUE

L'action principale du jaborandi s'exerçant sur les sécrétions, les indications thérapeutiques se trouvent naturellement dans les résultats prochains ou éloignés que l'on peut obtenir par la modification des sécrétions.

En premier lieu, l'*hypersécrétion salivaire* peut être recherchée dans les cas de sécheresse de la bouche et du pharynx avec soif vive, tels que : atropisme, paralysie faciale, angines, parotidites, affections fébriles diverses, diabète sucré, polyurie. On conçoit l'utilité d'une hypersécrétion salivaire dans ces affections diverses, mais il est bien évident que le jaborandi ne fait que remédier à un symptôme, pénible peut-être, mais non sérieux.

Comme *sudorifique* le jaborandi a une grande importance. Il est nettement indiqué dans la *maladie de Bright* avec anurie ; il supplée alors la fonction rénale et peut prévenir et diminuer l'urémie et l'hydropisie. Gubler et autres médecins se sont fort loués de son emploi. Dans les *hydropisies* diverses, ascite, péricardite, pleurésie, anasarque, le jaborandi, seul ou associé aux diurétiques, est assurément un bon moyen pour favoriser la résorption des épanchements, en abaissant la pression vasculaire. En fait, Gubler, Vulpian, Grasset, Landrieux en ont obtenu d'excellents résultats dans la pleurésie.

Le jaborandi nous paraît parfaitement indiqué dans les hydropisies d'origine cardiaque. Dans deux cas d'insuffisance aortique, de Renzi a constaté la diminution de la fréquence du pouls, de la dyspnée et des palpitations.

Dans le *rhumatisme articulaire aigu*, le jaborandi n'a pas produit les effets qu'on en attendait ; il n'a d'influence si sur la marche, ni sur la durée, ni sur les complications de la maladie. Il se serait montré utile, d'après Gubler et A. Robin, dans les formes subaiguës et dans le rhumatisme musculaire.

Vulpian a obtenu de très bons résultats dans la *trachéo-bronchite « a frigore »*.

Dans l'*intoxication saturnine* Gubler a reconnu l'utilité du jaborandi. Il semble d'ailleurs que ce médicament soit indiqué dans toutes les intoxications comme éliminateur.

La pilocarpine a été appliquée au traitement de l'*angine dipthérique* par Lereboullet, Cassin d'Avignon, Guttmann.

Employé contre les affections de la peau : *eczéma, psoriasis*, il n'a pas donné des résultats bien nets.

La pilocarpine a été employée dans le traitement des *affections des yeux* : décollement de la rétine, iritis, irido-choroïdites, paralysie de l'accommodation, opacités du corps vitré ; dans un grand nombre de cas, mais non dans tous, ce médicament s'est montré efficace.

Il aurait sur l'ésérine l'avantage d'être moins irritant (Galezowski).

Enfin, les accoucheurs se sont servis de la pilocarpine dans le but de stimuler les contractions utérines. Rien dans la physiologie de cette substance ne fait présumer un effet de cette nature : aussi les résultats sont-ils contradictoires.

PRÉPARATIONS. — DOSES.

Pour infusion :
Feuilles de jaborandi............ 2 à 6 grammes.
Extrait de jaborandi............ 0 gr. 50 à 1 gr. 50
Pilocarpine (chlorhydrate, nitrate)...................... 0 gr. 01 à 1 gr. 02

La pilocarpine s'emploie beaucoup en injections hypodermiques.

Solution pour injection hypodermique :

Chlorhydrate de pilocarpine........ 0 gr. 10
Eau de laurier-cerise.............. 10 grammes.
Chaque seringue renferme 0 gr. 01 de pilocarpine.

CHALEUR ET TISANES CHAUDES

Nous ferons plus ample connaissance avec le calorique dans un chapitre particulier; nous nous bornerons donc à indiquer de quelle manière doit être compris le mode d'action de cet agent comme sudorifique.

La chaleur a pour effet général de dilater les corps. Si nous appliquons ce principe à l'organisme animal, nous voyons que la chaleur *extérieure* exerçant spécialement son action sur la peau y déterminera des phénomènes favorables à la sudation.

Les éléments anatomiques et les liquides extra-vasculaires, les vaisseaux cutanés et le liquide sanguin se dilatant, il y aura nécessairement un afflux de sang à la périphérie, condition propice à la sécrétion sudorale. La physiologie actuelle ne nous donne que ce phénomène de congestion périphérique en explication de l'action sudorifique de la chaleur; mais nous croyons fortement qu'il faut faire intervenir aussi les nerfs sécréteurs dans le mécanisme de cette hypersécrétion, et il serait désirable que des expériences fussent faites dans le but de chercher l'influence de la chaleur sur les nerfs sudoraux.

La chaleur *intérieure* du corps détermine les mêmes effets et conduit aux mêmes résultats. C'est ainsi que se produisent les sueurs de la fièvre et celles qu'on observe après une course ou un exercice fatigant. Pour expliquer la sudation qui se montre dans ces circonstances, il faut nécessairement admettre une influence du calorique sur les nerfs sudoraux. Remarquons, en effet, que dans l'accès fébrile la sueur ne se montre pas au moment où la peau est le plus fortement congestionnée, période de chaleur, mais bien après cette période; ce qui prouve que la fluxion cutanée est impuissante à produire seule la sudation.

Les tisanes n'agissent que par le calorique dont elles sont chargées et qu'elles communiquent à l'organisme. Cela est si vrai qu'une tisane d'espèces dites sudorifiques produira des effets différents suivant sa température. Est-elle froide? elle est diurétique; chaude? elle est sudorifique. Ces faits tendent à démontrer l'intervention des nerfs sécréteurs dans le mécanisme de toute sudation.

D'après ce que nous venons de dire, on conçoit que nous n'attachons pas d'importance aux substances diverses qui servent à la préparation des tisanes. Indiquons-les seulement.

Gaiac. — On emploie le bois du *Guaiacum officinale*, famille des Zygophyllées. Il renferme une résine et une substance amère.

Sassafras. — Bois du *Laurus sassafras*, famille des

Laurinées. Il contient une résine et une huile essentielle.

Salsepareille. — Rhizomes de diverses espèces du *Smilax*, famille des Asparaginées. On y trouve la *Smilacine*, une substance amère et une huile essentielle.

Squine. — Rhizomes du *Smilax china*. Il renferme aussi de la smilacine.

Ces quatres bois constituent les *quatre bois* ou *espèces sudorifiques*.

Doses : 10 à 30 grammes pour un litre de décoction ou d'infusion.

Borraginées. — Cette famille fournit : la *bourrache* (Borrago officinalis), la *buglosse* (Anchusa italica), la *pulmonaire* (Pulmonaria anchusifolia), la *cynoglosse* (Cynoglossum officinale).

Caprifoliacées. — On emploie de cette famille le *sureau* (Sambucus nigra), le *chèvrefeuille* (Lonicera caprifolium).

Composées. — Elles fournissent la *bardane* (Lappa major) le *pissenlit* (Taraxacum dens leonis).

Doses : Pour toutes ces plantes, 5 à 10 grammes pour un litre d'infusion.

Pour l'application de la chaleur extérieure à la sudation, voyez *Hydrothérapie.*

Il existe d'autres médicaments qui ont la propriété d'activer les sueurs, mais qui ne sont pas ordinairement employés dans ce but : tels sont la *morphine*, les *antimoniaux*, l'*ipéca*, le *nitrite d'amyle*, les *sulfureux* qui, s'éliminant par la peau, agissent comme irritants et excitent les nerfs sudoraux, soit directement, soit par phénomène réflexe.

ANTISUDORIFIQUES

Atropine. — Nous ne connaissons actuellement qu'un seul antisudorifique vraiment actif : c'est l'*atropine*, qui paralyse les terminaisons périphériques des nerfs sudoraux. Depuis que le professeur Vulpian l'a préconisée pour combattre les sueurs des phtisiques, un grand nombre de médecins en ont fait usage, et tous ont reconnu la supériorité de cet agent. Il n'y a pas à insister davantage sur un fait aujourd'hui si connu.

Doses : Granules de 1/2 milligramme, 1 à 3 granules. Contre l'*hyperhydrose locale*, les injections hypodermiques seraient sans doute préférables.

Un certain nombre de médicaments ont été employés de tout temps comme antisudorifiques, tous sont infidèles. Tels sont les astringents divers : *acétate de plomb, tanin, cachou, ratanhia,* le *phosphate de chaux,* la *caféine.* Le *sulfate de quinine* se serait montré assez constant dans son effet, mais son mode d'action n'est pas connu.

Agaricine. — L'agaricine, principe actif de l'*agaric blanc,* réussit bien comme antisudorifique. Il faut la donner six heures avant le moment présumé de l'apparition des sueurs.

Doses : Débuter par 5 milligrammes et augmenter progressivement.

L'*acide camphorique* est recommandé par Fürbringer, Hartlab, Weil, de Lyon, comme antisudorifique réussissant particulièrement chez les tuberculeux.

Morat et Grenet se sont assurés qu'il ne paralysait nullement les fibres sécrétoires du sciatique.

Il se donne en cachets à la dose de 2 à 5 grammes.

Le *tellurate de soude* est considéré par Combemale comme supérieur à l'acide camphorique. Il se donne en potion ou en pilules à la dose de 0 gr. 02 à 0 gr.05.

BRONCHIQUES ET GÉNITO-URINAIRES

Les médicaments de cet ordre ont pour but de combattre les maladies des muqueuses respiratoires et génito-urinaires.

Dans les maladies des voies respiratoires nous pouvons calmer la toux, modifier les sécrétions et la muqueuse.

A ces indications anciennes nous devons ajouter l'*antisepsie* respiratoire.

On ne saurait nier que la pneumonie, les bronchites, abcès, gangrène pulmonaire, ne soient d'origine microbienne, et la première nécessité est de s'adresser à la cause. Les balsamiques, les térébenthines, les essences, les sulfureux, en s'éliminant par les muqueuses, agissent principalement comme antiseptiques.

Les maladies génito-urinaires : pyélite, cystite, urétrite, métrite, vaginite, ne sont plus justiciables que de la thérapeutique antiseptique. On les guérit plus facilement que les maladies des voies respiratoires (sauf la pyélite), parce que l'on peut mettre l'antiseptique en contact avec les surfaces malades. Aussi les médicaments autrefois employés dans ces maladies sont-ils abandonnés.

MODÉRATEURS DE LA TOUX

Le phénomène réflexe de la toux dans les maladies respiratoires est dû à l'irritation des terminaisons du pneumogastrique dans le larynx, la trachée, les bronches. Les substances qui diminuent la sensibilité et le pouvoir excito-moteur de la moelle modèrent la toux.

La *morphine* est le plus important de ces médicaments. Elle agit à la fois sur les ramifications du pneumogastrique et sur les centres ; de plus elle diminue les sécrétions bronchiques. L'*atropine* a la même action sur le système nerveux, elle diminue les sécrétions. La *codéine*, la *narcéine* sont moins efficaces.

La *cocaïne* appliquée sur la muqueuse laryngée l'anesthésie et calme la toux laryngienne.

Les tisanes avec *espèces pectorales*[1], *fruits pectoraux*[2],

---

[1] Bouillon-blanc, coquelicot, guimauve, mauve, pied-de-chat, tussilage violette.

[2] Dattes, figues, jujubes, raisins, caroubier.

les gommes, les *mucilages*, n'agissent qu'en diminuant légèrement l'hyperesthésie de l'épiglotte, soit par leur chaleur, soit en formant sur la muqueuse un vernis protecteur, vernis bien fragile.

MODIFICATEURS DES SÉCRÉTIONS

Ces agents s'éliminent par les voies respiratoires et les modifient au passage. Ils augmentent les sécrétions: émétine, antimoniaux, apomorphine, jaborandi ; ou les diminuent : alcalins ; ils favorisent l'expulsion des mucosités en les fluidifiant : essence de térébenthine, terpine ; en excitant la contraction des cils vibratiles : alcalins ; en stimulant la contraction des fibres lisses de Reissessen. Diverses substances, enfin, agissent comme antiseptiques.

Nous ne mentionnerons que les médicaments qui ne sont pas décrits ailleurs.

BALSAMIQUES

On donne le nom de balsamiques à des substances résineuses qui renferment soit de l'acide benzoïque, soit de l'acide cinnamique, soit ces deux acides à la fois. Mais l'action thérapeutique ne doit pas être attribuée aux acides.

Les balsamiques les plus employés sont :

1° Le *benjoin*, qui s'écoule du *Styrax benzoin*, famille des Diospyrées. Il est soluble dans l'alcool.

2° Le *baume du Pérou* est fourni soit par le *Myroxilon peruiferum* des Légumineuses, soit par le *Myrospermum pereiræ*. Il renferme de l'acide cinnamique et une substance appelée cinnamicine.

3° Le *baume de Tolu*, obtenu du *Myrospermum toluiferum*, famille des Légumineuses. Il renferme de l'acide cinnamique.

4° Le *liquidambar* provient du *Liquidambar styraciflua*, famille des Balsamifluées.

5° Le *styrax*, fourni par le *Liquidambar orientalis*, des Basalmifluées.

6° Le *storax*, fourni par le *Styrax officinalis*, des Styracées.

THÉRAPEUTIQUE

Les Balsamiques n'ont pas de physiologie : c'est la pratique médicale seule qui les a installés en thérapeutique. Quand il s'agit d'applications cliniques, on ne peut mieux s'adresser qu'à Trousseau et Pidoux. Ces auteurs affirment, de par leur expérience, que bien peu d'agents sont aussi puissants que les balsamiques pour combattre les catarrhes pulmonaires chroniques et les anciennes phlegmasies du larynx.

A l'*extérieur*, le styrax est employé comme excitant des plaies. Il tue les *pediculi pubis* aussi sûrement que le mercure.

Le baume du Pérou est très actif dans le traitement de la gale. On fait ce traitement de la manière suivante : un bain simple, pour ramollir l'épiderme, une ou deux frictions générales avec le baume (50 gouttes sont suffisantes pour une friction) ; au bout de deux jours, nouveau bain de propreté, et le malade revêt du linge désinfecté ou neuf.

PRÉPARATIONS. — DOSES.

Le *benjoin* se donne en poudre, en pilules, à la dose de 0 gr. 50 à 2 grammes.

La *teinture* à 1 p. 5 s'emploie à la dose de 2 à 8 grammes.

Baume de Tolu. — Sirop : 1 à 4 cuillerées à bouche. Teinture éthérée à 1 p. 4 : 2 à 5 grammes. Utile pour fumigations.

On emploie aussi les pastilles de tolu.

Baume du Pérou. — Pilules ou émulsion : 0 gr. 30 1 gramme.

Styrax. — Est surtout employé pour l'usage externe. On guent styrax à 1 p. 5. Pour frictions, on le mélange avec de l'huile d'olive dans la proportion de 4 p. 1.

Le *liquidambar* et le *styrax* se donnent aux mêmes doses que le baume de Tolu.

GOMME-AMMONIAQUE

Gomme-résine provenant du *Dorema ammoniacum*, famille des Ombellifères.

Trousseau et Pidoux recommandent son efficacité dans les catarrhes bronchiques qui ne consistent plus, ou presque plus, qu'en une sécrétion exagérée de la muqueuse des bronches.

Doses : 2 à 4 grammes.

TÉRÉBENTHINES

Nous comprenons sous ce titre les *térébenthines* proprement dites, et des substances isomères, telles que les *bourgeons du pin*, le *goudron*, le *copahu*, le *cubèbe*.

La térébenthine est un suc résineux, volatil, qui s'écoule spontanément ou à l'aide d'incisions de divers arbres de la famille des Conifères et des Térébinthacées.

Les Conifères fournissent :

La *térébenthine* du *mélèze* (Lorix europæa). On l'appelle, dans le commerce, térébenthine de Strasbourg, des Vosges.

La *térébenthine* du *sapin argenté* (Pinus pinea), c'est la térébenthine de Venise.

La *térébenthine* du *Pinus maritima*, ou térébenthine de Bordeaux.

La *térébenthine* du *Pinus australia*, ou de Boston.

La *térébenthine* de l'*Abies balsamæa*, ou baume du Canada.

La *térébenthine* de l'*Abies excelsa*, ou poix de Bourgogne.

Les Térébinthacées fournissent :

La *térébenthine* ou *baume de la Mecque*, *de Judée*. L'arbre producteur est le *Balsamodendron opobalsamum*.

La *térébenthine de Chio* obtenue du *Pistacia terebinthus*.

Le *mastic*, qui provient du *Pistacia lenticus*.

Quand on soumet à la distillation les térébenthines, on obtient un produit volatil, l'*essence de térébenthine*, qui se dégage, et un résidu formé de résines : c'est la *colophane*.

L'essence est la substance la plus active; les résines ne jouent qu'un rôle peu important.

Nous rapportons donc l'étude des Térébenthines a celle de l'essence, que nous allons faire.

ESSENCE DE TÉRÉBENTHINE

$(C^{10}H^{16})$

Liquide incolore, volatil, insoluble dans l'eau à laquelle il communique pourtant son odeur, soluble dans l'alcool, l'éther.

PHYSIOLOGIE

Toxicité. — La dose toxique pour le lapin, en injection sous-cutanée, est de 10 grammes; pour injection intraveineuse, la dose est beaucoup plus faible : 0 gr. 15 à 0 gr. 28, car il se produit des altérations du sang et des embolies pulmonaires.

Effets locaux. — Sur la peau, l'essence de térébenthine détermine une rougeur érythémateuse, avec formation de vésicules. Sur les muqueuses, il produit une inflammation catarrhale. L'inhalation des vapeurs concentrées est suivie de coryza, de toux et de dyspnée.

Des doses élevées (8 à 30 grammes) produisent, chez l'homme, la cautérisation de la muqueuse gastro-intestinale (Nothnagel et Rossbach).

Effets généraux. — A la suite de l'ingestion de 4 grammes d'essence de térébenthine, on observe, chez l'homme, de l'ardeur et de la sécheresse de la bouche et du pharynx, des nausées, de la douleur épigastrique, de la céphalalgie, vertiges, assoupissement et somnolence ; la respiration est ralentie, la circulation est tantôt accélérée, tantôt ralentie. Si la dose a été toxique, la connaissance se perd, le coma apparaît ; le phénomène final est une convulsion tonique en opisthotonos.

Action sur le système nerveux. — L'expérimentation chez les animaux montre que le *cerveau* est le premier organe affecté par l'essence de térébenthine. Les grenouilles, les lapins, perdent rapidement connaissance et sont atteints de paralysie générale. L'excitabilité réflexe se conserve plus longtemps, et l'intervention de la strychnine provoque encore des convulsions tétaniques, alors que les mouvements volontaires sont abolis. La *moelle* ne se paralyse donc qu'après le cerveau.

Chez les chats, on observe d'abord une démarche vacillante, puis l'animal tombe sans pouvoir se relever. Il se produit alors du tremblement des membres, des convulsions toniques et cloniques qui semblent indiquer une excitation de la moelle (Nothnagel et Rossbach). Nous avons vu que chez l'homme il se produisait de la somnolence.

Tous ces faits concordent à faire envisager l'essence de térébenthine comme paralysant d'abord le cerveau (sans excitation préalable), puis la moelle, avec ou sans excitation préalable.

Les *nerfs moteurs* et les *muscles striés* restent excitables, même dans les empoisonnements les plus intenses (Nothnagel et Rossbach).

Action sur la circulation. — La circulation est peu influencée par l'essence de térébenthine. Mistscherlich, Nothnagel et Rossbach ont noté une accélération *passagère*, suivie d'un ralentissement. Copeland a observé une diminution de la fréquence du pouls chez des fébricitants.

La *pression sanguine* baisse. L'analyse de ces phénomènes n'a pas été faite.

Elle augmente la coagulabilité du sang et peut, de ce chef, être employée, *topiquement*, dans les hémorragies.

Injectée sous la peau, elle produit une leucocytose énorme allant jusqu'à la formation d'un abcès aseptique.

Action sur la respiration. — La respiration se ralentit dès le début, et le ralentissement va toujours en augmentant, on ne sait par quel mécanisme.

Action sur la nutrition. — Chez les lapins, Nothnagel et Rossbach ont obtenu, avec 12 grammes de térébenthine, et en deux heures et demie, un abaissement de température de 5 degrés centigrades. Le ralentissement du pouls et de la respiration ne peut suffire pour expliquer cet abaissement de température.

Action sur les sécrétions et élimination. — L'essence de térébenthine s'élimine par les *reins*, la *peau* et la *muqueuse respiratoire*. A dose thérapeutique, elle active la *sécrétion urinaire* ; mais à haute dose, 8 grammes, la sécrétion est diminuée. Il se manifeste alors tous les phénomènes d'une inflammation des voies urinaires : douleurs lombaires, urines peu abondantes et sanguinolentes, envies fréquentes d'uriner, chatouillement dans l'urètre. L'essence de térébenthine agit donc comme la cantharide.

A l'état normal les *sécrétions bronchiques* sont peu ou pas modifiées. L'haleine exhale une odeur de térébenthine.

Sur la *peau*, on voit paraître quelquefois des plaques érythémateuses et vésiculeuses dues à l'élimination du médicament. L'essence de térébenthine se modifie en partie dans le sang ou dans l'urine, car ce liquide exhale une odeur, non pas de térébenthine, mais de violette.

THÉRAPEUTIQUE

Si les balsamiques agissent spécialement sur la muqueuse respiratoire, les térébenthines portent leur action principale sur les voies génito-urinaires. Aussi sont-elles fréquemment employées dans les *catarrhes de la vessie et de l'urètre*. Lorsqu'il s'agit d'un catarrhe aigu, la térébenthine est contre-indiquée ; mais dans un catarrhe chronique, elle rend les plus grands services. L'urine chargée de térébenthine est un topique térébenthiné sur la muqueuse.

Les *bronchites chroniques*, la *gangrène pulmonaire*, les

pneumonies chroniques et *broncho-pneumonies* ont été souvent améliorées ou guéries par la térébenthine. Il est préférable, dans ces cas, d'avoir recours aux inhalations de vapeurs d'essence de térébenthine.

Ces vapeurs sont très efficaces dans les *hémoptysies* par action hémostatique.

Les *névralgies* de nature diverse ont été combattues et guéries par la térébenthine. Récamier, Trousseau et Pidoux en ont obtenu de très bons résultats. C'est dans les névralgies sans altération sensible des nerfs, et notamment dans la *sciatique*, que les effets sont le plus favorables. On peut expliquer cette action par l'influence de l'essence de térébenthine sur le cerveau.

Durande a préconisé un mélange d'éther et d'essence de térébenthine dans les *coliques hépatiques*. On obtient par ce moyen une sédation de la douleur, mais c'est illusion pure que de penser arriver ainsi à la dissolution des calculs.

La térébenthine est parasiticide ; elle est efficace contre les *vers intestinaux* et les *parasites cutanés*.

L'essence est un bon antidote contre les empoisonnements par le phosphore. Il faut, pour neutraliser le poison, une quantité d'essence cent fois plus grande que celle du poison ingéré (Kohler). A l'*extérieur*, on emploie la térébenthine comme irritant et révulsif.

Elle entre dans la plupart des eaux *hémostatiques*.

Fochier conseille les injections sous-cutanées d'essence de térébenthine, pour déterminer des *abcès de fixation* dans le traitement de la pneumonie.

PRÉPARATIONS. — DOSES.

D'après le conseil de Trousseau et Pidoux, les térébenthines doivent être prises au moment des repas.

Essence de térébenthine. — Elle se donne en capsules de 0 gr. 25 à 0 gr. 50, en pilules, en émulsion, à la dose de 1 à 6 grammes par jour.

Sirop, à 8 p. 100 : 13 cuillerées à bouche.

Térébenthine. — Elle se donne également en capsules, en pilules, émulsion, mais à doses trois fois plus fortes. Il vaut mieux se servir de l'essence.

Pour l'*usage externe* on prescrit des mélanges à parties égales.

TERPINE

C'est un hydrate d'essence de térébenthine. Sa formule est $C^{10}H^{16}3H^2O$. Elle se présente sous forme de cristaux prismatiques, limpides, peu solubles dans l'eau froide, plus solubles dans l'eau chaude et plus encore dans l'alcool et l'éther.

Le professeur Lépine (de Lyon) l'a expérimentée pour la première fois en 1885 dans les affections des voies respiratoires. Il aurait constaté que cette substance fluidifie et augmente les sécrétions bronchiques.

Sur l'homme sain, 4 grammes n'ont produit aucun effet appréciable (Guelpa).

Doses : 0 gr. 20 à 0 gr. 60 en potion.

Le *terpinol* s'obtient par distillation de la terpine.

On le considère comme de la terpine déshydratée. C'est un liquide huileux, incolore, d'une odeur de jacinthe, volatil. Bouchardat et Tanret l'ont obtenu cristallisé. Il s'élimine par les poumons. Il n'est pas toxique à la dose de 6 grammes chez les lapins.

Mêmes doses que la terpine.

Le *térébène*, isomère de l'essence de térébenthine, est préféré par Murrel et Hutchinson.

Doses : 10 à 40 gouttes, en solution huileuse ou en capsules.

BOURGEONS DE PIN

Ce sont les bourgeons de l'*Abies pectinata*, famille des Conifères. Baudrimont a reconnu que les *bourgeons de sapin* des pharmacies n'étaient autres que ceux du *pin sylvestre*. Ils renferment environ 20 p. 100 de résine et 2 p. 100 d'une huile essentielle dont l'odeur diffère de l'essence de térébenthine.

Les bourgeons de sapin ont les mêmes propriétés thérapeutiques que l'essence de térébenthine.

Doses : Tisane, 20 grammes pour un litre.

Sirop à 10 p. 100 : 3 à 4 cuillerées à bouche et plus.

GOUDRON

Le goudron est un liquide noirâtre, huileux, que l'on obtient en distillant les bois de pin dont on a extrait la térébenthine. C'est une substance complexe dont les principes actifs sont le *phénol* et la *créosote*.

Ses indications et effets sont les mêmes que ceux de l'essence de térébenthine, mais l'activité est moindre.

Comme *usage externe*, le goudron est fréquemment employé dans les maladies de la peau. Il agit comme irritant et antiseptique.

Doses :
Eau de goudron.......... 10 p. 1 000.
Sirop.................... 2 à 5 cuillerées à bouche.
Usage externe :
   Pommade .... 1 p. 4.
   Glycérolé .... 1 p. 4 à 1 p. 8.

Pour le phénol et la créosote, voyez les *Antiseptiques*.

COPAHU

Le copahu est une oléo-résine fournie par le *Copaifera officinalis*, famille des Légumineuses. Il renferme une *essence* isomère avec l'essence de térébenthine, une résine appelée *acide copahuvique* qui représente la colophane des térébenthines, et une *résine* visqueuse qui se produit par oxydation de l'essence.

L'essence ne paraît pas être la substance active à

l'exclusion des résines. Gubler a même recommandé, dans la blennorragie, l'emploi des résines seules, parce qu'elles s'éliminent plus facilement que l'essence par les reins.

On se sert habituellement de l'oléo-résine entière. Le copahu à faible dose, 1 à 2 grammes, active la digestion ; à haute dose, 10 grammes, il produit de la diarrhée et des coliques.

Il s'élimine par les reins, la muqueuse respiratoire et la peau.

Si les doses sont trop fortes, il peut rendre les urines albumineuses, comme l'essence de térébenthine, par suite de desquamation de l'épithélium des tubuli. Du côté de la peau, on a observé souvent une éruption érythémateuse semblable à la roséole (roséole copahique). Il faut, bien entendu, suspendre la médication quand ces phénomènes d'irritation apparaissent.

THÉRAPEUTIQUE

Le copahu est le médicament le plus en vogue contre la *blennorragie*. Des milliers de faits attestent son efficacité.

On l'emploie à deux périodes de la blennorragie.

1° Tout à fait au début, à la période des prodromes, alors que l'écoulement n'existe pas encore et que la maladie annonce son invasion par du chatouillement et des douleurs dans la miction. On donne alors le copahu à haute dose, comme abortif.

La réussite est rare.

2° Quand la période aiguë est passée, que les douleurs sont moins fortes, c'est à ce moment qu'il faut donner le copahu. La guérison ne tarde pas à se faire attendre. Tous les auteurs s'accordent à rejeter le copahu dans la période aiguë.

La *blennorragie chronique* est très souvent guérie par le copahu.

Pour la *blennorragie vaginale* de la femme, le copahu doit être donné en injection, car il est sans efficacité s'il est administré à l'intérieur,

Si l'estomac se révolte contre le copahu, on peut le donner en lavements.

De même que l'essence de térébenthine, le copahu s'est montré très utile dans les *catarrhes* de la vessie et des bronches. L'irritation que cette substance produit sur la peau peut être utilisée dans les maladies chroniques · de cet organe. Hardy l'a employé avec succès contre le *psoriasis*.

Doses : 4 à 15 grammes suivant la tolérance. Le meilleur mode d'administration est l'emploi de capsules, dont chacune renferme environ 0 gr. 50 de copahu.

La *potion de Chopart*, qui renferme 23 p. 100 de copahu, est très efficace.

CUBÈBE

Le cubèbe, ou poivre cubèbe, est le fruit desséché du *Piper cubeba*, famille des Pipéracées. Il renferme une huile essentielle isomère avec l'essence de térébenthine, une résine et un principe appelé *cubébin*.

Le cubèbe est moins irritant que le copahu, aussi est-il mieux toléré par l'estomac. Cette tolérance permet d'en prendre de fortes doses et d'avoir une action plus rapide.

Le cubèbe est, comme le copahu, spécial à la *blennorragie*. Étant moins irritant, on peut le prendre même pendant la période aiguë. Du reste, copahu et cubèbe sont fréquemment associés.

Doses : 10 à 20 grammes en capsules.

EUCALYPTOL

($C^{12}H^{20}O$)

L'eucalyptol est une essence que l'on retire de l'*Eucalyptus globulus*, famille des Myrtacées. C'est à lui que l'eucalyptus doit ses propriétés. L'eucalyptol est aussi puissant que la quinine comme antifermentescible et antiputride.

Les recherches de Gimbert, Gubler, Binz, etc., montrent que l'action physiologique de l'eucalyptol est exactement semblable à celle de l'essence de térébenthine.

Sur la *peau* et les *muqueuses*, il produit des phénomènes d'irritation peu intense. Du côté du *système nerveux* on observe de la prostration intellectuelle (Siegen), de la somnolence, la disparition des mouvements volontaires et réflexes, le ralentissement du cœur et de la respiration, l'abaissement de la pression sanguine, l'abaissement de la température.

Il s'élimine par les voies respiratoires et l'urine, à laquelle il donne une odeur de violette.

THÉRAPEUTIQUE

L'eucalyptol est prescrit avec succès dans les *bronchites* et *catarrhes* des voies *génito-urinaires*. Il agit à l'instar de l'essence de térébenthine. Ses propriétés antiseptiques l'ont fait donner dans la tuberculose en injection hypodermique (Roussel). Mais il est une maladie d'un autre genre dans laquelle l'eucalyptol s'est montré très efficace : nous voulons parler de la *fièvre intermittente*. Depuis que Tristan signala, en 1865, les heureux résultats qu'il avait obtenus, un grand nombre de médecins employèrent cet agent dans les fièvres intermittentes et confirmèrent son efficacité. Citons seulement la statistique de Keller. Sur 432 malades atteints de fièvres intermittentes, 310 furent entièrement guéris par l'eucalyptol. De ces 432 malades, 118 avaient été traités sans résultat par la quinine, l'eucalyptol en guérit 91. L'eucalyptol a pris droit de cité dans le traitement de la fièvre paludéenne. Castan et d'autres médecins affirment que l'eucalyptol est surtout actif dans la fièvre quarte, qui résiste le plus à la quinine,

PRÉPARATIONS. — DOSES.

Eucalyptol, en capsules (globules de Ramel), 1 à 12 globules.
Eucalyptus. — Poudre de feuilles : 10 à 25 grammes pour infusion.

Teinture à 1 p. 5 : 5 à 20 grammes.

Il y a aussi un vin d'eucalyptus.

Eucalyptéol. — C'est un bichlorhydrate d'eucalyptol.

Cristaux insolubles, pouvant remplacer l'eucalyptol.

Goménol, essence de Niaouli, provient du *Melaleuca viridiflora*.

Il se donne en capsules de 0 gr. 25, 4 à 10 *pro die*.

Myrtol. — Huile essentielle du *Myrtus communis*.

Il se donne également en capsules.

Eugénol. — Produit retiré de l'huile essentielle de girofle.

C'est un liquide huileux, incolore. On le donne à la dose de 0 gr. 50 à 1 gramme *pro die*.

Le **benzeugénol** est le benzoate d'eugénol. Il se présente en cristaux peu solubles dans l'eau. Il a été recommandé dans la tuberculose, soit en injection sous-cutanée (solution dans l'huile à 10 p. 100), soit par voie buccale.

Doses : 0 gr. 50 à 2 grammes.

Grindelia robusta. — D'après Huchard, Legrand, Botkin, Bilhaut, C. Paul, la *Grindelia robusta* serait très utile dans les bronchites, la coqueluche, l'asthme, par ses propriétés antidyspnéiques et anticatarrhales.

Doses :

Extrait fluide...	0 gr. 50 à 2 grammes.
Extrait alcoolique	0 gr. 10 à 0 gr. 15
Teinture................	20 à 50 gouttes.

SULFUREUX

Au point de vue pharmacologique, les sulfureux sont représentés par le *soufre*, l'*acide sulfhydrique* et divers *sulfures :* de *potassium*, de *sodium*, de *calcium*.

Les effets produits sur l'organisme par les sulfureux pris à l'intérieur doivent vraisemblablement être mis sur le compte de l'acide sulfhydrique auquel ils donnent naissance. Il est donc rationnel d'étudier avant tout l'action de ce corps.

ACIDE SULFHYDRIQUE (HYDROGÈNE SULFURÉ)

Le gaz acide sulfhydrique prend naissance dans toute décomposition putride des matières animales; il en existe constamment dans les parties inférieures de l'intestin. Il est très toxique; une atmosphère qui en renferme 10 p. 100 tue un chien. Les ouvriers qui travaillent aux vidanges, les égoutiers, éprouvent souvent l'influence pernicieuse de ce gaz.

Le pouvoir antiseptique de l'hydrogène sulfuré est très faible. Hiller, Schül, Graner l'ont trouvé incapable de détruire les bacilles de la tuberculose, de la fièvre typhoïde, du choléra, de la pneumonie, de l'anthrax.

L'acide sulfhydrique porte principalement son action sur le *sang* et sur le *système nerveux*.

Action sur le sang. — L'acide sulfhydrique est un poison hématique. Mêlé directement au sang, il se fixe sur l'oxyhémoglobine qu'il réduit, en sorte que la bande d'absorption de l'hémoglobine réduite apparaît au spectroscope.

Le sérum du sang éprouve aussi des modifications. En effet, d'après Diakonow et Hoppe-Seyler, les carbonates et phosphates alcalins se transforment en sulfures, et ceux-ci s'oxydant deviennent des sulfates.

Ces altérations du sang peuvent être provoquées chez des grenouilles vivantes plongées dans une atmosphère d'acide sulfhydrique, mais, chez les animaux à sang chaud, la mort arrive par paralysie des centres nerveux avant qu'elles n'aient eu le temps de se produire. Le sang des animaux à sang chaud morts par l'acide sulfhydrique présente toujours la bande de l'oxyhémoglobine (Nothnagel et Rossbach).

On peut donc considérer que, chez l'homme, les altérations du sang ne jouent pas un rôle considérable dans l'intoxication par l'hydrogène sulfuré, et que ce rôle est même tout à fait nul dans les effets des doses thérapeutiques.

Action sur le système nerveux. — Cette action est peu

connue. On admet généralement que de faibles doses sont excitantes. C'est du moins ce qu'on observe avec les eaux sulfureuses riches en hydrogène sulfuré. Cette excitation s'accompagne d'une accélération de la circulation et de la respiration. Des doses toxiques paralysent les centres nerveux. L'accident appelé *plomb* auquel sont exposés les vidangeurs, les égoutiers, et qui est caractérisé par la perte subite de la connaissance, prouve l'influence dépressive de l'hydrogène sulfuré sur le cerveau. La mort arrive par paralysie des centres respiratoire et circulatoire.

Élimination et action sur les sécrétions. — Une partie de l'acide sulfhydrique absorbé s'élimine en nature par les *voies respiratoires* et la *peau* ; l'autre partie se transforme en sulfures alcalins, qui se transforment à leur tour en sulfates (Wohler, Diakonow), et sont éliminés par les *urines*. Les sulfures formés dans l'organisme peuvent toutefois passer en nature dans les urines.

En s'éliminant par les bronches et la peau, l'hydrogène sulfuré en active les sécrétions. Cette action est la base de la thérapeutique des sulfureux. L'influence sur la sécrétion urinaire est peu marquée.

L'hydrogène sulfuré n'est employé que dans les eaux minérales sulfureuses (Voy. plus bas).

SOUFRE

Le soufre n'est employé à l'extérieur que comme *parasiticide*.

Introduit dans l'estomac, la plus grande partie du soufre chemine en nature le long du tube digestif ; le reste donne naissance à de l'hydrogène sulfuré, comme le prouvent l'odeur de l'haleine et l'augmentation des sulfates de l'urine (Rabuteau).

A la dose de 4 à 15 grammes il est purgatif.

Doses : Soufre en poudre : 0 gr. 50 à 2 grammes par doses répétées plusieurs fois.

Comme laxatif : 4 à 15 grammes en une fois.

SULFURES ALCALINS

Les sulfures de sodium, de potassium et de calcium sont la base des eaux minérales sulfureuses.

Le **monosulfure de sodium** est légèrement irritant pour la peau et les muqueuses. Il donne naissance dans l'organisme à de l'hydrogène sulfuré.

Doses : 0 gr. 05 à 0 gr. 50 *pro dosi* ; 2 grammes *pro die.*

Le sirop de monosulfure de sodium renferme 0 gr. 03 par cuillerée à bouche.

Le **sulfure de potassium**, ou *foie de soufre*, est un polysulfure de potassium dans lequel domine le pentasulfure de ce métal.

Il est irritant. Il donne naissance à de l'hydrogène sulfuré.

Il n'est employé que pour l'usage externe.

Pour un grand bain : 50 à 200 grammes.

Pour lotions : 5 à 15 p. 100.

Pommade : 1 p. 8.

Le **sulfure de calcium** n'est également employé que pour l'usage externe.

EAUX SULFUREUSES

On divise les eaux sulfureuses en sulfurées *sodiques* et sulfurées *calciques*, suivant la nature de leur principe minéralisateur.

Les **eaux sulfurées sodiques** émergent des terrains primitifs : aussi sont-elles presque toutes thermales. Le sulfure de sodium, qui est leur principe, y existe en faible quantité (0 gr. 01 à 0 gr. 08 par litre).

A leur origine elles ne renferment pas d'acide sulfhydrique, celui-ci ne prend naissance qu'au contact de l'air par la décomposition du sulfure effectuée par des bactéries (Winogradski) ; il y existe, du reste, en faible quantité.

Ces eaux se trouvent presque toutes dans les Pyrénées. Les principales sont :

	Température.	Sulfure de sodium par litre.
Amélie-les-Bains.........	43° C.	0,04
Barèges...............	42	0,04
Cauterets.............	48	0,02
Saint-Sauveur.....	35	0,02
Eaux-Bonnes..........	33	0,02
Eaux-Chaudes.........	35	0,01
Moligt..	37	0,03
Vernet................	47	0,06
Ax....................	47 — 75	0,01
Bagnères-de-Luchon	17 — 56	0,08

Les eaux sulfurées calciques proviennent des terrains de transition. Elles sont presque toutes froides. A leur origine elles ne sont pas sulfureuses ; elles renferment seulement du sulfate de chaux qui, traversant un terrain chargé de matières organiques, se réduit et donne naissance à du sulfure de calcium et à de l'hydrogène sulfuré. Le sulfure de calcium se décompose à son tour et dégage de l'hydrogène sulfuré. Ces eaux sont pour ce fait appelées *accidentelles*, par opposition aux sulfurées sodiques, qu'on nomme *naturelles*.

Leur principe sulfureux est donc surtout le sulfure d'hydrogène. Indépendamment de ce principe, elles renferment des sels : chlorure de sodium, sulfate de soude, etc., dont l'action doit être prise en considération dans leurs effets physiologiques et thérapeutiques.

Les principales sources sulfurées calciques sont :

	Température.	Acide sulfhydrique par litre.	Sels.
Aix-les-Bains.	45° C.	0,33	Sulfates et carbo-nates.
Allevard.....	15	24	Sulfates. Carbonates. Chlorure de sodium.
Uriage.......	25	10	Chlorure de sodium.

THÉRAPEUTIQUE DES SULFUREUX

. Les sulfureux ne sont guère employés que sous forme d'eaux minérales; or on sait que parmi les eaux minérales de même espèce il n'y en a pas deux qui se ressemblent. L'action des eaux minérales sulfureuses est, en effet, fort complexe : il faut tenir compte de leur richesse en hydrogène sulfuré, en sels de diverses natures, de leur température, de la manière dont elles sont administrées : bains, douches, boissons, inhalations; l'altitude, le climat de la station sont aussi des conditions importantes. Il s'ensuit qu'il est impossible de préciser la part qui revient à chaque élément dans les effets thérapeutiques. Chaque station a ses indications particulières, et l'on ne peut, dans un ouvrage de la nature de celui-ci, faire cet examen comparatif; nous renvoyons pour cela aux traités spéciaux.

Nous nous bornons à indiquer les maladies qui sont le plus justiciables d'un traitement par les sulfureux.

Maladies de la peau. — Les affections de la peau sont depuis longtemps traitées par les sulfureux, et leur efficacité est incontestable, principalement dans les éruptions d'origine arthritique. Le traitement externe y doit nécessairement jouer le plus grand rôle. Si l'éruption s'accompagne d'un certain degré d'acuité, les sulfurées sodiques, moins minéralisées, moins irritantes, seront préférées.

Scrofule. — Il y a divergence d'opinion entre les auteurs sur l'utilité des eaux sulfureuses dans la scrofule. Depuisaye affirme leur efficacité. Durand-Fardel, sans nier les bons résultats obtenus, les met sur le compte de meilleures conditions hygiéniques et climatériques. Les eaux sulfureuses chlorurées sodiques d'Uriage sont des plus efficaces.

Goutte et rhumatisme. — Par leur action excitante et sudorifique les sulfureux sont utiles dans les diverses manifestations de la goutte et du rhumatisme. Si le malade est facilement irritable, les sulfurées sodiques sont préférables.

Syphilis. — Les sulfureux sont un adjuvant très utile du traitement de la syphilis. Ils favorisent l'élimination du mercure.

Les syphilitiques secondaires et tertiaires viennent en grand nombre à Uriage, où on les soumet aux frictions mercurielles à haute dose, 10 à 20 grammes par jour. La stomatite est exceptionnelle.

Affections de l'appareil respiratoire.—Les pneumonies chroniques, bronchites, laryngites, sont peut-être les maladies où les eaux sulfureuses ont le plus d'efficacité.

La phtisie a été également soumise à ce traitement, mais sans succès. Loin de là, l'activité imprimée par les sulfureux à la circulation favorise les hémoptysies.

Les inhalations tiendront naturellement la première place dans le traitement des affections de l'appareil respiratoire.

Rappelons la méthode déjà oubliée de Bergeon, qui traitait la phtisie par des lavements de gaz sulfhydrique mélangé d'acide carbonique.

Enfin, les eaux sulfureuses sont utilement employées dans les **inflammations** de divers organes : métrite, cystite, phlegmons chroniques, arthrites, entorses, etc. ; elles agissent dans ces cas en activant la circulation, en stimulant la réaction de l'organisme.

ANTISEPSIE DES VOIES RESPIRATOIRES

On peut attaquer les microbes des voies respiratoires soit de dehors en dedans par l'inspiration, soit de dedans en dehors par l'expiration. Ces deux méthodes sont utiles et se complètent.

Les *pulvérisations* ne peuvent avoir d'efficacité que pour les angines et les laryngites, car les gouttelettes liquides ne descendent pas plus bas que le larynx.

Les *inhalations* d'essences de térébenthine, d'eucalyptol, etc., sont les plus employées. Je ne les crois pas très efficaces, car les vapeurs d'essence sont peu antiseptiques.

Le *phénol* ne m'inspire pas de confiance ; je préfère la *créosote*, le *thymol*, le *naphtol*.

Le meilleur procédé consiste à faire évaporer au bain-marie une solution alcoolique à 5 p. 100 de ces substances.

Les *acides sulfureux* et *fluorhydrique* sont excellents. On les inhale soit dans une chambre close où l'on fait dégager les vapeurs, ce qui est peu pratique, soit en aspirant dans un flacon à deux tubulures de l'air ayant barboté dans une solution de ces acides.

Le meilleur des antiseptiques respiratoires est assurément le *formol*, en inhalations, mais il a l'inconvénient d'être mal supporté, quoique non toxique.

Les inhalations d'*oxygène* sont efficaces et commodes.

L'*air surchauffé* à 150° n'a donné aucun résultat, car il a été prouvé qu'arrivé dans la trachée sa température redescendait au niveau de l'air ambiant.

Quant aux médicaments qui, administrés *per os*, doivent s'éliminer par les poumons, la préférence doit être accordée aux substances volatiles.

La *créosote* est la meilleure. Si elle trouble les fonctions stomacales, on la donne en lavement.

La dose est de 1 à 3 grammes.

ANTISEPSIE DES VOIES GÉNITO-URINAIRES

Le traitement des *métrites, vaginites*, est purement local, c'est-à-dire chirurgical ; les antiseptiques solubles ou insolubles, sublimé, créosote, microcidine, nitrate d'argent, iodoforme, salol, les caustiques, chlorure de zinc, sont applicables. Les *urétrites* et *cystites* sont encore justiciables de l'antisepsie externe : nitrate d'argent, microcidine, acide borique ; mais il est d'un grand intérêt de rendre l'urine antiseptique par l'usage interne des médicaments, afin qu'elle puisse faire les fonctions de bain antiseptique. Or les substances qui peuvent remplir ce but ne sont pas nombreuses, car elles ne doivent être ni toxiques ni irritantes. On a beaucoup employé l'acide borique et le biborate de soude. Ces deux corps ne sont que faiblement antiseptiques, et s'ils éclaircissent les urines, c'est uniquement en les rendant plus acides, condition qui empêche la précipitation des sels et retarde la putréfaction.

Le thymol, le naphtol, la microcidine sont, je crois, les seules substances suffisamment antiseptiques pour empêcher la putréfaction de l'urine non seulement dans la vessie, mais hors du corps et dans des vases souillés.

Dans les *pyélites*, l'indication de l'antisepsie urinaire est encore plus urgente, puisqu'on ne peut faire des lavages du bassinet, du moins quant à présent; les chirurgiens sont en effet en train de cathétériser les uretères.

TOPIQUES

Les topiques sont des agents dont l'action ne s'exerce que sur leur point d'application.

Cette classe comprend les *émollients*, les *astringents*, les *révulsifs* et les *caustiques*.

ÉMOLLIENTS

Les émollients ramollissent les tissus et diminuent leur sensibilité.

Le meilleur des émollients, le seul même, dit Jeannel, est l'*eau tiède*. D'après cet auteur, l'action émolliente est nécessairement liée à l'hydratation des tissus. Cette hydratation par imbibition a pour résultat de diminuer les échanges organiques, de modérer les phénomènes de la nutrition. Les extrémités périphériques des nerfs subissent aussi cette influence, qui se traduit par une diminution de la sensibilité. Nous avons vu déjà, à propos des injections sous-cutanées (page 15), que Gubler attribuait l'effet analgésique des injections d'eau distillée à l'hydratation des éléments nerveux.

L'hydratation toutefois n'est pas seule en cause : il faut tenir grand compte de la température, et puisque nous avons pris l'eau comme type des émollients, faisons ressortir la différence de son action suivant sa température.

L'eau est-elle froide, c'est-à-dire inférieure à 12°, elle stimule la nutrition.

Sa température dépasse-t-elle 50°, elle est irritante, révulsive. Entre ces degrés elle est émolliente. On voit donc l'importance de la température dans l'action émolliente.

Étant donnée cette manière de voir, nous ne considérons comme émollients que l'eau tiède et les substances capables d'absorber et de retenir beaucoup de ce liquide. Telles sont les *gommes*, les *mucilages*, certaines substances *amylacées*.

A côté des émollients nous plaçons les *protecteurs*, ou substances qui forment sur la peau un enduit qui la préserve des frottements et du contact de l'air.

Inutile, je pense, d'ajouter que nous croyons à la parfaite inefficacité des émollients donnés à l'intérieur dans un but d'action émolliente diffusée.

GOMME

Les principales espèces de gommes sont :

La *gomme arabique*, fournie par divers acacias, famille des Légumineuses. Elle est peu soluble dans l'eau froide ;

La *gomme du cerisier*, qu'on retire de plusieurs arbres de la famille des Amygdalées, le cerisier, le merisier, l'abricotier, le prunier. Elle est insoluble dans l'eau froide, soluble dans l'eau bouillante ;

La *gomme adragante*, qu'on extrait de l'*astragalus*,

famille des Légumineuses. Elle est peu soluble dans l'eau.

Les gommes ne sont employées que dans les potions, où elles jouent un rôle correctif de la saveur ou de l'âcreté des médicaments. Elles sont utiles aussi dans les affections du pharynx et du larynx, car elles recouvrent les muqueuses d'un enduit protecteur et humide favorable à la guérison.

La *tisane gommeuse* se fait avec 16 grammes de gomme arabique pour un litre d'eau.

Potion gommeuse (julep gommeux).

Sirop de gomme...................	30	grammes.
Gomme arabique..................	10	—
Eau de fleurs d'oranger...........	10	—
Eau...	100	—

La *pâte de guimauve* est préparée avec de la gomme arabique, du sucre et des blancs d'œuf.

MUCILAGES

Les mucilages se rapprochent des gommes par leurs propriétés physiques et physiologiques.

Ils en diffèrent en ce qu'ils absorbent l'eau, mais ne s'y dissolvent pas.

Les principaux végétaux qui fournissent des matières mucilagineuses sont :

La *guimauve* (Althæa officinalis);

La *mauve* (Malva sylvestris), toutes deux de la famille des Malvacées. Elles s'emploient en infusion ou en décoction pour l'usage interne et externe.

Le *lin* (Linum usitatissimum), famille des Linnées.

On emploie les graines. Ces graines prises en nature sont légèrement purgatives ; elles agissent comme corps étrangers et par l'huile qu'elles renferment.

La tisane se prépare avec 20 à 50 grammes de graines de lin pour un litre d'eau.

Le *cataplasme de farine de lin* se fait avec ces graines réduites en farine.

MATIÈRES AMYLACÉES

L'*amidon*, la *fécule*, la *farine de riz, d'orge*, peuvent servir à la confection de boissons et de cataplasmes émollients. La *tisane de riz* est beaucoup employée dans le traitement des diarrhées.

Les indications des émollients se déduisent aisément de leur action physiologique. Ce sont des agents locaux de la méthode antiphlogistique.

Les *protecteurs* comprennent les *corps gras* : huiles, graisses, lanoline, vaseline. Il est important qu'ils ne soient pas fermentés.

Le *collodion* est formé par la dissolution du fulmi-coton dans un mélange d'alcool et d'éther. Pour le rendre élastique on lui ajoute de l'huile de ricin.

On peut lui incorporer divers médicaments : cantharides, tanin, iodoforme, créosote, bichlorure de mercure, et en faire aussi un vernis astringent, révulsif, caustique.

La *traumaticine* est une dissolution de gutta-percha dans le chloroforme : gutta-percha 1, chloroforme 10. Elle sert d'excipient à la chrysarobine, l'acide pyrogallique, l'acide salicylique dans le traitement du psoriasis. Ce traitement m'a toujours donné d'excellents résultats.

J'ai préconisé sous le nom de *stérésol* un vernis phéniqué très adhérent sur la peau et les muqueuses.

ASTRINGENTS

Les astringents sont, d'après Trousseau et Pidoux, des agents qui, déposés sur la peau, les muqueuses ou une plaie récente, y produisent une astriction fibrillaire, un resserrement, qui effacent le diamètre des interstices organiques et des vaisseaux, au point d'en expulser les liquides, d'y tarir les exhalations, d'y produire de la pâleur, du refroidissement et une sensation bien connue de froncement et de condensation.

Ils ont de plus la propriété de coaguler les substances albuminoïdes.

On peut voir, d'après cette définition, que les astringents sont l'opposé des émollients. Si l'eau tiède est le type des émollients, le froid est le type des astringents.

Les principaux astringents sont le *tanin* et les végétaux qui en renferment, le *plomb*, le *perchlorure de fer*, l'*alun* et les *sulfates de zinc* et *de cadmium*.

TANIN

Le tanin, *acide tannique* ou *digallique*, est une substance jaunâtre, soluble dans l'eau, l'alcool et l'éther. Il existe dans un grand nombre de végétaux et notamment dans la *noix de galle*. Il précipite de leurs solutions l'albumine, la gélatine et les alcaloïdes. Les substances qui renferment de l'albumine ou de la gélatine, imprégnées de tanin, ne subissent pas la décomposition putride.

PHYSIOLOGIE

Effets locaux. — Une solution de tanin appliquée sur la *peau* intacte ne produit pas de phénomène appréciable, en raison de l'épaisseur de la couche épidermique, qui est difficile à traverser. Sur les *muqueuses*, la même solution détermine de la sécheresse, de l'astriction, un état de rudesse. Ces phénomènes s'expliquent par la coagulation du mucus et l'absorption de l'eau des tissus par le tanin, absorption démontrée par les recherches de Henning; de Mitscherlich, de Schroff.

Appliqué sur une *plaie* suppurante, le tanin coagule le liquide séro-purulent, dessèche les bourgeons charnus, prévient la décomposition putride du pus et favorise la cicatrisation.

En contact avec le *sang*, il produit sa coagulation immédiate et énergique. Le coagulum est moins ferme que celui formé par le perchlorure de fer.

Quelle est l'action du tanin sur les *vaisseaux sanguins*? L'opinion générale est que cette substance les fait contracter, resserrer; Rosenstirn et Rossbach ont observé le contraire. Une solution faible ou concentrée de tanin, loin de faire contracter les vaisseaux, disent ces auteurs, les fait dilater. Cette dilatation peut aller, sur le mésentère de la grenouille, jusqu'au double du diamètre primitif. Si ce fait est général pour tous les vaisseaux, le tanin ne serait pas un astringent dans toute l'acception du terme.

Action sur le tube digestif. Absorption. — De faibles doses (0 gr. 50) ne produisent qu'une saveur acerbe, astringente, et la sécheresse de la bouche. On peut observer des troubles digestifs par suite de la précipitation de la pepsine du suc gastrique. Le tanin administré en même temps que le sulfate de soude n'en empêche que d'une manière tout à fait insignifiante les effets purgatifs (Wagner et Bucheim). Il ne ralentit nullement les mouvements péristaltiques de l'intestin (Hennig).

De fortes doses (5 grammes) déterminent des douleurs gastriques, des vomissements et une constipation opiniâtre, par diminution des sécrétions.

Une partie du tanin ingéré se combine avec les matières albumineuses du tube digestif, et ce composé insoluble passe dans les matières fécales. Le reste se transforme en acide gallique et s'élimine sous cette forme par les urines. Cette transformation s'opère-t-elle dans l'organisme (Mitscherlich, Schroff, Rabuteau), ou dans le tube digestif (Nothnagel et Rossbach)? La quesrion est indécise. En admettant que le tanin pût pénétrer en nature dans le sang, il ne faudrait pas compter sur une diffusion de ses propriétés astringentes, car il ne pourrait circuler qu'à un état de dilution tel que la coagulation du sang fût impossible.

Si la propriété coagulante ne se manifeste plus après l'absorption, il est presque certain que les propriétés astringentes ne se montreront pas davantage.

Action sur les sécrétions. — Nous avons cité le tanin parmi les anurétiques. Mitscherlich a constaté en effet la diminution de la *sécrétion urinaire*.

THÉRAPEUTIQUE

Le tanin ne nous paraît utile qu'en *applications locales*, et son efficacité dans ce cas est incontestable. Mais, comme le disent Nothnagel et Rossbach, il ne faut pas compter que les propriétés auxquelles il doit son efficacité, comme agent topique, se conservent après l'absorption.

Par son action coagulante sur le sang, le tanin est très utile dans les *hémorragies* d'organes accessibles aux topiques. Les épistaxis, hématémèses, hémorragies de l'intestin sont efficacement combattues par le tanin. Il est moins actif que le perchlorure de fer, mais il ne cautérise pas les tissus comme lui, ce qui permet de l'employer à plus haute dose. Les propriétés *astrin gentes* sont utilisées avec succès dans les *diarrhées-* principalement les diarrhées chroniques. Ses propriétés, antiputrides l'indiquent nettement dans la *dyspepsie putride*.

Le tanin est recommandé encore comme *antisudori-fique* et *anurétique*.

Préconisé dans l'*albuminurie*, il n'a pas donné de résultats avantageux.

Dans les affections de l'*appareil respiratoire*, il rend en *inhalations* ou *vaporisations*, des services certains. Raymond et Arthaud l'ont préconisé dans la *phtisie* à titre d'antiseptique.

Le tanin est un bon antidote dans les *empoisonnements* par les alcaloïdes : morphine, strychnine, nicotine, etc. Le composé qu'il forme avec eux n'est pas insoluble, mais difficilement soluble, ce qui permet de retarder l'absorption et d'établir une médication appropriée. Il est utile également dans l'intoxication par l'antimoine et les composés métalliques en général.

Pour l'*usage externe*, il est employé avec succès dans la pansement des *plaies* empreintes d'un caractère de putridité ; dans le traitement de la *blennorragie* sub-aiguë et chronique ; contre l'*hyperhydrose* des pieds ; dans les *conjonctivites*, on collyre ; contre l'*herpes preputialis* ; les *affections humides* de la peau.

Doses. — A l'*intérieur*, 0 gr. 50 à 2 grammes en poudre ou solution.

Pour l'*extérieur*, les solutions se font depuis 1 p. 100 jusqu'à 10 p. 100.

Végétaux et produits végétaux renfermant du tanin :

Noix de galle. — Les noix de galle sont des excroissances produites sur les feuilles du chêne par un insecte du genre Cynips. Elles renferment 30 à 50 p. 100 de tanin. On les emploie en décoction, 10 à 20 grammes pour un litre d'eau.

Écorce de chêne. — L'écorce des jeunes pousses renferme de 5 à 20 p. 100 de tanin.

Dose : 10 30 grammes pour un litre d'eau.

Cachou. — C'est un extrait aqueux du bois de l'*Acacia catechu*, famille des Légumineuses.

Il a un goût agréable. Teneur en tanin : 51 p. 100 (Davy).

Dose : 10 grammes pour un litre.

Kinos. — Extraits obtenus de divers végétaux, le *Nauclea*, famille des Rubiacées ; le *Coccoloba*, famille des Polygonées ; le *Pterocarpus crinaceus*, famille des Légumineuses. Teneur en tanin : 70 p. 100 (Stillé).

Dose : 10 grammes.

Ratanhia. — C'est la racine du *Krameria triandra*, famille des Polygalées. Teneur en tanin, 43 p. 100 (Stillé).

Doses : 15 à 20 grammes ; extrait, 0 gr. 50 à 1 gramme.

Tannalbin. — Albuminate de tanin. Poudre insoluble dans

l'eau, renfermant 50 p. 100 d'acide gallique. Il se décompose dans l'intestin.

Efficace dans la diarrhée.

Doses: 1 à 5 grammes en cachets.

Tannigène. — Combinaison de tanin et de diacétyle. Il se dédouble dans l'intestin.

Employé dans la diarrhée des enfants par Comby, Hutinel, Escherich.

Doses: 0 gr. 25 à 2 grammes *pro die.*

Tannocol. — Combinaison de gélatine et de tanin, se dédoublant dans l'intestin.

Doses: 1 à 5 grammes.

Tannoforme. — Combinaison de tanin et de formol. Il est employé comme topique sur les plaies et les muqueuses.

Tannone. — Combinaison de tanin et d'hexaméthylen-tétramine. Il renferme 87 p. 100 de tanin. Poudre insoluble se dédoublant dans l'intestin.

Indiqué dans la diarrhée.

Doses: 1 à 4 grammes par jour.

Tannosol. — Combinaison de tanin et de créosote. Poudre soluble dans l'eau, non irritante, se dédoublant dans l'intestin en tanin et créosote.

Il est indiqué dans la tuberculose.

Doses: 0 gr. 50 à 1 gramme en pilules ou solution.

Dermatol. — Gallate basique de bismuth. Poudre insoluble, qui ne se décompose pas dans l'organisme.

Il est employé sur les plaies comme antiseptique, astringent et desséchant.

Gallanol ou *gallol* ($C^{13}H^{13}AzO^3$). — C'est une combinaison du tanin et de l'aniline. Cristaux peu solubles dans l'eau.

Il est employé dans le psoriasis, comme agent réducteur, en pommade de 1 p. 10 à 1 p. 30.

Nous ne ferons que citer les astringents suivants : *feuilles de noyer, bistorte, renouée, sauge, airelles rouges, airelles noires, rosacées, uva ursi, tormentille.*

PLOMB

PHYSIOLOGIE

Le plomb ne mérite pas d'être employé en thérapeutique comme usage interne. Son étude est du ressort de la pathologie et de la toxicologie ; aussi nous ne nous occuperons que des effets locaux qu'il détermine.

Les préparations plombiques employées comme astringents sont les *acétates neutre* (sucre de Saturne) et *basique* (extrait de Saturne).

Sur la *peau* intacte, l'acétate de plomb ne produit pas d'effet marqué, en raison de l'épaisseur et de la sécheresse de l'épiderme.

Sur les *muqueuses*, l'acétate de plomb peut satisfaire son affinité pour les substances albuminoïdes. Il se combine donc avec le mucus et l'albumine des cellules épithéliales pour former un albuminate de plomb. Par suite de cette combinaison les tissus se déssèchent, les sécrétions et les exhalations diminuent.

Une solution concentrée détermine une destruction des couches superficielles ; il se forme une plaque blanche, ferme, qui, lorsqu'elle se détache, met à nu une ulcération.

Rosenstirn et Rossbach ont observé les effets suivants de l'acétate de plomb sur les *vaisseaux* : une solution à 50 p. 100 rétrécit les artères et les veines du mésentère de la grenouille, jusqu'à la moitié de leur calibre normal ; les capillaires ne subissent aucun changement ; il se produit dans les vaisseaux des caillots de globules blancs qui adhèrent aux parois vasculaires.

On peut déduire de ces effets locaux l'action de l'acétate de plomb sur le tube digestif : sécheresse de la bouche et du pharynx, diminution des sécrétions intestinales, constipation ; si la dose est trop forte : vomissements, gastro-entérite.

THÉRAPEUTIQUE

Les indications de l'acétate de plomb sont les mêmes que celles du tanin ; il est comme lui employé dans les *hémorragies*, les *diarrhées*, la *blennorragie*, la *vaginite*, les *conjonctivites*, etc.

Nous avons dit que, comme antisudorifique, il était infidèle.

Doses. — En solution, de 1 à 10 p. 100. Pour injections urétrales : 2 à 4 p. 100. Pommade : 1 à 10 p. 100.

L'*eau blanche*, ou de *Goulard*, est une solution aqueuse alcoolisée d'acétate basique de plomb à 1 p. 50.

L'*onguent de la mère*, l'*emplâtre simple*, l'*emplâtre de Vigo*, le *diachylon*, sont des mélanges de préparations plombiques, de matières grasses et de résines.

PERCHLORURE DE FER

PHYSIOLOGIE

Le perchlorure de fer possède à un haut degré la propriété de se combiner avec l'albumine, en donnant naissance à des albuminates en partie insolubles ; il est le plus puissant hémostatique que nous possédions.

Son affinité pour l'albumine le rend astringent comme l'acétate de plomb, mais à un degré bien supérieur : aussi a-t-il une action caustique beaucoup plus énergique, ce dont il faut tenir compte dans son emploi.

Rosenstirn et Rossbach ont constaté que le perchlorure de fer produit aussi le resserrement des artérioles et veinules, non des capillaires. Pour que cette constriction vasculaire ait lieu, il faut que la solution de perchlorure soit assez forte pour coaguler le sang.

La puissance hémostatique du perchlorure est grande, avons-nous dit : il suffit de 5 gouttes d'une solution à 38° pour convertir en caillot dur 5 centimètres cubes de sang. La caillot est formé de deux couches principales : une couche centrale ferme, due à la combinaison du fer avec le sang, une couche périphérique plus molle, dans laquelle le perchlorure n'entre pour rien et qui est due à la coagulation spontanée du sang autour du caillot primitif.

Dans l'estomac, le perchlorure de fer se transforme en protochlorure, lequel est dépourvu de propriétés coagulantes. On ne peut donc espérer que cette propriété se dissémine dans l'organisme par la circulation.

THÉRAPEUTIQUE

Le perchlorure de fer est employé surtout comme *hémostatique*. A ce titre il rend de grands services dans toutes les **hémorragies** dont le foyer peut être atteint par le médicament ; hémorragies externes, hémorragies stomacales, hémorragies rectales, urétrorragies, métrorragies, etc. Se fondant sur cette propriété hémostatique on a donné le perchlorure dans les hémorragies de toutes sortes : hémoptysie, hémorragies cérébrales, purpura, hémophilie, etc.; malgré les succès qu'on dit avoir obtenus, il est impossible d'admettre, dans ce cas, la mise en jeu de la propriété coagulante du perchlorure.

Les injections de perchlorure de fer dans les **anévrysmes** ont été faites la première fois en 1853, à la suite des recherches de Pravaz sur les propriétés coagulantes du perchlorure. Des succès et des revers furent signalés, et l'on est arrivé aujourd'hui à réserver l'emploi des injections de perchlorure au traitement des anévrysmes peu volumineux.

Des précautions opératoires doivent être prises pour cette injection, et nous renvoyons, pour ce sujet, aux traités de pathologie externe ; mais nous devons insister sur le titre de la solution employée, car un liquide trop concentré produirait la destruction des tissus, des tuniques de l'anévrysme, et il en résulterait des accidents graves. Les expériences de Giraldès et Goubaux ont démontré que les solutions dont le titre est supérieur à 30° Baumé sont caustiques. La solution à 30° Baumé renferme 26 grammes de perchlorure pour 74 grammes d'eau.

Les injections de perchlorure sont également appliquées au traitement des *varices* et *dilatations arté-rielles*.

Comme **caustique**, on emploie le perchlorure pour détruire les *végétations*, les *fongosités*, les *scrofulides*, les ulcères *chancreux*, la *pourriture d'hôpital*.

Doses. — Pour l'usage *interne*, le médicament doit être donné en grande dilution dans un potion muci-lagineuse : 10 à 25 gouttes pour 100 grammes de potion.

Sirop : 15 grammes de solution à 30° pour 985 gram-mes de sirop de sucre ; 2 à 4 cuillerées à bouche par jour.

Pour l'usage *externe*, on emploie les solutions de 15° à 30°, c'est-à-dire renfermant 26/74 pour celle à 30°, 26/148 pour celle à 15°.

Le *sulfate ferreux* ou *sulfate de protoxyde de fer*, ou vitriol vert, est usité aussi à titre d'astringent, mais il n'est pas hémostatique.

Le *tartrate ferrico-potassique* sert aux mêmes usages.

ALUN

L'alun ordinaire est un sulfate double d'alumine et de potasse. Il est hydraté ou anhydre (alun cal-ciné).

L'alun coagule l'albumine ; à cette propriété l'alun calciné ajoute celle d'être avide d'eau et d'attirer celle des tissus.

Appliqué sur les muqueuses, il produit la diminu-tion des sécrétions, la sécheresse. Sur les plaies il est légèrement caustique.

Rosenstirn et Rossbach n'ont pas constaté de modi-fications sensibles dans les vaisseaux du mésentère de la grenouille.

Dans le tube digestif il détermine, à faible dose, de la pesanteur d'estomac, des nausées, vomissements, constipation ; à haute dose, il produit une gastro-entérite.

L'alun n'a pas d'autres indications que celles qui

résultent de ses propriétés astringentes. A ce titre il est employé dans les *angines, laryngites, conjonctivites, hémorragies légères, vaginites, urétrites,* etc.

L'alun calciné peut être employé comme léger caustique.

Doses. — Une solution saturée d'alun peut être très bien employée en gargarisme.

La solution ordinaire est de 10 grammes d'alun pour 100 grammes ou 150 grammes d'eau.

Pour *collyre* : 1 p. 100.

L'alun est la substance active de l'*eau de Pagliari*.

Alumnol. Naphtolsulfate d'aluminium. — C'est une poudre très soluble dans l'eau, la glycérine. Il est faiblement antiseptique et fortement astringent.

On l'emploie en solution de 1 à 5 p. 100 ; en pommade : 5 à 10 p. 100.

SULFATES DE ZINC, DE CADMIUM

Le **sulfate de zinc,** vitriol blanc, est astringent par son affinité pour l'albumine. Pris à l'intérieur, il détermine des vomissements ; aussi peut-il être employé comme vomitif.

On s'en sert en injections urétrales, en collyres.

Injections : 0 gr. 10 à 1 gramme p. 100.

Collyres : 0 gr. 01 à 0 gr. 20 p. 30.

Le **sulfate de cadmium** est employé dans les mêmes circonstances. Mêmes doses que le sulfate de zinc.

Le *sous-nitrate de bismuth* est légèrement astringent. Il en est de même du *gallate de bismuth,* ou *dermatol,* qui est inodore, insipide et insoluble.

RÉVULSIFS

Les révulsifs sont des agents à l'aide desquels on détermine une irritation locale dans un but thérapeutique. Ils correspondent aux médicaments irritants de Trousseau et Pidoux.

Suivant leur intensité d'action, on les divise en *rubéfiants* et *vésicants*.

RUBÉFIANTS

Ainsi que leur nom l'indique, ils ne produisent qu'une simple rougeur de la peau.

La *chaleur*, les *frictions* sont des moyens faciles de déterminer la rubéfaction ; le *froid* même est rubéfiant par la réaction qui suit l'impression première.

La *moutarde*, l'ammoniaque, le sel *marin*, les *acides* sont habituellement usités comme révulsifs.

Moutarde. — La farine de moutarde qui sert à préparer les sinapismes provient des graines du *Sinapis nigra*, famille des Crucifères. Elles renferment un sel, le myronate de potasse, et un ferment, la *myrosine*. Au contact de l'eau, le ferment décompose le myronate, qui donne naissance à l'*essence de moutarde*, ou sulfocyanure d'allyle, qui est le principe irritant de la moutarde. La température de l'eau influe sur le développement de l'essence. Bouillante, elle empêche la fermentation, une température de 20 à 30° est celle qui est la plus favorable.

L'addition des acides empêche la fermentation.

Effets locaux. — Appliqués sur la peau, les sinapismes ou l'essence de moutarde déterminent une douleur vive, brûlante, bientôt suivie d'une hyperémie cutanée et d'élévation de température. Si le contact est trop prolongé, il peut se former des phlyctènes.

Ces phénomènes douloureux et congestifs durent plusieurs heures.

Au niveau du point d'application, la peau est devenue insensible à d'autres atteintes douloureuses ; les sensibilités au tact, à la température, sont émoussées (Nothnagel et Rossbach). L'hyperémie cutanée paraît due à l'irritation directe des nerfs vaso-dilatateurs, par l'essence ayant pénétré l'épiderme, et non à une action réflexe, car la rougeur représente toujours parfaitement la forme du sinapisme (Nothnagel et Rossbach). Il arrive souvent que la région couverte par le sinapisme présente de la pigmentation : cette pigmentation provient sans doute de la destruction des globules rouges extravasés.

Effets généraux. — L'essence de moutarde est toxique, et les symptômes de l'empoisonnement ressemblent à ceux de l'empoisonnement par l'acide cyanhydrique. Les lapins intoxiqués avec 3 grammes 50 d'essence succombent en deux heures (Mitscherich).

Préparations. — La *farine de moutarde* s'emploie soit en *cataplasmes,* soit en *bains,* soit étendue sur du papier : *sinapismes Rigollot. L'essence de moutarde* peut être incorporée à des liniments ou des pommades, à raison de 1 gramme d'essence pour 10 ou 20 grammes d'excipient.

Ammoniaque. — Concentrée, l'ammoniaque est un vésicant et un caustique, mais, suffisamment diluée, elle est un agent utile de la rubéfaction.

Les proportions nécessaires pour n'avoir que la rubéfaction sont, au maximum, de 1 partie d'ammoniaque pour 10 parties d'excipient.

Le *liniment volatil* et le liniment *ammoniacal camphré* sont à 1 p. 10. Le *baume opodeldoch* est à 1 p. 30.

Le **chlorure de sodium** est un léger rubéfiant. 5 kilos pour un grand bain.

Il en est de même du **vinaigre,** de l'acide **chlorhydrique,** qui s'emploie à raison de 1 p. 100.

Nous devons citer aussi comme très utiles les **ventouses sèches.**

Chrysarobine, Acide chrysophanique. — On les extrait de la poudre de Goa. Comme ce sont les médicaments qui se sont montrés les plus actifs dans le traitement du *psoriasis,* nous les mentionnerons ici, afin d'en vulgariser l'emploi. Il vaut mieux employer l'acide chrysophanique que la chrysarobine. On s'en sert en solution dans la *traumaticine.*

Gutta-percha purifiée................ 1 gramme.
Chloroforme .... 10 grammes.
Ajouter acide chrysophanique .... 1 gramme.

On étend avec un pinceau cette mixture sur les plaques de psoriasis. Le chloroforme s'évapore, et il reste une pellicule jaunâtre, lisse, souple, adhérente. Ces applications doivent être faites tous les jours ou tous les deux jours jusqu'à ce que l'érythème psoriasique ait fait place à une peau blanche.

Plusieurs auteurs ont constaté que ce traitement appliqué sur un côté du corps avait fait disparaître des plaques de psoriasis de l'autre côté. Ils en ont conclu que l'acide chrysophanique s'était absorbé et qu'il serait bon de le donner à l'intérieur. Napier a publié plusieurs cas de guérison (momentanée) obtenus par ce moyen.

Dose à l'intérieur, 0 gr. 01 à 0 gr. 05.

L'*anthrarobine* ($C^{14}H^{10}O^3$), extraite de l'alizarine ; l'*hydroxylamine* (AzH^3O) sont également employées dans les maladies de la peau.

Doses : anthrarobine, 10 p. 100 dans alcool, glycérine ; hydroxylamine, 1 p. 1000 dans alcool, glycérine.

Ichtyol. — Substance pâteuse, rappelant le goudron. Insoluble dans l'eau, soluble dans l'alcool, l'éther. On l'extrait d'une roche bitumineuse du Tyrol, que l'on croit être formée par des débris fossiles de poissons. L'ichtyol agit par le soufre qu'il renferme (10 p. 100).

Employé avec succès par Unna dans le psoriasis et l'eczéma suintant, il n'est presque pas irritant.

Le *thiol*, composé obtenu par l'action du soufre sur l'huile de gaz, est liquide ou solide. Il s'emploie comme l'ichtyol.

Acide pyrogallique ou *pyrogallol.* — Il est également employé avec succès dans le psoriaris, mais il a l'inconvénient de tacher beaucoup la peau et les linges. Pommade à 1 p. 5.

Résorcine ($C^6H^6O^2$). — C'est un diphénol, isomère de la pyrocatéchine et de l'hydroquinone.

Elle se présente en cristaux, solubles dans l'eau, de saveur aromatique.

Elle a été employée comme antipyrétique ; mais la fugacité de son action, les sueurs qu'elle provoque, ses effets fâcheux sur le système nerveux : ébriété, somnolence, respiration stertoreuse, l'ont fait abandonner. Elle est légèrement antiseptique. Unna l'emploie dans le psoriasis, l'eczéma.

Doses : Usage interne, 2 à 3 grammes ; usage externe, 5 à 10 p. 100 en solution ou en pommade.

La *thiorésorcine* résulte de la substitution d'une molécule de soufre à une molécule d'oxygène. Poudre insoluble, présentée comme succédané de l'iodoforme.

Jéquirity. — *Abrus precatorius* (Légumineuses). Le jéquirity est un révulsif bien curieux, car jusqu'ici il est le seul de son espèce. En effet, ses propriétés irritantes ne sont dues ici ni à son huile essentielle, ni à sa résine, ni à son produit cristallisé, mais bien à une *toxine* semblable aux toxines microbiennes, avec laquelle on peut vacciner les animaux et faire du sérum anti-abrique. La macération de graines à 2 ou 5 p. 100 s'emploie dans les *ophtalmies chroniques,* notamment l'*ophtalmie granuleuse.* Schœnmaker fait une pâte avec les graines macérées, puis pilées, et l'applique avec succès au traitement des *ulcères atoniques,* du *lupus ulcéré.*

VÉSICANTS OU ÉPISPASTIQUES

Les vésicants possèdent des propriétés irritantes plus grandes que les rubéfiants, car leur action va jusqu'à produire des bulles et des phlyctènes. Les agents habituels sont le *vésicatoire cantharidé,* l'*ammoniaque,* le *garou,* le *thapsia,* etc.

CANTHARIDES

Les cantharides sont des insectes coléoptères dont on retire un principe vésicant, la *cantharidine*, substance cristallisable et volatile.

Effets locaux. — La poudre de cantharides ou la *cantharidine* appliquée sur la peau détermine au bout d'un certain temps (quelques minutes pour la cantharidine, plusieurs heures pour les cantharides) une sensation de brûlure suivie bientôt de rougeur. Puis s'élèvent de petites bulles de sérosité qui se réunissent entre elles pour former une vaste ampoule. Le liquide de l'ampoule est citrin, alcalin et renferme de la cantharidine en dissolution. Quand la bulle s'est rompue et que le liquide s'est écoulé, le derme fortement rougi est mis à nu, et se recouvre d'un exsudat pseudo-membraneux au-dessous duquel de nouvelles couches épidermiques se forment. Quand la plaie du vésicatoire est guérie, la peau reste à son niveau plus ou moins fortement pigmentée.

Récemment Grasset (de Montpellier) a appelé l'attention sur un effet particulier des vésicatoires cantharidés. Chez des malades atteints d'anesthésie, l'application de vésicatoires fit revenir la sensibilité dans toute l'étendue du membre sur lequel le vésicatoire avait été appliqué. Le retour de la sensibilité se fait suivant deux types différents : tantôt la sensibilité se rétablit d'une façon permanente, sans transfert ; tantôt ce rétablissement n'est que transitoire et s'accompagne de transfert, c'est-à-dire produit de l'autre côté du corps une zone d'anesthésie d'une étendue à peu près égale à celle où la sensibilité est revenue du côté où existait l'anesthésie primitive.

Le vésicatoire a, dans ces cas, une action esthésiogène, comme les aimants.

Absorption. Effets généraux. — La cantharidine étant volatile peut s'absorber par la peau intacte ; lorsque l'effet vésicant est produit, l'épiderme étant soulevé, l'absorption se fait avec d'autant plus de facilité : on observe donc souvent les effets déterminés par la cantharidine après absorption.

L'action de la cantharidine absorbée porte principalement sur les organes *urinaires*, qui sont la voie d'élimination. Les phénomènes observés du côté de ces organes consistent en : douleurs rénales, dysurie, cystite, sensation de chatouillement au gland ; les urines sont parfois albumineuses et renferment des globules purulents. Les altérations anatomiques des reins ont été étudiées par divers auteurs. Laughans et Schachowa ont observé que de petites doses de cantharidine (0 gr. 06) provoquent chez les chiens une forte congestion des reins. Des doses plus élevées (1 gramme) produisent une néphrite purement parenchymateuse, limitée á l'épithélium des canalicules uriniferes, le glomérule restant normal.

Plus récemment Cornil et Broviez et Eliaschoff ont également constaté l'existence d'une néphrite parenchymateuse chez des lapins, mais l'inflammation portait d'abord exclusivement sur l'épithélium des glomérules. La divergence d'opinion de ces auteurs relativement au siège de l'inflammation (glomérules ou canalicules) ne tient peut-être qu'à l'époque de l'examen plus ou moins rapprochée de la date de l'intoxication.

Dans la *vessie* on trouve une inflammation catarrhale et des ecchymoses.

Par suite de la cystite, de l'urétrite (?) et de la sensation éprouvée au gland, il se produit des érections, du priapisme, phénomènes qui ont fait considérer la cantharide comme un excitant du sens génital. Ces effets sont aujourd'hui rattachés à leur vraie cause.

Aufrecht a déterminé un ulcère rond de l'estomac chez les lapins avec des injections sous-cutanées de cantharidine.

Le *système nerveux* n'est influencé que par des doses fortes de cantharidine. On observe alors l'accélération du pouls et de la respiration, de la dyspnée, des convulsions (par la rétention de l'acide carbonique), enfin l'arrêt de la respiration et de la circulation.

Liebreich s'est récemment servi du *cantharidate de potasse*, dans le traitement de la tuberculose. Le cantharidate de potasse produit sur les tissus tuberculeux des phénomènes semblables à ceux de la tuberculine de Koch : congestion, exsudation.

La dose mortelle de poudre de cantharides est de 0 gr. 05 pour un lapin ; de 0 gr. 50 pour un chien ; de 2 grammes pour un homme (Orfila, Schroff).

Préparations. Doses. — L'emploi intérieur de la cantharide n'est d'aucune utilité ; il est même nuisible.

Pour l'usage externe on se sert de :

Emplâtre vésicatoire composé d'excipients divers et de poudre de cantharides ;

Collodion cantharidal : il est d'une application commode, surtout quand on se propose de faire absorber des alcaloïdes à la surface dénudée. Une ponction faite à la couche de collodion permet d'écouler le liquide et d'introduire la substance.

Les *teintures alcoolique* et *éthérée* servent à préparer des liniments et pommades vésicantes.

On recouvre habituellement les vésicatoires de poudre de camphre ou de bicarbonate de soude, dans le but d'empêcher les effets irritants de la cantharide sur les voies urinaires.

Gubler conseille, non pas de saupoudrer de camphre le vésicatoire, mais de prendre le camphre à l'intérieur. D'après cet auteur, le camphre s'emparerait de la cantharidine dans l'organisme, et l'entraînerait avec lui vers d'autres voies d'élimination.

Ammoniaque. — L'ammoniaque pure, marquant 20 à 25 degrés à l'aréomètre de Baumé et maintenue en contact avec la peau pendant un quart d'heure environ, produit la vésication. La meilleure manière de produire rapidement un vésicatoire est de remplir de coton imbibé d'ammoniaque un dé à coudre, ou verre à liqueur, et de maintenir le récipient renversé sur la peau.

La *pommade ammoniacale de Gondret* est très active; elle renferme 1 gramme d'ammoniaque pour 2 d'axonge.

L'*eau sédative* contient 1 p. 9 d'ammoniaque.

Écorce de daphné. — Les écorces de divers arbres du genre Daphné, famille des Thymelées, renferment un principe irritant, la *daphnine*, dont les effets locaux et généraux sont semblables à ceux de la cantharide, mais moins intenses.

Ces différents arbres sont :

Le *Daphne gnidium, garou* ou *sainbois;*

Le *Daphne mezereum*, ou *lauréole femelle ;*

Le *Daphne laureola*, ou *lauréole mâle.*

On applique simplement l'écorce sur la peau, après l'avoir ramollie dans l'eau. On fait aussi une pommade *épispastique au garou.*

Thapsia. — L'écorce du *Thapsia garganica* et du *Thapsia sylphium*, famille des Ombellifères, contient une résine irritante, employée comme purgative par les Arabes, comme révulsive en France et ailleurs. Cette résine produit une éruption de petites vésicules qui restent indépendantes et disparaissent rapidement. On fait avec la résine un *sparadrap de thapsia* fort commode et fort utile.

L'huile de croton tiglium produit des effets semblables à ceux du thapsia. Mais l'absorption cutanée de l'huile de croton peut produire des accidents graves.

On l'emploie en nature, ou incorporée à de l'huile simple, de l'axonge dans la proportion de 1 p. 1.

La **clématite** (*Clematis vitalba*) et la **renoncule** (*Renonculus acris*), de la famille des Renonculacées, renferment aussi un principe vésicant.

PHYSIOLOGIE GÉNÉRALE DES RÉVULSIFS

Les révulsifs n'ont pas seulement pour action de produire la rubéfaction ou la vésication de la peau. Nous avons vu déjà que le vésicatoire déterminait une action remarquable sur le système nerveux, le retour de la sensibilité ; nous allons maintenant étudier de plus près les effets physiologiques obtenus par les irritations douloureuses de la peau.

Entre autres fonctions importantes, la peau est chargée de transmettre aux centres nerveux les impressions extérieures. Pour remplir ce rôle, elle possède un réseau nerveux si serré qu'on peut la considérer comme une vaste surface de tissu nerveux. Il n'est donc pas étonnant que les irritations de la peau déterminent facilement la mise en jeu des fonctions réflexes de la moelle, fonctions qui se traduiront par des actes réflexes du côté de la respiration, de la circulation, et par suite de la nutrition.

Nous ne pouvons mieux faire que de citer ici les conclusions de Nothnagel et Rossbach, déduites des travaux de Naumann, Bezold, Ludwig, Schiff, Heidenhain, Rohrig, Zuntz et autres.

1° Une *faible* irritation de la peau, qu'elle qu'en soit la cause, provoque le *rétrécissement réflexe* d'un grand nombre d'artères périphériques, surtout des artères cutanées ; consécutivement la *pression sanguine s'élève et les contractions cardiaques deviennent plus rapides et plus intenses. En même temps les mouvements respiratoires se ralentissent.* La peau recevant moins de sang et les poumons moins d'air, la quantité de chaleur qui rayonne de la surface cutanée et celle qui se dégage avec l'air expiré devront devenir moindres ; en même temps la pression sanguine étant élevée dans l'intérieur de l'organisme, les processus d'oxydation se feront avec plus d'activité dans les organes internes plus énergiquement irrigués ; *aussi voit-on la température dans l'intérieur du corps éprouver une élévation prolongée.*

Quand cette faible irritation de la peau a cessé, la respiration et la circulation reviennent à l'état normal, et l'on voit alors la température intérieure redescendre jusqu'à la normale et, parfois même, au-dessous.

2° Quand l'irritation de la peau a été *très intense* et *très douloureuse*, les phénomènes produits peuvent être distingués en deux périodes. Dès le début se manifestent, comme à la suite d'une faible irritation cutanée, un rétrécissement des artères de la peau, une élévation de la pression sanguine et une augmentation de la température intérieure ; mais ces phénomènes ne sont que momentanés, et ils durent d'autant moins de temps que l'irritation a été plus forte ; si elle a été très intense, produite, par exemple, par des badigeonnages sur la peau avec de l'essence de moutarde, de la cantharidine, etc., cette première période peut même faire entièrement défaut ou du moins passer inaperçue pour nos moyens d'investigation.

Dans la seconde période, qui, à cause de sa durée beaucoup plus longue que la première, présente une bien plus grande importance, on voit se produire des phénomènes tout inverses : *les vaisseaux cutanés se relâchent et se dilatent*, soit que l'excès d'irritation ait épuisé les nerfs vaso-constricteurs, soit que les fibres vaso-dilatatrices aient été excitées ; *on voit en même temps ces vaisseaux cutanés se gorger de sang.* La pression artérielle baisse, le cœur se ralentit. Dans la zone irritée il se produit une abondante *leucocytose.* Quan à la *respiration*, elle éprouve les mêmes modifications auxquelles donnent lieu les irritations faibles : les mouvements respiratoires se ralentissent encore davantage ; l'expiration manifeste un caractère spasmodique. Par suite de tous ces processus, la *température de la peau s'élève*, la *température intérieure s'abaisse*, et il se fait un rayonnement plus vif de chaleur.

La température de l'intérieur du corps éprouverait
un abaissement encore plus marqué, si la diminution
de la pression sanguine et le ralentissement de l'activité du cœur ne venaient établir une sorte de communication.

Une fois l'irritation passée, les modifications éprouvées par la circulation disparaissent peu à peu, et
l'on voit alors la température de la peau s'abaisser,
celle de l'intérieur du corps s'élever, à moins que le
développement de la chaleur n'ait eu trop à souffrir.

3° Il va sans dire qu'il existe entre les irritations les
plus faibles et les irritations les plus intenses des
degrés intermédiaires, dans lesquels les modifications
éprouvées par la circulation et la température subissent
les variations les plus diverses.

4° Tous les phénomènes dont il vient d'être question
ne disparaissent pas en même temps que cesse l'irritation cutanée occasionnelle, mais persistent encore
pendant un temps plus ou moins long après la disparition de la cause.

5° *Dans les cas où il existe un état fébrile*, où la
température de la peau, aussi bien que la température intérieure, présente une élévation marquée, où le
cœur combat énergiquement et où la pression sanguine
est élevée, on constate que les *irritations cutanées ne
provoquent plus, ou du moins ne provoquent qu'à un degré
tout à fait insignifiant les phénomènes ci-dessus mentionnés*;
on voit même alors de fortes irritations donner lieu à
un abaissement de la température cutanée, les vaisseaux
de la peau recevant à ce moment moins de sang qu'avant
l'irritation.

6° Quant à l'action des irritations cutanées sur les
échanges organiques, il résulte des expériences de
Paalzow et Pflüger, sur des lapins, que, sous l'influence
de ces irritations, la consommation de l'oxygène et
la production de l'acide carbonique éprouvent une
forte augmentation, alors même que les animaux
n'ont fait aucun effort pour fuir, n'ont développé au-

cune contraction musculaire. Les expériences de Benecke, Rohrig et Zuntz, faites à l'aide de faibles irritations cutanées, permettent de croire que, sous l'influence de ces irritations, l'élimination de l'azote, par conséquent les échanges organiques, augmentent d'activité.

7° *Une douleur existante, par exemple une douleur névralgique, s'adoucit ou se supprime* quand on fait naître une douleur nouvelle, en appliquant sur la peau un emplâtre de moutarde ou de cantharides, que cette application soit faite au niveau du point douloureux ou à une distance plus ou moins éloignée. Ce fait peut s'expliquer de deux manières : ou bien l'hypérémie superficielle provoquée par l'irritation cutanée a déterminé une dérivation du sang de la partie douloureuse plus profondément située, ou bien l'excitation des nerfs sensibles, résultant de l'irritation cutanée, a donné lieu, par action réflexe, à une contraction des vaisseaux, à une ischémie de l'organe malade.

8° *Dans les cas où la respiration est très affaiblie, est sur le point d'être paralysée*, où par conséquent l'aération pulmonaire est insuffisante, par exemple dans la narcose profonde par le chloroforme, dans la syncope, etc., des irritations cutanées *subites et intenses* peuvent réveiller des mouvements profonds d'inspiration.

THÉRAPEUTIQUE DES RÉVULSIFS

Les indications des révulsifs se déduisent aisément de l'exposé physiologique que nous venons de faire. Nous avons vu que les effets de ces irritations sont opposés, suivant qu'elles ont été faibles ou fortes ; il est donc important de se demander quel peut être le degré d'irritation des rubéfiants et des vésicants. Or l'examen de leurs effets les fait ranger parmi les corps déterminant des irritations fortes.

Les révulsifs seront donc indiqués dans les cas où il sera utile d'opérer une déplétion ou une dérivation sanguine des organes profonds par un appel du sang à la peau, d'agir sur une douleur profonde, de réveiller le réflexe respiratoire. Il n'y a pas lieu de compter sur l'action des révulsifs sur la température et les échanges organiques, elle est trop faible, et nous avons des moyens plus puissants.

Quant au choix entre les rubéfiants et les vésicants, il est fondé sur cette différence, que les rubéfiants (essence de moutarde) ont une action prompte et passagère, que les effets des vésicants sont plus longs à se produire, mais durent plus longtemps.

Les **rubéfiants** seront donc employés dans la *syncope*, le *coma*, les *états asphyxiques*, soit pour stimuler la respiration, soit pour dériver la congestion pulmonaire; de même dans les *congestions* et *hémorragies diverses* du cerveau, de la moelle, du foie, des reins, de l'utérus (suppression des règles); dans les *douleurs rhumatismales erratiques et vagues*. Au début des affections de l'*appareil respiratoire* : laryngites, bronchites, pleurésie, de larges cataplasmes de moutarde appliqués sur le thorax sont d'une réelle efficacité.

Les **vésicatoires** sont employés dans un grand nombre d'affections inflammatoires aiguës ou chroniques, dans un but de dérivation sanguine ou de suppression de la douleur. Les *bronchites, pneumonies, pleurésies*, les inflammations des diverses *séreuses*, les *arthrites* rhumatismales ou traumatiques, etc., sont journellement traitées par les vésicatoires.

Dans les *hydropisies locales* la saignée séreuse produite par le vésicatoire favorise la résorption de l'exsudat.

Valleix place les vésicants en tête de tous les moyens employés contre les *névralgies*. Mais toutes les névralgies ne cèdent pas également à la médication révulsive; celles qui sont récentes et dues à une congestion des nerfs ou à la névrite sont assez facilement guéries par les vésicatoires. Quant aux névralgies par compression ou liées à un état général : chlorose, paludisme, syphilis, elles ne peuvent être guéries par les vésicatoires seuls. Nous avons mentionné l'action esthésiogène de ces agents dans les *anesthésies*.

Il faut être prudent dans l'emploi des vésicatoires chez les enfants et les vieillards, car chez les premiers, la production d'une plaie donne facilement lieu à de la fièvre, chez les seconds les plaies restent longtemps à se cicatriser.

La durée de l'application d'un vésicatoire sur la peau d'un enfant ne doit pas dépasser six heures.

CAUSTIQUES

Les caustiques sont des agents qui mortifient, détruisent les tissus avec lesquels ils sont en contact. Cette destruction peut s'obtenir soit à l'aide de la chaleur, soit à l'aide de corps agissant chimiquement : de là la division des caustiques en *caustiques physiques*, ou cautères actuels ; *caustiques chimiques*, ou cautères potentiels.

I. — *CAUSTIQUES PHYSIQUES*

Action de la chaleur sur les tissus. — Le premier degré de l'action de la chaleur sur les tissus est la rubéfaction, le second est la vésication, puis on observe la destruction des tissus. Le caustique doit aller jusqu'à cette destruction. Le fer rouge appliqué sur les tissus les crispe, les racornit, les brûle et carbonise leur surface. L'*escarre* produite est sèche, sonore, sa couleur est bleuâtre ; son épaisseur ne dépasse guère 3 ou 4 millimètres ; sa largeur a 4 à 8 millimètres de plus que la surface du cautère ; elle est entourée d'un cercle blanchâtre de 3 à 4 millimètres de large, circonscrit lui-même par une auréole rouge, diffuse, produite par la chaleur rayonnante.

La douleur, très vive au début, se calme assez rapidement, surtout quand on fait des applications d'eau froide sur la partie cautérisée.

L'escarre, agissant comme corps étranger, détermine autour d'elle une inflammation dont le résultat sera le détachement et l'élimination des parties mortifiées, élimination qui a lieu du cinquième au huitième jour. La plaie ainsi produite marche rapidement vers la cicatrisation.

Dans l'application du cautère actuel il y a à tenir compte de deux conditions importantes : la *température du cautère* et son *pouvoir rayonnant*.

La *température du cautère* produit des effets variables suivant son degré.

Le fer chauffé au *rouge blanc* une action rapide et profonde, sa cautérisation est moins douloureuse que celle du fer chauffé au rouge sombre ; il n'adhère pas à sa surface d'application ; il n'arrête pas les hémorragies.

Le fer chauffé au *rouge sombre* a une action moins profonde, limitée, très douloureuse ; il adhère aux tissus : c'est un hémostatique puissant.

Le *rayonnement* de la chaleur produit aussi des effets plus ou moins marqués suivant son intensité. Il exerce son action au voisinage du point de contact, en surface et en profondeur, et cette action, qui peut avoir des inconvénients, doit être évitée.

Le pouvoir rayonnant dépend de la nature du métal et de la surface du cautère. A ce point de vue l'argent bruni est un des métaux dont le pouvoir rayonnant est des moins considérables.

Source de calorique. — Le moyen le plus simple est de faire rougir au feu des tiges d'acier, à forme variable, qui sont les vrais cautères actuels.

Nélaton se servit du gaz d'éclairage, mais ce procédé ne s'est pas vulgarisé.

L'électricité est une source puissante de chaleur, fort usitée, et la *galvanocaustique* a rendu de grands services.

Aujourd'hui la préférence est accordée au *thermo-cautère de Paquelin*, instrument commode, facile à manier, et dont l'action est fondée sur la combustion de vapeurs d'essence de pétrole sur une éponge de platine renfermée dans une enveloppe métallique à laquelle on peut donner diverses formes.

II. — *CAUSTIQUES CHIMIQUES*

Les caustiques chimiques détruisent les tissus en se combinant avec les principes immédiats des éléments anatomiques. Il se développe autour de l'escarre une inflammation éliminatrice semblable à celle dont nous avons parlé à propos du cautère actuel.

On divise les caustiques chimiques en : *caustiques acides, caustiques alcalins, caustiques salins.*

I. — CAUSTIQUES ACIDES

Leur application est très douloureuse, leur action est rapide, souvent mal circonscrite. L'escarre est ferme, se détache du dixième au vingtième jour. Les cicatrices sont ridées, difformes.

Les acides principaux employés comme caustiques sont les acides : *sulfurique, azotique, chlorhydrique, arsénieux, chromique* et *acétique.*

Acide sulfurique. — Il détruit les tissus en formant de l'eau et de l'ammoniaque aux dépens de l'oxygène, de l'azote et de l'hydrogène qu'ils renferment. Le carbone mis en liberté colore l'escarre en noir. Injecté sous la peau, il momifie les tissus sans produire de suppuration (Nélaton et Th. Anger).

La douleur est vive et dure trois ou quatre heures, l'élimination se fait du dixième au quinzième jour.

On l'emploie *liquide* ou à l'état *pâteux.*

Par l'acide sulfurique liquide on peut cautériser superficiellement les muqueuses, en ayant soin d'essuyer rapidement les parties.

Les *pâtes* sulfuriques se font soit avec du safran, caustique *safrano-sulfurique* de Velpeau, dans la proportion de 2 p. 1 ; soit avec le charbon, caustique *carbo-sulfurique*, proportion 2 p. 1.

Acide azotique. — Il coagule les substances albuminoïdes. L'escarre est de couleur jaune, elle se détache du quinzième au vingtième jour. On emploie l'acide azotique liquide fumant, ou à l'état pâteux, incorporé à de l'amiante, de la fleur de soufre, du safran.

Acide chlorhydrique. — Il est moins puissant que les deux précédents. Les escarres sont molles, grisâtres et se détachent rapidement. Il est surtout employé pour la cautérisation des muqueuses. On s'en sert aussi en collutoire à 1 p. 15 ; en gargarisme à 5-7 p. 100.

Acide chromique. — Il s'empare avec énergie de l'eau des tissus. Son action caustique est rapide et très intense. L'escarre est sèche, brunâtre : on peut la comparer à celle produite par le fer rouge ; elle se détache en deux ou trois jours. L'application est peu douloureuse. On l'emploie en *cristaux*, en *solution concentrée* ou en *pâte*.

Acide arsénieux. — Appliqué en nature sur les tissus, il les cautérise profondément et détermine une vive douleur. L'escarre tombe du quinzième au vingtième jour. Remarque importante : il n'agit que sur les chairs vives ; il faut donc aviver la surface à cautériser.

On l'emploie rarement en nature. Le plus souvent on lui associe des substances inertes dans la proportion de 1 p. 5. Les poudres *du frère Cosme, de Rousselot,* sont ainsi composées :

Acide arsénieux........................ 1 gramme.
Sang-dragon .... 2 grammes.
Cinabre 2   —

Pour les appliquer on les délaye dans l'eau jusqu'à consistance pâteuse.

On peut l'employer aussi en solutions caustiques à 1 p. 5.

Acide acétique. — Sa causticité est faible ; on doit le ranger plutôt parmi les révulsifs, car il n'altère les tissus que par suite de l'inflammation qu'il y provoque.

II. — CAUSTIQUES ALCALINS

Ils sont représentés par la *potasse*, la *soude*, l'*ammoniaque* et la *chaux*.

La **potasse** et la **soude** ont à peu près la même action. Elles attirent l'eau des tissus, coagulent l'albumine et saponifient les graisses. L'escarre, rapidement produite, est humide, noirâtre ; elle dépasse de plusieurs millimètres en profondeur et en surface la couche du caustique. Au bout de quelque temps elle se dessèche par évaporation et se détache du dixième au quinzième jour. Ces caustiques ne sont pas hémostatiques : aussi déterminent-ils des hémorragies. On les emploie sous forme de pâte. La cicatrisation de la plaie est lente. Pour les appliquer on fait une ouverture à un morceau de diachylon et sur cette ouverture on dépose le caustique à l'état solide.

L'ammoniaque est très peu caustique.

La **chaux** est moins caustique que la potasse, mais un mélange de chaux et de potasse est plus énergique que chacune de ces deux substances prises isolément.

La *poudre de Vienne*, qui humectée devient la *pâte de Vienne*, est formée de 5 parties de potasse pour 6 parties de chaux. C'est le moins douloureux de tous les caustiques.

Le *caustique Filhos* est un mélange de 3 parties de potasse et de 1 partie de chaux. Il est liquéfié par la chaleur et enfermé dans les tubes de plomb.

III. – CAUSTIQUES SALINS

Nitrate d'argent. — Appliqué sur l'*épiderme*, le nitrate d'argent le colore simplement en noir ; sur les *muqueuses* et les chairs vives, il produit une légère escarre blanche de chlorure et d'albuminate d'argent limitée en profondeur et en surface au point d'application.

Rosenstirn et Rossbach, dans leurs recherches sur l'action astringente des médicaments, ont constaté que le nitrate d'argent est celui de tous les astringents qui fait le plus resserrer les vaisseaux. Ce resserrement se produit très rapidement sur les artérioles, veinules et capillaires, et atteint la moitié du diamètre primitif. Il n'est pas suivi de réaction. Le nitrate d'argent est un bon hémostatique par coagulation du sang et resserrement des vaisseaux. Le nitrate d'argent peut donc être employé comme *astringent* en solutions étendues : 1 à 5 p. 100 d'eau distillée ou glycérine ; comme collyre : 0,30 p. 100 ; comme caustique, en nature ou en solutions fortes : 10 à 50 p. 100.

Le crayon de nitrate d'argent *mitigé*, formé de 1 partie de nitrate d'argent pour 2 parties de nitrate de potasse, est très utile dans les affections oculaires.

Sulfate de cuivre. — Il est astringent en solutions étendues ; les solutions fortes cautérisent les muqueuses et les chairs vives, mais moins fortement que le nitrate d'argent. Il est souvent employé en collyre : 1 p. 100. La *pierre divine*, mélange de sulfate de cuivre, d'alun, de nitrate de potasse, de camphre, s'emploie en nature ou en solution de 2 à 3 p. 100.

Nitrate acide de mercure. — Il doit son action à l'excès d'acide nitrique. Il coagule les substances albuminoïdes ; l'escarre est jaune d'abord, puis devient grise ; elle n'est guère plus profonde que celle du nitrate d'argent. Il s'emploie liquide, il est surtout employé dans les ulcérations syphilitiques. Il y a lieu de craindre une intoxication mercurielle s'il est appliqué sur des surfaces étendues. *Pommade :* 10 gouttes pour 40 grammes d'axonge.

Bichlorure de mercure (*sublimé corrosif*). — Il produit une action semblable à celle du nitrate acide. Il n'a aucune indication spéciale, et les dangers de son absorption doivent faire rejeter son emploi.

Chlorure de zinc. — Le chlorure de zinc est la substance active de la *pâte de Canquoin* qui est un mélange de chlorure de zinc et de farine dans la proportion de 1 partie de chlorure pour 2, 3, 4 parties de farine. Ces divers mélanges constituent les pâtes de Canquoin n° 1, n° 2, n° 3.

La pâte de Canquoin n'agit pas sur l'épiderme : il faut donc, pour s'en servir sur la peau intacte, enlever l'épiderme, ce qu'on peut faire avec de la pâte de Vienne. L'escarre produite est blanc grisâtre, sèche, ferme, bien limitée. D'après Girouard (de Chartres), l'escarre atteint 1 centimètre de profondeur en six heures, 2 centimètres en vingt-quatre heures, 4 centimètres en trois jours. L'élimination a lieu du dixième au quinzième jour.

La pâte de Canquoin a une grande puissance hémostatique, en sorte que l'on n'a pas à craindre d'hémorragies quand on s'en sert.

L'action énergique de ce caustique, la limitation nette de l'escarre, son maniement facile le rendent d'un usage journalier.

Le chlorure de zinc est employé couramment par le professeur Polaillon, en crayons, dans la cure des *métrites.*

Lannelongue a vulgarisé sa méthode de traitement des tuberculoses locales : arthrites, ganglions, par les injections interstitielles de chlorure de zinc à 1 p. 10.

Protochlorure d'antimoine (beurre d'antimoine). — Action semblable à celle du chlorure de zinc. Son mélange avec de la farine est plus mou, plus diffusible que le mélange de farine avec le chlorure de zinc. Il ne mérite pas d'être préféré au chlorure de zinc.

THÉRAPEUTIQUE ET CHOIX DES CAUSTIQUES

Les caustiques peuvent être employés dans un but de *destruction*, d'*hémostase*, de *révulsion* et d'*antisepsie*.

Cautérisation destructive. — On peut lui reconnaître les indications suivantes :

1° Modifier la surface des plaies atoniques, afin d'obtenir, après l'élimination de l'escarre, une cicatrisation rapide.

Le nitrate d'argent est ici d'un emploi général. Pour les ulcères syphilitiques le nitrate acide de mercure est recommandé. Dans les ulcères rebelles il faut une cicatrisation plus énergique. On ne s'adressera pas aux caustiques salins, car les plaies qui succèdent à l'élimination des escarres se cicatrisent lentement. Les caustiques physiques sont en général préférés.

2° Détruire des virus on des venins, prévenir leur absorption.

Il faut agir rapidement et énergiquement; on rejettera donc les caustiques salins, dont l'action est trop faible ou trop lente. On emploiera les caustiques alcalins et acides, le fer rouge si on peut avec lui cautériser la plaie dans toute sa profondeur.

La pâte de Canquoin est commode pour la destruction des chancres.

3° Ouvrir les parois d'une cavité normale ou pathologique.

Il faut, dans ce cas, des caustiques ayant une action profonde et bien limitée : c'est la pâte de Vienne qui a la préférence. Toutefois, comme elle agit lentement, on peut remplacer la pâte de Vienne par la pâte de Canquoin lorsque l'épiderme a été détruit. On sait que l'emploi des caustiques est surtout recommandé pour l'ouverture des cavités séreuses, en raison des adhérences profondes qu'ils produisent.

Depuis l'ère de l'antisepsie, les caustiques ne sont presque plus employés dans ce but.

4° Détruire dans leur totalité des parties malades, les tumeurs par exemple.

Ici, chaque cas particulier offre une indication spéciale. On peut dire cependant que les caustiques sont indiqués dans tous les cas où l'on a à craindre des hémorragies. La galvano-caustique, le thermocautère de Paquelin sont d'une grande ressource.

Si l'on voulait employer les caustiques chimiques, les chlorures de zinc et d'antimoine ont seuls une action assez profonde et assez limitée pour être choisis.

Cautérisation hémostatique. — Le nitrate d'argent peut suffire pour les hémorragies légères. Autrefois on se servait du fer rouge pour arrêter les hémorragies des amputations. La pâte de Canquoin est le meilleur caustique hémostatique.

Cautérisation révulsive. — Nous avons vu (*Révulsifs*) les effets des irritations cutanées douloureuses ; les caustiques qui sont plus ou moins douloureux, peuvent donc être à ce titre des agents de la médication révulsive, mais leur action est plus prolongée en raison de l'inflammation qui détermine l'escarre.

Le caustique généralement employé comme révulsif est le caustique physique, dont on se sert de diverses manières : *cautérisation ponctuée* ou pointes de feu, *cautérisation transcurrente* ou raies de feu, *cautérisation inhérente* ou boutons de feu.

Les *moxas* sont des agents révulsifs.

REMÈDES BIOLOGIQUES

On entend sous le nom de remèdes biologiques des moyens de guérison qui consistent soit à soustraire à l'organisme malade quelque partie du corps solide ou liquide, exemples : saignée, thoracentèse, amputation ; soit à lui faire absorber des parties liquides, ou adhérer des parties solides provenant d'un organisme vivant, exemples : transfusion du sang, anaplastie autoplastique ou hétéroplastique. La vaccination est aussi un remède biologique préventif.

Nous ne traiterons ici que de la *sérothérapie*, de l'*opothérapie*, de la *transfusion du sang* et de la *saignée*.

SÉROTHÉRAPIE

La sérothérapie est la méthode qui emprunte ses agents et ses moyens thérapeutiques aux sérums (Landouzy). Elle a pour ainsi dire remplacé l'*hématothérapie* (emploi du sang complet) depuis que l'on a démontré que les propriétés thérapeutiques du sang résident dans le sérum.

La sérothérapie emploie du sérum provenant soit d'individus normaux (*sérum normal, physiologique*), soit d'individus possédant une immunité naturelle ou acquise envers une maladie (*sérum immunisant, vaccinant, spécifique*).

L'idée première de la sérothérapie revient incontestablement à Maurice Raynaud. En 1877, il avait injecté à une génisse du sang provenant d'une autre génisse en pleine éruption vaccinale, et il constatait vingt-huit jours plus tard que la première était devenue réfractaire à l'inoculation du cowpox. (*Acad. des sciences*, 5 mars 1877).

En 1888, Richet et Héricourt communiquaient à l'Académie des sciences une expérience faite sur des lapins avec un *Staphylococcus pyosepticus*, de laquelle il résulte : 1° que les lapins ayant reçu préalablement du sang de chien (animal réfractaire à ce microbe) résistent plus longtemps que les témoins ;

2° Que les lapins ayant reçu du sang de chien inoculé auparavant avec ce microbe, ont survécu.

En 1889, ces mêmes auteurs communiquaient à la Société de biologie leurs expériences sur le traitement de la tuberculose aviaire chez le lapin, par transfusion péritonéale de sang de chien, animal supposé réfractaire.

Bertin et Picq appliquaient ces données à l'homme en injectant aux malades du sang de chèvre également supposée réfractaire (1890).

Enfin, en décembre 1890 parut le mémoire de Behring et Kitasato sur la sérothérapie du tétanos et de la diphtérie.

Puis se succèdent les travaux des auteurs sur la sérothérapie de la pneumonie, de la fièvre typhoïde, du choléra, de l'érysipèle, de la tuberculose, etc.

Il ne nous est pas possible d'étudier tous ces sérums, aussi nous contenterons-nous d'exposer les principes généraux de la sérothérapie et les sérums les plus usités.

SÉRUM NORMAL

Le sérum est le sang débarrassé de sa fibrine et des globules rouges et blancs. Il a la composition suivante (A. Gautier) :

Eau.		910,4 p. 1000	
Matières albuminoïdes...	{ globuline..	41,7	} 75
	(sérine.....	33,3	
Lécithine, graisse, urée et matières extractives....		6,6	
Sels...	(Chlorure de sodium	5	
	{ Bicarbonate de soude........	2	} 8
	(Divers.	1	

Action physiologique. — Elle se montre principalement quand on injecte à un animal le sérum d'un animal d'espèce différente.

Le sérum de poule *agglutine* fortement les globules rouges du chien, du lapin ; il *dissout* énergiquement les hématies du lapin (pouvoir *globulicide*) *in vitro* (Bordet).

Le sérum de cobaye est à peu près sans action sur les hématies du lapin. Si l'on injecte plusieurs fois dans le péritoine d'un cobaye du sang défibriné de lapin, le sérum de ce cobaye agglutine et dissout fortement les hématies du lapin. Il est devenu *globulicide, hémolytique, antihématique.* Ce sérum de cobaye traité renferme deux substances, l'*alexine* et la *sensibilisatrice*. C'est l'alexine qui détruit le globule rouge, mais elle ne peut le faire que si le globule rouge a été imprégné de sensibilisatrice. En effet, si l'on détruit l'alexine par le chauffage à 55°, la globulolyse ne se produit plus. Le chauffage n'a pas détruit la sensibilisatrice, car il suffit d'ajouter au mélange un peu de sérum de lapin neuf (lequel renferme toujours un peu d'alexine) pour que la globullolyse s'effectue énergiquement (Bordet, Ehrlich).

Cette destruction des hématies du lapin par le sérum hémolytique du cobaye ne s'opère pas seulement *in vitro*, mais aussi dans l'organisme après une injection intra-veineuse (Cantacuzène).

Sérum antitoxique. — Si l'on injecte à un lapin des doses croissantes de sérum hémolytique de cobaye traité, le sérum de ce lapin est devenu *antitoxique*, c'est-à-dire que si on l'ajoute à un mélange de sang de lapin et de sérum hémolytique de cobaye l'action glo-bulicide du sérum hémolytique ne se produit plus.

Bordet a démontré que pour obtenir un sérum hémo-lytique il fallait injecter les globules rouges et non le sérum, et que la substance agissante du globule rouge est dans le stroma et non dans l'hémoglobine.

Le sérum hémolytique a aussi la propriété de pro-duire des *précipités* dans le sérum de l'espèce animale qui a fourni le sang injecté. Le précipité est formé de *globuline*, non de sérine, et c'est l'injection de globuline qui donne le pouvoir précipitant (Nolf).

Toxicité. — Les injections intraveineuses à un ani-mal de sérum d'un animal d'espèce différente sont toxiques. Les doses sont très variables. Ainsi pour tuer un kilogramme de lapin il faut 324 centimètres cubes de sérum de cheval ; 117 centimètres cubes de sérum d'âne ; 13,5 centimètres cubes de sérum de chat ; 10,55 centimètres cubes de sérum de chien ; 9,22 centimètres cubes de sérum de bœuf (Guinard et Dumarest). La mort est due soit à des embolies pour coagulation, propriété que le chauffage à 52° fait disparaître ; soit à des propriétés toxiques que le chauffage à 57° atténue fortement.

Il en résulte que, en prenant le sérum le plus toxique, celui du bœuf, il en faudrait des quantités énormes, plus d'un demi-litre, pour tuer un homme de 60 kilos.

Les *injections sous-cutanées* sont susceptibles de produire des éruptions érythémateuses chez l'enfant (Sevestre). Beclère, Chambon et Ménard ont observé le même fait sur des génisses ayant reçu sous la peau une grande quantité de sérum de cheval.

L'absorption par le rectum ne produit aucun phénomène fâcheux. Je connais des enfants qui, pendant plusieurs mois de suite, ont ainsi absorbé 60 centimètres cubes de sérum de bœuf sans inconvénient.

Action sur le système nerveux. — Le sérum normal exerce sur le système nerveux une influence manifeste. Il relève les forces, donne aux malades de la vigueur, de l'activité, de l'appétit et leur procure un sommeil calme et réparateur. Il agit à la fois comme stimulant énergique, ainsi qu'on l'observe à la suite des maladies infectieuses, des opérations graves ; et comme régulateur, ainsi que je l'ai vu se comporter dans la neurasthénie.

Action sur la nutrition. — Divers auteurs (Poix, Mongour, Degrez) ont observé que le sérum normal de cheval ou de bœuf ou antidiphtérique augmentait le taux de l'urée. Sevestre a noté qu'il élevait la température. J'ai fait moi-même (*Congrès de Lille* 1899 et *Dauphiné médical*) de nombreuses analyses d'urines de malades tuberculeux soumis au traitement par le sérum normal, et j'en ai déduit les conclusions suivantes : chez les malades qui ont un excès de matériaux solides et d'urée, le sérum réduit cet excès ; chez les malades qui ont un défaut d'élimination des matériaux solides et de l'urée, le sérum élève le taux et le rapproche de la normale.

Autre fait très important et constaté dans presque tous les cas, c'est l'*augmentation de poids des malades,* augmentation rapide se faisant en quelques semaines et montant à 3 ou 5 kilogrammes.

Le Dʳ Vidal Jalares (de Barcelone) estime que le sérum normal augmente l'appétit, facilite la digestion, régularise l'assimilation et la désassimilation, ainsi que le système nerveux. Je crois que l'influence exercée par le sérum normal sur les actes organiques est due à son action sur le système nerveux.

Ayant constaté ces effets du sérum normal, j'ai, dès 1898 (*Congrès de la tuberculose*, Paris), renforcé son activité et sa puissance en le mélangeant à des extraits glycérinés de divers organes : testicule, foie, rate, cerveau, poumons. C'est ce que j'appelle l'*organo-sérum*. Ces extraits ayant une action similaire de celle du sérum (voir *Opothérapie*), il était indiqué de les réunir en une association synergique.

Thérapeutique. — Les indications du sérum normal se déduisent aisément de leur action physiologique. Il est indiqué dans les cas où l'organisme est affaibli par une cause quelconque : anémie, chlorose, cachexies. Il rend de grands services dans la convalescence des maladies infectieuses, notamment la *grippe* dont les effets sont si déprimants ; à la suite des *opérations chirurgicales* qui ont prostré le malade soit du fait de l'opération, soit du fait du chloroforme.

Dans la *neurasthénie*, j'ai obtenu de très bons effets. Pinard l'a employé chez les enfants en état de débilité congénitale et a obtenu des succès marqués.

C'est dans la *tuberculose* que j'ai le plus employé le sérum, et pour cette maladie j'ajoute encore à l'organo-sérum du *phosphite de gaïacol*. Sous cette forme le sérum m'a donné dans la tuberculose de très bons résultats. Les malades recouvrent l'appétit, les forces, le sommeil ; ils engraissent ; et grâce au relèvement de l'état général, les lésions locales s'améliorent et se réparent.

Il est bien évident que les effets du traitement sont d'autant plus sensibles que les lésions sont moins avancées, et qu'ils sont à peu près nuls chez les tuberculeux arrivés à la dernière période.

Mode d'administration. — Dans les cas urgents : opérations graves, hémorragies, il faut employer le sérum normal et l'organo-sérum en injection sous-cutanée, à la dose de 10 à 20 centimètres cubes.

Pour les autres usages je donne le sérum en lavement au moyen d'une simple poire en caoutchouc ou d'une seringue. Les doses sont de 30 centimètres cubes qu'on peut répéter deux ou trois fois par jour. Je connais des enfants qui pendant deux et trois mois de suite ont pris chaque jour deux lavements sans le moindre inconvénient.

SÉRUMS SPÉCIFIQUES OU ANTITOXIQUES

Ces sérums proviennent d'animaux ayant subi une vaccination préalable. Nous avons vu que la première expérience de sérothérapie a été faite en 1888 par Richet et Héricourt, mais ce sont les travaux de Behring et Kitasato en 1890, puis de Roux en 1894 qui ont fixé les principes de la méthode.

La méthode consiste à vacciner un animal (on choisit autant que possible de grands animaux : cheval, âne, mulet) par l'inoculation soit de microbes vivants, soit de toxines. Au bout d'un temps variable le sérum de l'animal vacciné injecté à un animal neuf le préserve ou le guérit des atteintes du microbe. Il lui a donné une immunité dite *passive*, par opposition à l'immunité *active* que donne la vaccination.

Il n'est pas indifférent de vacciner l'animal producteur de sérum avec des cultures vivantes ou avec des toxines. Metchnikoff, Roux et Salimbeni ont en effet montré que le sérum des cobayes vaccinés par le vibrion cholérique préserve d'autres cobayes contre le vibrion cholérique, mais non contre la toxine cholérique ; d'autre part, que le sérum d'un cobaye vacciné par la toxine cholérique immunise contre la toxine et contre le vibrion.

En pratique donc, si la bactérie pathogène est nocive par sa pullulation dans l'organisme et la *quantité* de poison qu'elle y sécrète, on vaccinera l'animal producteur de sérum par des *cultures* ou des *toxines*. Si, au contraire, la nocivité provient de la *qualité* du poison, actif à très petites doses, sans que la bactérie ait besoin de se multiplier beaucoup (c'est le cas du tétanos et de la diphtérie), on vaccinera l'animal par les *toxines*.

Mode d'action. — Il ne nous est pas possible d'étudier dans tous ses détails la théorie de l'immunité. Nous sommes obligé de ne l'exposer que d'une façon brève et résumée. En dernière analyse, l'immunité ne peut s'obtenir que par la destruction des bactéries ou par la neutralisation des toxines.

La destruction des bactéries ne peut s'effectuer que par les humeurs (théorie humorale, *état bactéricide*) ou par les cellules (théorie cellulaire, *phagocytose*). De même la toxine ne peut être neutralisée que par les humeurs (pouvoir *antitoxique*) ou par les cellules (pouvoir *toxinicide*).

Théorie bactéricide. — Elle est d'origine allemande et est soutenue par Fodor, Nuttal, Buchner. Elle s'appuie sur ce fait que le sérum des animaux immunisés tue les bactéries. Il est prouvé que ce phénomène n'est pas constant, que bien souvent le sérum des animaux réfractaires n'est pas bactéricide et que le sérum des animaux réceptifs détruit les bactéries. Par conséquent, l'état bactéricide ne peut expliquer l'immunité. Du reste, un sérum chauffé à 55° perd ses propriétés bactéricides et conserve ses propriétés immunisantes.

Pfeiffer avait observé que les vibrions cholériques placés dans le péritoine d'animaux vaccinés se transformaient en granulations, puis se dissolvaient (phénomène de Pfeiffer. Il en avait conclu à une action bactéricide du liquide péritonéal. Metchnikoff, Bordet, Cantacuzène, Salimbeni montrèrent que la transformation en granules est produite par une substance provenant des leucocytes, et que la disparition des granules était due à la phagocytose. A la propriété bactéricide, Charrin et Roger ont substitué la propriété *atténuante* qui n'est pas démontrée.

Phagocytose. — Défendue par Metchnikoff et ses élèves avec une ardeur remarquable et un luxe d'expériences étonnant, la théorie de la phagocytose est à peu près universellement admise. D'après elle, les bactéries sont englobées d'abord vivantes, puis digérées, détruites par les cellules de l'organisme. Les cellules chargées de ce soin sont les leucocytes (microphages), et les cellules fixes des tissus (macrophages).

Le sérum immunisant (immun-serum) a pour effet de stimuler l'activité des phagocytes ; aussi dit-on qu'il renferme des *stimulines*.

Pouvoir antitoxique. — Si l'on mélange *in vitro* du sérum d'animal vacciné et de la toxine, et qu'on injecte ce mélange à un animal, cet animal n'est nullement incommodé. Donc, dit Behring, le sérum renferme une *antitoxine* qui a neutralisé la toxine. Cette conception du pouvoir antitoxique est fausse. En effet, ce mélange inoffensif pour un animal sain est mortel pour un animal ayant eu auparavant une maladie infectieuse (Roux) ; ce mélange sans action sur le cobaye fait périr une souris ; ce mélange indifférent à la dose de 1 centimètre cube sera mortel à 3 centimètres cubes.

Enfin, Calmette, Phisalix et Bertrand ont montré que si l'on chauffe à 70° un mélange de sérum antivenimeux et de venin, la propriété antitoxique disparaît et l'injection du mélange tue les animaux. Il est donc évident que l'antitoxine ne se combine pas à la toxine pour la neutraliser comme un acide neutralise une base.

Si l'antitoxine préserve de la toxine c'est en stimulant les défenses de l'organisme.

Pouvoir toxinicide. — Ces défenses sont, en l'espèce, encore représentées par les leucocytes. On sait par les recherches de Chatenay que chez les animaux vaccinés par toxine il se produit une hyperleucocytose intense.

D'autre part, Besredka a montré que dans l'empoisonnement par l'arséniate de soude tout le poison se trouve enfermé dans les leucocytes. Tout porte à croire que les toxines sont détruites par les cellules organiques qui sécrètent probablement un produit, un *anticorps* neutralisant.

Une expérience de Roux et Vaillard montre bien l'importance de l'intervention cellulaire.

On injecte à des lapins du sérum antitétanique puis de la toxine tétanique. Naturellement ils résistent; mais au bout de quelques jours on leur injecte des toxines de coli-bacille, de bacille typhique, de diphtérie, ils meurent du tétanos. La toxine tétanique n'était donc pas détruite, les cellules leucocytaires étaient en train d'en débarrasser l'organisme quand leur travail a été interrompu par la toxine coli-bacillaire ou diphtérique, et le tétanos s'est déclaré.

Cette expérience prouve une fois de plus que le sérum ne neutralise pas la toxine.

En résumé, l'immunité passive apparaît comme un acte de défense cellulaire dans laquelle les leucocytes ont une large part, et si les humeurs renferment des substances bactéricides et antitoxiques il est probable qu'elles y ont été déversées par les leucocytes (expériences de Wauters et de Denys, de Louvain).

SÉRUM ANTIDIPHTÉRIQUE

Il a été trouvé en 1890 par Behring et Kitasato. Les premiers résultats cliniques furent publiés en 1892-1893 par Behring, Erlich, Boer, Kossel et Wassermann. Ces résultats étaient encourageants, mais non très brillants. C'est depuis les travaux de Roux, Martin et Chaillou (1894), que la sérothérapie antidiphtérique est arrivée au degré de perfection qu'elle possède aujourd'hui.

Préparation du sérum. — Il faut fabriquer d'abord une toxine aussi active que possible. Pour ce faire, on cultive le bacille diphtérique virulent dans du bouillon alcalin peptoné à 2 p. 100. On fait passer un courant d'air dans le ballon de culture. Au bout de trois à quatre semaines on filtre la culture sur un filtre Chamberland.

Le bouillon filtré, la toxine est recueillie dans un flacon aseptique pour être injectée au cheval. Cette toxine doit tuer en quarante-huit heures un cobaye, à la dose de 1/10 de centimètre cube.

On commence par injecter 1/2 centimètre cube de toxine additionné de volume égal de liquide de Gram. Quand toute trace de réaction locale (œdème) ou générale (fièvre) a disparu, on fait une seconde injection de 1 centimètre cube mélangé de 1 centimètre cube de liquide de Gram. Puis on injecte la toxine seule, en quantités croissantes, en attendant toujours la cessation des phénomènes de réaction de la dernière injection. Quand un cheval a reçu en plusieurs mois une dose totale de 800 à 1200 centimètres cubes de toxine, on peut supposer que son sérum est prêt, et on mesure son activité (voir plus loin) qui ne doit pas être inférieure à 1/50000.

Pour récolter le sérum, on introduit dans la jugulaire du cheval un trocart relié par un tube de caoutchouc à un flacon. Tout l'appareil est stérilisé. On tire 2 litres de sang si l'on saigne tous les huit jours, 6 litres si l'on saigne tous les mois. Le flacon contenant le sang est mis au repos, le caillot se forme, et au moyen d'appareils qui varient suivant chaque laboratoire, on décante le sérum qu'on recueille dans de grands flacons ou que l'on distribue de suite dans les petits tubes de 10 à 20 centimètres cubes destinés à l'usage.

Il va sans dire que toutes les précautions sont prises pour que le sérum soit et reste aseptique, ce dont on s'assure en le laissant plusieurs jours à l'étuve à 37°.

Il faut entretenir l'immunisation du cheval, et on lui injecte après chaque saignée une dose de toxine qui varie de 100 à 300 centimètres cubes suivant sa tolérance. On ne fait la saignée que huit jours après l'injection de toxine.

Ce traitement ne nuit nullement à la santé des animaux. J'en ai à mon laboratoire qui sont immunisés depuis cinq ans et dont la santé est florissante.

Mesure de l'activité du sérum. — En France nous suivons la méthode de Roux. On prend comme base l'unité de poids du cobaye, le gramme, et l'on calcule la quantité de sérum qu'il faut lui injecter douze heures avant l'inoculation de

1/2 centimètre cube de culture de bacille diphtérique virulent, pour le préserver de la mort.

Soit un cobaye pesant 500 grammes, si 1/100 de centimètre cube (0^{cc},01) le préserve de l'infection virulente, le sérum sera actif à 1/50 000; c'est-à dire qu'il suffit d'injecter au cobaye la quantité de sérum égale à 1/50 000 de son poids. C'est le minimum d'activité que doit posséder le sérum.

Aujourd'hui le sérum de l'Institut Pasteur et le mien ont une activité supérieure à 1/100 000.

En Allemagne, on suit la méthode de Behring et Erlich. On fait un mélange de sérum et de 1 centimètre cube de toxine, laquelle tue en quarante-huit heures un cobaye, à la dose de 1/100 de centimètre cube. Cette toxine renferme donc 100 fois la dose mortelle.

On injecte ce mélange aux cobayes qui ne doivent présenter aucune réaction locale ou générale. S'il a fallu 1/10 de centimètre cube (0^{cc},1) de sérum pour neutraliser le centimètre cube de toxine, on dira que ce sérum renferme *une unité antitoxique*. S'il a fallu 1/1000 de centimètre cube de sérum, le sérum renfermera 100 unités antitoxiques. C'est le dixième de centimètre cube qui sert d'unité de mesure, ou du moins qui servait, car on vend en Allemagne des sérums possédant 1000, 1500 unités antitoxiques, ce qui est incompréhensible si on prend le dixième de centimètre cube pour unité de mesure.

La comparaison des deux valeurs française et allemande ne peut être qu'approximative. On peut l'obtenir en divisant par 500 le chiffre de la valeur française. Soit un sérum français actif à 1/100 000; $\dfrac{100\,000}{500} = 200$ unités allemandes.

Thérapeutique. — L'excellence du traitement de la diphtérie par le sérum antidiphtérique est prouvée par des centaines de mille guérisons observées en tous pays. La mortalité globale de la diphtérie, qui était de 50 à 60 p. 100, est tombée à 15 p. 100; et si l'on défalque les cas dans lesquels le sérum a été injecté trop tard (moins de vingt-quatre heures avant la mort), elle n'est plus que de 5 p. 100 environ.

Le point important de la sérothérapie est d'intervenir à temps. Plus le sérum est donné près du début de la maladie, plus les chances de guérison augmentent.

				La mortalité est de :
Chez les enfants traités le 1er jour de la maladie.				0 p. 100.
—	—	2e —	—	3 —
—	—	3e —	—	13 —
—	—	4e —	—	23 —
—	—	5e —	—	40 —
—	—	6e —	—	51 —

(Pr Bouchard, *Académie de médecine*.)

Le second point est de donner une quantité suffisante de sérum. Quand au bout de vingt-quatre ou trente-six heures l'effet attendu ne s'est pas produit, il faut faire une nouvelle injection.

L'effet attendu, c'est l'amélioration de l'état général et le *décollement des fausses membranes*.

Si l'angine est produite par une association du bacille diphtérique avec le streptocoque ou le staphylocoque, l'action du sérum est moins sûre. Cependant j'ai observé souvent le décollement des fausses membranes dans des angines sans bacille diphtérique.

Les inconvénients des injections de sérum ont été beaucoup exagérés quant à leur gravité. Les éruptions, les douleurs articulaires sont fréquentes, mais passent rapidement.

Le sérum antidiphtérique peut indubitablement rendre des services à titre *préventif*. Landouzy a réuni une statistique de 12 426 personnes injectées préventivement et dont 53 ont contracté la diphtérie malgré l'injection de sérum.

Chez les enfants atteints de rougeole le sérum antidiphtérique donné à titre préventif réussit moins bien. Netter et Nattau-Larrier ont fait 855 injections préventives à des rubéoleux dont 15 ont contracté la diphtérie moins de vingt et un jours après l'injection.

On sait que l'immunité conférée par le sérum ne dure que trois semaines.

Les *doses* varient suivant l'âge, la gravité de la maladie, depuis 5 centimètres cubes jusqu'à 20 centimètres cubes par injection.

SÉRUM ANTISTREPTOCOCCIQUE

Le premier sérum antistreptococcique est dû à Roger (1891). Il l'obtenait en injectant aux animaux des cultures filtrées et chauffées à 110°. En 1895, Marmoreck fit paraître son mémoire sur le sérum qui porte son nom.

Marmoreck commença par porter, par des passages successifs de lapin à lapin, la virulence du streptocoque à un degré inouï, si bien qu'un milliardième de centimètre cube de culture tue sûrement le lapin. Le streptocoque est cultivé, pour conserver sa virulence, dans un mélange de bouillon et de sérum humain (provenant de liquide d'ascite), de cheval ou d'âne.

Les chevaux sont immunisés par injection de doses, minimes d'abord, 1/100 de centimètre cube, puis progressivement croissantes, de cultures vivantes.

L'immunisation est longue à obtenir, six à douze mois. Le sang ne doit être tiré que quatre à cinq semaines après la dernière injection.

On calcule la valeur du sérum suivant la méthode de Roux ; la méthode allemande ne pourrait pas servir, le streptocoque ne fabriquant pas une toxine suffisamment active. Elle est de 1/6 000 à 1/30 000.

Thérapeutique. — Le sérum antistreptococcique est indiqué dans les maladies à streptocoques : érysipèle, fièvre puerpérale, angines, broncho-pneumonies.

Érysipèle. — Chantemesse a étudié comparativement la valeur du sérum et des autres traitements. Sur 1 055 érysipèles 554 ont été traités par les moyens ordinaires, la mortalité a été de 3,79 p. 100 ; 501 ont reçu du sérum, la mortalité a été de 1,70 à 1,03 p. 100 quand le sérum était à 1/7 000 et 1/30 000; elle a été de 6,54 p. 100 quand le sérum était à 1/2 000. Cette statistique montre bien l'influence du sérum suivant sa puissance.

Fièvre puerpérale. — La fièvre puerpérale n'est pas toujours due au streptocoque, d'autres microbes peuvent la produire, aussi les résultats ne sont-ils pas constants.

Pinard emploie couramment le sérum à titre préventif, quand il redoute une infection.

Angines. — Le streptocoque produit fréquemment des angines, soit seul, soit associé au bacille diphtérique. L'association est réputée comme aggravant la maladie. De nombreuses observations ont été publiées où l'emploi du sérum antistreptococcique, combiné ou non au sérum antidiphtérique, a donné de brillants résultats.

Scarlatine. — La scarlatine se complique très fréquemment d'infection streptococcique. Marmoreck, Baginski, Josias ont observé que l'emploi du sérum agissait favorablement sur ces complications : angine, bubons, adénopathie, sans toutefois influencer la marche de la maladie.

Broncho-pneumonie. — La broncho-pneumonie est fréquemment d'origine streptococcique. Landouzy et Claisse ont publié des observations où la maladie a été véritablement jugulée. Après une ou deux injections la température tombe et la guérison s'établit.

Le Dr Hoffmann, de Jérusalem, a obtenu de très bons résultats dans la pneumonie grippale.

Variole. — Le Dr Lindsay (*Britiseh médical Journal*, mai 1899), considérant que le virus inconnu de la variole n'est pas tout dans la maladie et que la gravité se manifeste particulièrement après la suppuration des vésicules, attribue cette gravité en partie à la résorption du pus et des agents pyogènes. En conséquence, il a essayé le sérum antistreptococcique. Il a choisi les cas les plus mauvais, dans lesquels le pronostic était fatal à brève échéance.

Les injections de sérum ont amené une guérison plus rapide que chez d'autres malades moins gravement atteints. De plus, chez ces malades il ne s'est pas produit d'abcès comme on en observe si souvent à la suite de la variole.

Les essais rationnels et heureux de Lindsay méritent d'être continués.

Les Drs Einsler, Wallach, Emiler, de Jérusalem, ont traité par le sérum six cas de *méningite cérébro-spinale épidémique*, tous ont guéri. Einsler a observé la diminution et la disparition rapide des convulsions.

Mon excellent ami le Dr Boucheron, de Paris, traite par le sérum les *suppurations* des voies lacrymales.

En médecine vétérinaire, le sérum est très efficace dans l'*anasarque* du cheval (Nocard, Lignières). On a reproché au sérum antistreptococcique l'inconstance de son action. Cette inconstance provient de plusieurs causes. D'abord les affections streptococciques sont rarement pures, elles se compliquent habituellement d'associations microbiennes dont les plus fréquentes sont les staphylocoques, le coli-bacille.

D'autre part, le streptocoque est un microbe qui présente de nombreuses variétés de race et d'origine, de sorte que le sérum d'un animal immunisé par un streptocoque est efficace contre ce streptocoque et non contre un autre (Van de Velde, J. Courmont).

D'où la conclusion que pour avoir un sérum utilisable dans la plupart des cas, *polyvalent*, il faut immuniser les animaux avec le plus grand nombre possible de races de streptocoques.

C'est du reste de cette façon que dans mon laboratoire on prépare le sérum.

Doses. — Elles sont plus élevées que pour le sérum antidiphtérique.

Les doses sont de 10 à 20 centimètres cubes, mais on doit les renouveler suivant les besoins et injecter au total 100 à 200 centimètres cubes.

SÉRUM ANTITÉTANIQUE

Il est encore dû à Behring et Kitasato (1890). Le tétanos étant produit par la toxine du bacille tétanique, on immunise les animaux avec la toxine, en suivant les règles de l'immunisation antidiphtérique. Le sérum des animaux vaccinés possède une activité de 1 millionième à 1 miliardième.

Malheureusement cette activité ne peut être utilisée que dans un but *préventif*. Le sérum antitétanique ne guérit pas le tétanos déclaré. L'immunité préventive conférée par le sérum dure deux à quatre semaines.

Pourquoi le sérum ne guérit-il pas le tétanos déclaré? Des expériences récentes vont éclairer la question.

Wassermann et Takaki (1898) font une émulsion de cerveau de cobaye neuf avec de la toxine tétanique et l'injectent à des cobayes. Aucun ne prend le tétanos. Ils en concluent que les cellules nerveuses ont neutralisé la toxine. Mais Metchnikoff, Marie demontrèrent que la toxine n'était pas neutralisée, mais seulement fixée sur les cellules nerveuses qui la retiennent énergiquement, comme par un phénomène d'adhésion tinctoriale. La toxine peut être extraite des cellules nerveuses par un lavage prolongé (Danysz).

Le tissu nerveux a donc pour la toxine une véritable attraction.

D'autre part, Roux et Borrel démontrent que si à des animaux immunisés par la toxine ou par le sérum on injecte la toxine directement dans le cerveau (au lieu de l'injecter sous la peau), les animaux meurent du tétanos. Il faut donc admettre que l'antitoxine qui circule dans le sang ne pénètre pas dans le tissu nerveux.

Si le sérum est préventif, c'est que l'antitoxine débarrasse l'organisme de la toxine avant que celle-ci n'ait atteint les centres nerveux. Mais l'antitoxine est inefficace quand la toxine est arrivée dans le cerveau.

Partant de ces données, Roux et Borrel ont pensé qu'en injectant le sérum (l'antitoxine) dans le cerveau lui-même, après l'apparition des premiers symptômes de l'intoxication tétanique, la maladie serait enrayée. Leurs prévisions se sont vérifiées chez le cobaye. Ce procédé d'injection intracérébrale est entré dans la pratique et plusieurs malades ont été ainsi traités. Les résultats sont tantôt bons, tantôt mauvais. Tout dépend de la grandeur du territoire nerveux déjà envahi par la toxine et du degré des lésions. Si l'on intervient à temps pour préserver le bulbe on peut espérer la guérison.

Doses. — Comme action préventive, 10 centimètres cubes sont suffisants. Comme action curative, on renouvelle les doses jusqu'à 50, 100 centimètres cubes.

SÉRUM ANTIVENIMEUX

Ce sérum a été trouvé presque simultanément par Phisalix et Bertrand (*Acad. des sciences*, 2 février 1894), et par Calmette (*Acad. des sciences*, 27 mars 1894). Comme le sérum antidiphtérique, il est préventif et curatif.

On immunise les animaux en leur injectant des doses croissantes de venin de cobra, bothrops ou crotale, chauffé à 72° et mélangé avec une solution d'hypochlorite de soude. L'immunisation ne s'obtient guère qu'au bout de six mois. Calmette calcule la valeur de son sérum par *unités antivenimeuses*. Un sérum dont 1 centimètre cube suffit à préserver un lapin d'un kilogramme contre la dose mortelle renferme 1000 unités.

La dose mortelle, ou *unité toxique*, est représentée par 2/10 de centimètre cube d'une solution à 1 p. 100 de venin desséché tuant un lapin de 2 kilogrammes en vingt minutes par injection intraveineuse.

L'immunité conférée par le sérum ne dure que deux à quatre jours.

Le sérum de Calmette mesure 4 000 unités antivenimeuses par centimètre cube.

On en injecte habituellement 10 centimètres cubes.

Il existe d'autres sérums : contre le *choléra*, la *syphilis*, la *peste*, la *fièvre typhoïde*, la *pneumonie*, le *cancer*, la *tuberculose*, etc. Mais on attend encore les preuves de leur efficacité.

Sérum artificiel. — On appelle ainsi improprement une solution saline (chlorure de sodium) ayant le même degré isotonique que le sérum normal. Suivant le but que l'on se propose, stimulation de l'organisme, ou lavage du sang, on injecte de petites doses ou des doses massives.

Petites doses. — On injecte dans le tissu cellulaire sous-cutané 2 à 40 grammes de sérum artificiel, dont voici plusieurs formules :

I.	Chlorure de sodium.	5	grammes.	
	Sulfate de soude....	10	—	
	Eau	1 000	—	(Hayem).
II.	Chlorure de sodium .	7	grammes.	
	Eau	1 000	—	
III.	Chlorure de sodium .	2	grammes.	
	Phénol neigeux	1	—	
	Phosphate de soude.	4	—	
	Sulfate de soude....	8	—	
	Eau	100	—	(Chéron).

Toutes ces solutions doivent être aseptiques.

Ces liquides injectés sous la peau produisent, par voie réflexe, une stimulation du système nerveux utilisable dans l'anémie, la neurasthénie.

Ces injections ont été également employées pour déceler la tuberculose. Mais elles sont infidèles et non sans danger.

Doses massives. — **Transfusion séreuse.** — On ne doit se servir que des solutions salines I et II. Les injections sont sous-cutanées ou intraveineuses. Elles ont pour effet de relever la pression sanguine, de stimuler le système nerveux, d'élever la température, le taux de l'urée, et d'accroître l'urine et les sueurs.

Elles sont indiquées dans les hémorragies, le choc traumatique ou opératoire, les déperditions séreuses qui épaississent le sang (choléra indien, nostras, infantile) ;

Dans les maladies toxi-infectieuses : fièvre typhoïde, septicémie puerpérale, pneumonie, etc.

Les injections massives ont donné des succès quelquefois merveilleux. D'aucuns les attribuent au *lavage du sang.* Je n'en crois rien, car les toxines microbiennes ne paraissent pas circuler librement en dissolution dans le plasma sanguin.

Les quantités à injecter varient de 500 à 1 500 grammes. On se sert d'un entonnoir relié par un tube de caoutchouc à la canule d'injection. Les injections intraveineuses se font dans les veines du bras ou du pied ; les injections sous-cutanées se font au dos, au thorax, à la fesse, à la cuisse.

Les liquides et l'appareil doivent être aseptiques.

Morange, Camescasse préfèrent simplement les lavements de sérum artificiel (500 grammes renouvelés deux à trois fois par jour).

OPOTHÉRAPIE

L'opothérapie (de οπος, suc) est la méthode thérapeutique qui emprunte ses agents et ses moyens d'action aux sucs ou extraits d'organes. Elle est fondée sur l'opinion émise par Brown-Séquard que les glandes et autres organes sécrètent des substances qui, résorbées, jouent un rôle important dans l'organisme. L'opothérapie a pour but de remplacer ces substances quand les organes qui les sécrètent ne remplissent plus leur rôle. Nous ne savons absolument rien sur la nature de ces substances.

C'est en 1889, que Brown-Séquard fit sa première communication sur l'emploi du suc testiculaire.

Suc testiculaire. — C'est celui qui a été le plus employé. Il stimule le système nerveux, augmente la puissance de travail, l'activité intellectuelle.

Il a donné des succès dans la neurasthénie, l'ataxie locomotrice, la tuberculose, le cancer.

Le suc testiculaire est obtenu en faisant digérer dans la glycérine des morceaux de testicule de taureau ou de bélier. On filtre et on stérilise dans le stérilisateur d'acide carbonique de d'Arsonval, sous une pression de 50 à 60 atmosphères (d'Arsonval).

Cette méthode sert également pour les autres extraits.

Les doses sont de 1 à 3 centimètres cubes en injection sous-cutanée.

Suc ovarien. — Il est employé dans la chlorose, l'aménorrhée, les troubles de la menstruation. Il se prend soit en injection sous-cutanée, soit sous forme de poudre d'ovaire desséché, à la dose de 0 gr. 25 à 0 gr. 30 de poudre.

Suc thyroïdien. — La suppression du corps thyroïde produit le myxœdème, cachexie strumiprive, crétinisme. Il était indiqué de combattre cette maladie par le suc thyroïdien, et les succès obtenus sont très nombreux. Quelques bons résultats ont été signalés dans l'obésité, car le suc thyroïdien augmente la désassimilation azotée et des matières grasses.

La médication thyroïdienne doit être surveillée avec attention, en raison des accidents qu'elle peut provoquer : palpitations, céphalalgie, perte de connaissance, parésies, etc.

L'extrait thyroïdien s'emploie plus communément en poudre sous forme de pilules, tablettes ingérées *per os*.

La *thyroïodine* est une substance organique extraite du corps thyroïde par Baumann. Elle semble en constituer le principe le plus actif. Ses effets cliniques sont semblables à ceux de l'extrait thyroïdien.

Suc surrénal. — Les capsules surrénales semblent avoir pour fonction de régulariser le tonus vasculaire et de neutraliser certains poisons fabriqués dans l'organisme.

Le suc surrénal élève considérablement la pression vasculaire, et ralentit le cœur. Cette élévation ne dure que quelques minutes. Elle se produit même après la section de la moelle (Velich), ce qui indique une action périphérique sur les fibres lisses ou les terminaisons nerveuses.

Le suc surrénal était indiqué dans la maladie d'Addison. Il procure souvent des améliorations, rarement la guérison.

On emploie les capsules de mouton ou de bœuf en ingestion stomacale.

Suc nerveux. — Il a été surtout préconisé par C. Paul. Ses effets sont analogues au suc testiculaire. Il agit comme stimulant du système nerveux.

Il a été employé avec succès dans la neurasthénie, l'ataxie locomotrice, la chlorose, les états de dépression consécutifs aux maladies infectieuses.

Suc de rate. — D'après Goldscheider, l'extrait de rate est très riche en nucléines et il augmente le nombre des leucocytes et des hématies. De plus, il renferme des substances bactéricides (G. Wauters).

Suc pulmonaire. — Il renferme des substances bactéricides (G. Wauters).

Suc hépatique. — Le suc hépatique, étudié par Gilbert et Carnot, augmente l'urée et la sécrétion biliaire. Il paraît stimuler non seulement la fonction biliaire du foie, mais aussi ses fonctions glycogénique et antitoxique.

Les extraits testiculaire, nerveux, hépatique, pulmonaire, de rate, mélangés au sérum normal, constituent ce que j'ai appelé l'*organo-sérum* dont l'action sur la nutrition est si manifeste (Voy. p. 494).

TRANSFUSION DU SANG

La première transfusion du sang fut pratiquée, dit-on, en 1462, sur le pape Innocent III, par un médecin juif : le pape en mourut, ainsi que les trois enfants auxquels on avait emprunté leur sang. Cette opération fut faite plusieurs fois au moyen âge, mais ce n'est qu'au commencement de notre siècle qu'elle fut sérieusement étudiée et raisonnée par Prévost et Dumas, Magendie, Dieflenbach et autres.

Choix du sang. — Il est reconnu aujourd'hui qu'il est préférable de transfuser du sang humain ; cependant, *si ce dernier manquait*, on pourrait employer du sang de veau ou de mouton.

Sang complet ou incomplet. — Prévost et Dumas ont essayé de n'injecter que le *sérum* chez des animaux et n'ont obtenu aucun bon résultat.

Le sérum ne renferme ni hématies, ni leucocytes, ni hématoblastes, tous éléments qui jouent un rôle dans la transfusion.

D'autre part, le sérum d'un animal d'une autre espèce peut tuer les hématies du transfusé.

L'*hémoglobine* injectée seule est sans aucun effet. Paul Bert a même démontré que cette substance est toxique en quantité considérable.

Prévost et Dumas, voulant éviter les inconvénients de la coagulation du sang, imaginèrent de *défibriner* le sang par le battage, avant de le transfuser. Cette pratique n'est pas heureuse, car l'expérience a prouvé que l'injection de sang défibriné est plus dangereuse que celle de sang complet. On s'expose par elle à produire des embolies, car, alors même qu'on a passé le sang à travers un tamis, de manière à retenir les caillots, il en passe toujours, qui, invisibles à l'œil nu, peuvent déterminer des accidents dans les fins capillaires (Vulpian). Ainsi donc on doit transfuser le sang complet. Faut-il injecter du sang *artériel* ou du sang *veineux?* La chose importe peu pour le malade, mais il n'est pas indifférent de faire au sujet humain qui fournit le sang une phlébotomie ou une artériotomie; celle-ci étant plus dangereuse, on devra tirer du sang veineux.

Température du sang. — Évidemment le sang doit être injecté à la température du corps, 38°, si l'on ne veut pas produire d'accidents. Cette température est du reste nécessaire pour éviter la coagulation de la fibrine.

Quantité de sang. — Il est inutile d'injecter une grande quantité de sang. On obtient tous les effets voulus avec une dose de 60 à 120 grammes. Richet est allé jusqu'à 1 000 grammes, mais en ayant soin de faire l'injection lentement et de façon à ne pas élever brusquement la pression sanguine.

Effets de la transfusion. — Ils sont immédiats et consécutifs. Les effets *immédiats* se reconnaissent aux signes suivants : le visage se ranime et se colore, l'œil devient brillant, le pouls se relève et se ralentit; la chaleur renaît et arrive à la périphérie.

Le nombre des hématies augmente après la transfusion, mais le chiffre retombe bientôt au nombre primitif (Hayem).

Les effets *consécutifs* se montrent plus ou moins tardivement. La sensibilité reparaît, l'intelligence renaît, la circulation et la respiration se régularisent, la nutrition se relève, et petit à petit l'organisme reprend le cours naturel de ses fonctions.

Indications et contre-indications. — La transfusion du sang donne ses meilleurs résultats lorsqu'elle est pratiquée chez les sujets dont la vie est comprómise par une perte subite de sang. C'est donc dans les *hémorragies* internes, traumatiques, puerpérales, que cette opération est surtout indiquée.

Lorsque l'anémie est la conséquence d'une altération de nutrition grave, telle que celle qu'on observe au déclin de la plupart des maladies chroniques, lorsqu'elle coïncide avec une lésion irrémédiable d'un organe important, il est clair que la transfusion ne pourra pas amener la guérison; tout au plus ne pourrait-elle être que palliative. Brown-Séquard a conseillé la transfusion dans l'agonie. Cette pratique peut reculer l'heure fatale, et dans certaines circonstances ce retard peut être utile pour des règlements d'affaires, etc.

La transfusion a été conseillée également dans la *chlorose*, la *leucocythémie*, le *choléra*, l'*urémie*, le *coma diabétique*.

Plus récemment, la connaissance de l'immunité de certains animaux vis-à-vis des maladies microbiennes, la constatation des propriétés bactéricides de leur sang ont élargi les indications de la transfusion. Bertin et Picq, Bernheim (de Paris) traitent les tuberculeux par la transfusion avec du sang de chèvre.

Inconvénients. — Plusieurs inconvénients sont reprochés à la transfusion, mais ils ne sont pas bien graves.

Le danger de *contamination*, d'inoculation virulente, est écarté par le choix d'un bailleur de sang exempt de maladies contagieuses.

L'*introduction de l'air dans les veines* n'a pas lieu avec de bons appareils.

Des précautions opératoires et post-opératoires peuvent conjurer la *phlébite* et l'*infection purulente*.

La *syncope* qu'on a observée quelquefois est due à l'élévation de la pression vasculaire qui force le cœur : on prévient cet accident en injectant lentement une quantité de sang qui ne doit jamais être considérable, 60 à 120 grammes.

Opération. — Pas n'est besoin d'un instrument spécial pour pratiquer la transfusion. Une seringue ordinaire peut servir. Mais il est bien évident qu'avec les instruments perfectionnés de Mathieu et de Colin l'opération sera faite plus sûrement.

Le *premier* temps consiste dans l'ouverture de la veine du malade. On choisit ordinairement une veine apparente du bras. L'incision se fait sur la veine dénudée par dissection ; elle est longitudinale ou en V. Un aide comprime le vaisseau au-dessous de l'incision.

Dans le *deuxième* temps, on introduit la canule et on la fixe, soit avec un fil, soit avec les doigts.

Si la veine est très superficielle, on peut simplement y introduire par ponction une aiguille-trocart.

Le *troisième* temps consiste dans la saignée du bailleur de sang.

Enfin, dans le *quatrième*, on reçoit le sang dans le récipient préalablement chauffé, et on pratique l'injection. L'opération terminée, il ne reste qu'à faire le pansement ordinaire de la saignée au malade et au bailleur de sang.

Les appareils de Roussel et de Dieulafoy simplifient beaucoup la manœuvre.

Les injections *sous-cutanées* de sang ont été faites la première fois par Paladini, en 1883. Bareggi, Ziemsen, Benzeur ont publié d'autres faits. Il en résulte que l'absorption du sang est rapide, malgré sa quantité : 100 à 200 grammes. On peut du reste faire l'injection en plusieurs endroits. Aussitôt après il faut favoriser l'absorption par le massage. Faute de sang humain on peut employer du sang d'animal.

Les injections intraveineuses de lait sont dangereuses, ainsi que le démontrent les cas de mort chez l'homme et les expériences de Brown-Séquard, Laborde, Calcerq.

Les injections *intraveineuses salines* peuvent avantageusement remplacer la transfusion sanguine, que, en fait, on n'emploie presque plus (Voy. p. 507 : *Sérum artificiel*).

Enfin le sang et les solutions salines ont été injectés dans le *péritoine*. Les faits ne sont pas assez nombreux pour permettre de juger ce procédé.

SAIGNÉE

La saignée est un modérateur puissant de la nutrition. Employée autrefois jusqu'à l'abus, on est plus réservé aujourd'hui sur son usage et on ne la pratique que dans des cas bien déterminés.

Il y a deux espèces de saignées : les saignées *générales* et les saignées *locales*. Entre ces deux saignées, il n'y a de différence que dans leur intensité d'action.

PHYSIOLOGIE

Action sur le sang. — La soustraction d'une certaine quantité de sang fait perdre à l'organisme des *globules* et du *sérum*. Par suite de cette soustraction, la tension vasculaire s'abaisse dans les capillaires, et le liquide extra-vasculaire qui baigne les éléments anatomiques rentre dans le sang, en sorte que ce dernier a bientôt récupéré tout son sérum. Le sang est alors plus fluide, plus aqueux ; la fibrine se coagule plus facilement. Cette fluidité du sang explique l'hémophilie qui succède aux saignées répétées coup sur coup.

Hayem a démontré que toute émission sanguine amène une diminution dans le nombre et la qualité des *hématies*. Mais en même temps le nombre des *hématoblastes* (générateurs des hématies) augmente considérablement. Les *leucocytes* ne changent pas de nombre (Hayem).

Les auteurs ne sont pas d'accord sur la question de l'augmentation ou de la diminution de la *fibrine* et de l'*albumine*.

L'oxygène et l'acide carbonique diminuent.

Action sur la circulation. — La tension vasculaire est abaissée, la circulation plus facile, et par suite les battements du cœur sont accélérés en vertu de cette loi de Marcy que les contractions cardiaques sont d'autant plus fréquentes que le cœur a moins de peine à se vider.

Cette accélération fait place à un ralentissement du cœur une demi-heure après la saignée (Hayem).

Action sur l'absorption. — L'abaissement de la pression vasculaire favorisé l'absorption intestinale, la résorption des liquides extra-vasculaires et s'oppose à l'exsudation. Aussi observe-t-on la sécheresse des muqueuses, l'augmentation de la soif, la diminution des sécrétions.

Action sur la nutrition. — Voit et Raubert, Bauër, Vinay ont constaté après la saignée, dans les gaz de la respiration, la diminution de l'absorption d'oxygène et d'élimination d'acide carbonique. Il semblerait d'après ces faits que la nutrition est ralentie. Or Jürgensen, Baüer ont observé une augmentation notable de l'urée. Lépine et Flavard ont confirmé ce fait et montré de plus un excès de l'acide phosphorique.

Cet excès d'urée et d'acide phosphorique, qui semble en contradiction avec la diminution de l'acide carbonique et de l'oxygène, peut s'expliquer par ce fait que, l'absorption extra-vasculaire étant activée, les déchets emmagasinés de la nutrition s'éliminent en plus grande quantité.

La saignée a comme effet éloigné l'engraissement des animaux. Chez l'homme sain et les animaux, la *température* ne s'abaisse que lorsque l'hémorragie est abondante ; chez l'homme fébricitant, l'abaissement de la température est insignifiant, et c'est pour cela que les phlébotomistes étaient obligés de saigner coup sur coup (Hayem).

Action sur le système nerveux. — La saignée produit de l'anémie cérébrale, dont les symptômes sont des phénomènes d'excitation. Ce n'est que lorsque l'on a soustrait une trop grande quantité de sang, et chez les sujets impressionnables, qu'on observe de la dépression nerveuse : syncope, coma.

THÉRAPEUTIQUE

On peut, par une saignée générale, se proposer plusieurs buts :

1° Conjurer une *pléthore* ou *congestion locale*. La saignée trouve une indication nette dans les congestions d'organes vasculaires et volumineux, tels que le foie, les poumons, le cerveau ; mais encore faut-il que le sujet soit vigoureux et puisse sans inconvénient supporter une forte déplétion sanguine.

L'indication de la saignée se présente souvent dans les *maladies du cœur* : asystolie, quelle que soit la lésion orificielle ; lésions aortiques et artério-sclérose. Même indication dans la maladie de Bright.

2° Diminuer une *hémorragie* dans un organe important, cerveau, moelle, dont les fonctions peuvent être compromises par l'épanchement sanguin. L'abaissement de la pression vasculaire diminue l'hémorragie viscérale. De plus, la coagulation plus facile du sang favorise l'arrêt de l'hémorragie.

3° Abaisser la température et diminuer les exsudats dans les phlegmasies.

On sait l'abus qui a été fait de la saignée dans la pneumonie, le rhumatisme articulaire, etc. Cette pratique est tombée dans l'oubli.

4° Favoriser la résorption d'épanchements séreux ou autres. Ici c'est l'état général qui doit guider sur l'opportunité de la saignée. D'ailleurs on n'a plus guère recours aujourd'hui à cette méthode pour la résorption des exsudats, car on ne craint pas de vider, avec le trocart et le procédé de Dieulafoy, toutes les hydropisies enkystées.

5° Soustraire au sang des principes étrangers et nuisibles. Ce but est poursuivi dans l'*éclampsie puerpérale* et dans l'*urémie*.

Dans les maladies infectieuses avec production de toxines, la saignée suivie de transfusion me paraît être appelée à se généraliser.

Contre-indications. — Les saignées sont contre-indiquées d'une manière générale chez les enfants, les vieillards, et chez tous les malades dont l'état général est mauvais.

Quant à la quantité de sang qu'on peut retirer, elle varie de 200 à 800 grammes.

Saignées locales. — Elles sont employées dans les congestions locales, les inflammations, et rendent de grands services. Elles ont surtout pour effet de décongestionner la région sur laquelle elles sont faites. Avec elles il n'y a pas lieu de se préoccuper de l'état général, à moins pourtant que le malade ne soit hémophilique. Leur action est en petit celle de la saignée générale.

Les *sangsues*, les *ventouses scarifiées* sont les agents habituels des saignées locales.

AGENTS IMPONDÉRABLES

Les agents impondérables sont le *calorique*, l'*hydrothérapie* et l'*électricité*.

CALORIQUE

En physique, le calorique est considéré comme une modalité du mouvement, cette force unique qui revêt plusieurs formes : son, chaleur, électricité, lumière, suivant la vitesse de ses vibrations. Cette conception de l'unité des forces permet de comprendre comment elles peuvent se transformer les unes dans les autres, car ces transformations ne sont à proprement parler que le passage de la même force à un état différent par suite de la rapidité plus ou moins grande de ses vibrations. Ainsi, lorsque la chaleur se transforme en électricité, c'est le mouvement qui accélère sa vitesse. D'après cela, on conçoit que la chaleur, l'électricité, puissent s'accumuler dans un corps sans augmenter son poids.

Il y a des degrés dans le calorique, qui, de même que dans le son, correspondent à des vibrations plus ou moins rapides de l'éther, et ces vibrations, perçues par nos sens, font naître en nous deux sensations différentes, l'une que nous appelons la chaleur, l'autre le froid.

Ces sensations ont leur raison d'être dans ce fait que, notre corps étant chargé d'une quantité déterminée de calorique, tout corps dont le calorique n'est pas égal au sien l'impressionne différemment.

Le degré de caloricité des corps s'appelle *température*: or, la température moyenne du corps humain étant de 37°, tous les corps dont la température est inférieure à ce chiffre sont froids pour nos sens, tous ceux dont la température est supérieure sont chauds.

L'action exercée sur l'organisme par le froid ou par le chaud est fort différente ; nous devons donc scinder l'étude du calorique en deux parties : la *chaleur* et le *froid*.

Mais avant d'étudier ces deux formes du calorique, il n'est pas inutile de rappeler brièvement l'état de caloricité du corps humain.

Chaleur animale. — Tout corps vivant produit de la chaleur. Les sources de ce calorique sont :

1° Chimiques : combinaisons de l'oxygène avec les principes immédiats, dédoublements, hydratations, déshydratations des corps ;

2° Physiques : imbibition, absorption, changements d'état des corps ;

3° Mécaniques : frottements, contraction musculaire. Ces différentes sources produisent en moyenne 2 700 calories par jour.

Si toute la chaleur produite restait dans l'organisme, la vie ne serait pas possible ; il y a donc déperdition ou *absorption* de cette chaleur. Les causes de cette absorption sont :

1° Chimiques : certaines hydratations ou déshydratations absorbent de la chaleur au lieu d'en produire ;

2° Physiques : rayonnement, échauffement des aliments et de l'air inspiré, évaporation cutanée et pulmonaire ;

3° Mécaniques : travail négatif des muscles.

La quantité de chaleur que nous perdons est évaluée, en moyenne, à 2 500 calories par jour.

La quantité de chaleur absorbée est donc inférieure à celle de la chaleur produite : c'est la **différence** de ces deux quantités qui constitue la *température animale.*

Les *variations* de la température sont soumises à beaucoup d'influences parmi lesquelles les plus importantes sont la température des milieux extérieurs et les maladies.

La température animale s'élève ou s'abaisse avec celle des milieux, mais dans des proportions restreintes. Ainsi, pour un abaissement extérieur de 8 degrés, il n'y a que 1 degré d'abaissement pour le corps.

La limite extrème où peut s'abaisser la température du corps est aux environs de 20°.

Pour une élévation de 20 degrés à l'extérieur, la température animale ne s'élève que de 1 degré. La limite de l'élévation de la température du corps est de 42° : au delà, la mort arrive par coagulation du sang et arrêt du cœur.

Les maladies ont surtout pour effet d'élever la température du corps; c'est ce qu'on observe dans toutes les affections fébriles, dans les phlegmasies locales : on connaît les ressources fournies à la clinique par la recherche des températures générale et locale.

Dans quelques maladies la température s'abaisse : telle est l'urémie; pendant l'agonie et même après la mort, la température s'élève, parce que le ralentissement de la circulation diminue l'évaporation cutanée et pulmonaire, alors que les combinaisons chimiques s'exécutent jusqu'à ce que tout l'oxygène ait été consommé.

I. — CHALEUR

PHYSIOLOGIE

Action générale. — La chaleur exerce sur le corps humain les mêmes effets que sur tous les corps organisés ou non de la nature. Ces effets peuvent se réduire à trois principaux : changement de volume, changement d'état physique, changement de nature.

1o *Changement de volume.* — Tous les corps se dilatent ou augmentent de volume par la chaleur. La dilatation des gaz est plus grande que celle des liquides, et celle-ci plus grande que celle des solides.

Toutes les parties de l'organisme sont soumises à cette

loi de la dilatation qui chez nous est surtout appréciable sur les liquides. Quand la chaleur est poussée un peu loin, elle produit une dilatation du liquide sanguin, dilatation qui se traduit par des symptômes de pléthore, de gêne circulatoire, tels que : ralentissement des battements du cœur, par suite de la peine que cet organe éprouve à se vider ; tension du pouls, par l'augmentation de volume du sang ; dyspnée, par l'embarras de la circulation pulmonaire ; vertiges, étourdissements, perte de connaissance et mort, par congestion cérébrale.

Ces phénomènes s'observent fréquemment dans notre climat pendant les journées les plus chaudes de l'été.

2° *Changement d'état physique.* — Ces changements consistent habituellement dans la *fusion* et la *vaporisation.* Toutes les fois qu'un solide passe à l'état liquide, ou qu'un liquide passe à l'état de vapeur, il y a absorption de chaleur et par conséquent production de froid.

La *fusion* des parties solides ne peut évidemment avoir lieu dans les corps vivants, mais la *vaporisation* de certains liquides se produit à chaque instant. L'exhalaison de la vapeur d'eau par les poumons et par la peau est due en partie à la chaleur *intérieure* du corps ; elle est favorisée par la chaleur extérieure.

La vaporisation de la sueur à la surface cutanée se fait avec plus d'intensité quand la température des milieux extérieurs est élevée. La transpiration cutanée et pulmonaire, ainsi que la vaporisation de la sueur, jouent un grand rôle dans la régularisation de la chaleur animale, car elles sont une des causes les plus grandes de la déperdition ou absorption du calorique.

Nous disions plus haut que nous perdions chaque jour 2 500 calories : sur ce nombre, 364 calories sont perdues par l'évaporation cutanée, et 182 par l'évaporation pulmonaire, soit 546 pour l'évaporation totale.

Ce chiffre indique déjà la valeur hypothermique de la volatilisation ; cette valeur ressort bien davantage des expériences qui montrent que l'homme peut supporter des températures extérieures très élevées (étuves chauffées à 100°) à condition que l'air soit sec.

Si l'air est humide, il est bientôt saturé par la vapeur d'eau qui s'exhale du corps, et, l'évaporation ne pouvant plus se faire, l'expérimentateur ressent des malaises qui l'obligent à sortir de l'étuve avant que celle-ci ait atteint une température bien élevée.

3° *Changement de nature.* — Le changement de nature des corps organiques équivaut à leur destruction. C'est sur cette donnée qu'est basé l'emploi de la chaleur dans le but de cautérisation destructive. Sous l'influence de la chaleur, l'hydrogène et l'oxygène des tissus se combinent et forment de l'eau, l'oxygène et le carbone forment de l'acide carbonique, et le carbone en excès demeure comme résidu ; l'azote et l'hydrogène donnent naissance à l'ammoniaque (H. Buignet).

Action antiseptique. — On sait l'influence que la chaleur exerce sur la vie des microbes. La chaleur modérée de 27° à 37° favorise les cultures ; à 40°, 70°, certains microbes perdent leur virulence, quelques-uns meurent ; à 100° la plupart sont tués. Mais il faut établir une différence entre la chaleur humide et la chaleur sèche. La chaleur sèche à 100° ne tue pas les spores : il faut atteindre 150° ou 200° et laisser plusieurs heures en contact.

La vapeur à 100° est déjà microbicide ; à 115-120° il suffit de quinze à vingt minutes pour stériliser les objets quels qu'ils soient, couvertures, matelas, oreillers.

J'ai signalé, page 50, que la chaleur augmente le pouvoir des solutions antiseptiques. Aubert traite les chancres mous par des compresses d'eau chauffée à 40°.

Action locale. — Une chaleur modérée appliquée sur les téguments ne produit que le changement de volume des parties, les vaisseaux se dilatent et se gorgent de sang ; une température plus élevée devient irritante et détermine par action réflexe une vaso-dilatation qui se traduit par une rougeur érythémateuse. Puis avec des températures de plus en plus élevées surviennent les différents degrés de la brûlure.

Action sur la circulation. — La dilatation des vaisseaux cutanés a pour conséquence l'abaissement de la pression artérielle et l'accélération des battements du cœur, suivant le principe que le cœur bat d'autant plus vite qu'il a moins de peine à se vider. C'est ce qu'on observe sous l'influence d'une chaleur modérée ; mais de hautes températures produisent un effet contraire, par suite de l'augmentation de volume du sang et de l'élévation de la pression artérielle. Des syncopes arrivent fréquemment dans ces circonstances.

Par suite de la dilatation des vaisseaux cutanés, une quantité plus considérable de sang passe dans la peau et s'y refroidit (par rayonnement). Ce refroidissement a pour effet de contre-balancer la chaleur extérieure.

L'eau chaude à 40° est un excellent hémostatique ; elle est bien supérieure à l'eau froide, car son action est plus longue. Agit-elle sur le sang pour le coaguler? c'est vraisemblable ; sur les vaisseaux ? on ne sait.

Action sur la respiration. — La chaleur accélère les mouvements respiratoires ; cette accélération est probablement la conséquence de celle de la circulation. L'état hygrométrique de l'air a beaucoup plus d'influence sur la respiration que sa température. Si l'air est humide, la respiration s'accélère, quelle que soit sa température : le nombre des mouvements respiratoires supplée alors à l'insuffisance de l'exhalaison de la vapeur d'eau ; si l'air est sec, le phénomène inverse se produit.

Action sur le système nerveux. — La chaleur diminue l'irritabilité du système nerveux, ainsi que le montre la pratique des bains chauds dans certaines maladies; mais il ne faut pas qu'elle soit à un degré trop élevé au-dessus de la température normale du corps.

Action sur le système musculaire. — Une chaleur modérée favorise le travail musculaire ; une chaleur élevée rend les muscles paresseux et incapables d'efforts soutenus.

Action sur la température du corps. — La chaleur extérieure élève avec elle la température du corps, mais dans des limites restreintes, car, ainsi que nous l'avons dit, une élévation de 20 degrés de la chaleur extérieure ne fait monter que de 1 degré celle du corps, soit dans la proportion de 1/20.

Les expériences d'Edwards ont démontré que la chaleur extérieure a d'autant moins d'influence sur la température des individus que ces individus ont été exposés à des refroidissements plus répétés.

Si la température extérieure a si peu d'influence sur la température du corps, cela tient d'une part à l'action produite sur la circulation, et d'autre part à ce que, chez les animaux à sang chaud, l'intensité des combustions organiques est en raison *inverse* de la température extérieure. C'est la lutte contre le froid et le chaud, lutte dont le mécanisme n'est pas encore complètement élucidé.

Les bains et douches chauds au-dessus de 35° élèvent la température du corps.

Action sur les sécrétions. — Une seule sécrétion est sérieusement influencée par la chaleur, la sécrétion sudorale, qui est activée. Cette suractivité est, *en partie seulement*, la conséquence de l'afflux du sang à la peau, car nous sommes porté à croire que l'excitation des nerfs sudoraux y joue le plus grand rôle (Voyez *Sudorifiques*).

La sueur produite s'évapore, d'où refroidissement de la peau.

Par suite de cette hypersudation, on observe une diminution de la sécrétion urinaire, en raison du balancement qui existe entre ces deux sécrétions.

En résumé, la chaleur (modérée) accélère la circulation et la respiration, calme le système nerveux, favorise le travail musculaire, élève fort peu la température du corps et active la sécrétion sudorale.

THÉRAPEUTIQUE

La chaleur en tant que *caustique* et *sudorifique* est étudiée ailleurs. Son action *hémostatique* est largement utilisée dans les hémorragies, principalement les hémorragies utérines. On emploie dans ce cas des injections à 40-50° additionnées ou non d'antiseptique. L'eau chaude est très efficace dans les *inflammations aiguës* : panaris, phlegmons, conjonctivites et kératites, angines.

Reclus traite les entorses par les bains chauds; Courty et Emmet les vantent dans les phlegmasies utérines et péri-utérines. Les lavements chauds sont très utiles dans les cystites et prostatites.

Renaut, Lemoine vantent les bains chauds (35° à 38°) dans la *bronchite capillaire*.

Dans les *maladies de la peau* la chaleur des douches et des bains joue un rôle très important. Le véhicule de la chaleur est habituellement l'eau : compresses, cataplasmes, éponges ; plus rarement on emploie la chaleur sèche : sable, son, fleurs de camomille.

II. — FROID

PHYSIOLOGIE

Action générale. — Le froid produit des effets *inverses* de la chaleur : il diminue le volume des corps, il liquéfie les gaz et solidifie les liquides.

Cette expression de phénomènes inverses pourrait faire croire à une action différente du calorique, suivant qu'il est porté à des températures élevées ou basses : or cela n'est pas, car une force produit toujours les mêmes effets. L'inversion n'est qu'apparente. Le calorique peut être considéré comme une force diamétralement opposée à une autre force, l'attraction. Celle-ci tend à rapprocher le plus possible les molécules des corps; celle-là tend à les écarter; si l'attraction agissait seule, tous les corps seraient solides ; si le calorique agissait seul, tous les corps seraient gazeux.

Lors donc qu'on soustrait une certaine quantité de calorique à un corps maintenu par cette force à l'état gazeux, l'équilibre des deux forces est rompu, l'attraction l'emporte, et le corps passe à l'état liquide. Aussi, toutes les fois qu'un corps change d'état physique par le fait de l'attraction (liquéfaction des gaz, solidification des liquides), il y a au contraire absorption de chaleur. On voit donc qu'il n'y a pas d'action contraire entre la chaleur et le froid, il y a seulement ceci : une faible quantité de calorique (température basse) ne peut produire les mêmes effets que des températures élevées.

Changement de volume. — Le froid diminue le volume des corps. Cette action se traduit sur l'organisme par le resserrement des tissus, la diminution de la tension des gaz, et, par suite, leur augmentation de solubilité et leur plus grande puissance endosmotique ; par la diminution de volume des liquides sanguins et extravasculaires.

Changement d'état physique. — La liquéfaction des gaz, la solidification des liquides ne se produisent qu'avec un abaissement de température incompatible avec la vie ; le sang se coagule à — 1° (Crecchio).

Changement de nature. — Si des températures élevées détruisent les corps organisés, des températures très basses les conservent, et cela pendant un temps indéfini. Des exemples montreront bien la puissance conservatrice du froid. Des cadavres d'animaux antédiluviens ont été retrouvés parfaitement conservés dans les mers glaciales, et leurs chairs ont pu servir de nourriture à des hommes et à des chiens. D'après Gaymard, des crapauds exposés à un froid très vif devinrent durs et cassants ; quand on les brisait, ils ne sortait pas une goutte de sang ; ces animaux purent être rappelés à la vie.

Action locale. — L'application du froid à des degrés divers sur les téguments produit soit une simple constriction des tissus suivie de pâleur et d'anémie de la

peau, d'abaissement de température locale, soit l'anesthésie, soit enfin des troubles de nutrition (congélation)
et la mort (gangrène par arrêt de la circulation) des
tissus.

La succession de ces phénomènes est troublée, in-
terrompue, par la *réaction*, que nous étudierons plus
bas.

Action sur la circulation. — Lorsqu'on applique un
morceau de glace sur la membrane de l'aile d'une chauve-
souris, on voit avec une forte loupe que les vaisseaux se
rétrécissent et que la circulation s'accélère (Marey).
Laveran a constaté sur la membrane interdigitale de la
grenouille que l'action prolongée du froid arrêtait la
circulation d'abord dans les petits vaisseaux, puis dans
les vaisseaux plus volumineux, et enfin coagulait
le sang.

Par suite du rétrécissement des artères périphériques, les battements du cœur se ralentissent et la
pression augmente dans les artères. En même temps
que les vaisseaux de la périphérie se resserrent, ceux
des organes profonds se dilatent (Schüller) ; il se produit ainsi un afflux de sang vers les viscères. Marey a
démontré en outre qu'une injection d'eau froide dans
les veines élève la tension artérielle, tandis qu'une
injection d'eau chaude l'abaisse.

Réaction. — Lorsque l'action du froid n'est pas
trop intense, le phénomène de la *réaction* se produit.
Il consiste dans la dilatation réflexe des vaisseaux
primitivement resserrés; en sorte que l'on observe
des symptômes absolument inverses de ceux que nous
venons de décrire : congestion et rougeur des téguments,
ralentissement de la circulation, abaissement de la
pression artérielle, accélération du pouls. La réaction
est en raison directe de l'intensité du froid, de la jeunesse
et de la vigueur de l'individu.

La réaction peut se produire alors même que les
parties sont congelées, raidies, insensibilisées, et que
le sang s'est coagulé (Laveran). Mais dans ces cas

extrêmes elle n'est pas spontanée, et il faut la favoriser par la chaleur.

Ainsi la chaleur et le froid aboutissent au même résultat : dilatation des vaisseaux phériphériques, congestion, accélération de la circulation, l'une directement, l'autre indirectement, par la réaction.

Une conséquence qu'il est à peine besoin d'énoncer est celle-ci : les viscères primitivement congestionnés se dégorgent activement.

Ranvier et Rollet ont étudié l'action du froid sur les *globules rouges* du sang : il résulte de leurs observations que la congélation et le dégel successifs rendent les hématies sphériques et décolorées.

Les expériences de Schultze et de Ranvier ont montré qu'au-dessous d'une température de 20° les *leucocytes* sont en état de mort apparente, qu'ils n'ont pas de mouvements amiboïdes. A 20° ils commencent à pousser des prolongements, et les mouvements deviennent très rapides à 36°. Du moment que les leucocytes sont immobiles, ils ne peuvent plus sortir des vaisseaux par diapédèse : ce fait explique en partie l'heureuse influence du froid sur la suppuration.

Action sur la respiration. — Le froid ralentit les mouvements respiratoires, tandis que la chaleur les accélère. Malgré ce ralentissement, la consommation d'oxygène est plus grande (Lavoisier et Seguin), et l'exhalation de l'acide carbonique est plus considérable (Letellier et Barral, Regnault et Reiset, Schmith).

Ce phénomène est dû, d'après Mathieu et Urbain, à ce que l'endosmose des gaz est proportionnelle à leur solubilité, et que cette solubilité augmente à mesure que la température s'abaisse.

Action sur la température. — Sous l'influence du froid, la température du corps s'abaisse dans la proportion suivante : pour un abaissement de 8 degrés à l'extérieur, la température s'abaisse de 1 degré ; la mort arrive chez les lapins et les chiens lorsque leur température est tombée à 20° (Magendie).

C'est par l'augmentation des combustions organiques que le corps parvient à lutter contre le froid.

Brown-Séquard et Tholozan ont signalé un fait curieux de l'influence du froid sur la température. Lorsqu'on trempe une main dans de l'eau glacée, l'abaissement de température ne se montre pas seulement sur cette main, mais aussi sur l'autre, sans que la température du corps diminue sensiblement. C'est au moment où la douleur produite par l'eau froide est à son maximum dans la main refroidie que l'on observe le plus fort abaissement de température dans l'autre main. Ce phénomène est évidemment d'ordre réflexe.

De même l'immersion d'un pied dans l'eau froide abaisse la température de l'autre pied.

R. Pictet s'est exposé plusieurs fois à un froid de — 110° dans un puits destiné *ad hoc*. Il avait soin de se couvrir d'épaisses couvertures. Il y restait huit à dix minutes.

Aussitôt dans le puits il éprouvait une faim intense et un besoin impérieux de manger. Il s'est guéri ainsi d'une dyspepsie datant de six ans.

Dans les bains froids à 20°, la température centrale s'élève d'abord légèrement pendant que la température périphérique s'abaisse, puis elle baisse à son tour. Cet abaissement se continue et s'accentue après la sortie du bain ; puis, au bout d'une heure ou deux, la température remonte à son degré primitif.

Action sur le système nerveux. — Richardson a étudié l'action du froid sur les *centres nerveux*. Le *cerveau*, le *cervelet*, la *moelle*, peuvent, dit-il, être congelés sur l'animal vivant et reprendre ensuite leurs fonctions ; il est probable, comme le fait remarquer Laveran, qu'il ne s'agit ici que d'une congélation fort imparfaite. Un froid modéré excite le cerveau, favorise le travail intellectuel, mais une température très basse engourdit l'intelligence et rend incapable de tout effort intellectuel ; les nombreuses relations de voyages aux zones glaciales indiquent toutes cette influence dépressive du froid sur l'intelligence.

L'action du froid sur les *nerfs* est mieux connue ; les travaux de Waller, de Mitchell, de Rosenthal, établissent les faits suivants :

Lorsqu'on applique de la glace sur le nerf cubital, au niveau de la gouttière épitrochléenne, on observe : une douleur très vive qui se fait sentir sur l'avant-bras et la main, mais particulièrement au petit doigt et au côté interne du médius ; puis l'engourdissement et l'anesthésie de toutes les parties innervées par le cubital ; les fonctions motrices des nerfs persistent plus longtemps que les fonctions sensitives, mais elles disparaissent complètement comme ces dernières ; les fibres vaso-motrices sont paralysées : il en résulte une dilatation vasculaire des régions où se distribue le cubital, la congestion de ces parties et l'élévation de leur température, tandis que les régions voisines sont anémiées par fluxion collatérale et que leur température baisse.

Quand survient la réaction, il se produit de la douleur au niveau du coude, des picotements. Les fonctions nerveuses ne se rétablissent que petit à petit ; ces phénomènes de réaction persistent de dix à quatorze jours ; ils sont dus à la congestion du nerf. Laveran a étudié les altérations que la congélation fait subir aux nerfs ; il a observé que la myéline devenue granuleuse ne formait plus une gaine régulière au cylindre-axe, qu'elle était coagulée, que ni le cylindre-axe ni la gaine de Schwan n'étaient altérés.

Action sur le système musculaire. — Le froid fait contracter les *fibres lisses*, de nombreux faits sont là pour l'attester : phénomène de la chair de poule, contraction du scrotum, action laxative des lavements froids, contraction de l'utérus par injection d'eau froide dans les vaisseaux du placenta, resserrement des vaisseaux, etc.

Les *fibres striées* sont légèrement excitées, au début, par le froid, les secousses ont plus d'amplitude ; mais l'excitation ne tarde pas à disparaître, le tracé de la contraction est alors semblable à celui d'un muscle fatigué (Marey). Chacun sait qu'une impression vive de froid rend difficiles les travaux manuels. La congélation rend plus facile la séparation des disques de Bowman (Ranvier), D'après Beck, les fibres musculaires de la patte d'un lapin soumise à un froid de 3° pendant douze ou quinze heures subissent la dégénérescence granulo-graisseuse. Les muscles de la grenouille abaissés à une température de — 5° perdent à tout jamais leurs propriétés (Horvath).

Action sur les sécrétions. — De même que la chaleur, le froid n'a d'influence marquée que sur la *sécrétion sudorale*, qu'il diminue ou supprime ; comme conséquence de cette suppression, la *sécrétion urinaire* est activée. Le bain froid est un diurétique puissant. L'urine n'est pas seulement augmentée en quantité. Les déchets nutritifs, les toxines subissent une augmentation énorme, et le coefficient urotoxique devient cinq à six fois plus grand qu'à l'état normal.

THÉRAPEUTIQUE

Les indications du froid peuvent être résumées dans les effets suivants : anesthésie, contraction des fibres lisses, coagulation du sang, soustraction de calorique et réaction.

Anesthésie locale. — Nous nous contenterons de donner, d'après Laveran, la liste des principaux *mélanges réfrigérants* qui peuvent être commodément appliqués :

Proportions.	Nature des mélanges.	Abaissem. de tempér.
1 partie.	Azotate d'ammoniaque........	de + 10 à − 16°
2 —	Eau.........................	
1 —	Azotate d'ammoniaque........	de + 10 à − 12°
1 —	Carbonate de soude...........	
1 —	Eau.........................	
8 —	Sulfate de soude.............	de + 10 à − 17°
5 —	Acide chlorhydrique..........	
3 —	Sulfate de soude.............	de + 10 à − 19°
2 —	Acide nitrique...............	
2 —	Neige ou glace pilée..........	de 0 à − 17°
1 —	Chlorure de sodium...........	
3 —	Neige ou glace pilée..........	de − 17 à − 43°
3 —	Acide azotique dilué..........	
1 —	Neige ou glace pilée	de − 40 à − 58°
3 —	Chlorure de calcium cristallisé.	

Le chlorure de méthyle liquéfié sous pression et enfermé dans des vases de métal est d'un emploi très commode. Il produit un froid de − 23°.

Des pulvérisations d'éther ou de tout autre corps très volatil sont un moyen très efficace et très expéditif.

L'anesthésie par le froid est usitée soit pour prévenir la douleur, dans les petites opérations chirurgicales, soit pour supprimer une douleur existante, cas qui se présente dans une multitude de circonstances.

On connaît la méthode de Debove pour le traitement des névralgies et en particulier de la sciatique par le chlorure de méthyle. Bailly et Galippe ont presque simultanément remplacé le jet de chlorure de méthyle, dont les effets sont difficiles à mesurer, par des tampons de ouate trempés dans le chlorure de méthyle liquide. C'est le procédé du *stypage*.

Le *chlorure d'éthyle* est plus commode à manier. Il est enfermé dans des ampoules de verre. On casse une extrémité de l'ampoule et on dirige le jet sur la région à anesthésier.

Dans les *vomissements*, les boissons glacées ont une

grande valeur, elles agissent vraisemblablement en anesthésiant la muqueuse stomacale.

Contraction des fibres lisses. — Les contractions des fibres lisses des *organes cavitaires* peuvent être sollicitées dans bien des cas.

Dans le *météorisme* par paralysie intestinale, des applications de glace sur l'abdomen favorisent les contractions intestinales et la condensation des gaz ; dans les *hernies étranglées* on peut obtenir, au début, la réduction par la glace, mais il ne faut pas avoir recours à ce moyen lorsqu'on craint que l'intestin ne soit sérieusement altéré, car le froid ne pourrait qu'augmenter les chances de gangrène ; la *constipation* est efficacement combattue par les lavements froids.

On utilise fréquemment les injections d'eau froide dans la *paralysie de la vessie*, et des applications de glace sur l'hypogastre font cesser la rétention d'urine.

De même, des injections d'eau froide dans l'*utérus* et des applications de glace sur l'hypogastre font contracter l'utérus.

L'action du froid sur les *vaisseaux* est un des plus sûrs moyens de la médication antiphlogistique.

Tantôt on utilise le froid (glace, compresses d'eau froide, irrigation continue) pour prévenir une inflammation appelée par le traumatisme : *fractures du crâne, entorses, plaies contuses, fractures exposées,* etc.

Lorsque l'inflammation est déclarée, le froid est encore très utile pour la modérer ou l'arrêter. Le froid n'agit pas seulement sur la phlegmasie par la constriction des vaisseaux, mais aussi en paralysant les fonctions des éléments anatomiques ; chaque élément doit éprouver quelque chose d'analogue à ce qu'on observe sur les leucocytes qui sont mis en état de mort apparente. Cette immobilisation des leucocytes a également pour avantage de prévenir ou de diminuer la suppuration. Une observation importante doit être faite relativement à l'emploi du froid dans les congestions et inflammations : il faut que l'action du froid soit *continue*, sinon la réaction arrive et produit des effets inverses de ceux que l'on cherche.

Signalons les applications de glace sur le cœur. Sylva, Walter, Nothnagel, affirment que la glace tonifie le cœur et le régularise à l'instar de la digitale. Ce moyen est particulièrement indiqué dans la pneumonie, la fièvre typhoïde, les fièvres infectieuses où la dégénérescence du cœur est à craindre.

Coagulation du sang. — Lorsqu'on emploie le froid dans les *hémorragies*, l'hémostase est due bien plus à la constriction des vaisseaux qu'à la coagulation du sang, à moins que l'on ne se serve d'un froid très vif.

Dans les *anévrysmes* on a cherché par le froid la coagulation du sang. Et d'abord, faisons remarquer que le froid ne coagule pas le sang dans le vrai sens du mot : la coagulation est la solidification d'une partie du sang, la fibrine, tandis que les autres substances en dissolution restent liquides ; le froid solidifie, congèle toute la masse liquide du sang, et quand il n'agit plus, le sang dégèle comme la glace. La physiologie indiquait donc qu'il ne fallait pas compter sur ce moyen pour la coagulation du contenu des anévrysmes ; la clinique a confirmé l'inutilité de ce moyen. Peut-être le froid serait-il efficace dans les anévrysmes moyens et petits en faisant contracter la poche anévrysmale et en diminuant l'afflux du sang.

Soustraction du calorique. — Une température fébrile élevée est capable à elle seule de produire des accidents graves du côté du système nerveux ; le froid devient dans ces cas l'agent le plus sûr et le plus rapide de la médication antipyrétique ; les lotions, les affusions froides, les bains froids sont alors employés avec succès.

Ici l'action du froid devant être générale, elle ne peut être continue, aussi est-il important de revenir fréquemment dans la journée aux affusions ou aux bains.

La meilleure manière de faire usage des bains froids consiste à mettre le malade dans un bain tiède et à abaisser progressivement la température du bain ; de cette façon on évite les inconvénients qui peuvent résulter de l'impression brusque du froid : congestions internes, réaction très vive.

Réaction. — L'emploi du froid comme moyen de réaction sera traité à l'hydrothérapie.

HYDROTHÉRAPIE

Historique. — Ainsi que nous le verrons plus bas, le principe de l'hydrothérapie repose sur les phénomènes de la réaction : or Hippocrate (*Traité des airs, des eaux et des lieux*), ayant remarqué la réaction qui s'opère à la suite des applications d'eau froide, recommande ce procédé pour obtenir des effets révulsifs.

Après Hippocrate, presque tous les médecins de l'antiquité, Celse, Galien, Paul d'Egine, etc., parlent de l'emploi thérapeutique de l'eau froide ; mais leurs écrits, à ce sujet, manquent de clarté et de précision.

On ne trouve rien sur cette question dans les auteurs du moyen âge. Il faut arriver jusqu'à l'an 1798, où Currie, de Liverpool, jette les premiers fondements d'une hydrothérapie rationnelle et scientifique. Malgré les efforts de quelques médecins, la méthode hydrothérapique serait peut-être tombée dans l'oubli, dit Béni-Barde, sans l'intervention de Priessnitz, simple paysan fanatique et persévérant, qui, en la mettant en pratique à Grœfenberg (Silésie), contribua à sa vulgarisation. Les pratiques hydrothérapiques de Priessnitz étaient assurément fort primitives, mais il faut reconnaître qu'elles étaient assez complètes. Priessnitz soumettait ses malades (car, quoique n'ayant pas légalement le titre de médecin, il avait obtenu du gouvernement autrichien la permission d'exercer la médecine) à une alimentation copieuse avec des mets froids, leur faisait boire 25 verres d'eau froide par jour, les obligeait à scier du bois, les soumettait à de fortes sudations, les plongeait dans l'eau froide, leur appliquait des douches et leur faisait faire la réaction.

Les succès qu'il obtint par cette méthode attirèrent à Grœfenberg un nombre considérable de malades qui répandirent partout les louanges de Priessnitz et de l'hydrothérapie. Priessnitz mourut en 1852, sans avoir rien écrit sur sa pratique, qui du reste n'était qu'un pur empirisme.

L'hydrothérapie était désormais vulgarisée, et les médecins se mirent à l'étudier sérieusement. C'est alors que commence la période scientifique de cette méthode, dont les indications et le mode d'action ont été scrutés et précisés principalement par Gillebert, Lubanski, Fleury et Béni-Barde. Nous nous sommes inspiré surtout des ouvrages de ces deux derniers auteurs.

Définition. — Les pratiques hydrothérapiques, quelque diverses qu'elles puissent être, ont toutes pour effet de produire la *réaction* : c'est donc la réaction qui doit servir de base à la définition de l'hydrothérapie. Elle consiste dans l'acte par lequel l'organisme produit des effets inverses de ceux qu'il a éprouvés des agents extérieurs. Dans l'hydrothérapie l'agent extérieur est l'*eau froide* appliquée sous diverses formes. L'eau froide ayant pour effets principaux de soustraire du calorique et de refouler le sang à l'intérieur du corps, la réaction se manifestera principalement par le rétablissement du calorique et par l'appel du sang à la périphérie : ces deux phénomènes sont connexes et se produisent par l'intermédiaire des nerfs vasomoteurs.

La réaction tend donc à replacer l'organisme dans les conditions où il se trouvait avant l'application du froid. Si avant cette application on a élevé la température du corps et attiré le sang à la périphérie, il est bien évident que, l'impression du froid ayant été plus forte, la réaction sera plus intense. Cette préparation préalable est de règle en hydrothérapie.

L'action de l'hydrothérapie étant ainsi comprise, nous définissons cette méthode : *Un système de traitement des maladies au moyen de la réaction obtenue par l'eau froide.*

PHYSIOLOGIE

Puisque la réaction est tout dans l'hydrothérapie, il importe de s'appesantir sur son étude.

Signes de la réaction. — La réaction se manifeste par une sensation agréable de chaleur, une rougeur vive de la peau, l'accélération de la respiration et des battements du cœur, un sentiment de souplesse et d'énergie musculaire.

Lorsque la réaction ne se fait pas, on observe des accidents qui n'ont pas de gravité, pourvu qu'on les conjure immédiatement. Le sujet éprouve un frissonnement général, appelé second frisson, par opposition à celui que provoque la première impression de l'eau. L'apparition de ce phénomène, dit Béni-Barde, indique que le froid prend le dessus dans la lutte qui a lieu entre les forces organiques et l'agent physique extérieur, qu'il y a peut-être danger à continuer l'application du froid, et que, dans tous les cas, le retour de l'organisme à son état normal sera lent et difficile, effet que d'ailleurs on recherche quelquefois.

Les autres symptômes de l'absence de réaction sont : palpitations, angoisse précordiale, pâleur, lipothymies. Ces accidents disparaissent rapidement en réchauffant les malades.

Degrés de la réaction. — L'intensité de la réaction dépend de diverses circonstances, dont les unes tiennent aux pratiques hydrothérapiques, les autres à des dispositions individuelles. Pour obtenir une réaction franche, énergique, on emploie les moyens suivants : le malade est mis en sueur soit au moyen du calorique extérieur (étuve), soit par l'exercice musculaire (ce dernier procédé est le meilleur); puis on projette une douche d'eau très froide, à percussion forte, d'une application courte ; aussitôt habillé, le malade fait de l'exercice, qui ne doit jamais aller jusqu'à la fatigue, ou bien il est réchauffé par des frictions.

Veut-on n'obtenir qu'une réaction peu marquée, le

malade ne sera pas mis en transpiration, on emploiera l'eau peu froide, sans percussion et appliquée longtemps : au sortir de l'eau, la réaction ne sera favorisée ni par la chaleur ni par l'exercice, on la laissera s'établir naturellement. Tels sont les moyens employés pour graduer l'intensité de la réaction; mais il ne faut pas oublier que l'hydrothérapie s'adresse à des malades, dont la résistance et l'impressionnabilité sont très variables, et que, par conséquent, la pratique qui chez l'un ne détermine qu'une réaction faible peut chez un autre être la cause d'une réaction intense. On doit donc, au début de tout traitement hydrothérapique, tâter la susceptibilité des malades et n'agir qu'à bon escient.

Agents de la méthode hydrothérapique. — Les agents de l'hydrothérapie peuvent être divisés en : 1° agents qui préparent la réaction ; ceux-là consistent dans la chaleur employée sous diverses formes; 2° agents qui sont la cause directe de la réaction : eau froide; 3° agents qui favorisent la réaction.

I. — Agents qui préparent la réaction.

I. **Exercice.** — Le meilleur moyen de préparer la réaction est l'exercice; il faut l'employer toutes les fois que cela est possible, c'est un conseil qui est donné par tous les médecins hydrothérapeutes.

II. **Maillot sec.** — Le malade est enveloppé nu dans une couverture de laine et on le couvre de couvertures ouatées; la tête reste libre. Le malade doit rester enfoui sous les couvertures jusqu'à ce qu'il soit mouillé de sueur, cet effet se produit au bout d'un temps qui varie d'une demi-heure à cinq heures. La température de la surface du corps ne dépasse jamais de plus de 2° la température normale (Béni-Barde). Le maillot sec produit souvent des symptômes congestifs du côté de la tête : on y remédie par des compresses froides appliquées sur le front. C'est un agent puissant de sédation et applicable aux malades impotents.

III. Étuve humide. — On place le malade dans une chambre où l'on fait pénétrer des courants de vapeur dont la température varie de 36° à 75°, ordinairement 45°. La première impression que l'on ressent est celle d'une chaleur impossible à supporter, mais on s'y habitue très rapidement. La première sudation produite est très abondante; la durée du séjour varie de quelques minutes à trois quarts d'heure.

On préfère souvent l'*étuve humide limitée*, qui est une caisse dans laquelle le patient est soumis à l'action de la vapeur, tandis que la tête est à l'extérieur.

IV. Étuve sèche. — Elle consiste dans une chambre le long des parois de laquelle serpentent des tuyaux renfermant de la vapeur, de l'eau chaude ou de l'air chaud. Le malade y reste jusqu'à sudation.

L'étuve sèche limitée, ou *étuve à la lampe*, est d'un usage beaucoup plus répandu. Voici comment elle se pratique : il faut une chaise dont le siège, en bois, est percé de quinze à vingt trous d'un centimètre de diamètre, ayant une planchette horizontale, également percée de trous, pour soutenir les pieds du malade ; la chaise est entourée de cerceaux jusqu'à la hauteur des épaules. Une lampe à esprit de vin munie de quatre à cinq becs est placée sur le sol au milieu de l'espace circonscrit par les quatre pieds de la chaise.

La lampe étant allumée, le malade s'assied nu, sur la chaise, et il est couvert jusqu'aux épaules par deux couvertures de laine qui font en sens inverse le tour de la chaise ; une étoffe imperméable est étendue sur les couvertures. Le patient ne tarde pas à transpirer et à être prêt pour l'eau froide. Une température de 40° à 50° est en général suffisante; plus élevée, elle produit de la révulsion. Pendant que le malade est à l'étuve, il est bon de lui mouiller la tête avec des compresses et de lui faire boire de l'eau froide.

V. Eau chaude. — Considérant que les sudations

répétées très fréquemment constituent une pratique très débilitante qu'il est impossible de prolonger pendant plus d'un mois ou six semaines, Béni-Barde emploie, dans certains cas, un autre moyen de fournir rapidement du calorique au patient sans provoquer la sudation. Ce moyen consiste dans l'eau chaude appliquée, soit en douche, soit en bain. La température de l'eau varie dans les limites de 30° à 50°, suivant les sujets; de même aussi la durée variable de l'application est en moyenne de trois à cinq minutes.

Le malade doit passer immédiatement de l'eau chaude à l'eau froide. Béni-Barde assure que dans ces conditions l'impression produite par le froid est beaucoup moins vive; partant, la réaction est moins énergique, mais plus rapide. Ce procédé convient spécialement aux personnes débilitées qui craignent l'hydrothérapie et chez lesquelles on cherche une action calmante.

La *douche écossaise* n'est autre chose que l'emploi alterné de la douche chaude et de la douche froide.

II. — AGENT DIRECT DE LA RÉACTION : EAU FROIDE.

Des expressions diverses : eau froide, très froide, chaude, sont souvent employées dans le langage hydrothérapique; il est donc nécessaire de savoir à quelle température de l'eau correspondent ces expressions. Voici comment Béni-Barde les désigne :

Eau de 8 à 12 degrés........ très froide.
—   12 à 16   — .... froide.
—   16 à 20   — .... fraîche.
—   20 à 26   — .... dégourdie.
—   26 à 30   — .... tempérée ou tiède.
—   30 à 40   — .... chaude.
Au-dessus de 40° très chaude.

La température de l'eau froide et son mode d'application jouent un grand rôle dans l'intensité de la réaction. Une eau très froide appliquée pendant peu de temps avec une forte percussion détermine une réaction vive. L'eau dégourdie ou fraîche appliquée longtemps et sans percussion ne produit qu'une réaction légère. Béni-Barde et Fleury pensent qu'on peut même empêcher la réaction.

Les procédés d'application de l'eau froide se divisent naturellement en *procédés sans percussion, procédés avec percussion.*

Procédés sans percussion. — I. Immersion. — Le malade est mis dans une piscine dont l'eau, à une température variable, se renouvelle constamment. Le malade doit se remuer et s'agiter pour éviter les congestions inernes et faciliter la réaction; s'il est impotent, on arrive au même résultat au moyen d'un appareil qui lance des flots et agite l'eau du bassin.

La réaction commence quand le patient est encore dans l'eau. La durée de l'immersion varie suivant le dégré de réaction que l'on veut obtenir.

II. Maillot humide. — Le maillot humide se pratique de la manière suivante. On étend sur un matelas une couverture de laine, et sur cette couverture un drap mouillé plus ou moins tordu. Le malade est étendu, nu, sur le drap, dont on l'enveloppe soigneusement, puis on ramène en avant la couverture de laine, qu'on fait croiser sur la poitrine; au-dessus de la couverture de laine on dispose d'autres couvertures, un édredon. Le malade éprouve d'abord un froid très vif, des frissons, du tremblement, mais la réaction survient bientôt. On peut atténuer la réaction par des lotions d'eau froide. Si l'application du maillot est prolongée, la sudation arrive.

Le *demi-maillot* est un maillot humide qu'on n'applique que sur le tronc, laissant les membres libres.

III. Frictions avec le drap mouillé. — Le malade étant entouré d'un drap mouillé, des aides le frictionnent sur tout le corps jusqu'à ce que le drap devienne chaud. On retire alors le drap mouillé et on le remplace par un drap sec avec lequel on fait de nouvelles frictions. Le procédé permet de graduer assez facilement la réaction.

Les *lotions*, les *compresses*, les *ceintures humides*, représentent des applications partielles du drap mouillé.

Procédés avec percussion. — I. Douches. — Quand on lit les descriptions des diverses formes de douches, quand on voit les images qui les représentent, on se figure aisément que chaque forme répond à une indication particulière et que le choix de la douche doit présenter de grandes difficultés ; mais si l'on va au fond des choses, on ne tarde pas à se convaincre que la forme ne fait rien à l'affaire et que la question de pression ou percussion est tout, car nous savons que la réaction est d'autant plus vive que la percussion est plus forte.

La température de la salle de douche doit être de 16° à 18°. La durée de la douche ne doit pas dépasser quatorze ou quinze secondes au début du traitement.

Douche en pluie. — Elle est formée par une pomme d'arrosoir, plane, placée à 3 mètres environ au-dessus du sol.

Douche en colonne. — On substitue à la pomme d'arrosoir un tube de laiton dont l'orifice a un diamètre variable. La tête et la poitrine du patient doivent être à l'abri de l'action directe de l'eau. Elle produit une réaction très vive.

Douche en lames concentriques. — On se sert d'une pomme d'arrosoir, dont les trous sont remplacés par deux fentes circulaires et concentriques d'un millimètre et demi d'ouverture. Elle est moins puissante que les deux autres.

Douche en nappe. — On l'obtient en adaptant au tuyau d'alimentation une gouttière par laquelle le liquide s'écoule.

Douche en cloche. — L'appareil est le même que celui de la douche en lame, sauf que la pomme ne présente qu'une fente circulaire, sur le bord de la grande circonférence.

Douche en cercle. — Elle consiste dans un système de tubes creux, ou cerceaux, placés les uns au-dessus des autres, et percés sur la concavité de deux rangées de petits trous par lesquels l'eau est projetée. Le malade étant placé au centre de l'appareil et les robinets étant ouverts, une multitude de petits jets viennent frapper la peau. Sur la tête du patient on ouvre une douche en arrosoir.

Cette douche produit une vive réaction.

Douche mobile. — La douche mobile répond à la plupart des indications hydrothérapiques (Béni-Barde).

Un tube de caoutchouc est adapté au tuyau d'alimentation, et au bout du tube en caoutchouc on adapte un certain nombre d'ajutages qui représentent les diverses formes des douches fixes : en pluie, en colonne, en nappe, etc.

Le patient, après avoir reçu la douche sur la face postérieure du corps, se retourne et la reçoit sur la face antérieure.

II. **Affusions.** — Elles consistent à verser sur le corps nu du malade de grandes quantités d'eau froide au moyen d'un récipient à large orifice, tel qu'un seau. C'est, en somme, une douche en nappe. On obtient plus ou moins de projection en variant la hauteur de la chute.

Hydrothérapie localisée. — Tout ce que nous avons dit jusqu'à présent se rapporte à l'hydrothérapie appliquée dans un but de réaction générale ; dans certains cas on ne cherche qu'une réaction locale, la réaction d'un organe déterminé : le foie, la rate, l'utérus, etc.

L'application d'eau froide sur ces divers organes se fait *avec* ou *sans percussion*.

Les moyens qui agissent sans percussion sont les *compresses*, le *drap mouillé*, le *bain de pieds*, le *bain de siège*.

Les procédés avec percussion sont les *douches locales*. Les plus usuelles sont les douches *hépatique*, *splénique*, *épigastrique*, *hypogastrique*, *vaginale*, *périnéale*, *hémorroïdale*, *ascendante ou rectale*, *oculaire*, *auriculaire*.

L'hydrothérapie localisée s'emploie particulièrement pour combattre les *engorgements* et *inflammations chroniques* des divers organes. Ici nous posons cette question : dans ces cas l'hydrothérapie localisée est-elle préférable à l'hydrothérapie générale ?

Voyons d'abord ce que nous dit le raisonnement. L'hydrothérapie ne peut avoir d'influence sur les inflammations chroniques que de deux façons : en activant la circulation dans les organes, car toute inflammation s'accompagne de stase vasculaire ; en stimulant les fonctions de nutrition et, par suite, en plaçant l'organisme dans de meilleures conditions pour résister et pour fournir le travail de la réparation.

Pour ce qui est de cette dernière action, il est bien évident que l'hydrothérapie générale est seule capable de la produire ; quant à l'action locale exercée par l'intermédiaire de la circulation, il est non moins évident que l'organe sera d'autant plus décongestionné que le sang se portera en plus grande quantité à la périphérie, en d'autres termes, que la réaction sera plus générale.

Le raisonnement nous conduit donc à considérer l'hydrothérapie générale comme plus utile que l'hydrothérapie locale dans l'inflammation des organes. Les résultats cliniques sont de tous points conformes à la théorie.

Est-ce à dire que l'hydrothérapie locale doit être proscrite ? Non. Mais elle ne doit être employée que comme auxiliaire de l'hydrothérapie générale.

III. — AGENTS QUI FAVORISENT LA RÉACTION.

Quand le malade sort de l'application d'eau froide, la réaction commence ou s'accentue si elle est déjà commencée. Le plus souvent elle se fait seule sans aucun moyen adjuvant. Mais quand on veut une réaction vive et quand l'organisme du malade est impuissant à la produire, on favorise la réaction par de l'*exercice*, ou par l'emploi de la chaleur si le malade est impotent; le *maillot sec* est alors généralement employé.

Moyens accessoires de la méthode hydrothérapique. — I. **De l'eau en boisson.** — L'influence salutaire de l'eau prise à l'intérieur, sur la nutrition, est un complément de l'emploi extérieur de l'eau froide. L'excitation des glandes rénales et sudoripares, l'activité de la désassimilation, la stimulation des fonctions digestives, sont les effets ordinaires de l'eau froide en boisson. Pour la quantité de boisson à prendre on se règle sur la tolérance digestive du malade. Les boissons froides sont employées comme sudorifiques pendant que le patient est soumis aux pratiques qui préparent la réaction.

II. **Alimentation.** — L'hydrothérapie activant la nutrition, il faut naturellement une nourriture substantielle et abondante pour réparer les pertes de l'organisme; du reste, le surcroît d'appétit qu'elle provoque est une invitation constante à manger.

III. **Exercice.** — Indépendamment de l'exercice qui est recommandé pour préparer et favoriser la réaction, le malade doit, afin d'augmenter les effets physiologiques et thérapeutiques de l'hydrothérapie, se livrer chaque jour à un exercice, dans la mesure de ses forces.

THÉRAPEUTIQUE

Les principales indications de l'hydrothérapie sont de *soustraire du calorique*, de *produire une révulsion*, de *calmer le système nerveux*, de *tonifier l'organisme*.

La *soustraction du calorique* est recherchée dans diverses pyrexies, *pneumonie, bronchite, scarlatine, rhu-*

matisme (*articulaire, aigu*), *fièvre typhoïde*, etc., et généralement chaque fois que l'élévation de la température devient un danger.

Les moyens usités en pareil cas sont le *bain* et les *affusions*.

La température et la durée des bains froids doivent être réglés suivant l'intensité de la fièvre, l'état général du malade, sa répulsion plus ou moins grande pour ce genre de traitement.

L'abaissement de la température centrale est, toutes choses égales d'ailleurs, en raison directe de la durée du bain (Aubert, de Lyon), et en raison inverse de la température de l'eau (Théry).

D'après Aubert, le maximum de l'abaissement de la température ne survient que quarante ou cinquante minutes après la sortie du bain. Quant à la durée de cet abaissement, elle est très variable suivant les sujets.

Les excellents résultats obtenus par le bain froid dans la fièvre typhoïde et autres fièvres infectieuses étaient jusqu'à ce jour attribués à l'action antithermique. Les travaux de Weil et Roque démontrent que le bain augmente dans des proportions considérables la toxicité de l'urine et que, par conséquent, il favorise l'élimination des toxiques urinaires.

Le bain froid ou tiède constitue une médication héroïque dans la *broncho-pneumonie*, surtout celle des enfants.

Les *affusions*, *lotions* ont une action moins durable : il faut les renouveler souvent dans la journée.

La médication réfrigérante est une de celles qui exigent le plus de tact de la part du médecin.

Révulsion cutanée. — L'afflux du sang à la périphérie a pour effet de décongestionner d'autant les organes centraux. Ce mécanisme est utilisé dans le traitement des *congestions* et *inflammations chroniques des viscères* tels que le foie, la rate, le cerveau, les poumons, l'utérus, les intestins. A coup sûr, il n'est pas de dérivatif plus puissant que la douche. L'hydrothérapie n'a plus à faire ses preuves dans ces différentes affections.

L'action *sédative* exercée par l'hydrothérapie sur le système nerveux est manifeste ; chacun sait que l'*hystérie* sous toutes ses formes, la *chorée*, et les divers états névrosiques sont heureusement amendés, souvent guéris par l'hydrothérapie.

Le professeur Charcot est l'un de ceux qui ont le plus vulgarisé cette méthode dans l'hystérie.

L'action *tonique* et reconstituante de l'hydrothérapie est mise à profit dans un grand nombre de cas : *scrofule, chlorose, anémies* de diverses natures. Nous considérons cette médication comme la plus sûre, la plus active dans tous les cas où les fonctions de nutrition ont besoin d'être stimulées.

ÉLECTRICITÉ

On comprend aisément que nous ne puissions nous étendre sur toutes les questions afférentes à l'étude médicale de l'électricité ; nous nous bornerons donc à exposer les faits qui nous paraissent les plus indispensables et les plus utiles à la compréhension des applications médicales de l'électricité.

Après avoir rappelé certaines notions relatives à la physique de cet agent, nous étudierons son action physique, chimique et physiologique sur les corps vivants, puis nous parlerons des services qu'il peut rendre au diagnostic ; nous terminerons par les effets thérapeutiques.

I. — PHÉNOMÈNES PHYSIQUES

1. — L'électricité *statique* est la moins employée en médecine. Ses effets sont moins connus.

Toutefois les travaux de Vigouroux, Arthus, tendent à la faire sortir de l'oubli dans lequel elle était tombée.

II. — Les *courants continus* qu'on appelle encore *courants galvaniques*, *voltaïques*, sont produits par action chimique : un métal, ordinairement le zinc, est attaqué par un liquide acide. Cette action chimique dégage de l'électricité en deux sens : un courant intérieur à la pile qui se dirige du zinc vers le liquide, *courant négatif*, et un courant extérieur à la pile se dirigeant du liquide vers le zinc, *courant positif*.

Le courant intérieur de la pile est recueilli sur une substance inerte, bonne conductrice, le charbon, qui prend le nom de *pôle positif*, le zinc étant le *pôle négatif*. Le courant extérieur est recueilli par un fil *réophore* qui réunit les deux pôles.

Divers obstacles gènent l'action chimique et par suite diminuent l'énergie de la pile. Une pile ainsi affaiblie est dite *polarisée*. Sans parler de l'usure du zinc et de l'acide, une des principales causes de polarisation consiste dans la mise en liberté de l'hydrogène qui, sous forme de bulles, va s'accumuler sur le charbon, pôle positif, et diminue sa conductibilité. De plus l'hydrogène, en se combinant avec l'oxygène, forme de l'eau, combinaison qui donne naissance à des courants de sens inverse au premier et luttant contre lui.

L'électricité a une tendance naturelle à s'éloigner de sa source. Cette tendance est la *force électro motrice*. On l'appelle encore *tension*, *potentiel*. Elle dépend de la nature des corps employés pour la production de l'électricité, ou, si l'on veut, de l'énergie de la réaction chimique. Elle reste la même pour une pile donnée, quelle que soit la grandeur de l'élément. Elle est proportionnelle au nombre d'éléments réunis par pôles contraires. Son unité de mesure est le *volt*, qui représente la force électromotrice d'un élément Daniell au sulfate de cuivre.

Le courant électrique en circulant sur le conducteur rencontre des *résistances*. Ces résistances tiennent à la nature du conducteur qui est plus ou moins conductible, à son diamètre, à sa longueur.

La résistance d'un conducteur est en raison directe de sa longueur et en raison inverse de sa section. L'unité de résistance est le *ohm*. Elle représente une colonne de mercure d'un millimètre carré de section et d'un mètre de long, ou bien 100 mètres de fil télégraphique de 4 millimètres de diamètre. La résistance du corps humain varie de 1 000 à 2 000 ohms.

De la force électromotrice d'une part, et de la résistance d'autre part, résulte l'*intensité* du courant. C'est la valeur utile. Elle est en raison directe de la force électromotrice et en raison inverse de la résistance. Sa formule est $I = \dfrac{E}{R}$.

L'unité d'intensité est l'*ampère*. Un courant de 1 volt traversant une résistance de 1 ohm, donne 1 ampère. En médecine on compte par *milliampère*.

La *quantité* ou le débit est l'intensité obtenue dans l'unité de temps, qui est ici la seconde. Sa formule est : $Q = It$. L'unité de quantité est le *coulomb*. Un courant de 1 ampère qui traverse un conducteur pendant une seconde donne 1 coulomb.

Le *joule*, unité de travail, est le produit de la force électromotrice par la quantité : $J = E \times Q$.

Le *watt* est l'unité de travail dans l'unité de temps, la seconde : $W = \dfrac{E \times Q}{t}$. Puisque $Q = It$, la formule du watt est en définitive : $W = E \times I$.

Les piles médicales sont généralement formées par plusieurs éléments. Cette association exige l'adjonction d'appareils accessoires qui sont : le *collecteur*, qui permet d'utiliser successivement les éléments de la pile, sans interruption du courant et, par conséquent, sans secousse pour le malade.

L'*interrupteur* à main ou automatique, pour avoir des courants interrompus; le *commutateur*, destiné à changer le sens du courant.

L'intensité du courant se mesure par le *galvanomètre*; celui de Gaiffe est divisé en milliampères.

La résistance se mesure par les *rhéostats*. Le rhéostat de Gaiffe est gradué de 1 à 20 000 ohms.

La quantité se mesure par le *voltamètre*.

Parmi les piles, citons la pile de Grenet ou de Poggendorf à l'acide sulfurique et bichromate de potasse, elle sert principalement à la galvanocaustie ; sa force électromotrice est de 2,02 volts.

La pile de Marié-Davy à l'acide sulfurique et sulfate de mercure, force électromotrice 1,52 ; la pile Leclanché, au chlorhydrate d'ammoniaque et bioxyde de manganèse, 1,43 volt ; la pile de Daniell, 1 volt ; la pile de Gaiffe au chlorure de zinc, 1,35 volt ; au chlorure d'argent, 0,915 volt ; la pile Chardin au bichlorure de mercure, 1,07 volt.

III. — Lorsqu'un fil parcouru par un courant électrique est approché d'un autre fil à l'état naturel, il développe instantanément dans ce dernier un courant ; s'il en est éloigné, un nouveau courant se produit ; mais si les deux fils restent immobiles l'un à côté de l'autre, aucun courant ne passe dans le fil naturel.

On donne le nom de *courant d'induction* au courant développé dans le fils naturel quand on l'approche ou l'éloigne du fil parcouru par le courant ; celui-ci est le courant *inducteur*, celui-là est le courant *induit*.

Au lieu d'approcher et d'éloigner les fils l'un de l'autre, on peut simplement lancer ou retirer brusquement le courant électrique, et le fils naturel est encore traversé par un courant instantané d'électricité.

Dans ce cas, voici ce que l'on observe :

1° Un courant inducteur qui commence fait naître un courant induit de sens contraire ;

2° Un courant inducteur qui finit développe un courant induit de même sens.

Le courant électrique inducteur peut être remplacé par un aimant, et les mêmes effets se produisent sur le fil naturel. L'aimant approché du fil naturel y fait naître un courant induit de sens contraire ; éloigné de ce fil, il y fait naître un courant de même sens.

Si au lieu de l'aimant on emploi un morceau de fer doux que l'on aimante momentanément, au moyen d'un courant inducteur, on observe qu'un aimant qui commence induit un courant de sens contraire; qu'un aimant qui finit induit un courant de même sens.

Cette disposition augmente grandement le courant induit, puisque ce courant est produit par un courant inducteur et par un aimant, qui commencent et finissent alternativement.

L'induction par l'électricité directe s'appelle *volta-électrique*; ce nom s'applique aussi à celle qui est produite par l'aimantation du fer doux au moyen de l'électricité; l'induction par les aimants s'appelle *magnéto-électrique*. L'induction volta-électrique avec aimantation est la plus employée.

Voici le principe des appareils volta-électriques. Une pile quelconque fournit l'électricité, le courant suit un fil enroulé autour d'un barreau de fer doux ou de fils de fer, c'est la *bobine inductrice*, sur le trajet du fil se trouve un ressort qui, suivant sa position, interrompt ferme le courant. La bobine inductrice entre plus ou ou moins dans l'axe de la *bobine induite*.

Le ressort étant en équilibre, le circuit est fermé et l'électricité passe; le fer doux s'aimante et attire le ressort, le circuit est alors ouvert et le courant cesse, le fer doux se désaimante, le ressort revient en équilibre, le circuit est fermé et ainsi de suite. On obtient de cette manière les interruptions nécessaires à la production du courant induit. Cette disposition ingénieuse est le trembleur automatique de Neef.

Lorsqu'un courant voltaïque a une certaine énergie et qu'il traverse un circuit d'une grande longueur, il se produit également un courant induit sur ce même circuit; au moment de la fermeture ce courant est inverse et affaiblit par conséquent le courant inducteur; au moment de l'ouverture ce courant est de même sens que le courant inducteur, qui se trouve par conséquent renforcé. Ce courant de renforcement s'appelle l'*extra-*

courant, on peut le recueillir sur un fil et l'utiliser.

Un courant induit peut induire à son tour un troisième courant, qui prend le nom de courant de *second ordre*.

Les appareils d'induction volta-électriques les plus employés en médecine sont ceux de Kuhmkorff et de Gaiffe, qui ont l'avantage de donner sous un petit volume des courants d'induction très énergiques.

Le principe des appareils d'induction *magnéto-électriques* est celui-ci : Un aimant en fer à cheval est fixe; devant lui tourne une bobine de fer doux, également en fer à cheval ; l'axe de ce mouvement tournant est dans le même plan que celui de l'aimant. Lorsque les deux extrémités de la bobine sont en regard des deux pôles de l'aimant, le fer doux s'aimante et cette aimantation qui commence fait naître un courant induit ; si par le mouvement de rotation on éloigne les extrémités de la bobine des pôles de l'aimant, le fer doux se désaimante et un nouveau courant induit se produit ; cette désaimantation a lieu après un quart de tour. Lorsque la bobine a fait un demi-tour, elle s'aimante de nouveau. Au second demi-tour les mêmes phénomènes se produisent, en sorte qu'après un tour complet la bobine a été aimantée et désaimantée deux fois, ce qui produit quatre courants induits.

Les appareils magnéto-électriques développent des courants induits suffisamment forts, ils s'usent moins promptement que les autres, mais ils exigent un aide pour tourner la manivelle.

II. — ACTION PHYSIQUE DE L'ÉLECTRICITÉ SUR L'ORGANISME

Conductibilité des tissus pour l'électricité. — Les tissus n'ont pas tous le même pouvoir conducteur pour l'électricité. Les expériences de Eckhard et Ziemssen ont montré que le muscle est le tissu qui possède le pouvoir conducteur le plus fort. Si l'on représente par 1 la résistance du muscle à l'électricité, les autres tissus donnent les chiffres suivants :

Tendons	1,8 à 2,5
Cartilages	1,8 à 2,3
Nerfs	1,9 à 2,5
Os	16 à 22

Eckhard fait remarquer que le pouvoir conducteur est en raison directe de la richesse des tissus en liquides. Ainsi la proportion est, pour les muscles, de 72 à 80 p. 100 ; pour les tendons, de 62 p. 100 ; pour les cartilages, de 50 à 75 p. 100 ; pour les nerfs, de 39 à 66 p. 100 ; pour les os, de 3 à 7 p. 100.

La résistance de la peau varie de 1 000 à 2 000 ohms. Pour vaincre la résistance de l'épiderme, on mouille les électrodes avec de l'eau salée.

Pour agir sur un muscle ou sur un nerf situés à la même profondeur, il faut un courant plus fort pour le nerf que pour le muscle.

Trajet des courants électriques. — Le courant électrique ne se propage pas en ligne droite d'une électrode à l'autre, mais en décrivant des lignes courbes d'autant plus rapprochées entre elles qu'elles sont moins éloignées de la ligne de jonction des deux électrodes. Le courant est donc plus fort sur cette ligne, mais il ne s'étend pas moins à une certaine distance d'elle.

Avec les courants continus, cette dérivation est beaucoup plus considérable, et ces *courants dérivés* peuvent faire sentir leur action assez loin du point d'application des électrodes. C'est ainsi qu'un des pôles étant placé à la partie supérieure de la moelle, l'autre sur la région lombaire, on obtient des bourdonnements d'oreilles, des phosphènes : Legros et Onimus attribuent ce fait aux courants dérivés.

Ces courants sont naturellement un obstacle à l'électrisation localisée ; comme ils sont d'autant plus marqués que les électrodes sont plus larges, on se servira d'électrodes étroites toutes les fois qu'on voudra exciter un nerf ou des contractions musculaires isolées.

Effets physiques de l'électricité. — Les phénomènes physiques de l'électricité sont la *lumière*, la *chaleur*, le *transport mécanique des corps.*

1° L'électricité ne produit sur l'organisme aucun phénomène de lumière.

2° Il y a dégagement de chaleur toutes les fois que l'électricité trouve une résistance à son passage. Les tissus vivants n'étant pas de bons conducteurs, il était à supposer que l'électricité y développerait de la chaleur. Legros et Onimus ayant fait des expériences à ce sujet n'ont pas obtenu de résultats nets et précis.

3° Le courant électrique transporte les corps, et, comme il se dirige du pôle positif au pôle négatif, le transport se fait dans le même sens.

Legros et Onimus ont étudié l'influence de l'électricité sur les phénomènes d'osmose, et ont reconnu que le courant électrique favorise ou renverse même le courant endosmotique suivant que le pôle positif est placé dans l'une ou l'autre solution. Si le pôle positif baigne dans l'eau pure et le pôle négatif dans l'eau gommée, le courant endosmotique est renforcé et le niveau du liquide du tube renfermant l'eau gommée s'élève rapidement. Si le pôle positif est placé dans l'eau gommée, le courant endosmotique se renverse. Cette influence est sans doute applicable à l'organisme, mais ici la question est plus compliquée, car il faut tenir grand compte de l'électricité sur les vaisseaux (Voy. plus bas).

III. — ACTION CHIMIQUE DE L'ÉLECTRICITÉ SUR L'ORGANISME

L'électricité décompose les corps, et cette décomposition a ceci de remarquable que les bases des sels se rendent au pôle négatif et les acides au pôle positif.

Cette séparation des corps constitutifs des sels a pour

conséquence une action caustique aux deux pôles. Au pôle positif, l'escarre rougit le papier de tournesol; elle est ferme, sèche, comme toute escarre produite par les acides; au pôle négatif, l'escarre est alcaline et humide, ainsi que cela s'observe avec les caustiques alcalins.

Mon collègue et ami Labatut (de Grenoble) a le premier démontré que l'électricité traversant l'organisme décompose les matières minérales et organiques en leurs *ions* respectifs. A l'anode les ions métalliques déplacent les ions organiques acides; à la cathode, les ions nécessaires à fonction acide déplacent les ions organiques acides.

Les courants continus ont une action chimique beaucoup plus intense que les courants induits : aussi est-il nécessaire de régler leur *intensité* par un galvanomètre, lorsqu'on les applique dans un autre but que la cautérisation des tissus.

La quantité de substance décomposée est proportionnelle à la quantité d'électricité qui passe dans un temps donné.

Les courants électriques coagulent le sang à l'électrode positive; sur cette propriété est fondée une méthode de traitement des anévrysmes.

IV. — ACTION PHYSIOLOGIQUE DE L'ÉLECTRICITÉ

Nous ne pouvons évidemment entrer dans les détails relatifs à l'action physiologique de l'électricité, nous nous contenterons donc d'énoncer les faits dans de brèves propositions.

Action sur le système nerveux. — I. *Nerfs moteurs.* — Les courants *continus* n'ont pas grande action sur les nerfs moteurs, à moins que l'on interrompe le courant.

Dans ce cas on observe une contraction musculaire à l'ouverture et à la fermeture du courant; la contraction de la fermeture est plus énergique. Legros et Onimus attachent une grande importance à la direction du courant, suivant qu'il est *centrifuge* (sens de l'influx nerveux) ou *centripète* (se dirigeant de la périphérie aux centres nerveux). Duchenne de Boulogne, Bardet nient cette influence.

Les courants *induits* ont une action semblable. Si les interruptions sont lentes, les contractions sont amples; mais si les interruptions sont rapides, les contractions sont petites, et le muscle se tétanise.

Leur excitation produit un phénomène sensitif et un mouvement (contraction) réflexe.

II. *Nerfs sensitifs.* — Les courants *continus* ne déterminent de sensation douloureuse qu'à l'ouverture et à la fermeture. Cette sensation est d'autant plus vive que les interruptions sont plus rapides. Elle est plus prononcée au pôle négatif qu'au pôle positif. Elle est également en rapport direct de la *densité* du courant[1].

Pour les courants *induits*, les résultats sont identiques. Lors donc qu'avec des courants on ne voudra pas impressionner la sensibilité, il faudra employer de gros conducteurs et de larges électrodes. C'est dans ce but qu'Apostoli se sert de larges gâteaux de terre glaise pour le pôle abdominal dans la cautérisation utérine.

L'électricité *statique*, par ses étincelles, impressionne vivement les nerfs sensibles.

L'excitation des nerfs sensitifs peut être suivie de contraction réflexe. Sur les *organes des sens*, l'électricité fait naître des sensations en rapport avec les fonctions du nerf sensoriel excité. A cet égard le courant continu est plus puissant que l'intermittent, et parmi les courants intermittents, les magnéto-électriques sont plus puissants que les volta-électriques (Jaccoud).

III. *Nerfs mixtes.* — L'action des divers courants élec-

---

1. La densité est la quantité d'électricité répartie sur un point quelconque du conducteur. Elle est en raison inverse de la section du conducteur. Soit une électrode de 2 centimètres carrés chargée de 1 coulomb, le courant a à ce niveau une densité D; si on emploie une électrode de 1 centimètre carré, le coulomb, réparti sur une surface moitié moindre, augmentera la densité du courant, qui deviendra D^2. On se sert souvent par erreur, du mot *tension* pour exprimer la densité.

triques sur les nerfs mixtes se déduit aisément de celle qu'ils exercent sur les nerfs moteurs et sensitifs.

Un courant *continu centrifuge* déterminera une contraction à la fermeture et une sensation à l'ouverture, etc.

IV. *Moelle épinière.* — Les courants *continus* ont, d'après Legros et Onimus, une action variable sur la moelle, suivant que le pôle positif est placé à la partie supérieure (courant descendant) ou à la partie inférieure (courant ascendant) de la moelle.

Le courant *descendant* ne produit aucune excitation de la moelle, aucun phénomène de sensibilité, aucun mouvement. Bien plus, si les fonctions réflexes de la moelle ont été surexcitées par l'expérimentation (section de la moelle, strychnine), ou par la maladie (tétanos), le courant descendant diminue l'excitation de la moelle, empêche les mouvements réflexes, exerce enfin une action paralysante.

Le courant *ascendant* excite, au contraire, la moelle épinière, produit de la douleur et des contractions musculaires, même dans les régions dont les nerfs ne viennent pas directement du segment de la moelle soumis à l'excitation électrique.

Une conséquence pratique de grande importance découle de cette différence d'activité des courants descendants et ascendants : c'est que les premiers devront être seuls employés comme modérateurs réflexes, et les seconds comme excitateurs réflexes.

Les courants *induits* excitent la moelle, quelle que soit leur direction. Il en est de même à l'ouverture et à la fermeture des courants continus.

V. *Cerveau.* — Les expériences de Hitzig et Fritsch avec les courants continus, de Ferrier avec les courants induits, expériences faites dans le but de découvrir les localisations cérébrales sensitives et motrices, montrent que ces deux sortes de courants sont des excitants des circonvolutions cérébrales.

L'électricité appliquée sur le crâne détermine des

vertiges. Si le courant est continu, le vertige est faible ; mais vient-on à interrompre le courant, une syncope peut se produire. Les courants induits ne paraissent pas arriver jusqu'au cerveau.

Action sur les muscles. — I. *Muscles striés.* — Les courants *continus* déterminent des contractions musculaires à l'ouverture et à la fermeture du courant, et quelle que soit sa direction ; mais la contraction de fermeture est toujours plus forte que celle d'ouverture (Legros et Onimus). La secousse de fermeture est plus forte au pôle négatif.

Les courants d'*induction*, par suite de la rapidité des interruptions, mettent le muscle dans un état de contraction tétanique ; aussi le muscle se fatigue-t-il rapidement.

L'*étincelle* électrique produit aussi la contraction musculaire (H. Bordier). La grandeur de la contraction est directement proportionnelle au carré de la longueur des étincelles. L'énergie de la contraction est proportionnelle au diamètre des excitateurs.

Les contractions musculaires produites par l'électricité sont indépendantes de l'action du système nerveux car elles ont lieu même lorsque le muscle a été soustrait, par le curare, à l'influence nerveuse.

Par l'expérimentation sur les animaux on peut isoler l'électricité sur les nerfs ou sur les muscles, mais sur l'homme on ne peut agir qu'à travers la peau, et par conséquent l'électricité atteint à la fois les muscles et les ramifications nerveuses. Il est intéressant de saisir si, dans ces conditions, on obtient des contractions plus énergiques en plaçant les électrodes sur la région du muscle ou sur le trajet de son nerf moteur. Remak, Duchenne, Ziemssen, ont constaté que l'électrisation du nerf produisait de plus belles contractions que l'électrisation du muscle, et le résultat est d'autant plus marqué que le nerf est plus superficiel.

II. *Fibres lisses.* — Les organes pourvus de fibres lisses se contractent sous l'influence de l'électricité, mais on n'a pas encore fait la part qui revient dans cette contraction à la fibre lisse et au système nerveux.

Action sur la circulation. — Les courants *induits* appliqués sur les nerfs en excitent les fibres vaso-motrices et produisent par conséquent le resserrement des artérioles et l'élévation de la pression artérielle.

Les courants *continus descendants* appliqués sur les nerfs vaso-moteurs dilatent les vaisseaux, tandis que les courants *ascendants* les resserrent (Legros et Onimus).

Feinberg a constaté sur des animaux que l'électrisation galvanique d'un côté du crâne produisait le resserrement des vaisseaux du cerveau et des membres du côté opposé et un abaissement de la température de ces régions.

Lorsque les électrodes sont appliquées sur la peau, il se produit ordinairement de la rougeur au point d'application. Cette rougeur est manifestement l'indice d'une dilatation vasculaire qui doit être attribuée à une paralysie des vaso-constricteurs ou une excitation des vaso-dilatateurs semblable à celle qui se produit à la suite de toute irritation douloureuse (Voy. *Révulsifs*).

L'action de l'électricité sur le *cœur* n'est connue que par l'emploi que l'on en a fait dans les syncopes à titre d'excitant.

Action sur la respiration. — De même, dans les cas d'asphyxie, l'électrisation du thorax est très utile pour rappeler les mouvements respiratoires.

Action sur la nutrition. — Legros et Onimus concluent de leurs expériences que les courants d'*induction* diminuent la quantité d'urée, que les courants *continus centrifuges* diminuent aussi cette quantité, mais que les courants *continus centripètes* l'augmentent.

Courants à haute fréquence. — Ces courants dérivés des courants alternatifs ont été étudiés par d'Arsonval. Ce savant a montré que lorsqu'on place un homme dans l'intérieur d'un solénoïde traversé par un courant alternatif (500 000 alternances à la seconde), il se produit dans le corps des courants induits qui prennent naissance dans les tissus jouant le rôle de circuit induit fermé sur lui-même. C'est ce que d'Arsonval appelle l'*autoconduction*. Ces courants ne produisent aucune sensation à l'individu soumis à leur action. Ils abaissent la pression vasculaire par vaso-dilatation périphérique, ils augmentent les combustions respiratoires, la quantité de chaleur produite.

V. — SÉMÉIOLOGIE

L'exploration électrique de la contractilité musculaire est considérée généralement comme pouvant rendre de grands services au diagnostic des paralysies. On prétend quelquefois diagnostiquer au moyen de l'électricité une paralysie cérébrale d'une paralysie spinale ou périphérique. Il y a là de l'exagération. L'électricité ne peut nous renseigner que sur ce seul point : l'état normal ou pathologique des muscles ou des nerfs. Quand les muscles et les nerfs ne sont pas altérés, les contractions électriques sont normales ; si les muscles ou les nerfs sont altérés, les contractions sont diminuées ou abolies, quel que soit le siège, cerveau, moelle, nerfs, de la lésion cause de la paralysie.

L'*exagération* de la contractilité faradique et galvanique indique une excitation des nerfs. On l'observe au début de l'hémorragie cérébrale et de l'ataxie locomotrice, dans la paralysie agitante, le tabes dorsal spasmodique, la chorée, les paralysies hystériques.

La *diminution* de la contractilité fadarique et galvanique indique la paralysie des nerfs et de la moelle : paralysies traumatiques *a frigore*, atrophie musculaire progressive, paralysie pseudo-hypertrophique, tabes.

L'affaiblissement de l'excitabilité galvanique est moins marqué que celui de la faradisation (Larat).

La *diminution* ou la *perte* de la contractilité *faradique*, avec *conservation*, voire exagération de la contractilité *galvanique*, indique une lésion grave des nerfs et des muscles. C'est la *réaction de dégénérescence de Erb*. On l'observe dans les paralysies traumatiques, par compression, *a frigore*, toxiques (diphtéritiques), dans les myélites qui atteignent les cornes antérieures.

Sous le nom de *réaction de dégénérescence à distance*, Doumer, Huet, Ghilarducci ont décrit un procédé d'électro-diagnostic plus sensible que celui de Erb. Il consiste en ceci : l'électrode indifférente étant placée, comme d'habitude, à la nuque, l'électrode active (négative) est placée loin du muscle à explorer. Ainsi on la place pour l'exploration du deltoïde sur le dos de la main du même côté ; pour l'exploration du triceps fémoral, sur la face antérieure de la jambe ; pour les muscles du mollet, sur le tendon d'Achille.

Les contractions se produisent au pôle négatif et à la fermeture du courant.

Le procédé de réaction à distance donne des contractions alors que le procédé ordinaire n'en donne plus. C'est donc un moyen de diagnostic précieux.

Nous résumons tous ces renseignements dans le tableau suivant :

CONTRACTILITÉ.		ÉTAT des nerfs et des muscles.	MALADIES.
Galvanique.	Faradique.		
Augmentée.	Augmentée.	Normal.	Paralysie cérébrale au début, tabes au début, tabes spasmodique, tétanos, crampes professionnelles, paralysie agitante.
Normale.	Augmentée.	Normal.	Paralysie hystérique.
Diminuée.	Diminuée.	Altéré.	Tabes (période d'état) sclérose en plaques, atrophie musculaire progressive, paralysies périphériques au début.
Augmentée.	Diminuée.	Dégénéré.	Paralysies périphériques, myélite ascendante, paralysie infantile, paralysie spéciale subaiguë des adultes, sclérose latérale amyotrophique, paralysies toxiques.

Les autres désordres nerveux, *hyperkinésies, anesthésies, hyperesthésies*, ne fournissent à la séméiologie que des données insignifiantes.

VI. — THÉRAPEUTIQUE

C'est naturellement dans les affections du système nerveux que l'électricité est le plus employée et qu'elle produit ses meilleurs résultats.

Paralysies motrices. — Au point de vue du traitement des paralysies, l'électricité doit être considérée comme un *excitant* du système nerveux. Or il est de toute nécessité qu'un excitant, pour être efficace, agisse sur l'organe dont la lésion est la cause de la paralysie ; par conséquent c'est se leurrer d'un vain espoir que chercher à guérir une paralysie centrale par l'électrisation des muscles paralysés.

Est-ce à dire que l'électrisation des régions paralysées soit inutile? Non, car elle prévient l'atrophie musculaire et nerveuse qui serait la conséquence d'une inertie fonctionnelle prolongée.

Dans les paralysies *cérébrales*, l'électricité ne doit être employée que lorsque tout symptôme d'irritation est passé. On applique sur la tête des courants continus, dans divers sens. Dans les paralysies *spinales*, il faut attendre aussi que l'irritation soit dissipée; puis on se servira de courants continus *ascendants* ou de courants d'*induction*.

Dans les paralysies *périphériques*, l'électrisation portera à la fois sur le nerf et le muscle, mais surtout sur le nerf. Les courants continus sont préférables pour agir sur le nerf, et les courants d'induction valent mieux pour les muscles, à condition que les interruptions ne dépassent pas 2 à 3 par seconde.

Dans l'*atrophie musculaire progressive*, qui sans être une paralysie est néanmoins l'effet d'une altération du système nerveux (moelle), l'électrisation de la moelle donne de meilleurs résultats que l'électrisation des muscles (Benedikt). C'était d'ailleurs à prévoir.

Hyperkinésies. — Les névroses convulsives ne paraissent pas influencées d'une façon sérieuse par l'électrothérapie. L'*épilepsie* s'est montrée réfractaire; la *chorée* a été amendée ou guérie par l'électricité, et ce qu'il y a de plus remarquable, c'est que les courants ascendants ou centripètes, qui excitent la moelle, sont ceux qui donnent les meilleurs résultats. Legros et Onimus pensent que certaines chorées doivent être traitées par les excitants et d'autres par les hypersthénisants. Trousseau n'a-t-il pas prescrit avec avantage la strychnine contre cette maladie?

L'électricité statique est très employée aujourd'hui dans l'*hystérie* et la *neurasthénie*.

Legros et Onimus rapportent une observation de *tétanos* où les courants descendants, employés avec le chloral, ont amené la guérison. L'électricité sans chloral aurait-elle donné le même résultat? Dans le *tic convulsif*, la *crampe des écrivains*, l'électricité est de peu de ressource.

Dans l'*ataxie locomotrice*, les courants continus ascendants appliqués sur la colonne vertébrale ont procuré quelquefois de l'amélioration, mais pas de guérison.

Les *contractures* cèdent souvent à l'électricité. Deux méthodes de traitement sont utiles : 1° l'électrisation des muscles antagonistes : on doit pour cela préférer les courants induits; 2° l'électrisation des muscles contracturés, soit dans le but d'en épuiser l'excitabilité, auquel cas on se servira des courants induits, soit pour agir spécialement sur l'altération des nerfs : on préférera alors les courants continus.

Anesthésies. — L'électrisation de la peau est très utile dans les anesthésies d'origine périphérique ; surtout dans celles qui sont dues à une altération légère des nerfs.

On doit employer les courants d'induction à interruptions rapides et à haute densité. Dans les anesthésies hystériques, l'électricité donne lieu au phénomène du transfert.

Les paralysies des nerfs *sensoriels* cèdent à l'électricité quand les altérations ne sont pas sérieuses.

Hyperesthésies. — L'électricité donne de bons résultats dans les *névralgies*. Si la névralgie est d'origine centrale, il faudra électriser les centres; si elle est périphérique, l'électricité sera appliquée sur les cordons nerveux. Les courants induits enlèvent quelquefois la douleur, mais par suite de la fatigue, de l'épuisement du nerf. Les courants continus centrifuges, qui diminuent l'excitabilité des nerfs, sont préférables.

Dans les *douleurs musculaires* (lumbago, douleurs rhumatismales), la faradisation des muscles a donné de beaux succès entre les mains du Duchenne de Boulogne.

Excitation des fibres lisses. — La contraction des fibres lisses a besoin d'être sollicitée dans des organes divers et dans des circonstances multiples.

D'une façon générale, les courants continus conviennent mieux que les induits.

Tube digestif. — L'électrisation de l'estomac a été conseillée dans la *dyspepsie flatulente*[1]. Elle a donné des succès dans l'*occlusion intestinale*; elle pourrait être essayée dans la constipation[2].

Voies urinaires. — La *paralysie de la vessie* est généralement symptomatique d'une affection médullaire; on devra donc électriser la moelle par les courants ascendants pour obtenir la guérison. Mais on peut faire cesser momentanément la rétention d'urine par l'électricité, un pôle étant mis sur la colonne vertébrale et l'autre sur l'hypogastre; ou encore un pôle dans la vessie remplie de liquide, et l'autre dans le rectum ou sur l'hypogastre. Les courants continus sont préférables (Legros et Onimus).

L'*incontinence d'urine* des enfants disparaît très souvent par des courants descendants appliqués sur la moelle.

Legros et Onimus ont obtenu de bons résultats de l'électrisation de la moelle par des courants descendants dans le *ténesme de la vessie*, les *spasmes de l'urètre*.

Organes génitaux. — Plusieurs succès sont dus à l'électrisation de la moelle et des organes génitaux dans l'*impuissance* de la *spermatorrhée*.

L'électricité a été souvent employée pour exciter les

---

1. Pour électriser l'estomac, on applique un pôle sur la colonne vertébrale et l'autre sur l'épigastre.

2. Pour agir contre l'occlusion intestinale ou la constipation, un pôle est mis dans le rectum et l'autre sur l'abdomen.

contractions de l'*utérus* en remplacement du seigle ergoté. On applique un pôle à la région lombaire et l'autre sur l'hypogastre.

On a essayé aussi de faire disparaître par ce moyen les *tumeurs fibreuses* de l'utérus. Mon confrère et ami le Dr Pégoud a étudié cette question dans sa thèse, et il résulte de ses observations que les courants continus n'ont pas grande valeur dans ce cas.

Le Dr Pégoud opérait suivant la méthode de Gallard, qui consistait à exciter les fibres lisses de la tumeur, dans l'espoir de l'atrophier. Mais Apostoli a adopté une autre méthode, fondée sur la destruction de la tumeur par le pôle négatif de la pile introduit dans l'utérus. Ce procédé donne de bons résultats.

Apostoli a étendu cette méthode de cautérisation au traitement des métrites et a publié de nombreux succès. Cette méthode s'appelle l'*électrolyse*. Fort l'emploie dans le traitement des *rétrécissements de l'urètre*, Ciniselli dans les *anévrysmes*.

Remarque. — Pour les applications des courants continus, en doit débuter par de faibles doses, 2 à 3 milliampères, puis dans la même séance augmenter progressivement. On dépasse rarement 20 à 30 milliampères, sauf pour l'électrolyse utérine, où l'on atteint 100 à 200 milliampères.

Bains hydro-électriques. — Le malade est placé dans un bain en bois rempli d'eau salée ; les électrodes sont placées tantôt toutes les deux dans l'eau, tantôt l'une dans l'eau, l'autre sur le corps du malade. On emploie les courants continus ou intermittents.

D'après Eulenburg, Lehr, Stein, etc., on observe les phénomènes suivants : ralentissement du pouls, de la respiration ; abaissement de la température, diminution de l'excitabilité des nerfs moteurs, augmentation de l'urée, de l'appétit, sédation des centres nerveux.

Ils sont indiqués dans les névroses spasmodiques : sclérose en plaques, paralysie agitante, goitre exophtalmique, chorée, athétose, dans la neurasthénie, la goutte, le rhumatisme.

La durée du bain varie de cinq à trente minutes. Le bain est d'autant plus sédatif qu'il est plus prolongé.

Dans l'*aménorrhée* et la *dysménorrhée*, les courants continus descendants appliqués sur la moelle ont réussi souvent à rappeler les règles.

Enfin, dans la *syncope* et l'*asphyxie*, l'électrisation de la région précordiale et des parois thoraciques, un pôle étant appliqué sur la nuque et l'autre promené sur le thorax, peut rendre de grands services. Les courants continus ascendants doivent être préférés comme étant moins dangereux que les courants induits pour le cœur, et plus efficaces que les courants descendants pour le rétablissement de la respiration.

Mon collègue Labatut a inventé un traitement fort actif des *arthropathies goutteuses*. Les parties malades sont immergées dans un bain d'eau lithinée; on fait passer le courant et la lithine traversant la peau va se déposer dans les tissus et dissout les tophus.

INDEX ALPHABÉTIQUE

MASSON et Cie, Éditeurs, 120, boul. St-Germain, Paris.

P. N° 178.

Extrait du Catalogue Médical
(FÉVRIER 1900)

Traité
d'Anatomie Humaine

PUBLIÉ SOUS LA DIRECTION DE

P. POIRIER et **A. CHARPY**

Professeur agrégé
à la Faculté de Médecine de Paris,
Chirurgien des Hôpitaux.

Professeur d'anatomie
à la Faculté de Médecine
de Toulouse.

AVEC LA COLLABORATION DE

B. CUNÉO — P. FREDET — P. JACQUES — TH. JONNESCO
L. MANOUVRIER — A. NICOLAS
A. PRENANT — H. RIEFFEL — CH. SIMON — A. SOULI E

5 volumes grand in-8° avec figures noires et en couleurs.

ÉTAT DE LA PUBLICATION (1900)

TOME. I. —(*Deuxième édition revue et augmentée*). — **Embryologie.**
Notions d'embryologie. **Ostéologie.** Considérations générales,
Des membres. Squelette du tronc. Squelette de la tête. **Ar-
thrologie.** Développement des articulations. Structure. Articulations des membres. Articulations du tronc. Articulations
de la tête. *Un volume grand in-8, avec* 807 *figures.* . . **20** fr.

TOME II. — 1er Fascicule : **Myologie.** Embryologie. Histologie.
Peauciers et aponévroses. *Un vol. gr. in-8 avec* 312 *fig.* **12** fr.

2e Fascicule : **Angéiologie.** (Cœur et Artères.) Histologie. *Un
volume grand in-8, avec* 145 *figures.* . . . . **8** fr.

3e Fascicule : **Angéiologie.** Capillaires. Veines. *Un volume grand
in-8, avec* 75 *figures.* . . . . **6** fr.

TOME III. — 1er Fascicule : **Système nerveux.** Méninges.
Moelle. Encéphale. Embryologie. Histologie. *Un volume grand
in-8, avec* 201 *figures.* . . . . **10** fr.

2e Fascicule : **Système nerveux.** Encéphale. *Un volume grand
in-8, avec* 206 *figures.* . . . . **12** fr.

3e Fascicule : **Système nerveux.** Les Nerfs. Nerfs crâniens.
Nerfs rachidiens. *Un volume grand in-8, avec* 205 *figures* **12** fr.

TOME IV. — 1re Fascicule : **Tube digestif.** Développement. Bouche. Pharynx. Œsophage. Estomac. Intestins. *Un volume grand
in-8, avec* 158 *figures.* . . . . **12** fr.

2e Fascicule : **Appareil respiratoire.** Larynx. Trachée. Poumons. Plèvre. Thyroïde. Thymus. *Un vol. g. in-8, av.* 121 *fig.* **6** fr.

IL RESTE A PUBLIER

Les Lymphatiques qui termineront le tome II.

3e Fascicule : **Annexes du tube digestif.** Dents. Glandes salivaires. Foie. Voies biliaires. Pancréas. Rate. **Péritoine.** *Un
vol. grand in-8, avec figures.* . . . . » »

Les organes génito-urinaires et les organes des sens feront,
afin d'éviter des volumes d'un maniement difficile, l'objet d'un
t. V qui contiendra, en outre, un chapitre *d'Indications anthro-
pométriques* et la *Table alphabétique des matières* de l'ouvrage.

Manuel
de Pathologie interne
Par G. DIEULAFOY
Professeur de clinique médicale de la Faculté de Médecine de Paris,
Médecin de l'Hôtel-Dieu, Membre de l'Académie de Médecine.

DOUZIÈME ÉDITION

4 volumes in-16 diamant, avec figures en noir et en couleurs, cartonnés à l'anglaise, tranches rouges, **28** *fr.*

Précis
d'Histologie
Par MATHIAS DUVAL
Professeur d'histologie à la Faculté de médecine de Paris,
Membre de l'Académie de médecine de Paris.

OUVRAGE ACCOMPAGNÉ DE 408 FIGURES DANS LE TEXTE

1 *volume in-8° de* XXXII-956 *pages.* . . . . **18** fr.

On retrouve dans ce volume les qualités qui ont fait le succès de l'enseignement du savant professeur : clarté et précision dans l'exposé des faits; haute portée philosophique dans les vues générales; soin extrême de suivre les progrès de la science, mais en n'acceptant les faits nouveaux qu'à la lumière d'une sévère critique. Les nombreuses figures qui illustrent ce volume sont pour la plupart des dessins schématiques reproduisant les dessins que M. Mathias Duval a composés pour son enseignement. L'auteur les a dessinés lui-même, et cela ne sera pas un des moindres mérites de cette œuvre magistrale.

Précis de
Manuel opératoire
Par L.-H. FARABEUF
Professeur à la Faculté de Médecine de Paris.

QUATRIÈME ÉDITION

I. Ligature des Artères. — II. Amputations. — III. Résections. — Appendice

1 *volume petit in-8° avec* 799 *figures.* . . . . . **16** fr.

Cette édition a 150 pages et 142 figures de plus que la précédente. Parmi les additions, on trouvera la technique des interventions sanglantes dans les *luxations irréductibles* des *doigts* et du *pouce*, du *coude*, de l'*épaule*, etc.

Traité de Chirurgie

PUBLIÉ SOUS LA DIRECTION DE MM.

Simon DUPLAY

Professeur de clinique chirurgicale
à la Faculté de médecine de Paris,
Chirurgien de l'Hôtel-Dieu,
Membre de l'Académie de médecine.

Paul RECLUS

Professeur agrégé à la Faculté de médecine,
Secrétaire général
de la Société de Chirurgie,
Chirurgien des hôpitaux,
Membre de l'Académie de médecine,

PAR MM.

BERGER, BROCA, PIERRE DELBET, DELENS, DEMOULIN, J.-L. FAURE
FORGUE, GÉRARD-MARCHANT, HARTMANN, HEYDENREICH
JALAGUIER, KIRMISSON, LAGRANGE, LEJARS
MICHAUX, NÉLATON, PEYROT, PONCET, QUÉNU, RICARD
RIEFFEL, SEGOND, TUFFIER, WALTHER

OUVRAGE COMPLET

Deuxième Édition, entièrement refondue

8 vol. grand in-8° avec nombreuses figures dans le texte
En souscription. . . **150** *fr.*

TOME Ier

1 vol. grand in-8° de 912 pages, avec 218 figures dans le texte. **18** *fr.*

RECLUS. — Inflammations, traumatismes, maladies virulentes.
BROCA. — Peau et tissu cellulaire sous-cutané.

QUÉNU. — Des tumeurs.

LEJARS. — Lymphatiques, muscles, synoviales tendineuses et bourses séreuses.

TOME II

1 vol. grand in-8° de 996 pages, avec 361 figures dans le texte. **18** *fr.*

LEJARS. — Nerfs.
MICHAUX. — Artères.
QUÉNU. — Maladies des veines.

RICARD et DEMOULIN. — Lésions traumatiques des os.
PONCET. — Affections non traumatiques des os.

TOME III

1 vol. grand in-8° de 940 pages avec 285 figures dans le texte. **18** *fr.*

NÉLATON. — Traumatismes, entorses, luxations, plaies articulaires.
QUÉNU. — Arthropathies, arthrites sèches, corps étrangers articulaires.

LAGRANGE. — Arthrites infectieuses et inflammatoires.
GÉRARD - MARCHANT. — Crâne.
KIRMISSON. — Rachis.
S. DUPLAY. — Oreilles et annexes.

TOME IV

1 vol. grand in-8° de 808 pages avec 354 figures dans le texte.

GÉRARD - MARCHANT. — Nez, fosses nasales, pharynx nasal et sinus.

HEYDENREICH. — Mâchoires.
DELENS. — Œil et annexes.

TOME V

1 fort volume grand in-8° de 948 pages avec 187 figures. **20 fr.**

BROCA. — Vices de développement de la face et du cou. Face, lèvres, cavité buccale, gencives, langue, palais et pharynx.

HARTMANN. — Plancher buccal, glandes salivaires, œsophage et larynx.

BROCA. — Corps thyroïde.

WALTHER. — Maladies du cou.

PEYROT. — Poitrine.

DELBET. — Mamelle.

TOME VI

1 fort volume grand in-8° de 1127 pages avec 218 figures. **20 fr.**

MICHAUX. — Parois de l'abdomen.

BERGER. — Hernies.

JALAGUIER. — Contusions et plaies de l'abdomen. Lésions traumatiques et corps étrangers de l'estomac, de l'intestin.

HARTMANN. — Estomac.

JALAGUIER. — Occlusion intestinale. Péritonites. Appendicite.

FAURE et RIEFFEL. — Rectum et anus.

QUENU. — Mésentère. Rate. Pancréas.

SEGOND. — Foie.

TOME VII

1 fort volume grand in-8° de 1272 pages avec 297 figures dans le texte. . . . **25 fr.**

WALTHER. — Bassin.

TUFFIER. — Rein. Vessie. Uretères. Capsules surrénales.

FORGUE. — Urèthre et prostate.

RECLUS. — Organes génitaux de l'homme.

TOME VIII

1 fort volume grand in-8 de 971 pages avec 163 figures dans le texte. . . . . . **20 fr.**

MICHAUX. — Vulve et vagin.

PIERRE DELBET. — Maladies de l'utérus.

SEGOND. — Annexes de l'utérus, ovaires, trompes, ligaments larges, péritoine pelvien.

KIRMISSON. — Maladies des membres.

Traité élementaire
de Clinique thérapeutique

Par le Dʳ G. LYON

Ancien interne des hôpitaux de Paris,
Ancien chef de clinique à la Faculté de médecine.

TROISIÈME ÉDITION, REVUE ET AUGMENTÉE

1 fort volume grand in-8°, relié en peau . . . . **20 fr.**

Traité des
Maladies de l'Enfance

PUBLIÉ SOUS LA DIRECTION DE MM.

J. GRANCHER
Professeur à la Faculté de médecine de Paris,
Membre de l'Académie de médecine, médecin de l'hôpital des Enfants-Malades,

J. COMBY   A.-B. MARFAN
Médecin   Agrégé,
de l'hôpital des Enfants-Malades.   Médecin des hôpitaux.

5 volumes grand in-8° avec figures dans le texte. **90 fr.**

Tome I. — **Physiologie et hygiène de l'enfance. — Considérations thérapeutiques de l'enfance. — Maladies infectieuses.** 1 vol. in-8° de xvi-816 pages avec figures. **18 fr.**

Tome II. — **Maladies générales de la nutrition. — Maladies du tube digestif.** 1 vol. in-8° de 818 pages avec figures dans le texte . . . . **18 fr.**

Tome III. — **Abdomen et annexes. — Appareil circulatoire. — Nez, larynx et annexes.** 1 vol. in-8° de 950 pages avec figures dans le texte. . . . . **20 fr.**

Tome IV. — **Maladies des bronches, du poumon, des plèvres, du mediastin. — Maladies du système nerveux.** 1 vol. in-8° de 880 pages, avec figures. . . . . **18 fr.**

Tome V. — **Organes des sens. — Maladies de la peau. — Maladies du fœtus et du nouveau-né. — Maladies chirurgicales des os, articulations, etc.** — Tables des 5 volumes. 1 vol. in-8° de 890 pages, avec figures. . . . . . **18 fr.**

Chaque volume est vendu séparément.

TRAITÉ DES RÉSECTIONS
et des Opérations conservatrices que l'on peut pratiquer sur le système osseux

Par le Dr OLLIER
Chirurgien en chef de l'Hôtel-Dieu de Lyon,
Professeur de clinique chirurgicale à la Faculté de Médecine de Lyon.

3 volumes grand in-8° avec nombreuses figures. **50 fr.**

DIVISIONS DE L'OUVRAGE

Tome I. — Introduction. — Résections en général. 1 volume in-8°, avec 127 figures . . . . 16 fr.

Tome II. — Résections en particulier. — Membre supérieur. 1 volume in-8°, avec 156 figures . . . . 16 fr.

Tome III. — Résections du membre inférieur, tête et tronc. 1 volume in-8°, avec 224 figures . . . . 22 fr.

Leçons de Thérapeutique

Par le Dr Georges HAYEM
Membre de l'Académie de Médecine,
Professeur à la Faculté de Médecine de Paris.
5 VOLUMES PUBLIÉS

LES MÉDICATIONS : 4 volumes grand in-8°
ainsi divisés :

1re Série. — Les médications. — Médication désinfectante. — Sthénique. — Antipyrétique. Antiphlogistique. **8 fr.**
2e Série. — De l'action médicamenteuse. — Médication antihydropique. — Hémostatique. — Reconstituante. — Médication de l'anémie. — Du diabète sucré. — De l'obésité. — De la douleur. **8 fr.**
3e Série. — Médication de la douleur (suite). — Médication hypnotique. — Stupéfiante. — Antispasmodique. — Excitatrice de la sensibilité. — Hypercinétique. — Médication de la kinésitaraxie cardiaque. — De l'asystolie. — De l'ataxie et de la neurasthénie cardiaque. **8 fr.**
4e Série. — Médication antidyspeptique. — Antidyspnéique. — Médication de la toux. — Médication expectorante. — Médication de l'albuminurie. — De l'urémie. — Médication antisudorale. **12 fr.**

LES AGENTS PHYSIQUES ET NATURELS :

Agents thermiques. — Électricité. — Modification de la pression atmosphérique. — Climats et eaux minérales.

1 vol. grand in-8° avec nombreuses figures et 1 carte des eaux minérales et stations climatériques. **12 fr.**

DUPLAY (Simon), professeur de clinique chirurgicale à la Faculté de Médecine de Paris, membre de l'Académie de Médecine, chirurgien de l'Hôtel-Dieu.

Cliniques chirurgicales de l'Hôtel-Dieu recueillies

par les D" M. Cazin, chef de clinique chirurgicale, et S. Clado, chef des travaux gynécologiques.

Première série. 1897. 1 vol. in-8° avec figures. . . . . . **7 fr.**
Deuxième série. 1898. 1 vol. in-8° avec figures. . . . . . . **8 fr.**
Troisième série. 1899. 1 vol. in-8° avec figures. . . . . . . **» »**

RECLUS (Paul), professeur agrégé à la Faculté, chirurgien des hôpitaux, membre de l'Académie de Médecine.

Clinique et critique chirurgicales. 1 volume
in-8°. . . . . **10 fr.**

Cliniques chirurgicales de l'Hôtel-Dieu. 1 volume
in-8° . . . . **10 fr.**

Cliniques chirurgicales de la Pitié. 1 vol. in-8°
avec figures dans le texte. . . . . **10 fr.**

TRAITÉ DE PHYSIOLOGIE

PAR

J.-P. MORAT
Professeur à l'Université de Lyon.

Maurice DOYON
Professeur agrégé
à la Faculté de médecine de Lyon.

5 vol. gr. in-8° avec figures en noir et en couleurs.
En souscription. . . . . **50** fr.

I. — **Fonctions de nutrition** : Circulation, par M DOYON; Calorification, par P. MORAT. — 1 vol. gr. in-8°, avec 173 figures en noir et en couleurs. . . . . . . **12** fr.

II. — **Fonctions de nutrition** (*suite et fin*) : Respiration, excrétion, par J.-P. MORAT, Digestion, Absorption, par M. DOYON. — 1 vol. grand in-8°, avec 167 figures en noir et en couleurs. . . . . **12** fr.

Les volumes suivants seront publiés au fur et à mesure de leur achèvement.

Éléments de Physiologie humaine

PAR

Augustus WALLER M. D. F. R. S.
Professeur de Physiologie au St-Mary's hospital, à Londres.

Traduit de l'anglais sur la 3° édition
Par le Dr A. HERZEN
Professeur de Physiologie à l'Université de Lausanne.

1 vol. in-8° avec 351 figures dans le texte. . . . . **14** fr.

Ce livre n'a pas été écrit pour des physiologistes; il est destiné aux étudiants en médecine pour lesquels la physiologie, quoique très importante, n'est cependant qu'un moyen et non un but. Les figures intercalées dans le texte sont bien choisies et aident puissamment à l'intelligence des phénomènes décrits. Ce livre se recommande par le nombre considérable des faits qu'il renferme, par l'originalité de l'exposition, par la concision et la clarté. (*Revue générale des Sciences.*)

Éléments de Chimie physiologique

PAR

Maurice ARTHUS
Professeur de physiologie à l'Université de Fribourg (Suisse).

Troisième édition, revue et corrigée

1 vol. in-16 diamant, cartonné toile. . . . . **4** fr.

Ces *Éléments* ne constituent pas un précis didactique, mais ils résument en quelques pages vigoureusement ramassées et très clairement écrites les notions chimiques nécessaires à tout étudiant en physiologie. Nulle part on ne trouve aussi bien condensé cet enseignement aujourd'hui indispensable. (*Revue générale des Sciences.*)

Cours de Chimie

Par Armand GAUTIER

Membre de l'Institut,
Professeur de Chimie à la Faculté
de Médecine de Paris,
Membre de l'Académie
de Médecine.

MINÉRALE, ORGANIQUE

DEUXIÈME ÉDITION

Revue et mise au courant des travaux les plus récents.

TOME Ier. — **Chimie minérale.** 1 volume grand in-8° avec 244 figures. . . . . **16 fr.**

TOME II. — **Chimie organique.** 1 volume grand in-8° avec 72 figures. . . . . **16 fr.**

Leçons de Chimie biologique normale et pathologique. *Deuxième édition*, revue et mise au courant des travaux les plus récents, avec 110 figures dans le texte. Publiée avec la collaboration de Maurice ARTHUS, professeur de physiologie et de chimie physiologique à l'université de Fribourg. 1 volume grand in-8° de 826 pages. . . . . **18 fr.**

Traité de Chimie minérale et organique, comprenant la chimie pure et ses applications, par Ed. WILLM, professeur à la Faculté des sciences de Lille, et HANRIOT, professeur agrégé à la Faculté de médecine de Paris. 4 volumes grand in-8° avec figures dans le texte. . . . . **50 fr.**

Traité de Thérapeutique et de Pharmacologie, par H. SOULIER, professeur à la Faculté de médecine de Lyon. 2° édit. 2 volumes grand in-8° **25 fr.**

Traité de Pharmacie théorique et pratique, de E. SOUBEIRAN, 9° édition publiée par M. RÉGNAULT, professeur à la Faculté de médecine de Paris. 2 forts volumes in-8° avec figures dans le texte. . **24 fr.**

Les Médicaments chimiques, par M. PRUNIER, membre de l'Académie de médecine, professeur à l'École supérieure de pharmacie. I. *Composés minéraux.* 1 vol. gr. in-8° avec 137 fig. dans le texte. **15 fr.** II. *Composés organiques.* 1 vol. gr. in-8°, avec figures. 1 vol. gr. in-8° avec 47 fig. dans le texte. **15 fr.**

SPILLMANN, professeur de clinique médicale à la Faculté de Nancy, et **P. Hausalter**, professeur agrégé.

Manuel de Diagnostic médical et d'exploration clinique. *Troisième édition*, entièrement refondue. 1 volume in-16 diamant, avec 89 figures, cartonné à l'anglaise, tranches rouges . . . . **6 fr.**

LAUNOIS et **MORAU**, préparateurs adjoints d'histologie à la Faculté de médecine de Paris.

Manuel d'anatomie microscopique et histologique, avec une préface de M. MATHIAS DUVAL. 1 vol. in-16 diamant, cartonné.

WURTZ (R.), professeur agrégé à la Faculté de médecine de Paris, médecin des hôpitaux.

Précis de Bactériologie clinique. Ouvrage couronné par la Faculté de médecine. *Deuxième édition* avec tableaux synoptiques et figures dans le texte. 1 volume in-16 diamant, cartonné à l'anglaise, tranches rouges. . . . . **6 fr.**

BARD (L.), professeur agrégé à la Faculté de médecine de Lyon.

Précis d'Anatomie pathologique. *Deuxième édition*, entièrement refondue. 1 volume in-16 diamant, avec nombreuses figures dans le texte. Cartonné à l'anglaise, tranches rouges. . . . . **7 fr. 50**

SOLLIER (Paul), chef de clinique adjoint des maladies mentales à la Faculté.

Guide pratique des maladies mentales (séméiologie, diagnostic, indications). 1 volume in-16, cartonné toile, tranches rouges. . . . . **5 fr.**

LEJARS (F.), professeur agrégé à la Faculté de Médecine, chirurgien des hôpitaux.

Leçons de Chirurgie (La Pitié, 1893-1894). 1 vol. grand in-8° avec 128 figures. . . . . **16 fr.**

DIEULAFOY (G.), professeur de clinique médicale de la Faculté de médecine de Paris, médecin de l'Hôtel-Dieu, membre de l'Académie de médecine.

Clinique médicale de l'Hôtel-Dieu (1896-1897). 1 volume grand in-8° avec figures dans le texte et 1 planche hors texte. . . . . **10 fr.**

Clinique médicale de l'Hôtel-Dieu (1897-1898). 1 vol. grand in-8° avec figures dans le texte. **10 fr.**

Clinique médicale de l'Hôtel-Dieu (1898-1899). 1 vol. grand in-8° avec figures dans le texte. **10 fr.**

CHARRIN (A.), professeur remplaçant au Collège de France, médecin des hôpitaux, directeur du laboratoire de médecine expérimentale (Hautes Etudes).

Leçons de Pathogénie appliquée. Clinique médicale. Hôtel-Dieu (1895-1896). 1 vol. in-8° . . **6 fr.**

Les défenses naturelles de l'organisme. Leçons professées au Collège de France. 1 vol. in-8°. **6 fr.**

BRISSAUD (E.), professeur agrégé à la Faculté de Médecine de Paris, médecin des hôpitaux de Paris.

Leçons sur les maladies nerveuses (Salpêtrière, 1893-1894), recueillies et publiées par le Dr HENRY MEIGE. 1 vol. grand in-8° avec 240 figures. **18 fr.**

Leçons sur les maladies nerveuses (*Deuxième série*; hôpital Saint-Antoine), recueillies et publiées par HENRY MEIGE. 1 vol. grand in-8° avec 165 figures dans le texte. . . . . **15 fr.**

DUFLOCQ, chirurgien des hôpitaux.

Leçons sur les Bactéries pathogènes, faites à l'Hôtel-Dieu-Annexe. 1 vol. in-8°. . . . . . . **10 fr.**

GRASSET (J.), professeur de clinique médicale à l'Université de Montpellier, correspondant de l'Académie de médecine.

Consultations médicales sur quelques maladies fréquentes. Quatrième édition, revue et considérablement augmentée. 1 volume in-16, reliure souple, peau pleine . . . . **4 fr. 50**

Traité de
Pathologie générale

PUBLIÉ PAR

CH. BOUCHARD

Membre de l'Institut,
Professeur de pathologie générale à la Faculté de Médecine de Paris.

SECRÉTAIRE DE LA RÉDACTION :

G.-H. ROGER

Professeur agrégé à la Faculté de médecine de Paris, Médecin des hôpitaux.

COLLABORATEURS :

MM. ARNOZAN — D'ARSONVAL — BENNI — R. BLANCHARD — BOULAY — BOURCY — BRUN — CADIOT — CHABRIÉ — CHANTEMESSE — CHARRIN — CHAUFFARD — COURMONT — DÉJERINE — PIERRE DELBET — DEVIC — DUCAMP — MATHIAS DUVAL — FÉRÉ — FRÉMY — GAUCHER — GILBERT — GLEY — GUIGNARD — LOUIS GUINON — J.-F. GUYON — HALLÉ — HÉNOCQUE — HUGOUNENQ — LAMBLING — LANDOUZY — LAVERAN — LEBRETON — LE GENDRE — LEJARS — LE NOIR — LERMOYEZ — LETULLE — LUBET-BARBON — MARFAN — MAYOR — MÉNÉTRIER — NETTER — PIERRET — G.-H. ROGER — GABRIEL ROUX — RUFFER — RAYMOND — TRIPIER — VUILLEMIN — FERNAND WIDAL.

6 volumes grand in-8°, avec figures dans le texte.

Prix en souscription jusqu'à la publication du t. V. **112 fr.**

TOME I

1 vol. gr. in-8° de 1018 p. avec fig. dans le texte : **18 fr.**

Introduction à l'étude de la pathologie générale, par G.-H. ROGER. — Pathologie comparée de l'homme et des animaux, par G.-H. ROGER et P.-J. CADIOT. — Considérations générales sur les maladies des végétaux, par P. VUILLEMIN. — Pathologie générale de l'embryon. Tératogénie, par MATHIAS DUVAL. — L'hérédité et la pathologie générale, par LE GENDRE. — Prédisposition et immunité, par BOURCY. — La fatigue et le surmenage, par MARFAN. — Les Agents mécaniques, par LEJARS. — Les Agents physiques. Chaleur. Froid. Lumière. Pression atmosphérique. Son, par LE NOIR. — Les Agents physiques. L'énergie électrique et la matière vivante, par D'ARSONVAL. — Les Agents chimiques : les caustiques, par LE NOIR. — Les intoxications, par G.-H. ROGER.

TOME II

1 vol. grand in-8° de 940 pages avec figures dans le texte : 18 fr.

L'infection, par CHARRIN — Notions générales de morphologie bactériologique, par GUIGNARD. — Notions de chimie bactériologique, par HUGOUNENQ. — Les microbes pathogènes, par ROUX. — Le sol, l'eau et l'air, agents des maladies infectieuses, par CHANTEMESSE. — Des maladies épidémiques, par LAVERAN. — Sur les parasites des tumeurs épithéliales malignes, par RUFFER. — Les parasites, par R. BLANCHARD.

TOME III

1 vol. in-8° de plus de 1400 pages, avec figures dans le texte, publié en deux fascicules : 28 fr.

Fasc. I. — Notions générales sur la nutrition à l'état normal, par E. LAMBLING. — Les troubles préalables de la nutrition, par CH. BOUCHARD. — Les réactions nerveuses, par CH. BOUCHARD et G.-H. ROGER. — Les processus pathogéniques de deuxième ordre, par G.-H. ROGER.

Fasc. II. — Considérations préliminaires sur la physiologie et l'anatomie pathologiques, par G.-H. ROGER. — De la fièvre, par LOUIS GUINON. — L'hypothermie, par J.-F. GUYON. — Mécanisme physiologique des troubles vasculaires, par E. GLEY. — Les désordres de la circulation dans les maladies, par A. CHARRIN. — Thrombose et embolie, par A. MAYOR. — De l'inflammation, par J. COURMONT. — Anatomie pathologique générale des lésions inflammatoires, par M. LETULLE. — Les altérations anatomiques non inflammatoires, par P. LE NOIR. — Les tumeurs, par P. MÉNÉTRIER.

TOME IV

1 vol. in-8° de 719 pages avec figures dans le texte : 16 fr.

Évolution des maladies, par DUCAMP. — Sémiologie du sang, par A. GILBERT. — Spectroscopie du sang. Sémiologie, par A. HÉNOCQUE. — Sémiologie du cœur et des vaisseaux, par R. TRIPIER. — Sémiologie du nez et du pharynx nasal, par M. LERMOYEZ et M. BOULAY. — Sémiologie du larynx, par M. LERMOYEZ et M. BOULAY. — Sémiologie des voies respiratoires, par M. LEBRETON. — Sémiologie générale du tube digestif, par P. LE GENDRE.

Pour paraître prochainement :

TOME V

Par MM. Arnozan, Chabrié, Charrin, Chauffard, Déjerine, Pierre Delbet, Hallé.

L'ŒUVRE MÉDICO-CHIRURGICAL

D' CRITZMAN, Directeur

SUITE DE

Monographies Cliniques

SUR LES QUESTIONS NOUVELLES

En Médecine, en Chirurgie et en Biologie

Chaque monographie est vendue séparément 1 fr. 25.

Il est accepté des Abonnements pour une série de 10 Monographies au prix à forfait et payable d'avance de **10** *francs pour la France et* **12** *francs pour l'étranger (port compris).*

MONOGRAPHIES PUBLIÉES (Février 1900)

N° 1. **L'Appendicite**, par le D' FÉLIX LEGUEU.

N° 2. **Le Traitement du mal de Pott**, par le D' A. CHIPAULT.

N° 3. **Le Lavage du sang**, par le D' LEJARS

N° 4. **L'Hérédité normale et pathologique**, par le D' CH. DE-BIERRE.

N° 5. **L'Alcoolisme**, par le D' JAQUET.

N° 6. **Physiologie et pathologie des sécrétions gastriques**, par le D' A. VERHAEGEN.

N° 7. **L'Eczéma**, *maladie parasitaire*, par le D' LEREDDE.

N° 8. **La Fièvre jaune**, par le D' J. SANARELLI.

N° 9. **La Tuberculose du rein**, par le D' TUFFIER.

N° 10. **L'Opothérapie.** *Traitement de certaines maladies par des extraits d'organes animaux*, par A. GILBERT et P. CARNOT.

N° 11. **Les Paralysies générales progressives**, par le D' KLIPPEL.

N° 12. **Le Myxœdème**, par le D' THIBIERGE.

N° 13. **La Néphrite des Saturnins**, par le D' H. LAVRAND.

N° 14. **Le Traitement de la Syphilis**, par le D' E. GAUCHER.

N° 15. **Le Pronostic des tumeurs basé sur la recherche du glycogène**, par le D' A. BRAULT.

N° 16. **La Kinésithérapie gynécologique** (*Traitement des maladies des femmes par le massage et la gymnastique*), par le D' H. STAPFER.

N° 17. **De la Gastro-entérite aiguë des nourrissons** (*Pathogénie et étiologie*), par A. LESAGE.

N° 18. **Traitement de l'Appendicite**, par FÉLIX LEGUEU.

N° 19. **Les lois de l'énergétique dans le régime du diabète sucré**, par le D' E. DUFOURT.

N° 20. **La Peste** (*épidémiologie. Bactériologie. Prophylaxie. Traitement*), par le D' H BOURGES.

N° 21. **La moelle osseuse à l'état normal et dans les infections**, par MM. H. ROGER et O. JOSUÉ.

N° 22. **L'Entéro-colite muco-membraneuse**, par le D' GASTON LYON.

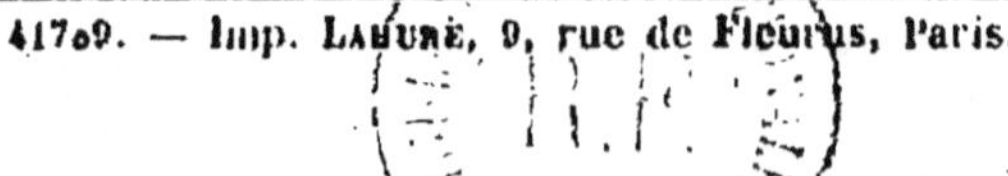

41769. — Imp. LAHURE, 9, rue de Fleurus, Paris.

www.ingramcontent.com/pod-product-compliance
Lightning Source LLC
LaVergne TN
LVHW050446060726
842526LV00001B/67